国家卫生和计划生育委员会 "十三五" 规划教材

全国高等学校教材

供精神医学及其他相关专业用

精神病学基础

Psychiatric Foundations

第 2 版

主　编　陆　林　李春波

副主编　黄　颐　谭云龙　张丽芳　胡　建

编　者（以姓氏笔画为序）

王　菲（中国医科大学附属第一医院）

方贻儒（上海交通大学医学院附属精神卫生中心）

申　远（同济大学附属第十人民医院）

司天梅（北京大学第六医院）

任艳萍（首都医科大学附属北京安定医院）

刘忠纯（武汉大学人民医院）

孙正海（齐齐哈尔医学院附属第二医院）

李春波（上海交通大学医学院附属精神卫生中心）

张丽芳（长治医学院附属和平医院）

张秀军（华北理工大学）

陆　林（北京大学第六医院）

胡　建（哈尔滨医科大学附属第一医院）

姚志剑（南京医科大学附属脑科医院）

贾福军（南方医科大学）

黄　颐（四川大学华西临床医学院）

谭云龙（北京回龙观医院）

人民卫生出版社

图书在版编目（CIP）数据

精神病学基础/陆林,李春波主编. —2 版. —北京:人民卫生
出版社,2016
ISBN 978-7-117-23393-4

Ⅰ.①精…　Ⅱ.①陆…②李…　Ⅲ.①精神病学-医学院校-
教材　Ⅳ.①R749

中国版本图书馆 CIP 数据核字(2016)第 232701 号

| 人卫智网 | www.ipmph.com | 医学教育、学术、考试、健康,
购书智慧智能综合服务平台 |
| 人卫官网 | www.pmph.com | 人卫官方资讯发布平台 |

精神病学基础

第 2 版

主　　编：陆　林　李春波
出版发行：人民卫生出版社 （中继线 010-59780011）
地　　址：北京市朝阳区潘家园南里 19 号
邮　　编：100021
E - mail：pmph @ pmph.com
购书热线：010-59787592　010-59787584　010-65264830
印　　刷：北京九州迅驰传媒文化有限公司
经　　销：新华书店
开　　本：850×1168　1/16　　印张：16
字　　数：473 千字
版　　次：2009 年 7 月第 1 版　　2016 年 11 月第 2 版
　　　　　2023 年 7 月第 2 版第 9 次印刷（总第 11 次印刷）
标准书号：ISBN 978-7-117-23393-4/R·23394
定　　价：53.00 元

打击盗版举报电话：010-59787491　E - mail：WQ @ pmph.com
（凡属印装质量问题请与本社市场营销中心联系退换）

全国高等学校精神医学专业第二轮规划教材
修订说明

全国高等学校精神医学专业第一轮国家卫生和计划生育委员会规划教材于2009年出版,结束了我国精神医学专业开办30年没有规划教材的历史。经过7年在全国院校的广泛使用,在促进学科发展、规范专业教学及保证人才培养质量等方面,都起到了重要作用。

当前,随着精神卫生事业的不断发展,人民群众对精神健康的需求逐年增长,党和政府高度重视精神卫生工作。特别是"十二五"期间,精神卫生工作作为保障和改善民生及加强和创新社会管理的重要举措,被列入国民经济和社会发展总体规划。世界卫生组织《2013—2020年精神卫生综合行动计划》中提出:"心理行为问题在世界范围内还将持续增多,应当引起各国政府的高度重视。"

2015年6月,国家卫生和计划生育委员会、中央综治办、国家发展和改革委员会、教育部等十部委联合发布《全国精神卫生工作规划(2015—2020年)》,为我国"十三五"期间精神卫生工作指明了方向。文件明确提出精神卫生专业人员紧缺的现况,而高素质、高质量的专业人才更是严重匮乏,并要求到2020年,全国精神科执业(助理)医师拟从目前的2万多名增至4万名,要求加强精神医学等精神卫生相关专业的人才培养,鼓励有条件的地区和高等院校举办精神医学本科专业,并在医学教育中保证精神病学、医学心理学等相关课程的课时,为我国精神医学专业教育提出了明确要求。

为此,人民卫生出版社和全国高等学校精神医学专业第二届教材评审委员会共同启动全国高等学校精神医学专业第二轮国家卫生和计划生育委员会规划教材,并针对目前全国已经开展或正在申请精神医学专业办学的60余所医学院校的课程设置和教材使用情况进行了调研,组织召开了多次精神医学专业培养目标和教材建设研讨会,形成了第二轮精神医学五年制本科"十三五"规划教材的编写原则与特色:

1. 坚持本科教材的编写原则　教材编写遵循"三基""五性""三特定"的编写要求。
2. 坚持必须够用的原则　满足培养精神科住院医师的最基本需要。
3. 满足执业医师考试的原则　合理的知识结构将为学生毕业后顺利通过执业医师考试奠定基础。
4. 坚持整体优化的原则　不同教材之间的内容尽量避免不必要的重复。将原《老年精神病学》内容合并到《临床精神病学》中;将原《行为医学》内容合并到《临床心理学》中;增加《精神疾病临床案例解析》《会诊联络精神病学》。
5. 坚持教材数字化发展方向　在纸质教材的基础上,配有丰富数字化教学内容,帮助学生提高自主学习能力。

第二轮规划教材全套共11种,适用于本科精神医学专业及其他相关专业使用,将于2016年年底前全部出版发行。希望全国广大院校在使用过程中提供宝贵意见,为完善教材体系、提高教材质量及第三轮规划教材的修订工作建言献策。

4

全国高等学校精神医学专业第二轮规划教材
目　录

主 编 简 介

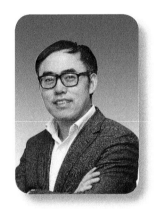

陆林,教授,博士生导师,北京大学第六医院院长/北京大学精神卫生研究所所长、国家精神心理疾病临床医学研究中心主任、中国疾病预防控制中心精神卫生中心主任、药物依赖性研究北京市重点实验室主任、痴呆诊治转化医学研究北京市重点实验室学术委员会主任、北京大学临床心理中心主任。为国家自然科学基金委创新研究群体学术带头人、教育部长江学者特聘教授、科技部 973 计划项目首席科学家、国家杰出青年基金获得者。长期从事精神疾病的临床研究和治疗工作,在 *Science*、*Nat Neurosci*、*Trends Neurosci*、*Nat Commun*、*Am J Psychiatry* 和 *Biol Psychiatry* 等著名国际期刊上发表 SCI 论文 190 余篇,总引用 9000 余次,在精神病学领域产生了重要影响。

主编(译)或参编论著 20 余部,其中英文论著 3 部;申请发明专利 11 项,其中授权专利 9 项。研究成果曾先后获得教育部高等学校科学研究优秀成果奖(自然科学奖)一等奖、中华医学科技奖一等奖和二等奖、国家自然科学奖二等奖等。承担国家自然科学基金重点项目、973、863 计划项目和重大科学计划项目等多项课题。担任中国疾病预防控制与爱国卫生专家委员会精神卫生分会主任委员、中国睡眠研究会睡眠与心理卫生专业委员会主任委员、中国药物依赖性专业委员会主任委员、中国医师协会睡眠医学专业委员会精神心理学组组长、中华医学会精神医学分会副主任委员等。同时担任国际 SCI 杂志 *Drug Alcohol Depend* 副主编,*Int J Neuropsychopharmacol*、*Addiction* 编辑,*Int J Ment Health Addiction* 和 *Am J Drug Alcohol Abuse* 编委,以及 *Nature*、*Science*、*Nat Med*、*Nat Neurosci*、*J Neurosci*、*Biol Psychiatry*、*Neuropsychopharmacology* 等 40 余种国际杂志审稿人。

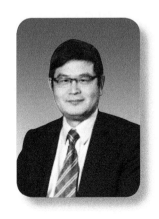

李春波,教授,主任医师,博士生导师,上海交通大学医学院附属精神卫生中心副院长、上海市重性精神病重点实验室研究组组长。兼任中国心理卫生协会心身医学专委会副主任委员、中华医学会精神病学分会委员、上海市医学会临床流行病学与循证医学专委会副主任委员等学术团体职务;担任国际循证医学组织(The Cochrane Collaboration)出版物 The Cochrane Library 精神分裂症专业组编辑、《中华行为医学和脑科学》副总编辑、《上海精神医学》专栏编辑,*Academic Psychiatry* 和 *Journal of Evidence-based Medicine* 编委,等。

研究方向:精神病理学、认知老化的基础和临床研究;其他还包括系统综述与 Meta 分析、精神卫生服务的结局测量等。主持多项国家自然科学基金等科研项目,发表了 300 余篇学术论文。

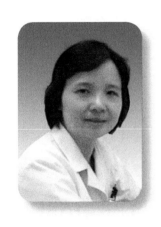

黄颐,精神病学教授。现任四川大学华西医院心理卫生中心教学副主任,中华医学会精神科分会儿童精神病学学组委员,中国医师协会儿童精神病工委会副主任委员,中国心理卫生协会儿童心理卫生专委会委员,中国神经科学学会精神病学基础分会青年委员副主任委员,西部精神医学学会儿童心身健康专委会主任委员。毕业于华西医科大学获医学博士学位。研究方向为儿童精神病学。作为课题负责人、子课题负责人以及主研人员先后主持、参与国家自然基金项目、国家十五科技攻关、国家十一五科技支撑计划项目、CMB 项目等 11 项,发表论文 60 多篇。

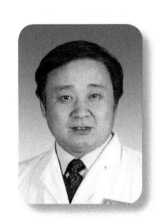

谭云龙,博士,主任医师,北京回龙观医院副院长,北京大学副教授,硕士研究生导师。中华医学会精神科分会委员、中国医师协会精神病学分会委员,海峡两岸医药卫生交流协会精神卫生和精神病学专家委员会常委;中华精神科杂志编委,中国心理卫生杂志编委。主要研究方向为精神分裂症内表型探索、迟发性运动障碍发生机制及新治疗方法研究。发表论文 40 余篇,其中 SCI 收录 20 余篇。

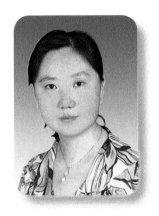

张丽芳,教授,医学博士,硕士生导师,长治医学院精神卫生学院负责人,长治医学院附属和平医院神经内科副主任,第十二届长治市政协委员,农工党长治市委委员。长治市医学会心身医学专业委员会主任委员,山西省医师协会癫痫及神经电生理分会副会长,山西省医师协会神经心理和情感障碍专业委员会副主任委员,山西省医学会精神病学专业委员会委员等。

从事精神病学教学工作 22 年。研究领域为神经认知障碍,共发表专业论文 20 余篇;参编、主编教材、著作共 13 部;主持山西省基金项目 5 项,参与国家级课题 2 项;长治市科技局星火计划项目 2 项,获长治市科学进步奖一等奖 1 项。获山西省高等学校教学名师称号。

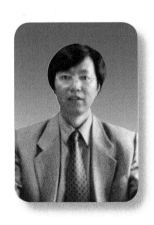

胡建,教授,主任医师,博士生导师,哈尔滨医科大学精神卫生研究所所长,哈医大附一院精神卫生中心主任。1998 年于湖南医大获精神病学博士学位。现任社会学术任职:中华医学会精神病学分会第三至七届委员会常务委员;中国神经科学学会精神病学基础与临床分会第五届委员会常务委员;中华医学会精神病学分会物质依赖医学学组组长;中国医师协会精神科分会委员兼人文心理工委会和医学教育工委会副组长;海峡两岸医药卫生交流协会精神卫生和精神病学专家委员会常务委员;黑龙江省医师协会和医学会精神病学专业委员会主任委员。多次参加国家级教材和防治指南的编写,其中副主编有 11 次。2011 年荣获中国医师协会优秀精神科医师奖。

前　言

全国高等学校精神医学专业首套规划教材于 2009 年出版,经过 6 年的时间,精神医学专业许多领域都出现了新的进展和突破;近期国家卫生计生委发布的《全国精神卫生工作规划(2015—2020年)》对加快精神卫生人才培养提出了具体要求,为了应对人才急缺的局面,一些学校也将增设精神医学本科专业;综上考虑人民卫生出版社于 2015 年 11 月 29 日召集国内精神卫生行业的专家启动了第二轮规划教材的编写与修订工作。

本版教材在继承第一版教材经典内容的基础上,以生物-心理-社会医学模式为指导,反映精神病学的概况、最新学术动态和发展趋势,同时注重提高学生学习精神病学的兴趣,强调从整体的角度来看待精神障碍,强化对基本理论、基本知识和基本技能的掌握与培养。在取材范围上更新了病因机制、治疗等方面的最新进展;在分类诊断标准中,引入了美国《精神障碍诊断与统计手册》(DSM-5)的最新分类;增加了精神疾病的康复与预防的新理念与新进展,引入了对精神疾病的文化与伦理问题的探讨。经过编委讨论,我们更新了插入框和配图,旨在启发学生思考、提高阅读兴趣、培养创新意识等。此外,该书还配有网络增值服务,进一步方便了读者获取相关学术资源。

本书共 13 章,严格按照教科书规定的内容与形式编写。参与编写的人员均是活跃在精神医学科研、临床第一线的专家学者,在编写过程中,各位编者尽心尽力、一丝不苟,突出精品意识,强调对精神医学基本知识要素的掌握。我们相信,本教材无论是对在读的精神医学本科生、研究生,还是在职的精神卫生工作者都将是一本必不可少的参考书。

在本教材的编写过程中,编者们自始至终都得到了各编写人员所在单位领导的关心和支持;主编陆林教授负责指导本教材的整体编写工作,并在通读审阅全文的基础上,提出了整体与细节的修改意见;李春波教授负责统一了全书的格式内容、专有名词及目录排版等;胡建教授、黄颐教授、张丽芳教授和谭云龙教授共同协助主编做了细致的审稿工作,在此一并表示诚挚的感谢!非常荣幸能与本领域的多名专家合作,共同努力完成了该书的编写工作,感谢各位编者为此倾注的心血与智慧。

自本教材第 1 版于 2009 年问世以来,就在全国高等学校精神医学专业中广泛使用。第二版编者们深知责任重大,唯恐疏漏,但由于编写时间有限,仍难免有不妥之处,诚请各位读者在使用过程中提出宝贵意见,使之日臻完善。

陆　林
2016 年 6 月

目　录

第一章

概　论

第一节　精神病学的基本概念

一、精神与心理

精神(psyche)即心理,两者同义。大脑是人类一切精神活动的物质器官,精神活动是这个高度分化的器官的功能,人的精神是客观世界在人脑中的反映,人的精神活动不能脱离大脑而存在。社会性生产劳动在人类发展中发挥了重要作用。因此,人的精神活动亦不能脱离社会实践而发展。

二、精神疾病与精神障碍

精神疾病(mental illness)是指在各种生物学、心理学以及社会环境因素的影响下,大脑功能失调或紊乱,以不同程度的认知、情感、意志和行为等精神活动障碍为临床表现的一组疾病,常常需要用医学方法进行干预。由于社会上仍对精神疾病有一定的偏见,有学者提出应以精神障碍或心理障碍取代精神疾病。但在临床实践中,仍常使用精神疾病这一概念。在国际精神与行为障碍分类第十版(International Classification of Diseases-10,ICD-10)中特别提出"障碍"这一术语,其目的是避免因使用像"疾病"和"病患"这样的俗语而带来偏见。尽管"障碍"不是一个精确的术语,但其意味着存在一系列临床上可辨认的症状和行为,这些症状和行为在大多数情况下都可伴有痛苦或个人功能损害。ICD-10 中精神障碍(mental disorder)的定义是:"一种有临床意义的行为或症状群或类型,其发生与当事人目前的痛苦烦恼(如令人痛苦的症状或功能不良,与一个或多个主要领域的功能损害相关)有关;或明显增加病死、引起痛苦、功能不良和丧失自由的风险。同时这种综合征或类型必须不仅仅是对某一特殊事件的可预期的反应(如心爱的人的死亡等)。"精神障碍的形成与发展是生物、心理、社会因素共同作用的结果,有先天或自幼便持续存在的,如精神发育迟滞;但大多数是后天出现的,即在原来心理状态正常的群体中,在有或无诱因作用的情况下发病的重性精神病发作(psychotic episode)或症状较轻的神经症性发作(neurotic episode)。

三、精神病学与精神医学

按古希腊语的解析,Psyche 即精神、灵魂之意,-iatria 为治疗之意,故精神病学被定义为"治疗灵魂疾病"的医学,是古代医学的一部分。现代精神病学(psychiatry)是研究精神疾病的病因、发病机制、临床表现、疾病的发展规律、治疗、预防及康复的一门临床医学。精神病学的生理基础是神经科学,心理基础则与心理学、社会学、人类学等学科密切相关。精神病学最初是与神经病学合并在一起的,随着它的发展与成熟,在 20 世纪中期,逐渐与神经病学分离。随着学科的发展,精神病学又分出一些分支,如老年精神病学、儿童精神病学、社会精神病学、司法精神病学、跨文化精神病学等。新的医学模式(即生物-心理-社会医学模式)强调医学服务对象是完整的人,是生活在一定的社会环境中、具有复杂心理活动的人,而不仅仅是一架"生理机器"。近年来国际和国内广泛采用精神医学/心理医学(psychological medicine)这一术语,其含义较传统的精神病学更广泛,它不仅包括研究各类精神疾病(或精神障碍)的病因、发病机制、临床现象、治疗与预防,还包括研究和探讨心理社会因素对人体健康和疾病的作用与影响,以减少和预防各种心理或行为问题的发生,同时还涉及精神卫生健康教育等内容。

四、精神卫生

精神卫生(mental health)是20世纪70年代以来在国际和国内广泛流行起来的一个概念,其内容包括精神障碍的治疗、预防和精神卫生知识的普及。世界卫生组织管理精神疾病的部门就称为精神卫生处。精神卫生又称心理卫生或心理健康、精神健康。精神卫生的定义和内容大致分为两种,即狭义和广义。狭义的精神卫生,是指研究精神疾病的预防、医疗和康复,即预防精神疾病的发生;早期发现、早期治疗;促使慢性精神病患者康复,重归社会。广义的精神卫生,是指不仅研究精神疾病的发生、发展规律及其防治,而且要探讨保障和促进人群的心理健康,提高个体承受应激和适应社会的能力以减少心理和行为问题的发生。从上述精神卫生的定义和内容来看,精神卫生的对象、范围和任务,一方面是精神疾病的预防、医疗和康复,另一方面是提高和维护健康者的精神健康和为他们提供精神医学咨询。精神卫生不仅仅是无精神障碍,其定义是指一种健康状态,在这种状态下,每个人能够认识到自己的潜力,能够应付正常的生活压力,能够有成效地从事工作,并能够为社会做贡献。促进精神卫生需要多部门的合作,会涉及一系列政府部门、非政府组织以及一些以社区为基础的组织。重点是促进在整个生命期间的精神卫生,即确保儿童有一个健康的生命开端并预防成年和老年期的精神障碍。

五、精神病学的分支学科

随着学科的发展,按照研究对象、研究领域以及研究方法等存在的差异,精神病学又产生了一些分支学科和特殊的研究领域。临床精神病学(clinical psychiatry),是研究精神疾病的临床诊断以及临床治疗技能的学科,是精神病学的重要分支。生物精神病学(biological psychiatry)是利用分子生物学技术、影像学技术、电生理技术、生物化学技术等技术手段来研究精神疾病的病因、病理生理机制以及实验诊断标准的学科,主要围绕精神疾病的分子遗传、神经生化、精神药理及神经免疫等方面探讨其病因、发病机制、治疗及预后。20世纪50年代初期Bennett最早提出"生物精神病学"的概念并在《美国精神病学杂志》撰文发表。随后第一个抗精神病药物氯丙嗪、抗抑郁药异丙烟肼和丙米嗪的出现,促进了精神分裂症多巴胺假说和抑郁症单胺能假说的建立,奠定了现代生物精神病学的理论基础。近30年来,分子遗传学和神经影像学技术在精神病学中的应用,促进了生物精神病学的飞速发展,为揭示精神疾病的病因及发病机制提供了科学的理论依据。研究精神疾病在老年期的特殊表现以及老年期特殊的精神障碍及精神卫生问题的学科,称为老年精神病学(geriatric psychiatry),老年精神病学是老年医学的重要组成部分,它的出现是医学科学发展的必然。1973年,英国皇家精神科医师学院率先成立了老年精神疾病学术研究组,并于1988年正式将老年精神病学单独列为一个专业。随后,世界上众多国家争相效仿,使老年精神病学在短短二十多年的时间里取得了长足的进步。如今,在欧美等发达国家,医学本科生和研究生均需要接受老年精神病学专科知识的培训,不少国家将老年精神病学作为精神病学的一个亚专科。与之相类似的是,研究精神疾病在儿童及青少年期的特殊表现,以及在此时期所发生的特殊精神疾病及精神卫生问题的学科,称为儿童精神病学(children psychiatry),其内容主要是探讨儿童精神障碍的病因和发病机制,包括儿童心理生理的发育和发展、儿童情绪障碍、儿童行为障碍、儿童特种障碍、儿童器质性和症状性精神病、儿童期不明原因的精神障碍等。此外,涉及对非精神专科医生的精神病学知识教育,以及研究和解决躯体疾病中所出现的精神症状以及精神卫生问题的学科,称为联络-会诊精神病学(consultation-liaison psychiatry),它已成为精神病学的一个重要分支,在国外也称为综合医院中的精神病学(psychiatry in general hospital),是连接精神病学和普通医学的一座桥梁,其工作重点是精神科医生在综合医院中开展的临床、教学和科研工作,探讨心理、社会因素、躯体疾病和精神障碍之间的关系,进而从心理、社会和生物医学三方面来诊断和治疗患者,联络-会诊精神病学医生在具体临床工作中起到了不可替代的作用。司法精神病学(forensic psychiatry)是研究和解决有各种精神障碍的人在刑事诉讼和民事诉讼中地位与法律责任的学科,属于精神病学与法学之间的交叉学科,重点研究各种精神疾病患者在刑事犯罪、民事法律关系和诉讼中的地位、能力问题,进行司法精神病学鉴定(法医精神病鉴定),以判明精神病人的责任能力和行为能力,包括刑事责任能力、民事行为能力、诉讼能力、作证能力以及服刑能力等,为司法部门进行审判提供科学的依据。司法精神病学鉴定所见的各种精神疾病,往往由于其产生于拘捕、审讯、监禁、执行刑罚的特殊环境中,其临床表现常与一般精神疾病的临床所见不同,具有某些特点。以反应性精神病比较多见,还可见到通常罕见的短暂性精神障碍,以及伪装的精神疾病,即诈病。对诈病需通过司法精神病学鉴定,鉴别其真伪。此外,是否需要对特定的精神疾病患者设置监护,也需司法精神病学专家予以鉴定。社会精神病学(social psychiatry)是一门研究个体所处的社会文化环境对于精神疾病的发生、发展、转归及预后的影响以及个体行为问题的学科,着重探讨利用心理、社会、文化、生态学等有关因素防治精神障碍的问题。研究精神药物的分类及其对于精神疾病和行为问题的作用机制、作用效果等的学科,称为精神药理学(psychopharmacology),又称神经精神药理学,是一门研究药物与机体,特别是中枢神经及其高级部位相互作用的学科,是药理学发展的一个新的重要分支。主要任务是探讨精神药物的作用原理和规律,以指导临床合理用药,并对精神疾病进行有效的防治。其次是通过对药物作用机理的研究,探讨精神疾病的病理和可能的发病机制,为研制新药和探索精神疾病病因提供依据。随着对精神疾病认识水平的提高,涉及精神病学学科的分支仍会增加或重新进行整合。

第二节　精神病学发展简史

一、西方精神病学发展简史

公元前5世纪到公元5世纪,古希腊和古罗马的奴隶社会处于繁荣时期,医学有了巨大进步,精神病学也积累了相当可观的观察材料,在此基础上才有了对精神疾病的初步分类,对某些精神疾病的病因有了初步了解。精神疾病的多种治疗或康复方式如药物治疗、心理治疗、物理治疗、娱乐和工作制度、康复环境等,都是在此时打下的基础。在对待精神病患者的态度方面,很多医学家发扬人道主义精神,反对虐待患者,为后世树立了良好的榜样。在古代欧洲,希腊是精神病学发展较快的国家。公元前5世纪起,被欧洲人尊为"医学之父"的古希腊最伟大的医学家希波克拉底(Hippocrates)认为身体由四种体液组成:黏液、黄胆汁、黑胆汁、血液,黏液过多就会造成痴呆,黄胆汁造成癫狂,黑胆汁造成忧郁。他创造了"癔症"一词,意为"游走的子宫",认为沐浴、膳食调养、改善卫生条件是保持良好健康的要素,他开给精神障碍患者的药方通常是放血和通便。希波克拉底认识到脑是人体最重要的器官,他说"脑是人类喜悦、欢笑和热情的发源地,也是痛苦、悲伤和眼泪的起源,脑同时也是意识的载体"。希波克拉底建立了第一个精神障碍分类:癫痫、躁狂、忧郁、偏执,并试图描述各类人格特点。在古罗马时代,医学继承了希腊医学的传统,医生开给患者的处方通常是沐浴、锻炼、按摩和饮用葡萄酒,古罗马人认为情欲是导致癫狂的主要原因,最好的办法是通过理智和行为恢复心神平静。古罗马最伟大的医生盖伦(Claudius Galenus,129—199)在希波克拉底学说的基础上发展了热、冷、干、湿的概念,并认为精神障碍也可导致躯体疾病。

到了中世纪(公元476年至17世纪),由于医学被神学和宗教所掌控,精神病患者被视为魔鬼附体,常遭受拷问、烙烧、坑害等苦刑的处罚,使精神病患者处于十分悲惨的境地,精神病学不但没有发展,甚至在某些方面出现了倒退。在文艺复兴时期,精神疾病患者的境遇稍有好转,驱逐和禁闭是最普遍被采用的对待精神疾病患者的方式,例如有些国家通过"愚人船"将患者送上海洋上的孤岛。

18世纪法国大革命后,比奈尔(Pinel,1754—1826)被认为是现代精神病学的奠基人,提出要解除患者的枷锁和以人道主义态度对待精神病患者,故被称为精神病患者的解放者。此外,比奈尔还建立了巡视患者和病情记录制度,并尝试分析和归纳精神疾病的症状,对患者实施人道主义治疗,他把精神病分为忧郁症(智力功能障碍)、躁狂症(伴有或不伴有谵妄的神经兴奋过度)、痴呆(思维过程的障碍)、白痴(智力及情感的消失)四类。在治疗方面,比奈尔提出医师要理解患者的感情,并组织患者参加医院内各项活动。

在19世纪,现代精神病学的许多重大事件都发生在法国。法国精神科医师一向重视对患者临床表现的描述,他们还强调精神病学和神经病学的紧密关系,重视精神病学的司法问题,力图改善精神病院的条件。突出人物除比奈尔外,还有他的得意门生埃斯奎罗尔(Esquirol ED,1772—1840)。埃斯奎罗尔在1837年所写的教科书《精神病学》,以叙述清晰见长,并引用了临床的统计数字,故很快成为一本著名的精神科教科书。他给幻觉和单狂(相当于现在的偏执妄想)下了明确的定义,强调了情绪因素在病程中的作用,在治疗中主张用健康情绪代替病态情绪,强调环境治疗和集体活动。他的工作对1838年法国精神疾病相关的立法起了很大的推动作用,这个法案对之后其他国家的相关立法也产生了一定的影响。埃斯奎罗尔的学生福尔雷特(Farlret JP,1794—1870)在1854年与贝勒奇(Bailarger JGF,1806—1891)首先描述了躁狂和抑郁可在同一个患者身上交替出现的现象,奠定了后来克雷丕林(Kraepelin E,1856—1926)所描述的躁狂抑郁症的临床基础。19世纪中叶,遗传退化学说在法国占重要地位,其代表人物有莫莱(Morel BA,1809—1893),莫莱认为精神疾病是一种由遗传决定的退化现象,因而对预后持悲观态度。他首先描述和提出了"早发痴呆"的病例和名称,认为这是一种退化性疾病,这一观点对克雷丕林影响很大。19世纪下半叶,催眠术开始盛行,法国神经病学家沙可(Charcot JM,1825—1893)对歇斯底里发生了兴趣,研究了歇斯底里与催眠现象的关系,认为两者密切相关。虽然当时就有人指出催眠现象亦可见于正常人,不一定全是病态,但由于沙可的威望,他的观点引起了当时社会的重视,使得许多人对歇斯底里和催眠发生了兴趣,包括弗洛伊德(Freud S,1856—1939)在内,同时也引起了人们对神经症研究的热情。以后,珍尼特(Janet P,1859—1947)、巴宾斯基(Babinski J,1857—1932)等也对歇斯底里进行了研究。珍尼特认为歇斯底里是人格分离造成的,他还首先提出了精神衰弱的概念。巴宾斯基对歇斯底里的鉴别诊断做了很多研究,提出了歇斯底里性瘫痪与器质性瘫痪的鉴别诊断要点。与精神病的诊断有关的智力测验,首先由法国心理学家比内特(Binet A,1857—1911)提倡使用。

19世纪上半叶,德国的精神病学带有很浓厚的哲学色彩,有许多关于概念的争论,临床上没有突出的建树。这一时期值得提出的人物是海因罗斯(Heinroth JC,1733—1743),他强调精神活动的统一性,还强调心理冲突在精神疾病病因中的作用,并首先提出了"心身的"(psychosomatic)一词。19世纪末20世纪初,德国精神病学的蓬勃发展使其取代了法国的地位,在当时的欧洲占主导地位。这一时期的重要人物有格里辛格(Griesinger W,1817—1868),他在1845年出版的《精神疾病的病理和治疗》被认为是当时最具有权威性的精神病学教科书。他十分强调精神疾病的器质性基础,他的观点在当时欧洲精神病学界产生了重大影响,推动了对器质性精神病的研究。卡尔鲍姆(Kahlbaum,1828—1899)和赫克(Hecker E,1843—1909)分别描述了紧张症(1868)和青春期痴呆(1870),是精神分裂症发展史上的重要人物。

克雷丕林是19世纪末和20世纪初德国最杰出的精神病学家,在克雷丕林以前,精神病学虽然已积累了大量的临床资料,但却缺乏系统的整理,精神病学的分类十分混乱,精神病学家之间几乎没有共同语言。面对这种情况,克雷丕林一方面充分利用前人积累的经验,另一方面通过自己大量的临床实践收集了非常丰富的病历资料。他分析了成千的病例,包括现病史、个人史和家族史,并经过长期的住院观察和出院后随访,建立了他的精神病学分类系统。他对躁狂忧郁性精神病和早发痴呆进行了区分。躁狂忧郁性精神病作为一个独立的疾病,首次见于他的学术著作,他指出这是一种具有循环性病程的精神病,其临床特点是情绪高涨和低落的发作,有交替或重复出现的倾向,有表现基本正常的间歇期,虽然反复发作,但并不导致精神功能的减退或痴呆。而早发痴呆则是发病于青春期或成年早期的一种精神病,它的必然结局是痴呆,并将此病分为单纯型(dementia simplex)、青春型(hebephrenia)、紧张型(katatonia)和妄想型(dementia paranoides)四个类型。克雷丕林是一位杰出的临床学家,非常重视临床观察和随访研究,认为对病因未明的精神病,对其预后的相关研究对明确诊断有重大价值,这一观点目前仍被人们沿用。

瑞士的布鲁勒尔(Bleuler E,1857—1939)是19世纪末20世纪初著名的精神病学家,他在1911年首次提出了"精神分裂症(schizophrenia)"的病名,取代了克雷丕林的"早发痴呆",迄今已为世界精神病学界所接受。他将精神分裂症的症状分为基本症状和附加症状两大类,并且提出精神分裂症的4A症状(即联想障碍(association disturbances)、矛盾意向(ambivalence)、情感淡漠(apathy)、内向性(autism)。布鲁勒尔有关精神分裂症的概念较克雷丕林早发痴呆的概念范围扩大了,并且认为精神分裂症不是一个单独的疾病,而是一组疾病。

弗洛伊德(Sigmund Freud,1856—1939)是奥地利籍的犹太人,最初从事神经病学研究。1880—1882年,弗洛伊德发现癔症患者在催眠状态下说出自己遭受精神创伤的经历,醒后症状消失,以后用这一方法治疗癔症。但不久,弗洛伊德发现催眠并不是必要的,而创用所谓"自由联想(free association)"。这种方法主要是,让患者的思想任意驰骋,不加限制,并把所想到的全部口述出来。然后,检查者对患者所述进行深入地分析。弗洛伊德还对梦进行解释,并对日常生活中的口误或笔误等过失进行分析,以揭露被压抑的欲望或潜在的动机,这些方法,统称为精神分析法(psychoanalysis)。作为这些方法的理论基础,他创造了一整套无意识学说,认为人类一切心理活动最根本的源泉是无意识,力比多(libido)是一切活动的驱动力。弗洛伊德的理论影响非常深远,他的著作被当时欧美的精神病学家奉为经典。

19世纪俄国最著名的精神病学家是科萨科夫(Korsakoff SS,1854—1900),他对俄国精神病学曾有很多贡献,以他的名字命名的科萨科夫综合征(遗忘综合征)现仍被各国文献所采用。著名的俄国生理学家巴甫洛夫(1849—1936),主要从事高级神经活动生理学研究,提出了条件反射学说,对精神病学有很大的贡献。

在美国,拉什(Ruch B,1745—1813)也受到比奈尔的影响,他结合自己的实践,形成了一套精神疾病理念体系,于1812年编写了《心灵疾病的医学询问和观察》一书,此书成为19世纪末叶美国唯一的精神病学教科书。拉什在理论上认为精神病是脑的器质性疾病,但在实践上他非常重视心理社会因素的作用。拉什被认为是"美国精神病学之父",他的肖像迄今仍印在美国精神病学协会的会徽上。

精神疾病的治疗经历了漫长的过程,直到20世纪才有了较大的发展。在20世纪30年代出现了"躯体治疗",包括胰岛素治疗、电休克治疗等。萨科(Sakel,1933)首先报道应用胰岛素昏迷治疗精神障碍获得成效。此后,经多年实践证明,这种疗法确有一定效果,但有较多的缺点,如操作技术复杂,治疗过程中可能会发生严重的并发症甚至危及生命等,目前该治疗方式已较少应用。电休克治疗是以一定强度的电流通过大脑引起全身抽搐来治疗精神疾病的一种方法,由于其操作方便易行,见效迅速,使精神病患者自杀的人数大为减少,精神病院的床位周转加速,病房的面貌为之改观。随着电休克技术的改进,20世纪50年代又发展了改良电休克治疗,目前已广泛应用于临床。

20世纪50年代以后,精神药物广泛应用于精神病学领域,促进了当代精神病学的飞速发展。第一个抗精神病药物氯丙嗪于20世纪50年代开始用于精神疾病的治疗。法国化学家Paul Charpentier合成的吩噻嗪类药物氯丙嗪作为一种麻醉增效剂被发现具有很好的镇静作用,后来被试用于兴奋躁动的精神分裂症患者而出现了意想不到的结果,药物不仅减轻了患者的兴奋躁动症状,在重复使用后患者的精神病性症状如幻觉、妄想也得到了缓解。氯丙嗪的临床应用预示了精神分裂症临床治疗学的革命性突破。大概同一历史时期,临床医生观察到异烟肼在治疗结核患者时会提高患者的情绪,从而开发出结构类似的抗抑郁药物,一方面具有抗抑郁作用,同时另一方面避免了严重的副作用。近年来大量新型精神科用药不断问世,精神药物的开发越来越针对精神障碍发病机制中的各个环节,精神药物治疗的可接受性、总体预后都有相当改观。

进入21世纪以来,当代精神病学取得了飞跃式发展。众多基础学科如遗传学、神经生理、神经生化、精神药理、神经免疫的迅速发展,分子生物学理论与应用上的长足进步,电生理学、脑影像学、心理测查等新技术在精神疾病的诊治和研究中的广泛应用,特别是社会学、社会心理学乃至人类学的理论在精神疾病以及心理行为问题的病因、治疗、预防与康复等诸多领域中越来越受到重视,彰显了人类对精神疾病本质的认识发生了根本性变化。现今,人们不仅能深入到分子水平,如神经细胞膜、受体、酶和氨基酸水平,去探索精神疾病的病因和发病机制,而且还十分重视心理社会应激因素对精神疾病和各种心理和行为问题的致病作用。以生物、心理和社会三维的整体观念、结合现代高水平的基础医学理论和日新月异的高科技技术去研究疾病本质和重视患者的权益是当代生物-心理-社会医学模式的理论核心,这种疾病观念质的飞跃是当代精神病学迅速发展的里程碑。

二、 中国精神病学发展简史

在我国,最早有关精神疾病现象的文字记载见于《尚书·微子》,"我其发出狂"表明在殷末(约公元前11世纪)已有"狂"这一病名。到春秋战国时期,学术昌盛,名医辈出,通过长期大量的医学实践,我国医学逐渐形成了较为系统的理论,在我国最古老的医典《黄帝内经》中,就把人的精神活动归之于"心神"的功能,还论述在剧烈的情感变化下,能引起躯体功能异常,如"怒伤肝,喜伤心,思伤脾,忧伤肺,恐伤肾"等。到了秦汉,历代医学家又先后编纂成了几部重要的古典医学著作,流传至今的有:《素问》《灵枢》《难经》《伤寒论》和《金匮要略》,在这些著作中,对诸多精神症状做了详细的描述,并将这些症状归类为"狂""躁""谵妄""癫""痴""痫"等名称,并宏观地论述了这类疾病的病因、发病原理与症状。魏晋时期王叔和在《脉经》中曾提到脉象与精神疾病的关系,将癫痫按患者年龄划分为癫和痫,"大人癫,小人痫"。这种划分后世合并称为癫痫。此后一千余年,我国精神病学基本上是沿着这条思路缓慢地向前发展。

精神疾病的治疗在我国一直是针灸和方药并用,唐代名医孙思邈所著《千金要方》中记载了用针灸治疗癫痫和狂症的穴位,还引证了一医案:给精神失常患者服用酒调朱砂酸枣仁乳香散,患者连睡两昼夜,醒后恢复常态,这是用药物进行睡眠疗法最早的记录。明代杰出的医药学家李时珍,在其巨著《本草纲目》中总结了16世纪以前我国药物学的丰富知识,其中记载了治疗癫痫、狂惑、惊悸、不眠等药物和方剂。

19世纪末开始,国外精神病学开始传入我国,国外一些教会在我国相继成立了精神病院与收容所,如广州(1898年)、北京(1906年),其后大连(1932年)、长沙(1934年)、上海(1935年)、成都(1944年)、南京(1947年)等地相继建立了精神病医疗或教学机构,西方的精神病学理论逐渐传入我国。中华人民共和国成立以后,建国初期精神疾病的防治工作主要致力于建立新的精神病院和部队复员精神病人康复医院,收容和治疗无家可归或影响社会治安的精神障碍患者。在师资力量较好的城市和精神病院,开展精神科专科医师培训班。为了加强学术交流,中华医学会于1954年成立了神经精神病学分会,并于同年创立了《中华神经精神科杂志》。1956年全国制定的12年科研规划中,将常见的精神分裂症和神经衰弱列为国家重点科研项目,推动了全国精神病专业研究工作的开展。20世纪60至70年代,全国各地开展了一些城乡的精神病防治工作,开始注重精神病学高级人才的培养,出版了我国学者组织编写的精神病学教材,其中1961年由人民卫生出版社出版的《精神病学》(原华西医科大学编写)为我国正式出版的第一部高等医学院校精神病学教材。20世纪80年代以来,我国社会经济和医药卫生事业迅速发展,精神病学的临床、教学、研究工作也开始繁荣起来,与国际精神病学界也有了较多的交流,逐步走向世界。1982年在北京、上海两地建立了世界卫生组织精神卫生研究和培训中心,同年第一次在全国范围内使用统一的国际通用筛选工具和诊断标准,进行了12个地区精神疾病流行病学协作调查,取得了国内精神疾病流行病学较全面的资料。为了加强国际学术交流,提高临床和科学研究水平,我国先后制定了《中国精神疾病的分类方案和诊断标准》(Chinese Classification and Diagnostic Criteria of Mental Disorders,CCMD),如 CCMD-1(1986 年)、CCMD-2(1989 年)和 CCMD-3(2001 年),这些均为临床医生不可缺少的诊断工具。1993 年 2 月中华医学会分别成立了神经病学分会和精神病学分会,1994 年 5 月在福建省泉州市召开中华医学会精神病学分会第一次全国学术年会,选举张明园教授为首任主任委员。精神病学分会建会以来,在加快学科建设、促进科学研究、推进临床工作和加大国际国内交流方面取得了令人瞩目的成就。2005 年 7 月成立了中国医师协会精神科医师分会,于欣教授为首任主任委员,协会自成立来,在精神科医师教育和精神卫生知识的社会宣传等方面的工作都有了长足的发展。21 世纪以来,国家在精神病学的基础建设、临床研究以及人才培养方面的投入呈跨越式增加,尤其是 2013 年 5 月 1 日《中国精神卫生法》的实施,不但为广大的精神障碍患者提供了重要的法律保护,更为精神病学的临床研究与医学服务提供了有利的法律保障,揭开了精神病学科依法发展的重要一页。近年来国家对精神医学临床建设以及临床研究方面的投入越来越多,如 2011 年,原卫生部批准了首批精神卫生专科医院及综合医院精神科为国家临床重点专科;2014 年,国家卫生计生委、科技部和中国人民解放军总后勤部卫生部共同认定北京、湖南等地的 3 个国家精神心理疾病临床医学研究中心,国家此项战略举措把中国精神卫生事业再次推上高速发展的新平台,未来国际一流的精神卫生科研临床成果将会不断涌现。

第三节　精神病学的相关学科

一、神经科学

神经科学是研究人类神经系统、大脑和知觉、感觉、记忆、学习的生理基础的学科。神经科学是与精神病学联系最紧密的学科。神经科学主要包括神经解剖、神经生理、神经生化、神经药理、神经影像和神经心理等学科,是精神活动的生理基础学科,有助于了解精神病学的本质,尤其是精神疾病的物质基础,精神病学的发展与神经科学的发展水平密切相关。

神经科学和精神病学研究者一起研究了中枢神经系统递质的功能及其传导途径和通路,探讨了多巴胺、去甲肾上腺素、5-羟色胺和 γ-氨基丁酸与精神分裂症、心境障碍和焦虑障碍的关系;阐明了海马和乳头体等在学习记忆方面所起的作用,以及脑干网状结构和意识的关系;神经电生理的研究揭开了睡眠和梦的奥秘;精神药理的研究不仅有助于探讨精神疾病的发病机制,而且为精神疾病提供了更多有效的精神药物。特别是近 20 年神经影像学技术迅猛发展,MRI 研究发现,精神分裂症患者有灰质的萎缩,特别是前额叶皮层、海马、颞上回皮层的萎缩及侧脑室的扩大,并且随着病程的发展,灰质的萎缩及侧脑室的扩大有明显的加剧,从而使人们对精神分裂症有了进一步认识,它并非是一种功能性疾病,而是一种器质性疾病。以上这些,大大丰富了精神病学的知识库,又大大提高了精神科的诊疗水平。当前,神经科学发展迅速,在中枢传导通路、神经递质、神经电生理等方面的研究都有助于了解精神活动的规律。

随着神经科学的迅速发展,精神病学将再次成为最令人注目的、最具智力挑战的医学专业之一。将来的发展前景取决于精神病学与现代神经科学观点和工具的结合,想要将精神病学融入医学主流中去,需要相关医学专业继续关注人生经历、行为对健康和疾病的影响。

二、医学心理学

医学心理学(medical psychology)研究心理因素在人体健康和疾病发生发展过程中所起的作用。在传统医疗过程中,人们常常只看重服务对象生物性的一面,而忽视其心理活动或社会性的一面,以至于"见病不见人"。而医学心理学强调整体医学模式,即生物-心理-社会医学模式(biopsychosocial medical model），其主要任务是研究心理因素在各类疾病发生、发展和变化中的作用,研究心理因素对身体各器官生理功能的影响及在康复中的地位。

医学心理学是心理学的一个重要分支,它是把心理学的理论、方法与技术应用到医疗实践中的产物,是医学与心理学结合的边缘学科。它既具有自然科学性质,又具有社会科学性质。医学心理学研究的对象主要是医学领域中的心理学问题,即研究心理因素在疾病病因、诊断、治疗和预防中的作用。

人不仅是一个单纯的生物有机体,而且也是一个有思想、有感情、从事着劳动、过着社会生活的社会成员。人的身体和心理的健康与疾病,不仅与自身的躯体因素有关,也与人的心理活动和社会因素有密切联系。临床实践和心理学研究证明,有害的物质因素能够引起人的躯体疾病与心理疾病,有害的心理因素也能引起人的身心疾病。与此相反,物质因素（例如药物等）能够治疗人的身心疾病,而良好的心理因素与积极的心理状态同样能够促进人的身心健康或作为身心疾病的治疗手段。

人的心理和行为都与个人的遗传素质、发展成长和外界影响、教育训练分不开,人的个人经历则是一个与群体交往的互动过程。因此,必须从主体与环境的相互作用中认识人类的健康和疾病,安排治疗与保健措施,明确一切疾病过程在时间和空间上都表现出心理过程与生理过程的相互作用。

从医学心理学的角度看,一个健康人的心理生理活动与外界环境须保持和谐、统一;各种心理活动过程及应对行为之间应保持协调、平衡;其人格特征在全部行为中要能表现得恰当和连贯。

三、行 为 医 学

行为医学（behavior medicine）是行为科学与医学相结合而发展起来的一门新兴的医学学科,是将与健康和疾病有关的行为科学技术和生物医学技术整合起来,并将这些技术应用于疾病的诊断、治疗、预防和康复的边缘学科。行为科学是一个含义广泛的名称,其内容包括人类学、社会学、流行病学、心理学、临床医学、预防医学、健康教育学、精神医学、神经生物学等。有学者将行为医学作为心理医学或精神医学的同义词。

行为医学关注的重点是与人类健康和疾病有关的、外显的行为,其研究的对象首先是人。重点研究的是那些出现各种行为问题的人,也包括健康的人。研究问题行为,主要是临床医疗过程中的各种行为问题,确定这些行为问题的原因、性质、程度等,研究改变问题行为的方法、措施,通过治疗手段来消除患者的行为障碍,帮助患者培养健康行为、矫正问题行为,改变不合理的生活方式和不良习惯,促进疾病的痊愈和身体康复。

行为医学交叉于自然科学、社会科学、行为科学三大科学体系,它是以研究人类心理行为与健康、疾病的关系为目的,是依赖上述三大科学体系、顺应生物-心理-社会医学模式发展的一门交叉而又相对独立的学科。

四、医学人类学与社会学

医学人类学是人类学的一门应用学科,是用人类学的理论和方法在健康、患病、医学和治疗等方面的应用以及从生物学和社会文化的角度,研究人类的疾病和保健问题及其与生物学因素和社会文化因素相互关系的一门学科;在精神病学领域,它是研究特定的文化背景与人类精神活动和行为的关系。医学社会学是应用社会学的理论和方法（如流行病学调查）,从群体的角度去研究与社会结构或社会过程有关的健康和疾病问题;在精神病学领域,医学社会学是研究与精神障碍有关的心理社会因素。人类的思维方式、风俗习惯、行为举止以及人际交往等,都具有一定的社会根源,并与特定的文化背景相关联。这些因素均可影响到精神疾病的发生、发展和转归。因此,社会学和人类学的知识有助于理解和认识这些因素在精神疾病的发生、发展和转归中所起的作用,有助于人们从生物-心理-社会医学模式探究精神疾病的发生原因、治疗和预防干预措施,这对理论研究和临床实践都有着十分深远的意义。

五、 医学人文学

医学人文学是一门新兴的医学与人文学交叉应用的人文学科,是以历史、哲学、文学、艺术等学科的观点来理解健康、疾病与医学。有学者认为,医学人文学可以从两条路径来改变医学:一种是"修饰"途径,即通过倡导人文关爱来软化技术导向的医学实践,但本质上并未改变生物医学的性质;另一种是"综合"路径,即将医学人文精神整合入医学之中。医学人文学通过提高临床医师与患者的交流能力,更深入地洞察患者的叙述,寻找更多样的促进健康和减少疾病与残疾影响的方法。特别是慢性病,生物医学只提供了部分解决方案,若将治疗与个体患者经历的评价相结合,临床医学就可以为患者提供更好的服务。临床知识也是文化知识,医患之间需要共享关于症状的意义、行为和病原学的知识和理解,在患者与医师具有不同文化背景的情况下尤为重要。对于临床医务人员来说,他们面临的挑战不仅是如何建立良好和信任的医患关系,掌握与患者沟通的技巧,而且还需要他们能理解与之相对应的患者的文化与语言。

如果说神经科学是研究人类精神活动的微观基础,医学心理学和行为医学是研究心理社会因素与个体心理行为的关系,那么医学人类学、社会学和医学人文学则是从社会这个宏观的角度来研究人类,研究社会文化大环境对人类精神活动的影响。

第四节 我国精神病学发展面临的形势与任务

一、 我国精神卫生工作面临的形势

目前我国正处于社会转型期,各种社会矛盾增多,竞争压力增大,人口和家庭结构变化明显,严重精神障碍患病率呈上升趋势。与此同时,儿童和青少年心理问题、老年性痴呆、物质滥用、自杀和重大灾害后受灾人群心理危机等方面的问题也日益突出。纵观世界精神卫生工作发展的现状以及临床医学和其他学科的发展水平,我国精神病学的发展仍相对滞后,困难和问题繁多,任务十分艰巨。当前,精神障碍已经成为我国的重大公共卫生问题和较为突出的社会问题,表现在以下几个方面:

（一）精神卫生问题造成巨大的社会疾病负担

目前国际上推行以伤残调整生命年(disability adjusted life years,DALYs)作为疾病负担的指标,它包括生命年的减少及有能力的生命年的减少。2010年,精神与物质使用障碍的疾病负担约1.84亿DALYs,占全球疾病总负担的7.4%,较1990年增加了37.6%。自1982年以来,中国大陆没有开展全国流行病学调查,无法精确估计精神障碍疾病负担及精神卫生服务的利用情况。据世界卫生组织报道,1990年我国神经精神疾病占疾病总负担的14.2%,加上自伤/自杀则高达19.3%,远高于全球平均水平;预计到2020年神经精神疾病占疾病总负担的比例将升至15.5%,加上自伤/自杀将增加至20.2%。

我国成人精神障碍总患病率为17.5%,精神健康问题严重影响了我国的生产力发展水平,也是事故发生的主要原因。除了单纯的精神障碍的诊断和治疗,躯体疾病患者也是精神障碍发生的高危人群。冠心病、糖尿病、恶性肿瘤等疾病患者,抑郁障碍发生率高达20%~50%。共病抑郁障碍影响了躯体疾病的疗效、预后,加重了疾病负担,这提示在减轻疾病负担方面需要精神科和非精神科工作人员的合作。与大多数国家一样,在中国,女性的精神障碍所引起的疾病负担比男性严重,预计到2020年精神障碍和自杀造成的疾病负担将占女性疾病总负担的1/4。目前,毒品和酒精滥用的不健康行为带来了巨大的家庭和社会负担,是全社会共同面临的巨大挑战。

（二）公众心理行为问题日益凸显

中国疾病预防控制中心精神卫生中心2009年初公布的数据显示,我国各类精神疾病患者人数在1亿人以上,但公众对精神疾病的知晓率不足5成,就诊率更低。另有研究数据显示,我国重性精神病患人数已超过1600万。各个年龄段及不同职业人群的心理行为问题突出。全国22省市调查表明,

我国儿童、青少年行为问题的检出率为 12.97%，在人际关系、情绪稳定性和学习适应方面的问题尤为突出。另外调查研究发现青少年吸烟、吸毒、酗酒、少女怀孕的发生率呈上升趋势。随着计算机和互联网的迅速发展，儿童青少年的网络成瘾问题也日益严重。我国老年性痴呆和抑郁的患病率正逐渐升高，北京地区 65 岁以上人口抑郁症患病率为 3.85%，65 岁以上人口老年性痴呆患病率为 3.86%，上海地区 65 岁以上人口老年性痴呆患病率为 4.61%。除此之外，自杀已成为突出的社会问题。据卫生部门统计，我国人群的自杀率为 22.99/10 万，高于 16/10 万的世界平均水平，自杀已成为青少年的第一位死亡原因，每年约有 4.5 万青少年自杀死亡。另外，我国 15 岁以上居民的饮酒率达 21.0%，35 岁以下的吸毒者占总吸毒人数的 72.2%。

（三）精神疾病就诊率偏低

精神疾病种类繁多，患病人数呈不断增高趋势，涉及所有年龄和所有人群，其病程长，残疾率高。儿童行为问题、酒精和药物滥用、海洛因等毒品成瘾相关的精神障碍及自杀发生率有所上升，老年精神障碍患者在人群中的比例逐年增高，大、中学生心理卫生问题的发生率也有上升趋势。但与此相矛盾的是，在上述精神卫生问题日益加剧的情况下，公众对众多精神疾病和心理行为问题的知晓率低，精神疾病和心理行为问题的就诊率偏低，未治率高。资料显示，我国精神分裂症的治疗率不到 30%，抑郁症为 10%。综合医院中，对精神疾病的识别率普遍偏低，调查发现不足 16%，且常诊治不当。

造成精神疾病及心理行为问题知晓率低、就诊率低、未治率高的原因复杂，涉及政府医疗卫生资源分配问题，公众精神卫生知识匮乏，以及对精神疾病及患者的偏见与歧视等社会公众问题。还涉及患者自身对疾病的错误认识，如不知有病、耻于就诊、不知如何就诊等，对治病缺乏信心，认为抗精神病药物毒副作用大等等。另外，非精神科专业医生，特别是综合医院临床各科医生不能识别精神疾病，不了解各类精神病的治疗，以及少数精神专科医生的知识水平、技术能力低下等均会导致问题的产生。

此外，精神疾病就诊率低下的原因还在于我国公众对精神病学及精神疾病患者还存在种种误解，缺乏科学态度，歧视、排斥精神病患者的现象仍很普遍；精神卫生机构的服务对象仍然以重性精神病为主，主要的服务方式依然是"医院精神病学"，无暇顾及大量的轻型精神障碍和儿童、老年的精神卫生问题及物质滥用等问题，精神卫生服务整体上未能适应精神疾病谱变化的需求；就全国而言，我国社区精神卫生服务网络仍不完善，大多数地区尚未开展此类服务或服务不佳，农村及偏远地区缺医少药问题仍很突出；精神专业人才匮乏，综合医院临床各科医务人员在医学教育阶段所接受的精神卫生专业训练十分有限，我国目前许多大型综合医院仍未设立精神科或心理卫生服务部门，因此无法提供专业的精神卫生服务。

（四）精神卫生服务资源不足和分布不均衡

与同等经济发展水平国家相比，我国精神卫生服务资源数量明显不足。2010 年我国平均每万人有精神科床位 1.71 张，2011 年每 10 万人拥有精神科执业医师 1.49 人、精神科注册护士 2.58 名、精神科其他卫生技术人员 0.95 人。与世界卫生组织（WHO）公布的 2005 年全球人均 GDP 为中高收入的国家每万人有精神科床位 7.7 张，每 10 万人拥有精神科执业医师 2.03 人、精神科注册护士 9.72 人、其他卫生技术人员 13.94 人相比，我国精神卫生服务在资源数量上的差距极为明显。此外，我国精神卫生专业人员以医师、护士为主，人员来源和技能较为单一，国外在精神卫生服务中发挥重要作用并占据一定数量的临床心理师（psychologist）、社会工作者（social worker）和康复治疗师等专业人员，在我国人数极少，几乎空白。为了提高精神卫生专业队伍的技术水平，我国开展了严重精神障碍防治培训班，继续教育使得专业人员的技术水平有了一定的提高。但是除了药物治疗外，对心理治疗、精神障碍的康复等其他防治方法的掌握和使用非常有限，很多精神科专业人员对于开展社区服务、康复治疗、心理咨询和治疗、健康教育等基础知识和基本技能还明显缺乏，还有一定比例的医生只重视药物治疗，缺乏生物-心理-社会医学模式的理念。全国精神卫生服务资源分布存在较大差距，无论是机构、床位，还是专业人员分布，都存在明显的地域分布不均衡和层次布局不合理的情况。资源主要集中在东部和沿海地区，集中在省级和地方级机构，各省份之间、东西部地区之间的差距较大，全国近 2/3 的县无任何精神卫生服务资源。服务资源和专业人员地域分布不均衡和层次布局不合理，严重影响到服务的公平性和可及性。

(五) 精神卫生管理体系不完备

精神卫生的管理涉及卫生部门、公安部门、民政部门、残联等多个部门,与社会稳定密切相关。精神卫生工作能否顺利开展要依靠各级政府部门的支持和社会各界力量的参与。如精神障碍的诊断、治疗、康复需要精神卫生专业人员来负责;无家可归和无经济来源的精神障碍患者需要民政部门的帮扶;有严重肇事肇祸的精神障碍患者需要公安部门的监管;残联部门负责协调社会各界力量参与对精神障碍的管理;劳动人事部门承担安排精神障碍患者的就业培训和指导的工作。目前精神卫生工作缺乏政府主导、层级分明的网络管理体系,重治疗轻康复,重医院轻社区,很多精神疾病患者都处在无人监管的状态。民办医疗、康复机构未发挥应有作用,无法形成对公立医院的有益补充。精神疾病患者的基本医疗保障和基本生活保障尚未完全纳入社会保障体系中,亟待完善。精神疾病患者就业率低,人均年收入远低于当地居民,医疗支出普遍较高。

二、 我国精神卫生工作的任务

面对我国精神病学发展中的严峻挑战和艰巨任务,只有坚持"政府领导、社会参与、防治结合、重点干预、广泛覆盖、依法管理"的方针,将精神卫生工作纳入国民经济和社会发展规划,充分发挥政府各部门、社会团体的协同作用,完善宣传教育、法制管理、监督监测及预防、医疗、康复服务相结合的措施,加强科学研究,积极扩大国际交流与合作,才能克服困难,促进精神病学和精神卫生工作的迅速发展。当务之急应该做的工作有以下几个方面:

(一) 大力发展高水平科研,进一步阐明精神疾病的复杂机制

加强学科建设,大力发展高水平科研的一个重要途径是建立国家级精神卫生专门研究机构,以制定我国的精神卫生发展战略,集中优势资源,瞄准当今世界精神医学发展前沿领域,统筹运作与我国社会发展和经济建设相适应的重大精神卫生研究项目,使我国精神医学总体水平尽快进入世界先进行列。

从分子生物学角度探索精神疾病的病因以及神经可塑性是我们未来研究工作的重点,上世纪提出的各种神经生化假说将会进一步得到论证或挑战,通过研究揭示大脑是如何通过分子水平、细胞水平和系统水平发挥作用的,为了解精神疾病提供基础。对典型行为或非典型行为产生的分子、细胞、神经环路机制将进行更详尽的阐述。脑功能影像学将会是精神医学研究的新热点;我们目前对大脑的结构或活动了解甚少。许多结构的改变并没有在尸体解剖结构上得到验证,很多功能性改变也并没有通过人体生理得到验证。而在活体上对脑部受体和功能动态的研究将弥补既往在精神病患尸体脑组织研究上的不足,这能减少许多实验混杂因素,提供准确的、特异性高的研究,将大有裨益。脑计划研究将利用新的研究工具和技术来重建大脑环路,将进一步视觉化精神疾病脑连接的结构和功能差异,将明确导致心理功能和心理失调的细胞和脑网络,明确各种神经疾病的分子、细胞和环路水平的病理改变;找到人类神经功能受损的生物标志物;开发新的技术,新的药物和基因工具,来调节精神疾病的信号通路和神经环路。现行的国际分类诊断标准(ICD 和 DSM)均建立在临床症状评估的基础上,一组类似的症状可能由完全不同的生物学过程引起,随着高新技术的发展以及对精神疾病研究的深入,未来以客观的生物学指标为基础来重新分类和定义精神疾病将成为可能。免疫学、神经内分泌学等学科与精神医学的结合势在必行,精神医学将出现多个互相联系但又互相独立的分支学科。

疗效更好、副作用更少的新型精神药物的不断推出,一方面将会使精神障碍患者的预后和生活质量大为改观,另一方面也将深化对精神疾病病因学的认识。发展社会精神病学,积极探索社会、生态以及文化差异对精神疾病及心理行为的影响;大力加强对精神疾病流行病学的调查研究,摸清各种常见精神疾病和心理行为的发病率、患病率、疾病总负担以及卫生经济学相关问题等基本情况,为制定精神卫生的发展战略和行政决策提供科学依据;加强心身医学的研究,重视心理因素、社会环境变化以及重大自然灾害和灾难事故等应激因素对健康和疾病的影响,探讨生物学、心理学和社会学在人类健康和疾病之间的相互关系,促进精神医学和临床医学逐步从纯生物医学模式向生物-心理-社会医

学模式转变。

(二)重视人才培养与专业队伍的发展

培养能满足 21 世纪社会发展需求的高水平精神卫生专业人才和具备"生物心理-社会"整体医学观念的医学生是发展精神医学长期的战略任务。目前,我国精神科医生约 2.5 万人,数量不足且质量不高,尤其是中西部和农村地区精神卫生人才严重短缺,严重制约精神卫生事业的发展。因此,加大人才培养力度,特别是在全国范围内加快社区和县级综合性医院精神科的建设和精神科医师培养的步伐,扩大精神卫生服务的可及性是当前专业队伍建设的关键。当然,对我国大中城市的专业精神卫生中心,继续建立和完善包括精神科医师、精神科护士、心理治疗师、职业治疗师以及社会工作者的高素质精神卫生队伍,同样是专业队伍建设不可忽视的重要工作。

医学院校中对医学生的精神病学教育应加大改革的力度。目前医学院校的精神科教学仍然课时不足;教材中各类躯体疾病伴发精神障碍的诊断、治疗与康复内容以及针对各类心理障碍的心理咨询和心理治疗等内容过简;强调遵循各类精神药物使用规范,合理平衡其效益与风险关系的理念不够;缺少联络会诊精神病学的内容等等,都对医学生整体医学专业素质的培养极为不利,给其今后的临床工作造成较大困难。因此,通过教学改革,建立精神卫生教育体系,开展多层次、多方面的精神卫生专业人员培训是加强精神卫生队伍建设、提高人员素质和服务能力、推动我国精神医学发展的必由之路。

(三)加强社区精神卫生机构建设,改变服务模式

WHO 精神卫生处与世界精神病协会一起提出对精神病患者应加强以社区为基础的康复(community based rehabilitation),即使用和开发社区资源,将患者、他们的家庭以及他们所在的社区作为一个整体来考虑。国外大量研究表明,为患者提供便捷的就医环境,向家属宣教相应的知识、技能以及与患者相处的方法,同时应用药物巩固治疗,这样就能减少患者的残疾程度,降低复发率。社区康复在法国、英国、加拿大、美国等国家均取得举世瞩目的进展。在中国北京、上海、成都和杭州等地也较早开展了此项工作,并取得了一定成效。对精神疾病进行社区防治和康复是发展的大方向。社区卫生工作者帮助患者应付困难,说服他们坚持服药,训练生活及劳动技能,提高生活质量,回归社会,才是精神卫生工作的真正突破。加强社区精神卫生机构建设,大力发展社区精神卫生服务,改变服务模式,目的是扩大服务范围,增加受益人群。

发展社区精神病学,改变目前精神卫生以大中城市精神病医院为中心的服务模式,转向以社区和县级综合性医院为中心的精神卫生服务机构模式,建立和完善社区精神卫生服务网络。针对我国农村及偏远地区相当部分患者得不到精神卫生专科服务的现实,应在广大欠发达地区及农村地区培训专业人员,建立专科机构,逐步开展精神卫生工作,形成和建立以基层医院为中心的社区服务网络,覆盖一定范围的人群,使更广大群众享受到精神卫生保健服务。这是当今发达国家的普遍做法,亦为 WHO 所提倡。国内部分地区实践经验表明,上述做法是投入少、收效高、方便患者、扩大服务范围,利于疾病的早期发现、早期诊断和治疗,可有效降低未治率,提高知晓率,减轻社会负担,减少对精神病和精神病患者的偏见与歧视的行之有效的措施,应大力提倡,积极推广,卫生行政部门应给予政策扶持。

(四)注重精神卫生亚专业的建设

我国 17 岁以下的未成年人约有 4 亿,在 22 个省市开展的一项调查表明,青少年行为问题的检出率为 12.97%,其中多数存在心理障碍,如焦虑、恐惧、抑郁、神经衰弱、情绪不稳和学习不适应等。儿童精神病学医护人员数量严重不足,儿童精神病学的临床、教学、科研水平仍较为薄弱,如果现在不重视,则必然影响我国儿童精神病学人才的后备力量,同时应大力鼓励儿童精神病学的相关研究。

人口老龄化是全世界面临的一个问题。截至 2013 年末,我国 60 岁以上老年人口已达 2.02 亿,占总人口的 14.9%,65 岁以上人口达 1.31 亿,占总人口的 9.7%。上海市的流行病学调查显示,该市 65 岁以上人口中阿尔茨海默病的患病率已高达 4.61%。老年精神障碍问题日益严重,应该在精神病学教学中受到应有的重视,目前涉足老年精神卫生亚专业研究的专业人员为数不多,大力建设老年精神病学相关学科势在必行。

（五）促进精神卫生健康教育,加强科普宣传

2015 年 6 月《全国精神卫生工作规划(2015—2020 年)》发布,针对抑郁症等常见精神障碍,规划指出 2020 年希望达成"常见精神障碍和心理行为问题防治能力明显提升。公众对抑郁症等常见精神障碍的认识和主动就医意识普遍提高,医疗机构识别抑郁症的能力明显提升,抑郁症治疗率在现有基础上提高 50%。"为此,规划特别提出要"积极开展心理健康促进工作、科普教育先行。开展多种形式的精神卫生宣传,增进公众对精神健康及精神卫生服务的了解,提高自我心理调适能力。"

公众对精神疾病及相关精神卫生知识知晓率低,对精神病患者歧视,患者及其家属的病耻感是导致精神疾病就诊率低和精神卫生资源利用率低的主要原因之一。上述一系列精神卫生问题的产生有深刻的历史根源、社会根源和文化根源。体现在全社会对精神卫生的本质及其对社会发展的影响认识不足;社会对患者等弱势群体缺少关注;对精神疾病和精神病患者及其家属存在偏见与歧视;对各类心理卫生问题的误解以及简单粗暴的处置方式;对健康概念的曲解和片面认识。因此,应该充分利用电视、广播、报刊等新闻媒体,通过深入广泛的精神卫生科普宣传,宣传精神卫生知识,改变陈旧观念,反对歧视精神病患者,促进社会各界对精神卫生事业的支持。以提高社会各阶层特别是政府相关决策部门对解决当前精神卫生问题的必要性和紧迫性的认识为前提,以科学发展观为指导,以提升全民精神健康水平、全面推进和谐社会建设为目标,以和谐社会评价指标体系为准则,坚持科学规划、合理布局、稳步推进的原则,以试点先行、点面结合的方式,争取社会各方支持、集成各类优势资源,合力促进精神健康,真正实现全国人民健康的中国梦想。

（陆　林）

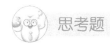 思考题

1. 叙述精神病学、精神医学、精神病、精神障碍的概念。
2. 简要论述精神病学的分支学科。
3. 叙述精神病学与医学心理学、行为医学、神经科学以及社会科学的关系。

参考文献

1. 李凌江. 精神病学. 第 3 版. 北京:人民卫生出版社,2015.
2. Cowen P,Harrison P,Burns T. Eds: Shorter Oxford Textbook of Psychiatry. 6th ed. Oxford: Oxford University Press,2012.
3. American Psychiatric Association. Diagnostic and statistical manual of mental disorders. 5th ed. Arlington, VA: American Psychiatric Publishing,2013.
4. 郝伟,于欣. 精神病学. 第 7 版. 北京:人民卫生出版社,2013.
5. Hales RE,Yudofsky SC,Roberts LW. The American Psychiatric Publishing Textbook of Psychiatry. 6th ed. Washington DC: American Psychiatric Publishing,2014.
6. 江开达. 精神病学基础. 北京:人民卫生出版社,2009.
7. Daniel R. Weinberger. A decade for psychiatric disorders. Nature,2010,463(7277):9.
8. Li G,Wang L,Shi F,et al. Mapping longitudinal development of local cortical gyrification in infants from birth to 2 years of age. The Journal of Neuroscience,2014,34(12):4228-4238.
9. Hawrylycz MJ,Lein ES,Guillozet-Bongaarts AL,et al. An anatomically comprehensive atlas of the adult human brain transcriptome. Nature,2012,489(7416):391-399.
10. 马辛,毛富强. 精神病学. 第 3 版. 北京:北京大学医学出版社,2013
11. Miller J. A,Ding SL,Sunkin SM,et al. Transcriptional landscape of the prenatal human brain. Nature,2014,508(7495):199-206.
12. 刘哲宁. 精神卫生服务. 北京:人民卫生出版社,2015.

第二章

精神障碍的神经科学基础

众所周知,人脑是精神活动的物质基础,负责我们的所思、所感、所做,即认知、情感和行为。过去几十年,神经科学取得了长足进步,美国曾提出将整个 20 世纪 90 年代命名为"脑十年",加之近几年欧美各国又相继启动各自的"脑计划(brain project)"等,人们已经普遍接受了脑是精神正常和异常的生物学基础。本章主要介绍基于大脑的精神障碍生物学基础,即描述人脑结构和功能的神经科学知识及相关技术研究。包括脑的基础生物学、脑内交互系统、脑功能成像和神经电生理等。

人脑的神经元和胶质细胞以特定方式组织在一起,可以通过现代神经解剖学技术加以区分(见第一节)。关于人脑发育的知识在过去十年也更趋完善(见第二节)。神经细胞之间通过化学或电信号传递进行通讯,主要神经递质有单胺类、氨基酸及神经肽(见第三节)。一个神经细胞接受化学或电信号后可启动不同的分子通路,调控自身的生物学功能,如特定基因表达及产生蛋白。磁共振技术具有无创性特点,并且能够提供大脑的结构、功能及生理学信息,最近几年有关精神障碍的病理生理学、不同治疗作用机制的磁共振研究成果激增(见第四节)。电生理技术为研究大脑做出了重大贡献,该技术以高度的时间分辨率研究大脑生理学,是描述复杂认知过程中脑电时间进程的较好方法(第五节)。从进化论角度,我们可以通过动物模型实验推测人脑的组成和功能,有利于开发精神障碍新的治疗药物和方法(见第六节)。

第一节　精神障碍的神经解剖基础

人类大脑是一个极其复杂的系统,能够将传入的感觉转变为意识和行动。脑是精神的生物学基础,人的情感、认知和行为来自于中枢神经系统(CNS)的神经元网络以特定方式激活,而激活方式又取决于不同脑结构之间的联系。因此,理解精神障碍中干扰情感、认知和行为过程的神经生物学基础,首先需要了解人脑的组成、结构及各部分的相互关系。

与其他灵长类动物比较,人脑的尺寸要大得多,且有些特定区域不成比例地扩展。猫的前额皮质(prefrontal cortex)估计仅占皮质总体积的 3.5%,猴子为 11.5%,人可达 30%。相反,人脑其他区域相对较小。如初级视觉皮层仅占皮质总体积的 1.5%,猴子则比例较大(17%)。因此,人脑的特殊性在于其尺寸以及某些脑区的扩展,尤其是与高级认知功能有关的大脑皮层。另外,某些神经环路在结构上与其他动物有较大差异,也造成了人脑的扩展和分化,如与啮齿类(rodents)比较,人脑皮层多巴胺神经支配更为广泛的区域,且有区域特异性。在人和猴子的初级运动皮层和某些后顶叶区(posterior parietal regions)受到密集的多巴胺神经支配,但大鼠这些区域很少有多巴胺信息输入。

物种之间脑结构的不同,使得一直以来用啮齿类或非人灵长类的研究结果解释人脑,必定是有局限性的。但是直接研究人脑又是有限制的、非常复杂的事情。复杂性体现在以下几个方面。一是结构上的准确定位,比如位于内侧颞叶(medial temporal lobe)的内嗅皮层(entorhinal cortex)有时被认为是单一脑区,但是这个皮层的细胞和化学结构从吻端到尾端(rostral-caudal)实际上是不一样的;二是人脑标本在死亡后和冰冻或固定之间的一段间隔,会造成脑的形状和化学组成发生变化,研究结果会受影响;三是疾病研究必须用合适的对照,但不同病例在神经递质种类及其他特征方面又是不一样的。目前用图像技术研究活体大脑,如正电子发射型计算机断层显像(positron emission computed tomography,PET)、磁共振成像(magnetic resonance imaging,MRI)和磁共振波谱成像(magnetic resonance spectroscopy,MRS)等技术可以规避这些问题,但也存在分辨率不高的缺陷。

一、脑的基本组成与结构

(一)脑的基本组成

如果把人脑解剖开,可看到最外面的一层是灰色的物质,称为大脑"灰质",实际上都是密集的脑神经细胞,相当于一个发电厂。里面是一大团白色物质,即联系脑细胞的纤维,相当于从电厂发出的电线,叫做"白质"。在白质中间,往往还嵌有一团团灰质,那就是"神经核"。

1. 细胞　神经细胞(或称神经元)是构筑大脑的砖石,人脑约有10^{11}个神经元。一般来说,神经元由四个形态不同的部分组成:细胞体、树突、轴突和轴突末端(图2-1)。

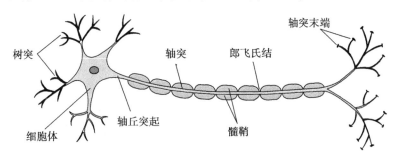

图2-1　脑神经元结构

人脑多数神经元有一个轴突及多个树突,故一般认为是多级神经元。虽然不同脑区有许多神经元类型,但从大类划分,所有神经元除了投射神经元(projection neurons)就是局部环路神经元(local circuit neurons)。投射神经元轴突长,负责把信息从外周传递到脑(如感觉神经元),从一个脑区到另一脑区,或者从脑到效应器官(如运动神经元)。相反,局部环路神经元或称中间神经元(interneurones)轴突短,负责处理不同大脑区域内部的信息。神经元也可以根据其神经递质分类,如多巴胺神经元等。

除了神经元外,脑还包括几种胶质细胞(glial cells,glia在希腊文中是胶水的意思)(表2-1),数量是神经元的十倍还多,这些胶质细胞就跟重要人物的随从一样守护着神经元。数量最多的是星形胶质细胞(astrocyte),其功能多样,如参与组成血-脑屏障、去除突触间隙的神经递质(谷氨酸、GABA)、缓冲细胞外钾离子(K^+)浓度。由于星形胶质细胞与神经元、血管接触非常紧密,可能对神经元起到能量供给的作用。星形胶质细胞以两种方式参与突触神经传递,一是表达多种神经递质受体,受体可被突触末端释放的神经递质激活,激活后释放胶质递质(gliotransmitters),能够激活突触后神经元,在突触传递中起到合作伙伴的作用。其次,神经递质受到星形胶质细胞网络的调控。在海马和皮质,单个星形胶质细胞有自己的领域,用其远端的突起与邻近星形胶质细胞的突起形成并指状突起,并用这种独特的结构调控神经元和突触的激活。(图2-2)

胶质细胞的改变可以导致精神障碍的病理生理学变化,如用体视学研究(stereology studies)精神分裂症患者死后脑组织,发现背侧前额叶皮层(dorsal prefrontal cortex)的胶质细胞数量减少,抑郁症则出现膝下内侧前额叶皮质(subgenual medial prefrontal cortex)的胶质细胞减少。已知某些精神分裂症易感基因在胶质细胞中表达,故胶质细胞数量改变与精神分裂症之间应该存在因果关系。但是,目前尚无法确定这种关系,因为胶质细胞数量的改变是因疾病造成还是治疗所致还未弄清。

表 2-1　胶质细胞

	星形胶质细胞	少突胶质细胞	Schwann 细胞	小胶质细胞
位置	胞体发出许多长而分支的突起,伸展充填在神经细胞的胞体及其突起之间,在 CNS 外表面形成完整的衬层,也包围 CNS 的血管	髓鞘少突胶质细胞在 CNS 形成轴突髓鞘;卫星少突胶质细胞环绕 CNS 神经元的细胞体	形成有髓鞘轴突的髓鞘,简单包裹无髓鞘轴突	CNS 的灰质和白质之间
功能	维持胞外离子环境;分泌生长因子;支持神经元的结构和代谢	髓鞘少突胶质细胞-髓鞘形成;卫星少突胶质细胞-未知	髓鞘形成;有、无髓鞘轴突的生化和结构支持	清除或吞噬细胞损伤或死亡后的碎片;分泌细胞因子

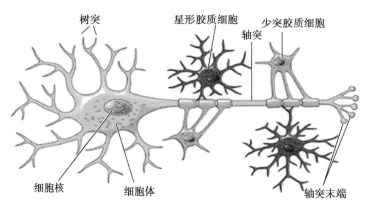

图 2-2　神经元、星形胶质细胞和少突胶质细胞的关系

2. 脑神经元的连接　人脑任何功能都是特定神经环路(neural circuits)激活的结果。脑神经环路由一系列相关神经元构成、具有明确的功能。神经元之间通过突触建立联系,组成极端复杂的信息传递和加工的神经环路来实现脑功能。美国国立卫生院(NIH)2009 年开始资助为期 5 年的人脑连接组项目(Human Connectome Project),目的就是利用各种成像、生物及电生理技术绘制人脑的脑区、神经元群或神经元之间的连接图。通过绘制神经元连接,我们不仅能够了解人类连接组的常规可塑性,以及当人们在学习、成长和老化过程中,神经元如何变化并重塑连接;也可以分析大脑连接组在诸如脑外伤、神经退行性疾病、精神分裂症或自闭症中的功能失调。

神经环路是随着发育过程而建立的。每一个神经元伸出一个轴突,轴突沿着特定的路径延长,受环境分子诱导,最终与其他神经元形成突触。虽然轴突投射非常精确,但某些轴突最初产生大量分支与多个神经元形成联系,这与成熟后非常不同。到青春期后期,神经元连接通过消除不适合的轴突投射得以集中。突触发育和轴突消除的时间在脑区间高度特异。

成年人脑神经元或神经环路之间的连接遵循几个重要原理。

首先,脑区之间许多连接是双向的,即一个脑区常常从轴突投射到的另一脑区接收输入信息。有些情况下,从一个脑区来的轴突可能直接支配另一脑区双向投射的神经元;另一种情况下,本地环路中间神经元位于进入的轴突和投射神经元之间以提供双向连接。有些投射的双向连接是间接的,在支配初始脑区之前穿过一个或几个脑区和突触。此外,脑区内的连接也是双向的。(图 2-3)

其次,自然情况下多数神经连接不是分散(divergent)就是聚集(convergent)。分散系统是从一个神经细胞或一个独立神经细胞群向位于多个脑区的大量神经细胞传递信息。比如蓝斑区(locus ceruleus)是高度分散系统,是脑干中一小群含去甲肾上腺素的神经元,发出的轴突投射到整个大脑皮层和其他脑区(图 2-4)。与此相反,多个脑区的输出信息可能只定向单一脑区,形成聚集系统。从多个

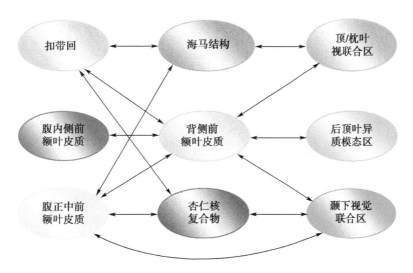

图2-3 前额皮质与其他脑区的连接概况

腹正中和背侧前额叶皮质与后部不同脑区为交互连接,与腹正中前额区
连接的是情感处理相关区域如杏仁核,与背侧前额区连接的是非情感感
觉处理相关区如基底核和顶叶皮质

大脑皮层相关区域投射到内侧颞叶的内嗅区则代表了聚集系统。分散便于把受到空间限制的输入信息募集到一群协同激活的神经细胞产生特定的反应;聚集则利于把不同形式的信息传送到一个位点进行整合。

第三,脑区之间的连接可以是分层的,也可以是并行的,或二者同时存在。

最后,不同脑区具有不同功能。左半球的额下回(Broca's area)病变会造成语言损伤。语言是复杂的能力,不仅依赖于 Broca 区的完整性,也有赖于其他多个脑区进行分散处理。因此,产生特定行为或者发生某个神经精神障碍病理生理的任何一个脑区或者一组神经元的作用都不能孤立看待,必须结合多个脑区的神经环路综合考虑。

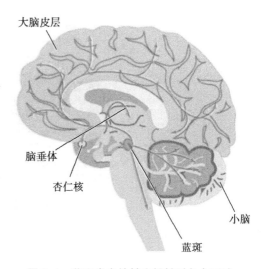

图2-4 蓝斑发出的轴突投射到多个区域

(二)脑的基本结构

1. 皮质 在人脑胚胎发育早期,由外胚层折叠成神经管,神经管的前部快速膨胀,形成三个初级脑泡(primary brain vesicles):前脑(prosencephalon)、中脑(mesencephalon)和菱脑(rhombencephalon)(图2-5A)。随后,初级脑泡分化成次级脑泡,进一步分化为成熟的脑结构。其中前脑分化成端脑(telencephalon)和间脑(diencephalon)。端脑发育成大脑皮层、海马结构、杏仁核和一些基底核成分。间脑变成丘脑(thalamus)、下丘脑(hypothalamus)和一些其他的相关结构。中脑发育为成熟脑中间的结构。菱脑分为后脑(metencephalon)和末脑(myelencephalon)。后脑发育成脑桥(pons)和小脑(cerebellum);延髓(medulla)是末脑的衍生物。见图2-5,表2-2。

大脑皮层在每个半球都人为地分为五个区:四个位于表面,即额叶(frontal lobe)、顶叶(parietal lobe)、颞叶(temporal lobe)、枕叶(occipital lobe);一个位于枕外侧沟内部,即岛叶(insular lobe)。额叶在中央沟(central sulcus)的前面,由初级运动区(primary motor region)、运动前区(premotor region)和前额区(prefrontal region)组成。大脑半球的所有功能都跟"意识"有关,具备三方面的功能:运动区控制随意运动;感觉区控制自觉意识的感觉;其他整合所有其他信息。每个半球控制身体对侧的感觉和运动功能。虽然两个半球的结构是对称的,但是功能并不完全相同,具有偏侧优势。

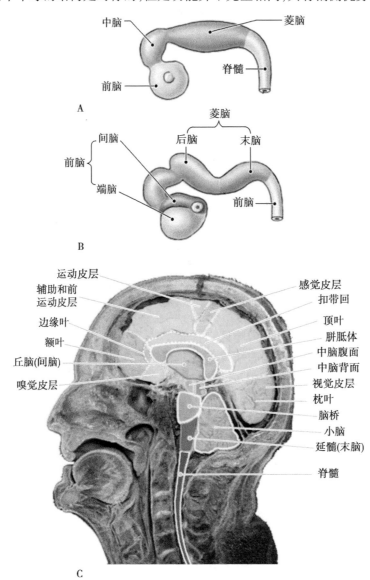

图 2-5　脑的发育

A. 胚胎第四周脑侧面观显示神经管;B. 胚胎第五周脑侧面观;C. 成熟大脑

表 2-2　脑各部分的发育

初级脑泡	次级脑泡	成年脑结构
前脑	端脑	大脑(大脑皮层,白质和基底核)
	间脑	间脑(丘脑,下丘脑)
中脑	中脑	脑干(中脑)
菱脑	后脑	脑干(脑桥)和小脑
	末脑	脑干(延髓)
神经管后部		脊髓

前额皮质(prefrontal cortex)又可以分为背外侧区(dorsolateral region)和腹外侧区(ventrolateral region),二者功能不同。例如,背外侧区皮层更多地参与工作记忆过程中的数据处理,腹外侧区则更多地

参与信息维持。初级躯体感觉皮质(primary somatosensory cortex)位于前顶叶(anterior parietal lobe);此外,其他与复杂视觉和躯体感觉功能相关的皮层区位于后顶叶(posterior parietal lobe)。颞叶上部包含初级听觉皮层及其他听觉区,下部包含复杂视功能区。颞上沟(superior temporal sulcus)的一些区域接收从视觉、躯体感觉和听觉区输入的整合信息。枕部包括初级视觉皮层和其他视觉相关区。见图2-6。

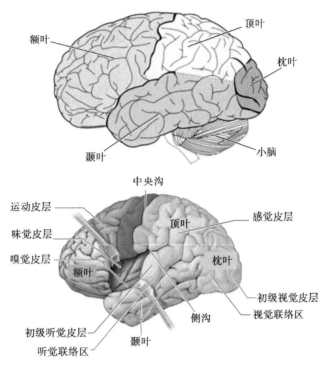

图2-6　大脑皮层分区及相关功能区

2. 白质束　大脑半球的灰质深处有数十亿个有髓鞘轴突(或称纤维),呈白色,从大脑皮层往返携带信息。这些轴突聚集打包成白质束(white matter tracts),根据其走向分为三类:投射纤维(projection fibers),从低级脑或脊髓进入大脑皮层的纤维,以及离开皮层进入低级区域的纤维;连合纤维(commissural fibers),连接两个半球的纤维(胼胝体和前联合);联络纤维(associational fibers),一个半球内的纤维。见图2-7。

(1)投射纤维:有两个主要投射纤维系统,一是由来源于大脑皮层的纤维,投射到皮层下靶点,称为离皮层纤维(corticofugal);二是来源于端脑之外并且投射到大脑皮层的纤维,称为向皮层纤维(corticopetal)。

(2)连合纤维:连合纤维使两个大脑半球相互连接。两个主要的连合纤维系统是胼胝体(corpus callosum)和前连合(anterior commissure)。胼胝体是脑中最大的纤维束,包括约3亿个轴突,连接两侧大脑半球相对应的皮质区。然而,连接不对应皮层区的神经轴突也通过胼胝体。除了手运动区、躯体感觉皮质和所有初级视觉皮层(除了垂直中线附近区部分)外,几乎所有皮层区都是通过胼胝体连接的。前联合是后部连接胼胝体,在穹窿(fornix)前穿过中线的紧凑纤维束。

(3)联络纤维:联络纤维在一个半球内传递冲动。尺寸从连接相同叶内区域的很短纤维到连接不同叶的较长纤维。短联络纤维连接相邻回,因其以U字形连接两个回,故常称为U纤维。长联络纤维有五个主要的束,上纵束、弓状束、枕额下束、扣带束和下纵束。

半球之间或内部的连接失调会导致精神分裂症的病理生理学改变。如MRI研究显示,精神分裂症患者在胼胝体、内囊和前连合处的白质密度降低。此外,用弥散张量成像(diffusion tensor imaging,DTI)技术可以显示组织结构或微结构的信息,发现在精神分裂症患者的胼胝体、内囊、扣带束、额枕束和弓形束出现畸形。白质束的畸形也同样发现在其他神经精神障碍中存在,如MRI研究显示,阿尔茨海默症患者和儿童自闭症的胼胝体横断面区域缩小。

3. 脑室系统 胚胎发育过程中伴随神经管融合，管腔形成脑室系统（ventricular system）（图2-8）。每个半球有1个C形侧脑室，室间孔（interventricular foramina）是在间脑中线处连接两个侧脑室的孔。中脑导水管（aqueduct of midbrain）在脑桥和脊髓处连接第三脑室和第四脑室。

脑室内充满脑脊液（cerebrospinal fluid，CSF），为含低密度蛋白、葡萄糖和钾离子的无色液体，钠离子和氯离子浓度偏高。70%的CSF由位于侧脑室壁和第三第四脑室顶的脉络丛（choroid plexus）产生。脉络丛是由室管膜（ependyma）、软脑膜（pia）和嵌入脑室的毛细血管组成的复合体。脉络丛的毛细血管与其他部分不一样，有孔，允许物质通过毛细血管并穿过软脑膜。软脑膜或脉络膜的上皮细胞之间有紧密连接，防止物质泄漏进入CSF，即血液-脑脊液屏障。脑其他部位毛细血管的内皮细胞也有紧密连接防止物质从血液进入大脑，称为血-脑屏障。CSF的功能：保护大脑对冲击的缓冲，维持并控制细胞外环境，传递内分泌激素等。由于CSF沐浴整个大脑并与细胞外液相通，所以测定CSF所含某一化合物的含量可以反映出该物质在脑中的量。例如，高香草酸（homovanillic acid，HVA）是神经递质多巴胺（dopamine）的代谢产物，可以反映多巴胺的功能活性。测定腰穿（lumbar puncture）CSF中HVA浓度可以得知脑多巴胺的功能。

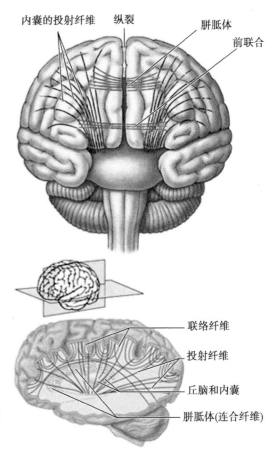

图2-7 投射纤维、连合纤维和联络纤维示意图

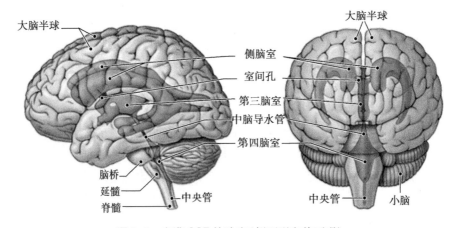

图2-8 充满CSF的脑室（侧面观和前面观）

二、脑的功能系统及其环路

为了便于理解，本书把脑组织与结构的关系通过四个功能系统（functional brain systems）作以阐述：丘脑皮层系统（thalamocortical systems）、基底核系统（basal systems）、边缘系统（limbic system）和网状结构（reticular formation）。一般教科书对 functional brain systems 的解释为：完成相同功能但分散在不同脑区的神经元网络。

（一）丘脑皮层系统

1. 丘脑　丘脑（thalamus）是间脑的主要组成部分,位于第三脑室两侧,由几个核团组成,是突触信息传递到大脑皮层的主要中继站。或者说丘脑是大脑的总机接线员,在向大脑高级功能区域传递信息的同时,也从那里接收信息。大脑中存在两个丘脑,每个脑半球各一个。丘脑核可分为六个组:前核、正中核、侧核、网状核、板内核和中线核（图2-9）。丘脑内髓板（internal medullary lamina）是薄的Y型有髓鞘纤维层,分割前、中、侧核。丘脑侧核组又分为背部和腹部,背部核包括背侧、后侧和丘脑枕（pulvinar）核;腹部包括腹前、腹侧、腹后侧核。网状核是插入上述纤维和内囊之间的薄层。

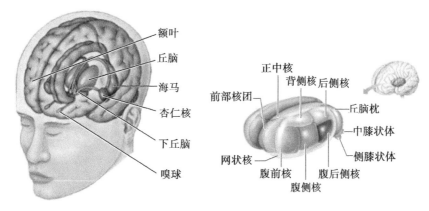

图2-9　丘脑位置及其核团组成

2. 大脑皮层　大脑皮层（cerebral cortex）是大脑最外层的薄皮状结构,共约165万亿个突触形成225亿个神经元连接。这些神经元的树突大约有1千2百万公里长,大脑皮质及皮质下区通过大约10万公里的轴突互相连接。超过90%的皮层区由6层结构的新皮质（neocortex）组成,其余部分是仅限于端脑和海马结构基部位置的旧皮质（paleocortex）和古皮质（archicortex）组成的原皮质（allocortex）。新皮质有锥体神经元（pyramidalneuron）和星形神经元（stellate neuron）两类主要的神经细胞类型（图2-10A）。锥体神经元约占新皮质神经细胞的70%,表面形似锥形（心形）,顶端发出一条较粗的树突垂直上升伸向皮质表面,还有成排的短树突从细胞底部侧向展开。锥体神经元的树突有棘突（spines）包被,棘突是神经细胞兴奋性突触位点（图2-10B）。多数锥体细胞是用兴奋性氨基酸作为神经递质的投射神经元。尸检研究（postmortem studies）发现,精神分裂症患者前额叶深部第Ⅲ层锥体神经元底部有很少的棘突（图2-10C）。相反,非锥体细胞一般比较小、是局部环路神经细胞,又称中间神经元,它们多数用抑制性神经递质GABA,皮层GABA细胞轴突呈树枝状分叉,不向灰质以外投射。皮层中发现有12种GABA神经元,可以用生化、电生理学和形态学方法区分,如用某些神经肽、钙结合蛋白等。

根据其相对尺寸和神经元密度区分,新皮质神经元可分为六层（图2-10A）,每一层接收特定类型的输入信息并有特征性的投射。例如,从丘脑中继核末端传入的一般位于Ⅲ和Ⅳ层,而皮质丘脑的投射主要来自于Ⅵ层锥体细胞。研究发现,精神分裂症患者前额皮质第Ⅲ层深部锥体细胞变小且树突棘密度减小,提示这些变化可能与传入投射异常有关,这些传入投射来自于丘脑核背侧中线。除了水平分层结构外,皮层也具有垂直或柱状特征,如锥体神经元顶树突（apical dendrites）和一些局部环路神经元的轴突都具有显著的垂直走向,可能分别对信息输入进行采样或者调控多层神经元的功能。

新皮层可分为不同区域,每个区域有特定的结构样式、连接方式和功能（图2-11A、B）。最广泛使用的系统是科比尼安·布罗德曼（Korbinian Brodmann）系统,他把每个半球的皮层分为44个区（简称BA44）,这些编号区密切对应不同的功能,如4区（中央前回初级运动皮层）和17区（枕叶初级视觉皮层）。虽然布罗德曼脑图广泛应用于精神障碍尸检研究,但是许多区之间的区分非常小,且每个人的脑区边界差异较大。虽然这种皮层区分类在许多方面是准确的,但是并没有考虑皮层处理信息的复杂性,如从丘脑来的躯体感觉输入信息投射到大脑皮层的几个区。此外,该分类在两个大脑半球之间

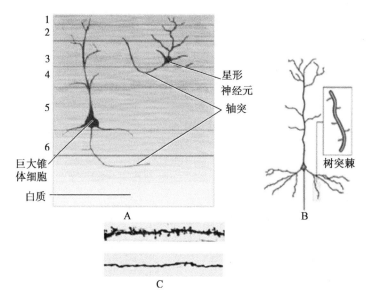

图 2-10　大脑皮层分层及细胞组成

A. 大脑皮层分 6 层;B. 锥体神经元及棘突;C. 精神分裂症患者锥体
神经元树突上的棘突减少(上为正常人,下为精神分裂症患者)

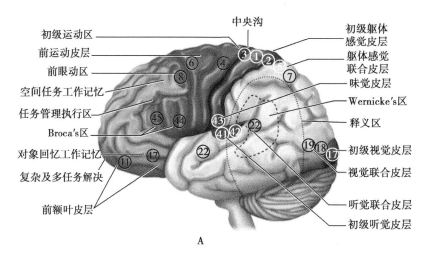

A

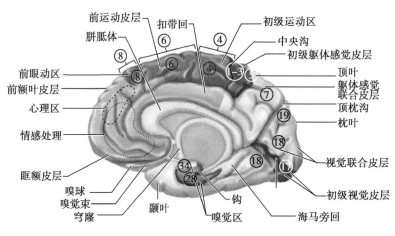

B

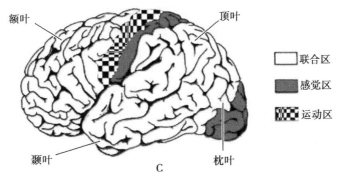

图 2-11　脑的功能区

并未加以区分,但是诸如语言等在内的某些脑功能一般位于一个半球,虽然脑功能偏侧优势(lateralization)的结构基础还未阐明,人们已观察到两个半球的解剖结构是有差别的,如颞上皮层的一部分称为颞平面(planum temporale),一般在左半球较大。该皮层区位置靠近初级听觉皮层,包括被称为韦尔尼克区(Wernicke's area)的脑区位于左半球,与语言会意(receptive language)功能有关。另外,布罗德曼左半球下额叶皮质44区(布洛卡氏区,Broca's area)的锥体神经细胞比右半球大,可能有助于布洛卡氏区的运动语言功能特化。布洛卡氏区损伤引起语言断续,而韦尼克氏区(Wernicke's area)损伤会造成讲话很流利,但没有能力在句子中表达任何意义。

3. 功能环路　丘脑、皮层及相关结构的连接组成三类丘脑皮层系统,每一个都具有不同形式的功能环路(functional circuitry)。这三个系统是感觉系统、运动系统和联合系统。以下分别描述,但它们之间是互相连接的。

(1) 丘脑皮层感觉系统(thalamocortical sensory systems):该系统有如下结构特点:①感受器把环境刺激转换成神经冲动,然后冲动上升,通过脊髓和延髓的中介核,在丘脑特异性中继核形成突触,最后上升至皮层(图 2-12);②从外周感受器到丘脑和皮层的投射纤维呈现拓扑形式,即外部特定部分在大脑特定区域映射,如躯体感觉系统的轴突携带代表某一特定部位的突触信息存在于丘脑腹后外侧核(ventral posterior nucleus)特定部分;③感觉通路是整合的,即初级感觉区处理感觉信息并投射到单模态联合区(unimodal association areas),然后投射到多模态联合区(multimodal associational areas)并在此整合。

(2) 丘脑皮层运动系统(thalamocortical motor systems):与感觉系统有许多共同特征。不同的是:①感觉系统主要是从感受器上升到联合皮层区,运动系统则是从皮层运动区下降到脑干和脊髓。皮质脊髓束源自额叶前运动和初级运动皮层第V层的巨大锥体细胞(贝茨细胞,Betz cells),终止于脊髓并影响运动行为。②运动系统在丘脑和皮层水平上显示出较强的拓扑。皮质脊髓束的结构使得拓扑表征身体对侧,如初级运动和运动前皮层很明显。

(3) 丘脑皮层联合系统(thalamocortical association systems):皮层处理感觉和运动反应的神经元只占25%,大部分神经元与感觉和运动功能无关(75%),而是形成联合区(association areas),负责整合情感和认知信息(图 2-11C)。

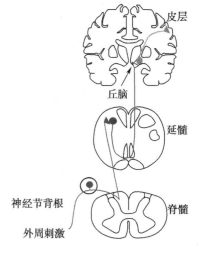

图 2-12　躯体感觉信息处理通路

丘脑皮层联合系统的特征是:①联合区接收不同来源的信息输入整合,包括皮层单模态或多模态联合区、丘脑联合核及其他结构。前额皮层接收从顶叶和颞叶高级感觉皮层、对侧前额皮层、边缘系统的扣带回、丘脑背内侧核(medial dorsal nucleus of the thalamus)和部分杏仁核的输入信息。丘脑背内侧核是一个联合的中继核,接收多个区域高度加工的输入信息,如杏仁核(直接投射到前额皮层)。②终止于联合区的投射呈现拓扑形式。丘脑背内侧核的不同结构投射到前额叶各独立区域。

前额皮层的功能特征与连接的方式有关。例如,猴子的背外侧前额叶皮层损伤会造成其操作空间延迟反应任务(spatial delayed-response tasks)障碍。该任务需要猴子在延迟一段时间后(从视野中拿掉物体),保持对物体位置的空间表征;有人提出前额皮层在保持物体空间表征中起作用。这种功能要求前额皮层接收物体在空间的位置信息,背外侧前额叶皮层受接收传递这类信息的顶叶皮层联合区的支配。虽然背外侧前额叶皮层对操作延迟反应任务是必需的,但其单独却不足以操作该任务。例如,猴子丘脑背内侧核损伤也可以出现相同的操作空间延迟反应任务障碍。前额皮层的功能由该脑区神经环路所决定,这对于理解精神分裂症的前额叶机能障碍很重要,精神分裂症患者完成前额皮层介导的任务非常困难,是因为患者投射到前额皮层多巴胺神经受到损伤的结果。对灵长类的研究显示,操作延迟反应任务也需要一定水平的进入背外侧前额皮质的多巴胺神经输入,这与精神分裂症患者受损伤的行为一样。

(4)小脑丘脑皮质系统(cerebellothalamocortical systems):小脑位于大脑底部,脑干后方,它看起来就像大脑的缩小版:一样的皱褶、半球,麻雀虽小五脏俱全。小脑外表面是小脑皮层,有小折叠,称小脑叶片(cerebellar folia),被沟隔开。从背面看,小脑有一个凸起的中央部分,称为小脑蚓(vermis),外侧部称为小脑半球。小脑内部是深部核团按如下方式排列:顶核(fastigial nucleus)紧接中线,球状和楔状核(globose and emboliform nuclei)稍微位于外侧,最大的齿状核(dentate)占据了侧面的大部分区域。一般情况下,小脑皮层处理输入小脑的信息,深部核团处理输出信息。以前一直认为小脑仅与运动控制、姿势调节、步法和随意运动有关。最近研究指出,小脑通过向丘脑输入信息,然后投射到大脑皮层联合区,进而介导某些认知相关的功能。

虽然小脑与大脑脑区相互连接主要是调控运动行为,但是与认知功能有关的小脑环路对于理解精神障碍有重要意义。比如,灵长类动物的外侧小脑皮层和齿状核显著扩展,这种变化与接受其输出信息的大脑皮层尺寸增加有关,且小脑扩展的主要是认知功能。最近研究显示,背外侧前额皮质接收两个同侧丘脑核(背内侧核和腹侧核)的输入,这两个核又接收对侧小脑齿状核的输入。与这种连接有关的齿状核细胞与小脑皮质中影响运动的运动前区细胞有明显区别。精神分裂症患者出现小脑、丘脑和前额皮质的异常激活,证明这一环路的异常可能与这些患者表现出的认知障碍有关。

(二)基底神经节系统

基底神经节是皮质下一些神经核团的总称,有运动调节功能,与一些运动类疾病(运动障碍)相关,包括急拉动作(舞蹈病),扭动运动(手足徐动症)和有节奏运动(震颤)。控制运动系统的层次结构主要是脊髓、脑干、运动皮层和联合皮层四个层次,但基底神经节和小脑对运动的调节作用,属于运动调控旁路,它们影响运动控制和调节下行通路的输出,但并不直接产生运动输出。最近研究表明,基底神经节的某些组分在认知功能中发挥重要作用。

1. 主要组成 基底神经节一般由尾状核(caudate nucleus)、壳核(putamen)、苍白球(globus pallidus)(也称为古纹状体)、丘脑底核(subthalamic nucleus)和黑质(substantia nigra)组成(图2-13)。纹状体(striatum)这个术语是指尾状核和豆状核;豆状核(lentiform nucleus)是指壳核和苍白球。这些核团被普遍认为属于基底神经节,但其他核是否也属于基底神经节仍然存在争议。一些研究者认为,大脑的其他一些区域在解剖学上与基底神经节系统组成相似,故这些区域应该也包括在基底神经节系统中。这些额外的区域通常被称为腹侧纹状体和腹侧苍白球。腹侧纹状体由伏隔核和嗅结节组成。伏隔核位于尾状核头部、壳核前部。腹侧苍白球主要接收从腹侧纹状体和一群称为无名质(substantia innominata)神经元传入的刺激,但又不只限于接收这两部分的刺激。在此主要介绍被普遍接受的基底神经节的结构,同时也讨论其他与基底神经节系统在解剖学上有功能性联系的结构。

2. 内部结构 尾状核和壳核有共同特点,故经常一起提到,称为纹状体(striatum)。在啮齿动物中,这些核是一个连续的结构,而在所有哺乳动物中其组织学组成部分相同。大多数神经元在纹状体是中型细胞(直径10至20微米),树突表面有棘突,这些所谓的中型多棘神经元(medium spiny neu-

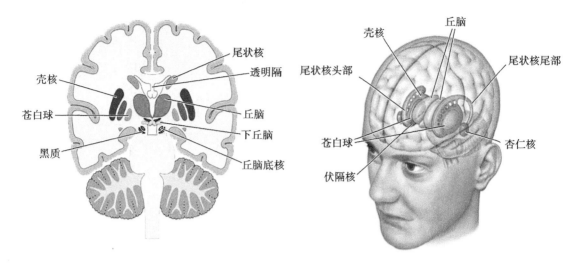

图 2-13 基底神经节图示

rons)通过轴突将刺激发送出纹状体。除了中型多棘神经元,还有中型无棘突细胞、大型有/无棘突细胞。除了大、中型有棘突细胞外,纹状体的其他神经元都是局部环路神经元。

免疫组化和受体结合研究表明,基底神经节的功能基础在于神经递质分布的不连续性。例如,纹状体低密度乙酰胆碱酯酶(AChE)活性区被富含 AChE 的活性区包围。AChE 丰富区称为基体,AChE 贫乏区称为纹状质(striosomes)。一些神经系统就遵循这种结构规律,如脑啡肽、P 物质、促生长素抑制素和免疫活性物质的分布类似于乙酰胆碱酯酶在纹状体中的分布情况。

3. 功能环路 基底神经节间靠平行独立环路来处理不同来源的信息。例如从背面和腹面多巴胺神经元投射到纹状体逆向背腹拓扑结构,位于背面和中间的多巴胺神经元投射到纹状体的腹面和中间,而腹面和侧面多巴胺神经元投射到纹状体背面和侧面。另一个主要信息输入是来自大脑皮质到纹状体的投射,并且该投射的拓扑结构与纹状体-黑质-纹状体途径(striatonigrostriatal pathway)有关。

眶和内侧前额叶皮层投射到腹侧纹状体,背外侧前额叶皮层投射到中央纹状体,运动前和运动皮层投射到背侧纹状体。这些拓扑结构形成了在皮层-纹状体(corticostriatal)和纹状体-黑质-纹状体内的边缘通路、联合通路和运动通路。

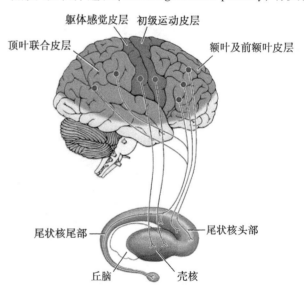

图 2-14 大脑皮层与壳核和尾状核的关系

两个核有相似的连接,壳核接收大脑皮层运动区的输入纤维,但尾状核接收联合区(颞叶和顶叶)的输入,也接收包括前额叶在内的其它额叶区的输入

基底神经节的信息输入:纹状体是输入到基底神经节信息的主要接收者。已知有三个主要的传入系统终止于纹状体:皮质纹状体(corticostriatal)、黑质纹状体(nigrostriatal)和丘脑纹状体(thalamostriatal)的传入。皮质纹状体投射源自新皮层的所有区域,主要起自第 V 和 VI 层的锥体细胞,为兴奋性神经递质谷氨酸。感觉皮层的传入主要终止在壳核;皮质联合区终止在尾状核;前额区传入到尾状核的头部(图 2-14,图 2-15)。此外,从边缘皮层区、海马及杏仁核的传入在腹侧纹状体终止。第二类传入神经的神经递质为多巴胺,这些投射源自黑质致密部。第三类传入系统起源于丘脑,丘脑板内核和正中核发出投射。破坏基底节信息输入通路

会引起某些运动障碍,例如帕金森病,其特征是肌肉强直、震颤、步态紊乱和运动迟缓。该病的神经病理学特征是在黑质致密部多巴胺神经元变性退化,伴随多巴胺终端在纹状体的丢失。多巴胺生物合成的前体化合物左旋多巴(larodopa,多巴)可以作为帕金森病的治疗药物,是因为它能够增强残余的终端释放多巴胺的能力。

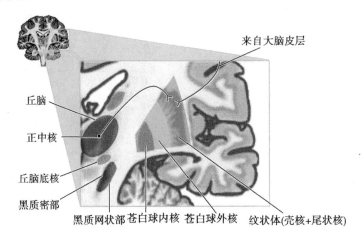

图 2-15　基底神经节的神经信息输入简图

　　内部信号处理:基底节内的主要连接总结于图 2-16,虽然基底节内大多数连接是单向的,但是苍白球外核和丘脑底核之间的相互投射也是存在的。亨廷顿病患者纹状体中神经元的大量丢失会造成基底节固有连接的破坏,为常染色体显性遗传疾病,其特征为进行性舞蹈病和老年痴呆症。在基底神经节有两个信号处理通路,即直接通路和间接通路(图 2-17),对丘脑具有相反的作用效果。激发直接通路具有激活丘脑神经元的作用(继而激活皮层神经元),激发间接通路有抑制丘脑神经元的作用(使其不能激活运动皮层)。基底神经节的功能与平衡这两个通路相关,失去这种平衡控制会导致锥体外束综合征。

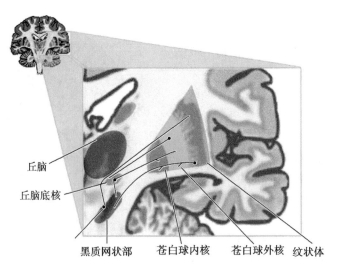

图 2-16　基底神经节的固有连接(内部连接)

　　基底神经节的信息输出:苍白球内核是许多基底节信息输出的源头(图 2-18),该部分发出投射到丘脑的核团。黑质的网状部发出投射到腹侧前部和腹侧丘脑核的核团。腹外侧和腹前丘脑核发出投射到前运动和前额叶皮质的核团。基底神经节能够间接地影响初级运动皮质的信息输出。此外,基底神经节的皮质输出表现为明显的聚集;虽然纹状体接收来自新皮层所有区域的传入,但是苍白球和网状部的最终输出,大部分是通过丘脑到新皮质的前运动和前额区很小的区域。基底神经节神经环路的功能也取决于所使用的神经递质,由于从皮层传入使用的谷氨酸为兴奋性神经递质,所以一般是激活基底神经节的特定结构部分。基底神经节内部的多数信息处理途径则是使用抑制性神经递质GABA。基底神经节的输出通路—苍白球和黑质网状部也使用GABA。

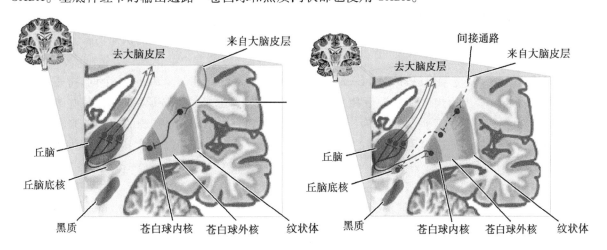

图2-17　直接通路和间接通路

左图为直接通路,纹状体-苍白球内核-丘脑-大脑皮层;右图代表间接通路,
纹状体-苍白球外核-丘脑底核-苍白球内核-丘脑-大脑皮层

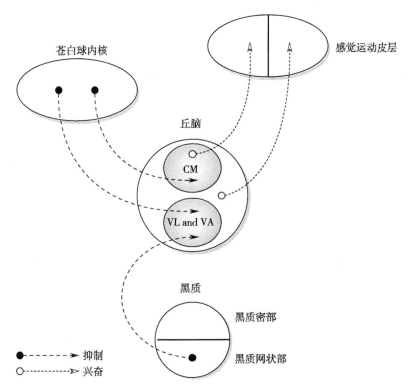

图2-18　基底神经节的输出

苍白球内核发出投射至丘脑的中核(CM)、腹侧核(VL)和腹前核(VA),
这些核然后发出投射到大脑皮层的感觉运动、前额和前运动皮层。黑核
网状部也发出到VL和VA的投射

　　传统上,运动系统一般分为锥体系(皮质脊髓)和锥体外系(基底神经节)两部分,这是根据临床发现的每个系统的病变可导致不同的运动综合征。例如,锥体外系的病变导致不自主运动,肌张力

改变和运动迟缓;锥体系统病变引起痉挛和麻痹。锥体和锥体外系统分别代表自主运动和非自主运动。但是这种分类不太准确,有如下原因:一是传统的锥体和锥体束外的其他结构如小脑,也参与运动控制。二是锥体和锥体外系统不是独立的,其神经环路相互关联,如基底核通过大脑皮层的某些区域影响运动行为,然后直接(通过皮质脊髓束)或间接(通过特定脑干核)产生运动。虽然基底神经节对运动的控制很重要,但也参与了大脑的其他功能,特别是与学习和记忆有关的认知功能。

（三）边缘系统

1952年,保罗·麦克莱恩(Paul MacLean)首次提出边缘系统(limbic system)这个词,特指作为情感神经基础的布罗卡氏边缘叶和皮层下相关核团(图2-19)。越来越多的研究表明,某些边缘结构(例如海马)也参与大脑的其他复杂行为(如记忆)。因此,科学家对边缘系统的边界越来越难以定义。但用边缘系统一词来描述某些端脑的结构相关环路、下丘脑的认知过程及其控制体细胞和内分泌功能的相关输出通路仍是个好方法。

1. 主要组成　边缘系统与基底核一样位于皮层区下方,二者互相卷绕在一起。主要构成是:扣带回(cingulate gyrus)和海马旁脑回(parahippocampal gyrus)组成的边缘皮层(limbic cortex)、海马结构(hippocampal formation)、杏仁核(amygdala)、隔区(septal area)、下丘脑(hypothalamus)以及相关的丘脑和大脑皮层区。主要结构扣带回是每个半球皮层下顶部的一个弧线形区域,杏仁核和海马位于每个半球颞叶的底部区域,下丘脑位于中心。在做决定的时候,大脑皮层和纹状体与边缘系统之间广泛相互作用。

2. 功能环路　边缘系统的主要结构彼此相互联系,几个主要输出途径已经明确:其一是来自扣带回、眶、颞叶皮层和杏仁核经高度加工过的感觉信息传递到海马旁回的内嗅皮层,然后传递到海马结构(图2-20)。在穿过海马结构固有的环路后,信息通过穹窿投射到丘脑前然后至边缘皮层,或投射到隔区和下丘脑。后两个区域通过穹窿向海马结构提供反馈。此外,下丘脑的乳头体投射到丘脑前。下丘脑和隔区投射到脑干和脊髓。

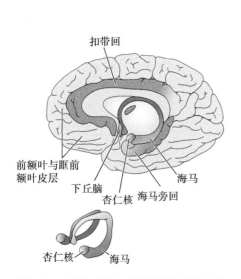

图2-19　边缘系统的主要解剖结构示意图

由扣带回和海马旁回形成"边缘叶",
沿着中脑和大脑半球连接处形成圆圈状组织

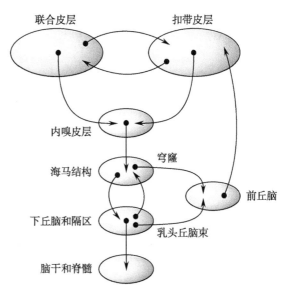

图2-20　边缘系统功能环路

海马结构和前丘脑整合了大脑皮层和
下丘脑的信息

边缘系统另一个主要途径是以杏仁核为中心的信息输出(图2-21)。主要是来自前额叶和颞叶联合区经高度加工的感官信息投射到杏仁核。杏仁核的输出主要是通过两个途径。背部途径:在颞叶周围呈拱形的终纹和尾状核发出投射到隔区和下丘脑。第二个主要输出路线是杏仁核腹侧传出通路:在豆状核下部经过,终止于很多区域,包括隔区、下丘脑和丘脑背内侧核。背内侧核主要投射到前额叶和颞叶皮层区域。

　　这两个途径揭示了边缘系统是如何集成高度加工的感官和认知信息,大脑皮层环路通过下丘脑通路调控自主神经和内分泌系统。此外,边缘系统和基底神经节系统是相互作用的。例如,腹杏仁核途径也投射到伏隔核(腹侧纹状体区),与壳核尾状核头部融合。这一区域发出投射到腹侧苍白球,是苍白球的延伸。这一途径证明基底神经节的功能超出了对运动的调节,并表明在分析大脑特定区域的功能及功能障碍时,必须对其所有环路进行考量。

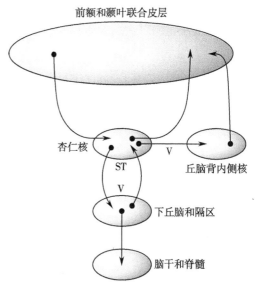

图 2-21　边缘系统功能环路

杏仁核和丘脑背内侧核整合前额叶和颞叶联合皮层以及下丘脑的信息。V 代表杏仁核腹侧传出通路;ST 为终纹

(四) 网状结构

　　1865 年由 Dieter 提出网状结构的概念,在脑干(延髓、脑桥和中脑)的被盖区内,光镜下这部分的组织学特点是神经细胞分散,形态各异,大小不等,神经纤维交错穿行其间,形成一种灰白质交织的结构,称之为网状结构。网状结构内神经元的特点是其树突分支多而且很长,说明这些神经元可以接收和加工从很多方面来的传入信息。

　　几乎所有来自外周的传入纤维都有终支或侧支进入网状结构,而网状结构又直接或间接与中枢神经系各部保持密切联系,影响中枢神经系统的活动。弥散在网状结构内的神经细胞在一定程度上集合成团,形成神经核,这些核团在脑干内的排列可分为纵行于脑干全长的 3 个区:正中区、内侧区和外侧区(图 2-22)。①正中区:主要是紧靠中线两侧的中缝核(raphe nuclei),分别位于延髓、脑桥和中脑内。中缝核的许多细胞含有 5-羟色胺。在脑桥和延髓,位于中缝核外侧的,是发出纤维与小脑联系的核团(旁正中网状核、脑桥背盖网状核)。②内侧区(旁正中区):位于正中区的外侧,内侧区各核亦为纵行排列,它们接受来自脊髓、来自脑神经感觉核以及来自大脑皮质的信息,从内侧区发出的传出纤维主要是上行和下行纤维。上行的纤维止于背侧丘脑内核团,换元后投射至大脑皮质,它们是上行激活系统的主要组成部分。下行纤维分别起自脑桥和延髓。从脑桥发出的纤维构成网状脊髓前束,下行于同侧脊髓前索内;从延髓发出的纤维构成网状脊髓侧束,含有交叉和不交叉纤维,下行于脊髓侧索内。此二束纤维都终止于脊髓前角运动神经元,对脊髓的运动性活动起抑制或易化的作用。③外侧区:位于内侧区的外侧,即网状结构的外侧 1/3 区域内。小细胞网状核为此区内的主要核团,它接受长的感觉纤维束的侧支,并将冲动传递给内侧区诸核。

　　网状结构的生理功能十分复杂,主要有:①调节脊髓的牵张反射和肌紧张:脑干发出许多下行通路影响脊髓中间神经元,对脊髓的运动有抑制与易化作用。②控制躯体感觉:非特异性感觉投射系统,第二级感觉神经元纤维在脑干内上行时,发出侧支与网状结构神经元发生突触联系,然后在网状结构内反复换元上行至丘脑板内核,板内核发出纤维向大脑皮层弥散性投射(图 2-23)。③调节内脏运动:网状结构是内脏感觉上行束与调节内脏活动下行束的转换站。④调节内分泌:下丘脑是神经系统对内分泌调节的高级中枢,下丘脑核团、网状结构的核团纤维终止于下丘脑神经内分泌大细胞和小细胞,纤维内含有乙酰胆碱、单胺类和神经肽类递质,直接或间接影响和调节下丘脑激素的合成、运输和释放,起正常生理调节作用,影响垂体的功能活动。⑤网状上行激活系统:许多传导感觉信息的上行通路通过网状结构传导到不同的高级皮层中枢,以维持和改变大脑皮层的兴奋状态,来维持觉醒状态,直接与觉醒和睡眠有关。该系统由网状结构中央核群的四个核、网状小细胞核和其他一些儿茶酚胺神经核组成。躯体和内脏感觉经脊髓网状束进入脑干网状结构,并从延髓,经脑桥、中脑被盖、丘脑

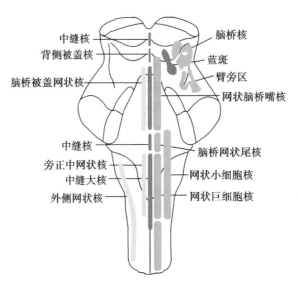

图 2-22 脑干网状结构核团的纵向排列

两边最侧面的竖条为外侧区,沿中线为中线或中缝区,
二者之间为旁正中或内侧区

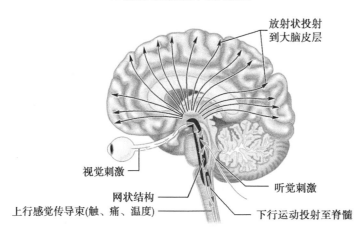

图 2-23 网状结构及其纤维投射

底和下丘脑背部上行,一部分终止于丘脑板内核群和网状核,继而影响额、顶叶的皮层;另一部分穿过间脑、直接经内囊,弥散地投射到大脑皮层的广泛区域,这种投射对感觉刺激的定性、定位很不清楚,故称为弥散投射系统。弥散投射系统功能的完善和正常,主要是维持机体的觉醒(清醒)、睡眠-觉醒周期、意识和注意等生理功能。

第二节 精神障碍的神经发育基础

正常的神经发育是保障人类心理和精神健康的基础,人体脑的发育在出生后七岁时便在形态组织结构上达到了成人水平,但其语言、思维、学习等许多功能则伴随着成长处于不断完善的过程当中,在这个发育阶段,包括母孕产期及环境等任何不利因素都可能影响到脑的发育,成为日后神经系统疾病以及精神疾病的病理基础。本节主要从神经发育的基本过程和神经发育异常相关研究两个方面加以讲述。

一、神经发育的基本过程

神经系统起源于人体胚胎外胚层,分为中枢神经系统和外周神经系统两部分,中枢神经系统由外胚层发育而来的神经管演变而成,外周神经系统由外胚层发育而来的神经嵴演变而成。

(一)神经管的形成

从胚胎第三周开始,部分上胚层细胞增殖较快,在上胚层正中线的一侧形成一条带状增厚区,称为原条(primitive streak)。原条头端膨大形成原结(primitive node),原结中心一浅凹称为原凹(primitive pit)。从原凹向头端增生的细胞在内外胚层间形成一条细胞索,称为脊索(notochord)。在脊索的诱导下,其背侧中线的外胚层增厚形成神经板(neural plate),神经板中线处向脊索方向凹陷形成神经沟(neural groove),沟两侧边缘部分神经上皮增殖而增厚形成神经褶(neural fold)。两侧神经褶在神经沟中段向正中线相互靠近并增厚融合,在胚胎第4周时使神经沟完全闭合成神经管(neural tube),神经管首先从相当于胚胎第4~6节水平处合并,之后分别向前后两个方向进行合并,在前后两端完全融合各形成一开口,分别称为前神经孔(anterior pore)和后神经孔(posterior pore),前神经孔约于胚胎第24天时闭合,之后形成前脑终板,后神经孔在第26天时闭合,相当于第2骶骨处。神经管是中枢神经系统的原基,其前端膨大演化为脑,后端较细演化为脊髓。

(二)脑的发育

脑由神经管的前端膨大演化而来,胚胎第4周末,随着神经管内液体的增加,其背侧生长较腹侧快,使神经管头段膨大形成三个原始脑泡,从前往后依次为前脑泡、中脑泡、菱脑泡,具体各脑泡的后续演变参考本章第一节相应内容。脑泡演变的同时,其管腔将演变为各个部位的脑室,左右两个大脑半球处的空腔称侧脑室,间脑中的空腔为第三脑室,两者由室间孔相连通;中脑空腔形成狭小的中脑导水管;菱脑空腔形成宽大的第四脑室;末脑尾端演变为脊髓时所形成的管腔为中央管,与各脑室相连通。在神经孔关闭以后,各脑室和中央管内将充满脑脊液。

(三)大脑皮层的组织发生

在脑组织的发生过程中,最重要的是细胞的迁移,新发育成的神经元向神经管外周迁移,并定位于不同的层次。由于神经细胞是分期分批迁移的,故而皮质中的神经细胞呈层状分布。越早产生并迁移的细胞位置越深,越晚产生并迁移的细胞位置越浅,与皮质表层越接近。

大脑皮层的发育可以分为2个时期,第一个时期在大多数哺乳动物中是在母体子宫内进行的,该时期是由遗传因素决定的,发育受胎儿自身神经系统内环境及母体条件的影响;第二个时期涵盖出生前后,该时期的皮层连接对神经活动很敏感。在子宫内时,神经活动包括来自感觉器官的自发活动以及皮层神经元的自身活动;出生后,突触开始接受外界刺激所产生信息的调节。之后皮层连接会随之修剪达到稳定的成年水平,皮层内不同来源的突触达到稳定的时间不同。

(四)神经嵴的发育

胚胎在第三周时,在神经褶愈合成神经管的过程中,神经褶两侧边缘的细胞进入神经管壁背侧,随后从神经管壁迁移出,在神经管背外侧形成两条纵行的细胞索,称为神经嵴(neural crest)(图2-24)。在发育刚开始的时候,神经嵴仅是一团松散的细胞,但随着体节和神经管的发育,神经嵴逐渐由头端向尾端延伸,按体节排列呈分节并沿神经管背外侧分为左右两部分。分节后的神经嵴细胞分别沿背外侧和腹外侧两条途径分化迁移,沿着背外侧延伸的部分分化为皮肤色素细胞,沿着腹侧延伸的部分神经嵴分化为脑神经节、脊神经节、自主神经节以及周围神经。还有部分神经嵴细胞迁入肾上腺原基,分化为髓质嗜铬细胞,部分头端神经嵴细胞将参与颅面部骨骼及结缔组织的形成。

二、神经发育异常的研究

近年来许多研究表明精神障碍的发生是环境和遗传因素共同作用的结果,影响神经发育的基因变异或缺失、母孕期感染或产伤等都是影响精神疾病发生的重要影响因素,随着神经影像学技术的发展,证实了精神分裂症患者存在脑结构或功能的异常,这些证据均表明精神分裂症患者存在一定程度的神经发育异常。

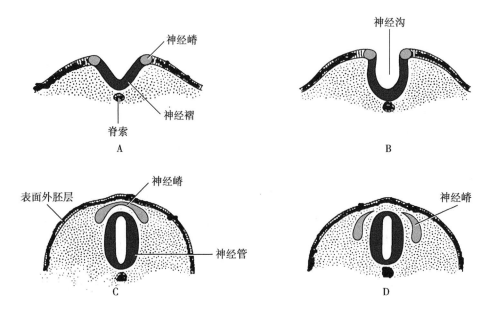

图 2-24　神经嵴发生示意图

（一）神经病理学研究与神经发育

近年 CT,MRI 等影像学技术的发展,为精神障碍的研究提供了安全有效的方法,目前精神障碍的病理学研究主要依靠活体神经影像学研究和尸体病检这两种方法。现已有许多影像学研究发现精神分裂症患者存在脑室的扩大和脑体积的缩小,而对精神分裂症患者的尸检结果也基本支持其影像学的研究结果。

许多学者研究发现精神分裂症患者存在侧脑室、尤其是侧脑室前角与第三脑室的扩大(图 2-25),并且进一步研究发现这一异常在胎儿期就已经存在,整个童年期也会持续存在,通过对首发病例的研究发现这种改变与病程的长短以及是否接受过药物治疗等因素都无关,说明在神经系统发育完全之前就存在脑室扩大等脑结构的改变,而且这种改变并非进行性的。此外,通过对具有阳性家族史但尚未发病的成年人脑结构的研究,发现同样存在脑室的扩大,说明这种脑结构的改变在疾病症状出现前就已经存在,进一步支持了精神障碍的神经发育有异常起源。

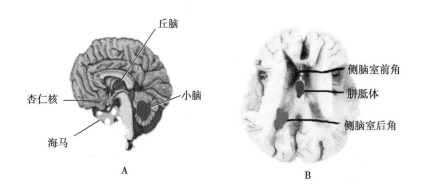

图 2-25　神经影像学改变的脑区

部分神经影像学研究发现精神分裂症患者前额叶灰质、颞上回、海马-杏仁核的体积均有减小。近年有研究发现小脑不仅与运动功能有关,还可能与认知功能也有关,通过对健康对照人群及精神分裂症患者的小脑容积、执行、语言等神经心理功能相关性的研究,发现健康对照人群的小脑容积与其神经心理功能存在正相关,而病例组却没有相关性,这也证实了小脑在精神分裂症发病中的作用。一些研究发现精神分裂症患者存在胼胝体缩小,胼胝体是同海马、透明隔、扣带回等形成相关的中线结构,其形态改变会导致中线结构神经发育异常。比较首发精神分裂症患者和其健康对照组的胼胝体结构,发现前者较小,正常人胼胝体大小会随着年龄的增长而变大,但精神分裂症患者的胼胝体不会随年龄增长而变化,这一现象提示其存在神经发育的异常。有研究发现早发精神分裂症患者的右侧颞上回容积及灰质容积明显比健康人群低,且思维障碍及妄想程度与右侧颞上回容积有关,有学者认为对于早期精神分裂症患者,其颞上回右侧容积可能反映早期神经发育的异常。

精神分裂症患者的神经病理学改变早在童年早期就已经存在,其主要表现为脑灰质的减少以及皮层的变薄,前额叶锥体细胞树突密度减少和体积变小,大脑皮质神经元密度的增加,神经纤维的减少,这些由轴突消失、树突增生减少、过度修剪等细胞结构突变所导致的连接不全或无连接,会影响神经环路的优化,从而导致其特定脑区的神经环路存在连接异常。最近的一项研究表明,精神分裂症患者额叶和颞叶白纤维束结构紊乱且缺乏秩序。目前许多尸检结果都发现精神分裂症患者的大脑存在皮层萎缩、脑室扩大、海马体积缩小、结构紊乱、丘脑细胞损失和体积缩小等神经病理学改变。

(二) 遗传变异与神经发育

遗传变异在精神障碍的神经发育生长异常中有很大的作用,某些致病性基因的出现或者保护性基因的缺失都可能促使疾病的发生。目前的研究推断精神分裂症可能是多因素或基因共同作用的结果,可能涉及到信号转导、细胞生长和迁移、突触前膜功能的调节等,精神分裂症的某些类型可能与某些神经营养因子的基因编码有关。目前研究比较多的有如下几种基因:Disrupted in schizophrenia 1 (*DISC1*) 基因,由 *DISC1* 基因编码的功能蛋白主要分布于神经系统,其结构异常或表达缺失与精神分裂症患者的脑结构异常、再生神经元的可塑性等有关;*ERBB4* 基因编码跨膜酪氨酸激酶受体 NRG1,NRG1 的多态性可能会影响儿童期发病的精神分裂症患者的灰质及白质的改变;*SLC1A3* 基因的表达产物有调节兴奋性谷氨酸神经递质浓度的作用,尸检发现精神分裂症患者的丘脑中 SLC1A3 的水平升高;染色体 22q11.2 微缺失可能与精神分裂症的发病有关,这种微结构变异扰乱了基因在大脑发育的重要途径中的表达,包括神经调节蛋白系统、轴突指导系统及信号整合系统等,从而影响神经网络传导与神经发育。

(三) 病前轻微生理异常与神经发育

研究表明精神障碍的神经发育除涉及脑组织的发育异常外还涉及到其他的轻度生理异常,尤其是与头面部及外胚层有关器官的一些轻微异常,如腭弓升高、下面部狭长、低位耳、嘴型异常等,它们主要与孕期神经发育障碍有关。一项前瞻性研究发现精神分裂症患者在儿童时期就已经表现出运动协调能力差等有别于正常对照的情况,而且精神分裂症患者的高风险子女中神经运动发育延迟的情况较多;有学者通过对 17 岁以前发病的精神分裂症患者认知功能的研究,发现他们在 7 岁前就已经存在明显的智能损害,提示患者的认知损害与早期大脑或神经系统的发育可能有关。

(四) 母孕产期及环境因素与神经发育

近年来人们对精神分裂症患者胚胎时期及婴儿时期的神经发育风险因素愈加重视,一些流行病学调查发现母孕期间暴露于流感病毒与子女成年后精神分裂症的发生有关,目前就此有学者提出逆转录病毒在精神分裂症的发病机制中发挥作用,其研究发现精神分裂症患者的脑脊液中有逆转录病毒聚合酶基因的相似核苷酸序列,而这种逆转录病毒序列在任何非炎性神经系统疾病患者及正常人中均未发现。另有研究发现精神分裂症患者中冬春季出生者所占比例比其他季节的要多,这可能与冬春季更易发生细菌及病毒感染有关。总之,多项研究结果提示母孕产期及婴幼儿期的营养不良、病毒细菌感染、以及母亲在妊娠期吸烟、饮酒、接触毒品及产科并发症等因素均可能增加子女患精神分裂症的风险。

第三节 精神障碍的神经生化和神经内分泌基础

一、神经生化基础

神经系统以电和化学物质为媒介进行信息传递,化学物质称为神经递质(neurotransmitters),它进入突触间隙后,运动至突触后膜,与特异性受体结合引起突触后神经元的兴奋或抑制。因此,神经递质是神经元合成的化学物质,起着传导信息、神经调节的作用。除大脑皮层的神经元外,脑神经元一般按各自所含的神经递质类别聚在一起组成神经核。神经核之间相互连接,分别形成各自的神经通路。

一种化学物质要被确认为神经递质,应符合下列条件:①在突触前神经元内具有合成递质的前体物质和相应的合成酶系,能够合成这一递质;②合成的递质贮存于突触小泡内以防止被胞浆内其他酶系所破坏,当神经冲动抵达神经末梢时,小泡内的递质能释放入突触间隙;③递质通过突触间隙作用于突触后膜或前膜的特异性受体,发挥其生理作用,用电生理微电泳方法将递质离子施加到神经元或效应细胞旁,以模拟递质释放的过程能引致相同的生理效应;④存在使这一递质失活的酶或其他环节如再摄取(re-uptake)机制;⑤用递质模拟剂或受体阻断剂能加强或阻断这一递质的突触传递作用。递质作用的终止通常有以下几种方式:一是被酶水解后失去活性;其次是被突触前膜特异性蛋白(转运体)"再摄取",或是一部分为后膜所摄取;也有部分进入血循环,在血液中一部分被酶降解破坏。

大脑中已知的或推测的中枢神经递质有很多。根据其在神经元中的遗传性质来推测,估计在大脑中存在着几百或几千种独特的大脑化学物质。本节主要介绍可能参与精神疾病发病机制或与药物治疗相关的神经递质,包括乙酰胆碱(acetylcholine,ACh)、去甲肾上腺素(norepinephrine,NE)、肾上腺素(adrenaline,A)、多巴胺(dopamine,DA)、5-羟色胺(5-hydroxytryptamine,serotonin,5-HT)、谷氨酸(glutamic acid,Glu)和 γ-氨基丁酸(γ-aminobutyric acid,GABA)。这几个递质被称之为"经典"递质,因为它们是被首批发现的,并已经被现在的精神药物作为主要的靶点。以后,会有越来越多的中枢神经递质在新的治疗精神疾病的药物中成为重要的靶目标。

(一)多巴胺

多巴胺是单胺类(monoamines)神经递质中的儿茶酚胺类(catecholamines)中的一种。多巴胺(dopamine,DA)的合成前体为血液中的酪氨酸。酪氨酸首先被酪氨酸羟化酶(TH)催化成多巴,酪氨酸羟化酶是 DA 合成过程中的限速因子,对调节 DA 的合成具有重要意义。然后,多巴被多巴脱羧酶(DDG)脱羧而成 DA。末梢释放的 DA 主要是通过位于突触前膜的 DA 转运体的再摄取而终止其作用的,而在 DA 转运体不是很丰富的部位,代谢发挥了主要作用。

多巴胺能神经元系统在脑内分布最为广泛,共有四条多巴胺通路系统(图 2-26):① 黑质纹状体通路(nigrostriatal system or pathway),也称中脑纹状体系统(mesostriatal System),有背侧和腹侧各一条,其主要作用是运动控制和奖赏机制。背侧通路源于黑质,上升至纹状体并调控其神经输出,帕金森病黑质纹状体细胞损伤可引起运动缺陷。腹侧通路源自黑质和腹侧被盖区(VTA),激活伏隔核、嗅球、尾状核和壳核,在奖赏行为和兴奋药物使用中有正向激励作用。②中脑边缘通路系统(mesolimbocortical system),神经纤维起源于中脑,终止于边缘系统,此通路参与精神分裂症发病,精神分裂症患者的 DA 功能活跃。目前已发现 DA 拮抗剂具有抗精神病药物的效果。③室周通路(periventricular DA system),与动机性的行为有关。该通路源自下丘脑室周区,向丘脑和下丘脑的一些核发出短轴突,也向下至脊髓与交感神经节前神经元形成突触。这种向下丘脑和交感神经的双向分布可能与整合动机性行为的中枢与自律有关,这些行为包括性、渴望和欲望。④结节垂体通路(tuberohypophyseal DA system),在哺乳期调控乳汁产生。神经纤维起源于下丘脑的室周和弓状核,终止于下丘脑正中隆起,并在此释放 DA 进入垂体门静脉系统的毛细血管。DA 到达垂体前部并抑制催乳素的释放。

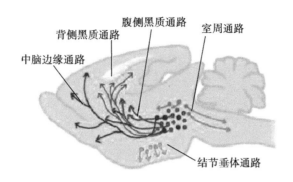

图 2-26 大鼠中枢神经系统的 DA 定位及其通路系统

目前共发现 5 种多巴胺受体(表 2-3),这些受体都隶属于 G 蛋白偶联受体家族成员。这些受体可以被分成 D_1 样和 D_2 样两类, D_1 样受体亚型包括 D_1 和 D_5 受体, D_2 样受体亚型包括 D_2、D_3 和 D_4 受体。D_1 样受体密度高的脑区为尾核、壳核、伏隔核以及杏仁核。D_2 样受体密度高的脑区为尾核、壳核、伏隔核、VTA 以及黑质。

表 2-3 中枢神经系统 DA 受体类型及作用机制

分类	分布	突触活性	信号传导机制
D_1 家族(D_1,D_5)	尾状核、壳核、伏隔核、嗅球、海马和下丘脑	增强兴奋性	增加 cAMP
D_2 家族(D_2,D_3,D_4)	尾状核、壳核、伏隔核、嗅球、额叶、间脑和脑干	降低兴奋性	减少 cAMP

(二)去甲肾上腺素

去甲肾上腺素(norepinephrine, NE)也属于儿茶酚胺类神经递质,去甲肾上腺素能神经元主要位于延髓和脑桥。NE 神经弥散性投射到脑的广泛区域,神经末端缺乏突触连接,释放的神经递质属于扩散传导(volume transmission),因为 NE 一旦释放就会扩散并影响周围大量的细胞。NE 生物合成的最初步骤与 DA 一样,合成前体为酪氨酸。限速阶段为酪氨酸经由酪氨酸羟化酶形成 L-DOPA。然后,多巴胺 β-羟化酶再把 DA 转化为 NE。与其他单胺一样,NE 通过 NE 转运体蛋白终止其神经传导过程。

NE 神经组成三个通路系统(图 2-27):①蓝斑复合物(locus coeruleus complex,LC),虽然只有不足 2000 个细胞,但是影响非常重要。LC 轴突投射经过背侧 NE 束到达几乎全部端脑和中脑,小脑核脊髓背部。每个神经纤维在终点处高度分支将近 10 万次,这使 LC 能同步调节皮层大部分区域的活性。②外侧被盖通路系统(lateral tegmental system),轴突向后投射到脊髓的中间外侧柱细胞,抑制交感神经节前细胞;向前终止于下丘脑。这种连接方式是 NE 能够整合中枢和外周交感神经自主功能的基础。③背侧延髓系统(dorsal medullary system),作为外侧被盖通路的补充,终止于孤束核、脑干核团,控制副交感神经系统功能。

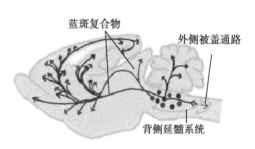

图 2-27 大鼠中枢神经系统的 NE 定位及其通路系统

和 DA 受体类似,NE 受体属于 G 蛋白偶联受体家族成员(表 2-4)。NE 受体分为 α 和 β 两类,它们分别都有两个亚型,即 α_1,α_2 和 β_1,β_2。所有这些受体都广泛地分布在大脑皮层中。人脑的 α_1 受体高密度地存在于皮层以及丘脑、下丘脑和海马。海马以及大脑皮层含有高密度的 β 受体。

表2-4　中枢神经系统 NE 受体类型及作用机制

分类	突触活性	信号传导机制
α_1	降低去极化	产生 IP_3
α_2	减慢超极化	降低 cAMP
β_1	降低兴奋性	增加 cAMP
β_2	降低兴奋性	增加 cAMP

（三）5-羟色胺

5-羟色胺又称血清素（serotonin），属于单胺类中的吲哚胺类（indolamines）神经递质之一，5-HT 主要位于中脑、脑桥和延髓的中缝核，所有投射大面积穿过 CNS。5-HT 合成始于色氨酸。色氨酸被色氨酸羟化酶羟化，形成5-羟色氨酸（5-hydroxytryptophan, 5-HTPP），然后迅速被5-羟色氨酸脱羧酶脱羧形成5-HT。如同 DA 一样，通过5-HT 转运体进行再摄取是结束5-HT 神经传导的基本机制。

分为两个通路系统（图2-28）：①延髓尾状核系统（caudal system），5-HT 细胞（B1-B4）源自延髓中线向后投射到脊髓背侧和腹侧角及延髓外侧柱细胞，该通路与5-HT 在感觉、运动和自主功能方面有关；②中脑头端系统（rostral system），5-HT 细胞（B5-B9）属于中缝核，广泛分布于中脑。位于中部和背部的神经细胞簇占80%，终止于间脑、基底核、边缘系统、皮层、中脑和前后丘。一般认为5-HT 能神经功能是 NE 的补充。

目前已经发现5-HT 有7类受体（表2-5），亚型共14个。根据受体的结构特征及其第二信使系统，将5-HT 受体分为两类，5-HT$_3$ 受体属于配体门控离子通道，其余受体都属于 G 蛋白偶联受体。5-HT$_1$ 受体有6个亚型，即 5-HT$_{1A}$ ~ 5-HT$_{1F}$，一些5-HT$_1$ 受体亚型还在突触前发挥功能，5-HT$_{1A}$ 和5-HT$_{1B}$ 受体还存在于大脑皮层以及其他背侧和正中缝核的投射区。5-HT$_2$ 受体有3个亚型，即 5-HT$_{2A}$ ~ 5-HT$_{2C}$。5-HT$_{2A}$ 是研究最广泛的受体之一，主要分布在大脑皮层。5-HT$_{2B}$ 受体也位于大脑皮层，5-HT$_{2C}$ 受体存在于下丘脑和延髓。目前对5-HT 的其他受体研究不是很多。

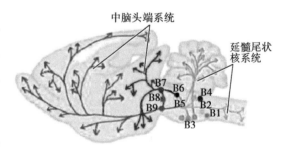

图2-28　大鼠中枢神经系统的5-HT 能通路系统

表2-5　中枢神经系统 5-HT 受体类型及作用机制

分类	受体类型	突触活性	信号传导机制
5-HT$_{1A}$	G 蛋白偶联受体	降低兴奋性（增强 K^+ 传导）	1) 降低 cAMP 2) 通过 G 蛋白直接打开 K^+ 通道
5-HT$_{1B}$	G 蛋白偶联受体	自受体介导减少5-HT 释放	降低 cAMP
5-HT$_{1E}$5-HT$_{1F}$	G 蛋白偶联受体	？	降低 cAMP
5-HT$_{1D}$	G 蛋白偶联受体	自受体介导减少5-HT 释放	降低 cAMP
5-HT$_2$	G 蛋白偶联受体	提高兴奋性（降低 K^+ 传导）	产生 IP_3
5-HT$_4$	G 蛋白偶联受体	提高兴奋性（降低 K^+ 传导）	增加 cAMP，然后 K^+ 通道磷酸化
5-HT$_3$	配体门控离子通道	快速去极化	增强 Na^+，K^+ 和 Ca^{2+} 传导

（四）乙酰胆碱

乙酰胆碱是最初发现的神经递质，存在于神经和非神经组织中，发挥着多种生理调节作用。ACh

由乙酰辅酶 A 和胆碱经胆碱乙酰转移酶(choline acetyltransferase)合成。乙酰辅酶 A 可从线粒体中获取,而胆碱则来源于食物。ACh 在突触间隙被乙酰胆碱酯酶(acetylcholinesterase)快速灭活。研究者利用组织化学手段将乙酰胆碱酯酶分子视觉化后,以及使用胆碱乙酰转移酶特异性抗体,寻找含有 ACh 的神经元胞体和轴突的存在。

ACh 主要存在于中枢神经系统的中间神经元,乙酰胆碱能系统有两个主要区域(图 2-29):①基底前脑胆碱能神经元复合体(nucleus basalis of Meynert),从基底前脑发出投射到前脑新皮层和边缘结构的联合区,该通路神经变性是阿尔茨海默病的病理之一。还有一个从内侧隔核和对侧带状区到边缘结构的投射。②脑桥中脑被盖胆碱能神经元复合体(pontomesencephalic),即从脑桥中脑区域发出的投射终止于大部分皮层下区。

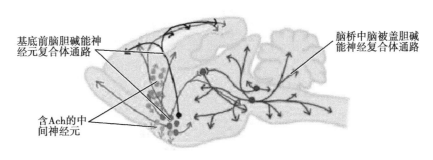

图 2-29 大鼠中枢神经系统的 ACh 能通路系统

Ach 受体分成两类,一类为毒蕈碱型 M 受体(muscarine),包括 5 个亚型:$M_1 \sim M_5$,与 G 蛋白偶联并且参与第二信使系统的生物学过程。M_1 和 M_2 受体亚型存在于大脑皮层的许多区域,包括额叶、顶叶以及枕叶皮层。另一类为烟碱型 N 受体(nicotine),有两个主要的亚型,即 α 和 β 亚基,α 受体还可以分为 7 个不同的类型,而 β 亚基则可以继续分为 3 种类型,烟碱型受体均为离子通道型受体,在背侧丘脑核和中脑的 DA 能神经元中密度最高。

(五) 氨基酸

氨基酸类物质是大脑中最丰富也最广泛使用的神经递质,主要有兴奋性递质谷氨酸(glutamic acid,Glu)和抑制性递质 γ-氨基丁酸(GABA),它们都在大脑神经网络的长程和短程传导调节中发挥了重要作用。大脑皮层的锥体细胞以谷氨酸作为神经递质,发出神经纤维投射到其他的皮层区。大脑皮层的另一类主要神经元为非锥体细胞,主要以 GABA 作为神经递质。GABA 神经元是大脑内主要的中间神经元,皮层 GABA 轴索在灰质中呈树枝状分叉,主要投射到皮层区。GABA 在脑中由谷氨酸脱去羧基而生成,在这个过程中需要谷氨酸脱羧酶(glutamic acid decarboxylase)的催化。

谷氨酸受体包括离子通道受体和 G 蛋白偶联受体两大家族。离子型受体分为 3 种亚型,N-甲基-D-天冬氨酸(N-methyl-D-aspartate,NMDA)受体、α-氨基-3-羟基-5-甲基-4-异戊唑丙酸(α-amino-3-hydroxy-5-methyl-4-isoxazole propionic acid,AMPA)受体和红藻氨酸(kainate,KA)受体。代谢型受体发现有 8 种,分别是 $mGluR_1 \sim mGluR_8$。谷氨酸受体分布于脑内大部分脑区,参与调节脑内兴奋性突触传递,并且在神经系统发育中起重要作用。GABA 受体分为 $GABA_A$ 和 $GABA_B$ 两种类型。$GABA_A$ 是配体门控离子通道型受体,是抑制性氯离子通道大分子复合物的一部分,$GABA_B$ 是 G 蛋白偶联受体,这些受体被激活后通过胞内信号传导系统调节离子通道的活性。$GABA_A$ 受体含有 1 个与整个 Cl^--通道偶联的 GABA 结合位点,并且是苯二氮䓬类抗焦虑药和镇静催眠药如巴比妥类药物的作用靶点。

(六) 神经肽

神经肽 Y(NPY)是一个有着 36 个氨基酸的肽。NPY 及其受体广泛地分布于中枢神经系统中。在人脑中,含有 NPY 的神经元密度较高的区域包括纹状体、杏仁核、下丘脑、大脑皮层、海马、旁水道中央灰质。NPY 除了调节进食行为外,还与情绪障碍有关。

P 物质是神经肽家族的成员之一，以速激肽为人知晓，还包括神经激肽 A 和 B。这些神经肽的功能是经由特异的 G 蛋白偶联受体 NK_1，NK_2 和 NK_3 来介导的。P 物质更倾向于激活 NK_1 受体。在整个神经系统中都可以发现 P 物质。P 物质特别多地表达在那些与情绪相关的脑区，如杏仁核、旁水道中央灰质以及下丘脑。另外，P 物质在人脑中与大约 50% 的背侧中缝核的 5-HT 神经元共处相同的区域。动物研究表明，P 物质除了在疼痛和炎症中扮演角色以外，还参与焦虑以及对应激的神经化学反应。P 物质还与抑郁相关。例如，抑郁症患者脑脊液中 P 物质浓度升高。另外，NK_1 受体拮抗剂似乎具有抗抑郁效果。

神经紧张肽（neurotensin）是一个与多巴胺能系统具有密切关系的十三肽。例如，神经肽存在于具有高密度 DA 神经元或轴突的脑区，如腹侧被盖核，杏仁核。由于 DA 在神经精神疾病中具有重要作用，如精神分裂症，神经紧张肽的功能及所在位置也得到了广泛的研究。最有趣的发现是，未服过药的精神分裂症患者的脑脊液中神经紧张肽浓度减低。而治疗有效的抗精神病药物能够增加精神分裂症患者脑脊液中神经紧张肽的水平。

（七）精神疾病相关的神经生化改变

1. 精神分裂症　目前已知的能够治疗阳性症状的抗精神病药都是多巴胺 D_2 受体的阻滞剂。这些研究或观察结果已被系统地阐述为精神病学的基础理论，称作"精神分裂症的多巴胺假说"。理论上讲精神分裂症的阳性症状主要与中脑边缘系统/伏隔核脑区及多巴胺神经递质有关，也可能涉及到 5-羟色胺、谷氨酸、γ-氨基丁酸（GABA）等神经递质系统。另一方面，情感症状如情感和社交症状主要与前额叶皮质的眶部、内侧和腹侧区域有关，而认知执行症状与前额叶皮质的背外侧区域有关。前额叶皮质背外侧区的神经递质和关键调节分子包括多巴胺和其他几种神经递质。

近年来，谷氨酸 NMDA 受体和递质功能与精神分裂症发病机制的研究，特别是与阴性症状、认知症状等缺陷性症状的相关性研究取得了明显进展，形成了精神分裂症的 NMDA 功能低下假说。研究发现，NMDA 受体拮抗剂苯环己哌啶（PCP）能导致正常人使用后出现精神分裂症症状和促发精神分裂症患者症状复发或加剧，神经影像、尸脑及活体代谢成像研究已证实，精神分裂症患者的前额叶和丘脑的 NMDA 受体密度和数量明显少于正常人，磁共振光谱分析也发现精神分裂症患者的前额叶、丘脑、海马及边缘叶皮质的谷氨酸受体活动减弱和谷氨酸递质功能明显受损的证据。

2. 心境障碍　研究发现，在抑郁症、躁狂症和分裂情感性精神障碍患者的脑脊液中，中枢 NE 主要代谢产物 3-甲氧-4 羟苯乙二醇（MHPG）的水平升高。有研究者对 9 例抑郁症患者和 9 例健康对照的 CSF 中 MHPG 水平进行了比较，未发现有临床意义的显著差异，但经抗抑郁药氟西汀治疗后，患者的 MHPG 水平显著降低。其他文献也报道了氟伏沙明或氟西汀治疗与 CSF 中 MHPG 和 5-HIAA 浓度显著降低有关。这也提示选择性 5-HT 能抗抑郁药物最终还会影响 NE 能系统。

早在 20 世纪 70 年代，心境障碍的 5-HT 假说就引起了研究者们的关注。认为 5-HT 直接或间接参与调节人的心境。5-HT 功能活动降低与抑郁症有关，而 5-HT 功能增高与躁狂症有关。精神药理学研究发现，对氯苯丙氨酸、利血平可耗竭 5-HT，导致抑郁；SSRIs 可阻断 5-HT 的回收而起抗抑郁作用；5-HT 前体 5-羟色氨酸能治疗抑郁症；MAOIs 抑制 5-HT 的降解，具有抗抑郁作用。研究发现抑郁症患者 CSF 中 5-HT 代谢产物 5-羟吲哚乙酸（5-HIAA）含量降低，且 5-HIAA 水平降低与抑郁症患者的自杀行为有关。

3. 焦虑障碍　许多中枢神经递质参与了恐惧和焦虑过程，它们包括促肾上腺皮质激素释放激素（CRH）、神经肽 Y（NPY）、P 物质、单胺类神经递质（如 NE、5-HT、DA）、氨基酸类递质（如 GABA、谷氨酸）等。在这些递质中，以与恐惧和应激密切相关的 HPA 轴和中枢去甲肾上腺素能系统的研究为多。这两个系统通过增加警觉性、调节记忆、动员能量储存以及增加心血管功能来对威胁和恐惧做出应对性准备。但是，如果上述系统被长期或异常激活，则会出现病态的生物学反应。其他重要的调节应激和情绪性行为的神经化学系统包括中枢 GABA 能、5-HT 能、DA 能、阿片以及 NPY 系统。

焦虑障碍患者所体验到的慢性症状，如惊恐发作、失眠、惊跳以及自主神经的过度唤起等是去甲肾上腺素功能增强的特征性表现。

很多证据表明,PTSD 患者的去甲肾上腺素功能存在着异常。如脑脊液中的 NE 浓度异常增高。另外,PTSD 患者血小板 α_2-肾上腺受体密度、血小板基础腺苷、异丙肾上腺素及异丙肾上腺素刺激产生的 cAMP 信号传导以及血小板基础单胺氧化酶活性下降,这些变化可能反映了 PTSD 患者在 NE 水平慢性增高的基础上的代偿性反应。

二、　神经内分泌基础

神经内分泌学为研究神经系统与内分泌系统之间相互关系的分支学科。中枢神经系统通过和各种内分泌器官间互相连接的网络保持着彼此间的动态联系,从而导致它们对不断变化的内外环境产生短程或长程的适应性改变。"脑-垂体-终末器官"之间形成了完整的支配关系轴。垂体前叶分泌至少 6 种关键激素:促肾上腺皮质激素(adrenocorticotropic hormone,ACTH)、生长激素(growth hormone,GH)、催乳素(prolactin,PRL)、促甲状腺激素(thyrotropin,TSH),以及促性腺激素(gonadotropin)中的卵泡刺激素(follicle-stimulating hormone,FSH)和黄体生成素(luteinizing hormone,LH)——这些激素共同参与并调节了人体内的各种变化,包括维持细胞的完整性和保持内环境平衡、适应应激反应和调节人体的生长、发育、生殖等过程,而所有这些调控都是在大脑中枢直接或间接的指挥下进行的。

(一) 下丘脑-垂体-肾上腺轴

下丘脑-垂体-肾上腺轴(hypothalamic-pituitary-adrenal axis,HPA 轴)是指从下丘脑发动至糖皮质激素合成的神经内分泌支配轴(图 2-30)。应激暴露后 HPA 轴系统的激活比较滞后,一般在应激发生数十分钟之后才开始产生一系列的级联反应:应激源首先激活下丘脑室旁核(paraventricular nucleus,PVN)的促垂体神经元,分泌促肾上腺皮质激素释放激素(CRH)和精氨酸血管加压素(arginine vasopressin,AVP),这些神经肽类激素经下丘脑正中隆起的门静脉循环系统(即垂体-门脉系统)到达垂体前叶,并促使其分泌促肾上腺皮质激素(adrenocorticotropic hormone,ACTH),后者可促使肾上腺皮质的束状带合成和分泌糖皮质激素。人类主要的糖皮质激素是皮质醇,而大鼠所分泌的糖皮质激素则主要是皮质酮。糖皮质激素进入血循环后可以增强交感神经系统介导的效应,如促进能量的动员、外周血管收缩、血压升高等。CRH 有 $CRHR_1$ 和 $CRHR_2$ 两种受体,这种激素除了对内分泌系统具有调节作用之外,同时也协调中枢神经系统对行为的控制,以及自主神经系统的活动和应激时的免疫反应。

HPA 轴还可以通过负反馈调节机制,在下丘脑与垂体水平分别抑制 CRH 和 ACTH 等促泌素的产生和释放,最终使糖皮质激素恢复到稳态水平。有研究发现,这种由应激诱导的糖皮质分泌增加而激活的负反馈环路,主要通过糖皮质激素受体的介导,进行多个水平的调控,不仅包括下丘脑、垂体等 HPA 轴水平,还涉及海马、内侧前额叶、杏仁核等糖皮质激素受体表达丰富的高位调节脑区。HPA 轴正常的功能活动,对机体适应环境具有重要意

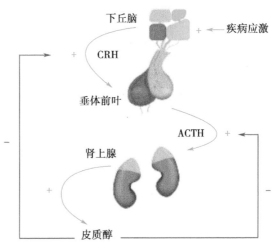

图 2-30　下丘脑-垂体-肾上腺轴

义。若长期暴露于高强度的负性应激,可以使 HPA 轴功能失调,循环糖皮质激素长期处于高水平,会影响应激相关脑区的结构和功能。

研究发现,抑郁症患者和双相抑郁患者的 HPA 轴活性增高,包括 CNS(CRH)、垂体(促肾上腺素皮质激素)和肾上腺(糖皮质激素)。多项对未服药的抑郁症患者和自杀者的研究表明脑脊液(CSF)中 CRH 浓度升高,一般认为这种升高系中枢 CRH 分泌增多所致,支持抑郁症的 CRH 高分泌假说,但

并非所有研究均支持这一结果。

（二）下丘脑-垂体-甲状腺轴

下丘脑-垂体-甲状腺轴（hypothalamic-pituitary-thyroid axis，HPT轴）指的是：垂体前部腺体（腺垂体）在下丘脑促甲状腺激素释放激素（TRH）的影响下，合成和分泌促甲状腺激素（TSH）（图2-31）。TSH刺激增加甲状腺中碘结合进入甲状腺球蛋白，产生甲状腺激素——三碘甲腺原氨酸（T_3）和甲状腺素（T_4）。对垂体前部腺体TSH分泌的调节主要依赖于PVN中部和室周具有调节垂体功能的TRH神经元分泌的TRH，当然，这种分泌机制也受体内循环的甲状腺激素水平的负反馈调节。具有代谢活性的甲状腺激素是T_3，因为中枢神经系统能够调节T_4转变成T_3，因此外周的甲状腺素检测指标并不能如实地完全反映中枢性甲状腺的活性。

目前较明确的是，甲状腺功能和行为之间存在着肯定的联系。无论何种精神疾病患者，其出现HPT轴异常的比例远较正常人群高。依据甲状腺功能减退或增高的不同严重程度，会诱发出现多种神经精神症状和症候群，如抑郁、痴呆或妄想等。相反，许多精神障碍，如抑郁症、双相情感障碍，也会合并存在外周甲状腺激素代谢异常；即使那些从化学角度来看（如血液生化检查结果）甲状腺机能貌似正常的多数抑郁症患者，仍然存在甲状腺功能的某些改变，这些改变包括其血清T_4水平的轻度上升、T_3水平的降低、丧失夜间TSH水平升高的机能以及诱发自身免疫性甲状腺炎等。

（三）性腺轴

调节性激素分泌的主要是FSH和LH，二者均为促性腺激素，由垂体促性腺物质通过单细胞方式同时分泌的。对下丘脑-垂体-生殖腺轴（hypothalamic-pituitary-gonadal axis，HPG轴）功能进行调控的最主要的调节物质是下丘脑释放因子——促性腺激素释放激素（GnRH），其作用是增加垂体分泌LH和FSH；而GnRH的分泌则由传统神经递质及中枢鸦片样物质所调控，同时也接受性类固醇、CRH和糖皮质激素等的相关调控；其中，糖皮质激素可直接或间接的作用于下丘脑和垂体。就女性而言，性腺类固醇雌激素和黄体酮的分泌主要被掌控于由卵巢卵泡发动的月经周期性变化中；而在男性，精子的产生和睾酮的分泌则依促性腺激素的分泌状况而定（图2-32）。

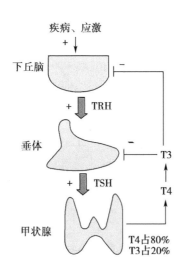

图2-31　下丘脑-垂体-甲状腺轴

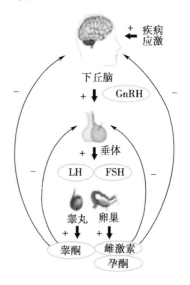

图2-32　下丘脑-垂体-性腺轴

精神分裂症患者在症状表现方面有着明显的性别差异，而这一疾患经常在青春期发病，由此提出，激素在精神分裂症的病理生理过程中是否起着重要作用？目前有限的资料显示，在男性或女性精神分裂症患者中都存在HPG轴异常。此外，由相关的流行病学、临床的和动物研究所提出的"雌激素假说"（认为雌激素可以保护女性精神分裂症患者早期出现各类严重精神病性症状），也是影响并导致该病存在性别方面的发病前差异、发病年龄差异、治疗反应差异以及病程差异等情况的主要原因。因此,关于应用雌激素治疗精神分裂症的研究结果值得期待。同样,值得注意的是,在应用抗精神病药物治疗精神疾病的过程中,同样会发生一些神经内分泌系统方面的不良反应,以及性方面的不良反应;如使用某些抗精神病药物会产生高催乳素血症,这种状况会抑制患者的 HPG 轴功能。

（四）催乳素

催乳素(prolactin,PRL)是由腺垂体中约占细胞总数 10% ~ 30% 的催乳素细胞所分泌的多肽。PRL 的主要作用器官是乳腺,其分泌受下丘脑多种神经递质、神经肽的多种受体亚型的相互作用的调节。DA、5- HT、GABA 以及鸦片样物质系统均可以显著地影响 PRL 的分泌调节。腺垂体分泌 PRL 同时受下丘脑弓状核结节漏斗部多巴胺(tuberoinfundibular dopamine,TIDA)神经元的张力性抑制调节。TIDA 旁路独立于其他的中枢多巴胺系统。同样,5- HT 也存在着对 PRL 分泌的刺激机制。研究表明,增加神经元突触部分 5- HT 活性的药物,包括 SSRIs 和直接作用的 5- HT 激动剂,都会增加血浆 PRL 的浓度。

目前,针对重度抑郁症和 PRL 分泌失调的研究很多。大多抑郁症患者的基线 PRL 浓度(包括日周期变化)看似相对正常,但其 PRL 的浓度变化对于各种不同的刺激性实验却可能存在异常。

（五）褪黑素

褪黑素(Melatonin,MT)是主要由人脑松果体分泌的一种吲哚类激素,MT 在人体分布广泛,并具有广泛的生理活性,对于维持机体正常的神经系统功能包括控制昼夜节律,具有十分重要的作用。MT 有两种受体亚型,包括 MT_1 型受体和 MT_2 型受体。褪黑素的生物合成和分泌主要受去甲肾上腺素的调节,MT 水平的高低可提示中枢神经系统去甲肾上腺素的活性,同时,5- HT 是 MT 的前体,抑郁症患者脑内 5- HT 含量的降低可以致 MT 合成减少。并有临床研究发现某些精神分裂症患者和抑郁症患者存在松果体功能紊乱和褪黑素及其代谢产物水平降低的现象,季节性抑郁症与褪黑素的关系已得到许多学者的证实。

几项研究已经发现,抑郁症患者褪黑素的昼夜分泌减少。地塞米松抑制试验异常的抑郁症患者较其正常的患者褪黑素水平低,这表明抑郁症患者的低褪黑素状态与 HPA 轴的高活性相关联,但这些结果尚未能被重复。新型抗抑郁药阿戈美拉汀通过对 MT_1 和 MT_2 受体的激动作用,恢复生物节律的同步化,可能是其抗抑郁效果的机制之一。

三、神经生化与神经内分泌的相互作用

（一）大脑单胺神经递质系统与 HPA 轴

HPA 轴在脊椎动物中高度保守,它受神经元和内分泌系统的共同调节。研究证据表明大脑中的单胺神经递质系统,包括儿茶酚胺、5- HT 和组胺神经递质系统对易化/抑制 HPA 轴起了重要的作用。

1. 5- HT 与 HPA 轴　5- HT 对于 HPA 轴功能的控制,主要是通过与在 PVN 中的 5- HT 受体相互作用来实现的,解剖学上的证据显示,5- HT_{1A} 和 5- HT_{2A} 受体存在于 PVN 小细胞部。5- HT 通过几种不同的受体来影响 HPA 轴的功能。显微注射 5- HT 或 5- HT 激动剂的研究结果显示,5- HT 能够激活或抑制 HPA 轴,所起作用主要取决于药物的剂量以及受体的亚型,并且还提示 5- HT_{1A} 受体对在应激诱导下血浆中 ACTH 和糖皮质激素的改变起着重要的作用。中枢给予 5- HT_{2A} 受体激动剂能增加血浆中 ACTH 和皮质酮的浓度,而血浆中升高的 ACTH 能被室旁核定位注射的选择性 5- HT_{2A} 受体拮抗剂所逆转。

在中缝核中,糖皮质激素与 5- HT 能神经元发生相互作用。一系列的证据提示,5- HT 能系统参与了糖皮质激素对 HPA 轴的负反馈调控,5- HT 能神经元表达糖皮质激素受体和糖皮质激素。

2. 去甲肾上腺素/肾上腺素与 HPA 轴　去甲肾上腺素和肾上腺素在控制 HPA 轴功能上起着非常重要的作用。

去甲肾上腺素和肾上腺素是交感肾上腺"战斗-逃跑"反应中的重要信号分子。此外,通过脑干儿茶酚胺区域到 PVN 的直接投射作用,去甲肾上腺素和肾上腺素还涉及 HPA 轴的神经内分泌应答。去

甲肾上腺素对 HPA 轴的兴奋作用,可能依赖于谷氨酸能信号通路。刺激去甲肾上腺素能系统腹侧束能够使循环中的 ACTH 和糖皮质增加,但可被 PVN 中显微注射的离子型谷氨酸受体拮抗剂所抑制。去甲肾上腺素和肾上腺素还可以通过调节 GABA 的释放,来达到抑制或激活 PVN 小细胞神经元的作用。

在脑桥和肾上腺髓质中,糖皮质激素和儿茶酚胺类神经元相互作用,证据提示,儿茶酚胺神经系统参与糖皮质激素负反馈抑制 HPA 轴的功能。儿茶酚胺能神经元表达糖皮质激素受体,在下丘脑和杏仁核的糖皮质激素受体和盐皮质激素受体接受儿茶酚胺能神经递质的控制。

3. DA 与 HPA 轴　DA 系统的活动与 HPA 轴的功能活动存在紧密的相互作用。实验发现,注射 DA 受体激动剂阿朴吗啡会导致动物的刻板行为显著增加,但是慢性皮质酮(CORT)注射可逆转这一效应。慢性注射 CORT 会导致纹状体中 D_2 受体 mRNA 表达量显著下调。并且实验发现,切除肾上腺阻断 CORT 的释放,也会抑制应激诱发的伏隔核中 DA 释放的增加,同时导致纹状体内 DA 受体密度改变;但是如果切除肾上腺后,在皮下埋入 CORT 颗粒,伏隔核中又出现 DA 释放的增加。由此表明应激导致的 DA 释放是依赖于 CORT 的。在负反馈抑制 HPA 轴中,DA 的作用目前还知之甚少。然而,DA 能神经元在腹侧被盖区中表达糖皮质激素受体,在内侧前额叶皮质中一定数量的神经元既能表达多巴胺 D_1 受体,也能表达糖皮质激素受体。但尚需要功能学上的研究,来进一步确定多巴胺在负反馈抑制 HPA 轴功能上的作用。

4. 组胺与 HPA 轴　组胺合成神经元位于下丘脑后部的结节乳头体处,并投射至中枢神经系统中大部分的脑区,也包括 PVN。目前而言,对于应答应激上,组胺能神经递质在控制神经内分泌上只受到少许研究的关注。然而,在 1983 年 Bugajski 和 Janusz 的研究中,他们在脑室内注入组胺或组胺 H_1 和 H_2 受体激动剂后发现血浆中皮质酮的浓度升高了。进一步的研究发现,在调节 HPA 活动上,是 H_1 受体在起作用,而非 H_2 受体,并受到一氧化氮信号通路的调节。接下来的研究中,需要进一步充分的了解组胺系统在应激下神经内分泌中的作用。

(二)抗抑郁药与 HPA 轴的作用

不同种类的抗抑郁药物,包括单胺氧化酶抑制剂(MAOI)、三环类(TCAs)以及选择性 5-羟色胺再摄取抑制剂(SSRIs),都会"下调"人类或者动物的 HPA 轴活性。迄今,动物研究已经表明抗抑郁药物能减少下丘脑 CRH mRNA 的表达,同样能够增加中枢糖皮质激素受体的数量或活性。因此,或许抗糖皮质激素治疗能对重症抑郁、精神病性抑郁等疾病获得与现行抗抑郁药物相同的治疗效果,而且,现时已经有人采用过这样的方法来治疗心境障碍。

第四节　精神障碍的神经影像学基础

一、神经影像学技术概述

目前的神经影像技术可以对活体脑组织的结构、功能和化学成分进行检查和科学研究。神经影像技术作为无创性非侵入性的神经系统检查手段,已经广泛应用于神经精神疾病的临床诊断与科学研究中,取得了大量重要的科学研究成果,为精神疾病的病理生理机制提供了新的理论支持,并为精神疾病的正确临床诊断和开发新的治疗方法提供了有利帮助。电子计算机断层扫描成像(computed tomography,CT)能够使器官、组织及其病变部位成像,提高了病变(特别是像肿瘤和中风这样的疾病)检出率及诊断的正确率。磁共振成像(magnetic resonance imaging,MRI)成为继 CT 之后的一种更为安全的影像学检查技术,它可以清晰地区分脑灰质与白质,更为准确地识别微小病灶以及脑白质异常。

近年来,功能影像学技术成为神经影像学临床实践和科学研究的新手段,目前比较重要的技术包括功能性磁共振成像(functional magnetic resonance imaging,fMRI)、单光子发射型计算机断层成像

(single photon emission computed tomography,SPECT)和正电子发射型计算机断层显像(positron emission computed tomography,PET)。关于脑区功能的许多原始概念是通过观察脑局部损伤、肿瘤、中风引起的功能缺陷而得到的,功能神经影像技术可以分析执行特定任务过程中的大脑的活动情况,对大脑的传统观点进行重新评估和定义。比如最近的功能影像学研究揭示了感觉、运动、语言、记忆、计算、学习、思维与情绪障碍的解剖学特性。自主神经系统产生的无意识感觉也已经被定位于特定的脑区。这些研究结果为探讨精神疾病的心理损害机制提供了基础,最终将有助于提高精神疾病的精准治疗水平。总之,神经影像技术已经成为精神疾病诊断与治疗最为有效的辅助检查手段之一。

(一)神经影像学技术在神经精神疾病临床实践中的应用

神经影像学技术可以辅助确定神经精神疾病的脑与脊髓病变的部位。精神科医生在给首发精神疾病患者做出诊断之前,或者在患者出现急性严重精神症状时,建议让其进行神经影像检查,可以排除中枢神经系统疾病。随着人口老龄化的发展,尤其是癌症和心血管疾病死亡率的降低,极大程度地延长了人类寿命,活到发生退行性脑部障碍年龄的人越来越多,阿尔茨海默病的发病率越来越高。而阿尔茨海默病是痴呆的主要病因之一。除此之外,痴呆也可由其他多种病因引起,包括血管性痴呆、脑外伤引发痴呆、脑肿瘤引发的痴呆、慢性感染、梅毒、隐球菌病以及人类免疫缺陷病毒(HIV)等慢性感染性疾病所引发的痴呆。抑郁、焦虑和精神障碍症状在痴呆病人中很常见,增加了痴呆诊断的困难。神经影像技术可以辅助查明痴呆的病因,提高疾病诊出率。除了痴呆,神经影像学技术在其他脑器质性疾病所致的其他神经精神症状(谵妄、幻觉、妄想和情绪情感改变等)的病因学确定上也发挥着重要作用。

(二)神经影像学技术在神经精神疾病科学研究中的应用

神经影像学技术已经广泛应用于精神疾病的科学研究。虽然还没有明确精神疾病的病理机制,但是取得了大量一致的研究成果。神经病理学研究发现精神分裂症患者脑体积减小,特别是脑灰质体积。进一步的研究发现精神分裂症患者大脑皮层轴突和树突减少,CT和MRI呈现其侧脑室和第三脑室的代偿性增大。与健康人相比,精神分裂症患者的颞叶体积减小最明显。功能影像研究发现精神分裂症患者额叶代谢性活动降低,特别是在完成需要前额叶参与的任务时,前额叶皮层代谢活动性减低更明显。情感障碍也与脑体积减小、额叶代谢活动降低有关。左侧前额叶皮层失活出现抑郁症状,右侧前额叶皮层失活出现躁狂症状。用传统的CT和MRI技术研究焦虑障碍中的强迫症,结果表明:强迫症患者没有特别异常的脑区,只是尾状核体积轻微减小。功能PET和SPECT的研究显示:强迫症患者皮质边缘系统、基底节和丘脑结构异常,出现强迫症状时,眶额叶皮质活动异常,服用氟西汀、氯丙咪嗪或进行行为矫正治疗后,会出现尾状核葡萄糖代谢水平部分恢复正常。

二、神经影像学的主要技术

(一)电子计算机断层扫描成像

20世纪60年代,Godfrey Hounsfield设计了第一台CT装置,并成功获得了颅脑横断面图像。由于对医学的重大贡献,Godfrey Hounsfield和从事CT图像重建研究工作的Alan McLeod Cormack一起获得了1979年的诺贝尔医学生理学奖。CT技术应用于颅脑扫描,是神经放射诊断领域的重大突破,它大大提高了病变的检出率及疾病的确诊率。目前,CT是临床上应用最广泛、最方便的无创性疾病诊断技术。对于急性疾病的筛查,它更能快速、准确地做出诊断。

CT成像原理:利用X线束,对被检体某一选定体层层面进行扫描。X线穿过具有密度差异的被检体组织时,部分能量被吸收,衰减后带有组织特异性的信息由探测器接收,通过数据采集系统进行模数转换,最后由计算机重建出横断面图像。目前CT扫描作为首选的非紧急神经影像学检查技术虽已被MRI取代,但MRI不能明确钙化,对骨性结构的显示也远不如CT。

(二)磁共振成像

1946年,Felix Block和Edward Purcell首先发现了核磁共振现象,这项技术主要用于阐明核磁共振基本现象和精确测定核磁矩,为此两位科学家共同荣获了 1952 年的诺贝尔物理学奖。1982 年磁共振成像扫描进入临床应用,这种新成像技术很快成为神经科和精神科医生首选的辅助检查。2003 年的诺贝尔生理学-医学奖授予了为 MRI 在医学应用中做出重要贡献的科学家 Lauterbur 和 Mansfield。

磁共振成像原理:进入磁场前,人体内质子在空间的排列是杂乱无章的,进入磁场后,质子产生的小磁场呈有规律的排列(与主磁场方向平行或相反,即纵向磁化矢量),当施加一定角度射频脉冲时(如 90°),质子纵向磁化矢量发生偏移,当脉冲结束后逐渐恢复至平衡态。在恢复过程中,它所释放的射频信号被采集,数字化后输入计算机,对获得的每个体素进行空间编码,用转换器转为模拟灰度,而重建出灰阶图像。

磁共振成像中磁场强度的大小用特斯拉(Tesla,T)来衡量。临床上常用 MR 设备的磁场强度一般为 0.35 ~ 3.0T,一般来讲,磁场强度越大,成像质量越好。在科学研究中,以人为被试时最大强度可达 4.7T,以动物为被试时最大强度可达 12T。磁共振成像是无辐射、无创伤的检查,经过不断地发展,已经成为继 CT 之后的一种更安全可靠,应用最为广泛的临床神经影像学检查技术。另外,磁共振技术也成为精神疾病科学研究中最为重要的研究手段。常用的磁共振成像技术包括 3D 结构成像、功能成像和弥散张量成像。

1. 3D 结构磁共振　3D 结构磁共振也称为三维结构磁共振,目前多用于科学实验研究。3D 结构磁共振的原理是通过三维稳态采集快速成像(3D-FIESAT)、三维快速扰相梯度回波(3D-FSPGR)序列或三维快速自旋回波(3D-FSE)序列等来得到三维解剖图像。3D 结构磁共振成像的分析包括脑灰质白质体积、密度以及皮层厚度的测量。另外它还可用于其他分辨率低的成像技术研究中感兴趣区的解剖定位以及用于辅助低分辨率成像数据不同受试者的脑与模板的标准化过程。

现有的主要精神疾病脑结构的分析包括两种方法:基于感兴趣区的测量学方法以及基于体素的形态学测定方法(voxel-based morphometry,VBM)。如果在科学研究中,我们针对特定脑组织区域(必须是在 3D 结构成像中边界清晰的区域)进行研究,可以采用基于感兴趣区的测量学(图 2-33)。这种方法要手工确定脑区及其范围,因此有可能导致研究者之间的误差。此外,人工画定每一层脑区的范围,相对来说需要耗费大量的时间。基于体素的形态学测定方法是对受试者的脑在体素水平上的脑结构属性(包括体积、密度和皮层厚度等)进行分析(图 2-34)。这是一种由计算机专业软件自动化处理分析结构数据的过程,VBM 方法对全脑的体素逐一进行分析,判断不同样本之间是否存在灰质、白质和脑脊液的差异。预处理的基本步骤包括标准化、分割和平滑。标准化是使不同个体的同一脑区位于标准空间的相同位置,以使不同个体的脑区之间具有可比性。标准化过程保持了每个体素的信

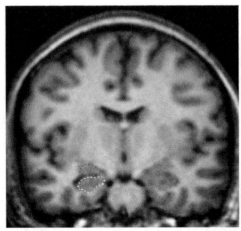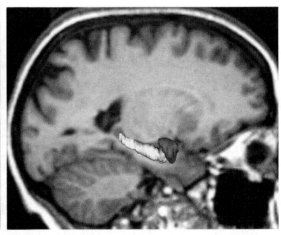

图 2-33　基于感兴趣区的方法

针对 3D 结构影像数据中边界清晰的杏仁核与海马,采用手工确定这些脑区的范围。左侧为冠状位呈现手工确定的杏仁核与海马的边界,右侧呈现了手工确定的杏仁核与海马的立体结构

号强度,但是使脑区产生了变形、增大或减小等变化。分割是依据先验的灰质、白质和脑脊液模板来判断 MRI 图像中某个体素是灰质、白质和脑脊液,并将脑实质分割为灰质、白质和脑脊液三部分。对分割后的图像进行空间平滑以减少标准化和分割过程中产生的空间噪声和误差,并提高统计效力。虽然 VBM 方法的结果不如基于感兴趣区的测量学所获得的体积那样容易解释,但是它们的检测结果却极其相似。基于感兴趣区的测量学研究方法直观,结果解释清晰;VBM 方法经过复杂的运算和处理,尚有许多不清晰的生物学意义包括其中,但是它具有客观性和可重复性好的优点。VBM 对体素进行统计比较,有统一的评判标准,可以实现自动分析而无需人为干涉其过程;对整个脑组织图像逐体素比较,能够反映出整体的萎缩部位,而不只是局限于某一个或几个区域;和感兴趣区测量方法所进行的线性或表面测量比较,由于 VBM 方法中采用像素体积小,因而它更能代表灰质缺失的体积测量;基于感兴趣区域的测量技术操作过于复杂,不能够自动化处理,而 VBM 方法能够自动进行处理,易于临床推广。

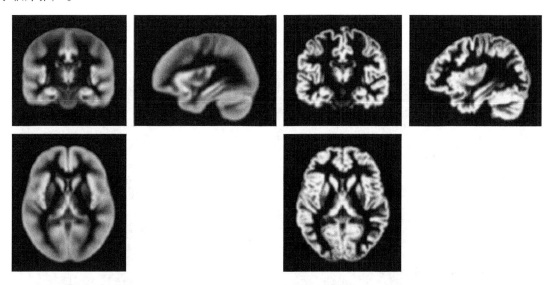

图 2-34 基于体素的形态学
左侧的冠状位、矢状位和轴状位图像是标准的灰质模板,
右侧三幅是一名受试者的脑经过分割和标准化灰质图像

2. 功能磁共振成像 功能磁共振成像(functional magnetic resonance imaging,fMRI)是一种将脑活动与特定的任务联系起来的成像技术。大脑在完成特定任务时,受激发的脑区会有局部血流增加现象,当血流增加量超过了脑组织的氧需求量,静脉血液的含氧量会增加、脱氧血红蛋白的浓度会降低(图 2-35)。而 fMRI 是基于血氧水平依赖性(blood oxygenation level dependent,BOLD)的成像技术,其成像基础与局部脑血流、氧合血红蛋白和脱氧血红蛋白的含量密切相关,可以通过检测局部脑区的血氧含量变化来间接检测相应位置的神经元活动情况。fMRI 的优点:空间分辨率(可达 1mm)和时间分辨率(快速扫描可达数十毫秒)均较高,可对参与认知活动的脑区进行功能定位和判断精神疾病的脑功能状态(图 2-36)。

近年来,静息态功能成像(resting state functional magnetic resonance imaging,rsfMRI)作为一种特殊形式的功能成像手段获得了广泛的应用。进行静息态功能成像时,受试者清醒,静息平卧于检查床,闭眼或睁眼注视,平静呼吸,固定头部并最大限度地减少头部及其他部位的主动与被动运动,同时要求尽量不要做任何思维活动。研究者发现,当人处于休息、放松状态下时,脑仍然在进行自发的、不间断的活动。1995 年,Bharat Biswal 等人发表了第一个 rsfMRI 研究。他们发现人类受试者左右两侧感觉运动皮层在 rsfMRI 下的 BOLD 信号存在很高的相关性。2001 年,Marcus Raichle 和 Debra Gusnard 等人根据以往的 PET 和 fMRI 研究,总结得出"默认网络"(default mode network,DMN)的概念,即在静

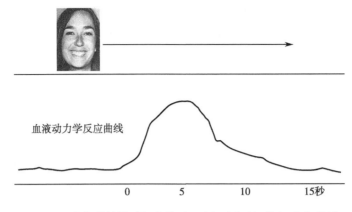

图 2-35　参与情绪情感调节的脑区（如杏仁核、海马或者前额叶）在看到快乐面孔时可能出现的血液动力学反应。功能磁共振成像通过检测局部脑区血液动力学的变化，即血氧含量变化来间接检测这一区域的神经元活动情况

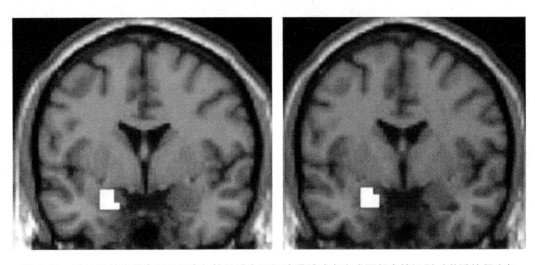

图 2-36　脑的冠状位图像显示了杏仁核区域在双相障碍受试者完成面部表情识别时激活的程度与正常人相比具有统计学的显著差别

左侧为识别快乐表情的结果，右侧为识别恐惧表情的结果

息态下，后扣带回、内侧前额叶、顶下小叶、楔前叶、顶颞叶交界处、海马及部分内侧颞叶始终保持自发活动，且在简单的感觉任务中，此自发活动始终存在，而在复杂认知任务中，其活动受到显著抑制。其后的一系列研究发现大脑中功能相关区域在静息态下的活动也会有很高的相关性。因为 rsfMRI 操作简单，各个实验研究的可比性好，使得它更为广泛地应用于临床实践和科学研究中。目前，rsfMRI 几乎应用于所有精神疾病的临床研究中。

　　3. 弥散张量成像　弥散张量成像是基于水分子弥散的基本物理现象。不同脑组织中水分子向各个方向的弥散特性是不同的，这被称为弥散的各向异性。在大脑白质中，受纤维排列方式、密集程度及髓鞘等因素影响，水分子在垂直于纤维走行方向上的弥散强度明显小于平行纤维走行的方向，其各向异性程度较高。弥散的各向异性能反映细胞膜和髓鞘的完整性，当脑组织微结构的完整性遭到破坏的时候，会引起组织弥散各向异性的改变。DTI 技术在常规磁共振技术的基础上通过定量测量脑组织各向异性的变化来检测各种病变导致的脑组织结构损害，由于大脑白质各向异性程度高的特点，使其成为当前唯一能够有效观察和追踪脑白质纤维的非侵入性检查方法。这一技术已经广泛用于脑部尤其是白质纤维束的观察、追踪以及脑认知功能和脑疾病的病理变化等研究。弥散张量成像所包含的三维信息需要用各向异性分数（fractional anisotropy，FA）来表示水分子在不同方向上受到限制的程度（图2-37）。FA值在有方向性的白质中相对较高，在灰质中较低，在脑脊液中接近于0。现有关于精神疾病的脑白质连贯性的研究表明，精神疾病（特别是精神分裂症和双相障碍）患者存在胼胝体、扣带束和钩束等皮质边缘系统脑白质连贯性的异常（图2-38）。

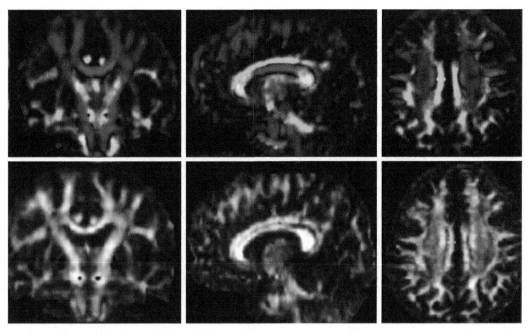

图2-37　上面脑的冠状位、矢状位和轴状位显示了经过计算机专业软件运算，将白质的方向进行编码后的图像：红色显代表白质的主要走向是左右、绿色代表前后走向、蓝色代表上下走向；下面脑的冠状位、矢状位和轴状位显示了经过计算机专业软件运算所得到的脑各项异性（FA）图像

（三）磁共振波谱成像

磁共振波谱成像（magnetic resonance spectroscopy，MRS）是通过同时检测磁共振现象和化学位移作用进行特定原子核及其化合物定量分析的方法。MRS是目前唯一的无创伤性和非侵入性的检测活体组织内生化物质的方法。目前可以检测1H、31P、13C、19F和23Na等生化物质的含量，以31P MRS应用最早，而1H MRS应用最广。MRS的基本原理：含相同原子（如氢原子H1）的不同生化物质，由于其分子结构不同，在磁共振时具有不同的共振频率。将人体置于强磁场中，通过一定的设备可将单位体积活体组织中含同一原子的不同生化物质的各自共振频率以波峰的形式记录下来。不同的生化物质，由于共振频率不同，MRS表现为其波峰（称为共振峰）在横轴上的位置不同（图2-39）。目前有两种方法可以测量生化物质的浓度，一是直接测量波峰下的面积，称为半定量法；二是用所测生化物质的波峰下

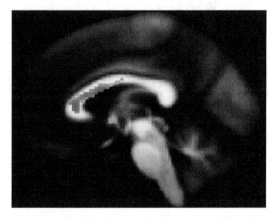

图2-38　脑的矢状位图像显示了胼胝体的各项异性值在双相障碍受试者与正常人相比具有统计学的显著差别

面积与已知含量或含量恒定的生化物质波峰下面积的比值所表达的物质浓度，称为相对定量。常规MRI只能检测氢原子核以确定大脑结构，而磁共振波谱分析可以检测到多种奇数核原子。MRS能够检测到大范围的生物重要细胞核，因此可以研究许多代谢过程。对神经精神疾病患者应用磁共振波谱能够检测到与疾病有关的脑代谢物，进而推断可能的分子生物学机制。

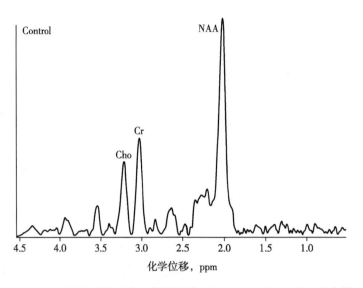

图 2-39　磁共振波谱成像所获得的某一脑区 NAA、Cr 和 Cho 的含量

（四）单光子发射型计算机断层成像

Kuhl 和 Edwards 研制并应用于临床的 SPECT 是将放射性核素普通脑成像与断层成像技术相结合起来的一种新的影像学诊断技术。SPECT 脑血流灌注显像是利用放射性显像剂研究大脑内血流的区域差异。这些显像剂具有发射 γ 射线光子的特性，根据不同脑区的灌注水平不同，在体外应用 SPECT 显像记录脑区发射的光子，进行数据采集、处理和图像重建来获得图像。SPECT 技术提供了与葡萄糖代谢的速率高度相关的脑血流信息，但并不直接测量神经元代谢。SPECT 所需单光子发射同位素有 123I、99mTc、133Xe。其中 133Xe 是一种可以被直接吸入的稀有气体，133Xe 很快进入血液，被分配到有血流通过的大脑区域，因此 133Xe SPECT 被称为区域性脑血流技术。它的主要局限性是仅能检测脑表面的血流，而对于整个脑组织的血流量的评估需要注射追踪剂（99mTc- HMPAO）。这些同位素附着到高亲脂性分子上，迅速穿过血-脑屏障并进入细胞，在配位体酶促进下转化成离子，并停留在细胞内。因此，随着时间的推移，该追踪剂都集中在血流量相对较高的区域。

（五）正电子发射型计算机断层成像

正电子发射型计算机断层成像（PET）是一种非常先进的临床检查技术，可以利用带放射性标记（正电子发射同位素）的生物追踪剂进行灵敏的放射性分析；可以在毫微克或微微克分子浓度范围内分析生物系统，反映生物的代谢情况，而不扰乱生物系统的正常功能。

正电子发射型计算机断层成像的原理：正电子发射同位素通常是由回旋加速器生成，其原子用来对某种感兴趣的化合物加"标记"，然后再（通过静脉）注射到人体内。这些标记化合物是用来"跟踪"生物过程的，因此称为生物追踪剂。在任何时刻，某些正电子发射同位素原子衰变，发射出一个"正电子-中微子"对。正电子与组织中的电子相撞并失去能量（湮灭），电子和正电子的质量转变为能量并以伽马射线的形式放出。为了保持能量和动量，这种伽马射线是以两个能量为 511keV、方向相反的射线形式发射，被体外检测系统检测出来。PET 扫描仪由一个环形闪烁检测器阵列组成，检测头部对称两侧几乎同时出现的伽马射线。如果伽马射线的位置能精确测出，则发生湮灭的那条线（对应于脑内由正电子标记的分子浓度）就能确定。将各个角度上的线组合起来得到的数据通过类似于 CT 图像重建算法重建出断层图像。PET 具有一个独特性质，构成人体基本成分的碳、氮和氧的正电子发射同位素 11C、13N 和 15O 均可以用作 PET 的示踪剂。PET 具有灵敏度高、特异性高、全身显像、安全性好的优点。PET 目前主要应用于蛋白质功能分子显像、基因表达分子显像和受体分子显像。对神经精神疾病患者应用 PET 检测，有助于疾病的病理诊断和治疗效果的评价。

第五节 精神障碍的神经电生理基础

一、事件相关电位

事件相关电位(event-related potentials,ERPs)指外加一种特定的刺激,作用于感觉系统或者脑的某一部位,在给予刺激或撤销刺激时,或当某种心理因素出现时,在脑区所产生的电位变化。ERP引起的波形往往淹没在自发脑电(electroencephalography,EEG)中,可以通过信号的叠加平均从EEG中进行提取,其结果形式是一系列的正波或者负波。ERP成分的命名有多种方式,可以按潜伏期命名:正波命名为P,负波命名为N,然后标出潜伏期,如:300毫秒左右出现的正波命名为P300,400毫秒左右出现的负波命名为N400;按照功能意义命名:如失匹配负波(Mismatch negativity,MMN);此外还可以根据出现的顺序命名,如:P1、N1、P2、N2、P3a、P3b等(图2-40)。目前一般认为,ERP源于皮层锥体细胞的突触后电位——当神经递质与受体进行结合时离子穿过细胞膜导致的电位变化。当大量神经元的突触后电位同步活动,产生的场电位叠加,在头皮上可瞬间被检测到,因此,ERP是对与神经递质相关的神经活动直接的毫秒级分辨率的测量,可以为精神障碍的认知活动异常提供直接的、敏感的电生理学指标。目前,对精神障碍的P50、P300、MMN以及N400等成分的研究较多,可归纳如下。

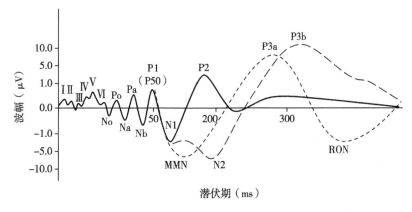

图2-40 ERP的波形示意图

1. P50 听觉诱发电位P50是测量感觉门控(sensory gating)功能最常用的神经电生理学方法。感觉门控是反映大脑对传入的无关刺激的一种正常的自动调节能力,其本质是大脑的抑制功能。感觉门控功能下降会导致与认知和注意有关的各种精神症状。常用的P50的诱发任务是条件-测试刺激范式(conditioning-testing stimulus paradigm)。在任务中给被试呈现一对性质相同的间隔为500毫秒的声音刺激,前一个称为条件刺激,后一个称为测试刺激。在正常人中发现,测试刺激诱发的P50波幅值低于条件刺激。通常以P50抑制率(测试刺激被抑制程度)反映感觉门控作用的强弱。很多研究发现:精神分裂症的P50抑制率降低;前驱期个体和精神分裂症的一级亲属也存在感觉门控抑制缺陷。此外有研究表明:无精神病性症状的双相情感障碍患者感觉门控功能正常,而伴有精神病性症状的双相障碍患者存在感觉门控缺陷。

2. P300 P300是研究认知加工及其脑机制的一个很重要且被广泛应用的指标。P300的潜伏期反映对刺激物的评价或者分类所需的时间,波幅反映背景或工作记忆表征的更新。此外,P300波幅值与在一个给定的任务中所投入和分配的注意资源的多少成正比。在临床研究中最常用的诱发P300的方法是"Oddball"范式。在任务中随机呈现两类刺激,其中一类是以大概率出现的标准刺激,一类是小概率出现的目标刺激。要求被试从标准刺激中区分出目标刺激并对目标刺激进行相应的反应。在目标刺激后约300毫秒观测到的正波即为P300。其中在顶叶皮层诱发的P300波幅值最高。

研究表明:相比于正常人,精神分裂症患者的 P300 波幅值降低而潜伏期延长。此外,偏执型精神分裂症患者的 P300 波幅值高于未分化型。发病年龄也会影响 P300 的波幅值。P300 的潜伏期在精神分裂症患者中随年龄增加的速率比正常人更大。疾病的严重程度、病程和抗精神病药物与 P300 的波幅值无关。因此,P300 可能是精神分裂症的特质而非状态型的生物标记物。

3. MMN 有研究者认为 MMN 是目前唯一能客观评价听觉识别和感觉记忆的重要神经电生理指标,具有很高的应用价值。MMN 主要发生在颞叶初级听觉皮层和额叶次级听觉皮层。通常由 oddball 实验范式诱发。给被试呈现两个声音刺激,一个为大概率出现的标准刺激,另一个为小概率呈现的与标准刺激在频率上不同的偏差刺激。分别在被试双耳中呈现。令被试双耳分听。即只注意一只耳的声音并对偏差刺激进行反应,而不注意另一只耳的声音。结果无论注意与否,在约 250 毫秒内偏差刺激诱发的负波比标准刺激诱发的高。用偏差刺激诱发的波形减去标准刺激诱发的波形,在 100~250 毫秒出现一个明显的差异波,即 MMN。由于 MMN 也可以在非注意状态下诱发,无需主观注意,无主观因素干扰。研究表明:精神分裂症患者的 MMN 波幅值降低,表明其在听觉皮层水平上的信息加工受损。此外,精神分裂症患者的一级亲属也可出现 MMN 波幅的降低。有研究者认为 MMN 的异常与 N-甲基-D-天冬氨酸(NMDA)受体有关。一些研究发现抑郁障碍的 MMN 潜伏期延迟、波幅下降。

4. N400 N400 为研究脑的语言加工中常用的 ERP 成分。首次由 Kutas 与 Hillyard 等于 1980 年报道。他们应用语义不匹配的句尾歧义词诱发出一个新的负性电位,潜伏期在 400 毫秒左右,故被命名为 N400。它能敏感地反映词与词、词与上下文语义上的联系。语义缺陷是精神分裂症谱系障碍潜在的内表型。一项元分析结果表明精神分裂症患者在语义加工的两个阶段中均存在异常:其在早期的自动化语义激活加工阶段存在异常,表现为对弱的或者不相关的概念的自动扩散激活过程与对密切相关的概念的激活过程非常相似;此外,晚期语境化加工(contextualization)阶段也存在异常,表现为对语义一致信息的加工损伤同时伴有加工速度降低(N400 效应值降低,潜伏期延长)。

二、惊跳反射的前脉冲抑制

惊跳反射是指当机体受到一种强感觉刺激(包括听觉、视觉、触觉等多种感觉模式)时所诱发的一种防御反射(图 2-41A),表现为面部及躯体肌肉的快速收缩,之后往往还伴随着当下行为的终止以及心率的增加。但如果在强刺激之前的 30~500 毫秒内给予一个可觉察的听觉、视觉或触觉弱刺激,弱刺激本身不足以引出惊跳反射,但却可以降低强刺激引发的惊跳反射的幅度,这种抑制效应就是惊跳反射的前脉冲抑制(Prepulse Inhibition of Startle Reflex,简称 PPI),(图 2-41B)。

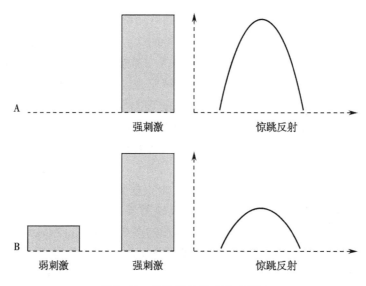

图 2-41 惊跳反射的前脉冲抑制

PPI 具有很高的可重复性,在人类通常通过肌电图描记法记录眼轮匝肌(electromyography,EMG)的收缩程度来检测。通过非侵入性的表面 EMG 测量眼睑运动是心理学范畴内的最佳方法,它可以记录到眼轮匝肌微小到还不能引起眼睑运动的收缩,其潜伏期和幅度的变化是眨眼反射敏感、客观的反映指标。PPI 实际上是通过运动系统的活动反映了脑内的一种信息加工保护机制的激活过程,这个被动的 PPI 过程不需要被试的积极反应而是一个自动加工的过程。它是目前公认的一种跨哺乳动物种系所共有的感觉运动门控模型。什么是感觉运动门控呢? 感觉门控(sensory gating,SG)是大脑的一种正常功能,是指大脑对感觉刺激反应的调节能力,它能特异地抑制无关、冗余的感觉刺激输入,并且通过滤掉无关刺激使大脑更高级的功能不被感觉刺激所超载。机体在抑制无关感觉信息的同时,也抑制了这些信息引起的行为反应,即感觉运动门控过程。一些研究认为精神分裂症患者正是由于不能有效地门控感觉刺激信号的输入,导致大脑被感觉刺激信号淹没或超载,干扰大脑对有用信息的加工,致使加工效率下降,注意和知觉功能出现异常(如过度警觉、辨别困难),患者区分周围环境非重要特征的能力减弱,注意力经常集中在往往被其他人忽视的细节方面。对这些细节的先占观念导致患者对周围环境的错误感知,最终导致认知解体而出现精神病性症状。

目前研究较多的是由听觉刺激引发的惊跳反射及相应的 PPI 效应。关于听觉 PPI 的神经学基础,Davis 等人经过研究发现:如果给予机体一个强的声音刺激,该强刺激会通过听觉传导通路使其下游的脑桥尾侧网状核(PnC)兴奋,兴奋的 PnC 会将刺激信息通过其所发出的神经纤维投射到其下游的运动神经元上,完成相应的听觉惊跳反射。如果在该强刺激之前 30 ~ 500 毫秒先给予机体一个较弱的前刺激,该前刺激会通过听觉传导通路,使中脑下丘(midbrain inferior colliculus,IC)兴奋性增加,兴奋的 IC 会促进其下游的中脑上丘(midbrain superior colliculus,SC)以及脚桥被盖核(pedunculopontine tegmental nucleus,PPTg)兴奋性增加,而兴奋的 PPTg 对 PnC 的活动有负性调节作用。当强声音刺激再次经过听觉传导通路到达 PnC 时,由于 PnC 的兴奋性较低,此强声音刺激所引起的惊跳反射强度降低,因此产生 PPI 效应。

对于 PPI 调节的神经环路就显得更为复杂,主要涉及的脑区有边缘皮质,腹侧纹状体,腹侧苍白球和 PPTg,这一环路又被简称为 CSPP 环路。皮质边缘系统包括内侧前额叶皮层、杏仁核及海马,它们能投射谷氨酸能兴奋性递质至伏隔核,然后经伏隔核中继对 PPI 起调节作用。这一中继作用的机制依不同的脑区而有重大的区别。动物实验表明,内侧前额叶皮层和杏仁核对 PPI 的调节作用被认为是多巴胺依赖的,而海马对 PPI 的调节作用可能是通过 M 型乙酰胆碱受体起作用的。在腹侧纹状体中最重要的部分是伏隔核,它在 CSPP 环路中起着枢纽的作用,除了接受来自中脑腹侧被盖区多巴胺能神经元投射外,还接受 CSPP 环路中来自边缘皮质的谷氨酸能神经投射,并且发出 GABA 能神经元投射至腹侧苍白球和 PPTg。以上神经递质在 PPI 的调节中有着重要的作用。惊跳反射的途径及 PPI 调节过程如图 2-42 所示。

目前,关于精神疾病与 PPI 的关系尚无定论,较一致的观点认为精神分裂症患者存在 PPI 缺陷,且抗精神病药物对精神分裂症病人所表现的 PPI 缺陷可能无改善或恢复作用,精神分裂症病人所表现出的 PPI 缺失可能是一种稳定的 SG 异常的指标。但对于双相情感障碍及抑郁症的 PPI 研究相对较少,还需要进一步的实验验证。

三、眼球运动

19 世纪心理学家通过考察眼球运动探索人的心理活动过程,通过分析记录到的眼动数据探索眼动和人的心理活动的关系。20 世纪中期,眼动仪的问世为心理学家利用眼动技术(eye movement technique)探索不同条件下的视觉信息加工机制,观察其与心理活动之间奇妙而有趣的关系,提供了新的有效的工具。

眼动技术就是通过对眼动轨迹的记录,从中提取诸如注视点、注视时间和次数、眼跳距离、瞳孔大

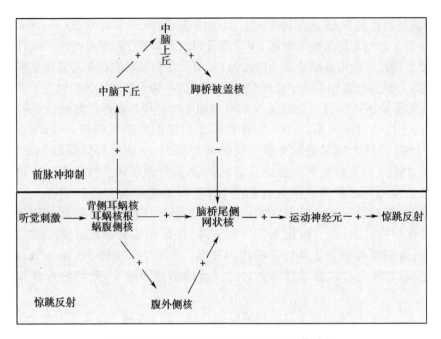

图 2-42　惊跳反射的途径以及 PPI 调节过程

小等数据,从而研究个体内在的认知过程。眼动技术随着科学技术的发展先后经历了观察法、后像法、机械记录法、光学记录法、影像记录法等多种方法的演变。现在,主要使用的是集成了光学技术、摄影技术、计算机硬件技术和软件技术的现代大型精密眼动仪。现代眼动仪的结构一般包括四个系统,即光学系统、瞳孔中心坐标提取系统、视景与瞳孔坐标迭加系统和图像与数据记录分析系统。

　　自从 Diefendorf 等人首次考察精神分裂症患者的眼球运动功能以来,相关的眼动研究越来越多。大量研究证明精神分裂症存在眼球运动异常,并且在其40%的一级亲属中也发现了眼睛追踪障碍,眼球运动异常可能是精神分裂症的一种生物学指标。精神分裂症的眼球运动异常主要表现在探究性眼球运动(exploratory eye movement,EEM)、平滑追踪眼动(smooth pursuit eye movement,SPEM)、反向眼跳(saccade)上。其中探究性眼球运动是目前国内外学者关注的热点,主要检测注视点(Number of Eye Fixation,NEF)、注视总距离(Total of Eye Scanning length,TESL)、注视平均距离(mean of eye scanning length,MESL)、认知性探究分(cognitive search score,CSS)、反应性研究分(responsive search score,RSS)。探究性眼动研究发现,精神分裂症患者的眼动异常率为84.0%(42/50)。平滑追踪眼动是指当眼球用跟踪系统来跟随一个缓慢而平稳运动着的目标时,在运动着的目标和眼球之间保持一种固定的注视关系。国内外多项研究发现精神分裂症患者及其一级亲属存在 SPEM 异常,表现为病人在平滑追踪眼球运动过程中速度增益变小,眼跳频次增多。有文献表明精神分裂症患者中约50% ~80%表现出平滑追踪能力受损,首发精神分裂症病人平滑追踪眼动异常比例在25% ~40%之间,病人的一级亲属比例为30% ~40%(或45%),健康被试的比例为8%。在精神分裂症病人的 SPEM 研究中,精神分裂症病人平滑追踪眼动障碍是一个较一致的研究发现,并且这种功能障碍和症状缓解与否无关。Philip J Benson 的研究表明眼动检测对精神分裂症诊断的准确率达87.8%,能明显区分精神分裂症患者与健康个体。并且眼动检测在精神分裂症患者的不同病期及其亲属间具有相当的稳定性,而且具有较高的重测信度。国内外相关学者据此认为,探究性眼动和平滑追踪这些眼动指标在诊断精神分裂症患者中具有较高的敏感性。作为一种无创性检查,眼动技术将对精神分裂症患者的诊断提供有力的客观依据,可作为精神分裂症的生物学指标应用于早期预测或筛查,也可作为状态学指标用来评估临床疗效。除此之外,眼动技术也可用于双相情感障碍、抑郁症和强迫症等精神疾病的研究。

　　眼动技术作为一种新型的研究手段,可能会受到精神症状、用药及其他因素的影响。相信随着眼动技术的进步,研究设计的完善,将来会有更多的研究者来深入探索、寻找眼动检测对精神疾病早期预测和筛查的敏感指标。

四、经颅磁刺激

经颅磁刺激(transcranial magnetic stimulation,TMS)是 Barker 等研究人员于 1985 年首次创立的一种刺激大脑皮层的方法,重复经颅磁刺激(repetitive TMS,rTMS)技术是 1992 年在 TMS 技术的基础上发展起来的一种新型的神经电生理技术。目前,国内外已有多种技术成熟、设计优良的磁刺激仪应用于临床。

rTMS 是一种安全、无创、操作简单的刺激皮层神经元的方法,其原理是在放置于头部上方的绝缘线圈中通入脉冲电流,进而在线圈周围产生脉冲磁场,脉冲磁场在脑实质内产生感应电流,从而刺激局部和功能相关的远隔皮层功能,实现皮层功能区域性重建,且对脑内神经递质及其传递、不同脑区内多种受体包括 5- 羟色胺等受体及调节神经元兴奋性的基因表达有明显影响。刺激参数(如频率、强度、次数、刺激位点等)是影响治疗效果的重要因素。高频高强度的 rTMS 有易化神经元兴奋的作用,可以瞬间提高运动皮质兴奋性;低频率的刺激则抑制神经元的活动。rTMS 通过神经内部的联系,双向调节大脑神经兴奋与抑制功能之间的平衡,从而达到长时程皮质可塑性的调节。

作为一种无创、安全性、耐受性较好的治疗选择,重复经颅磁刺激目前被广泛应用于精神科疾病的治疗,包括强迫症、创伤后应激障碍、精神分裂症阴阳性症状及幻听等。近年来,国内外学者就 rTMS 对抑郁症的影响进行了大量的探索研究。研究数据显示,前额叶 TMS 对治疗抑郁症具有确切疗效,其治疗效果与药物治疗效果相似,而且是一种局部的、没有副作用的治疗方法。2008 年 rTMS 已被美国 FDA 正式批准为成人抑郁症的治疗措施,标志着它在治疗抑郁症方面的效果得到了广泛的认可。

由于精神分裂症的复杂性,rTMS 对于精神分裂症疗效的诸多报道不一致,但可以肯定 rTMS 对部分患者是有效的。目前研究者主要专注于用其来改善精神分裂症患者的幻听、阴性症状、阳性症状及认知功能等方面。rTMS 对精神分裂症患者幻听症状疗效显著。低频 rTMS 治疗后患者幻听症状减少,认为和语言加工环路的皮质兴奋性减低有关,与通过相同频率电刺激相关脑区产生的长时程抑制机制相似。另外,有研究发现精神分裂症患者前额叶皮质活动减弱与阴性症状的产生有关,高频 rTMS 可提高皮层的兴奋性,通过易化局部神经元活性,增加该区域大脑的可兴奋性,改善阴性症状。一般认为 rTMS 治疗精神障碍的机制主要有两种:一是通过调节突触可塑性;二是调节生物体大脑的多种生化递质、酶的代谢及递质受体结合力等,尤其是作用于与精神分裂症发病机制有关的多巴胺(DA)、DA 受体、5- 羟色胺(5-HT)及 γ- 氨基丁酸(GABA)。

随着 rTMS 技术的不断进步,以及临床研究的不断深入。相信将来会有更多的研究来探索 rTMS 治疗精神疾病的疗效,推动脑功能障碍研究的不断进步,使其成为一种治疗精神病强有力的手段。

第六节　精神障碍的动物实验研究基础

一、精神障碍的动物模型概述

精神障碍易感性是由遗传和环境因素的复杂交互作用所决定的。人类基因组的阐明为解释行为特征和精神障碍易感性提供了前所未有的机会,然而遗传、环境刺激和压力对行为的影响无法在人体上直接进行研究。因此,为深入了解精神疾病的病理生理学及其治疗,必须使用动物模型。通过研究一系列不同动物如线虫、果蝇、腹足类、鱼类、啮齿类动物和非人类灵长类动物,人们已经提出了有关神经系统功能和行为的相关理论。

在医药学研究中,动物模型是指用非人类物种构建的实验范式(paradigm)或实验方案,目的是复制人的生理学、病理生理学或行为学特征。在其他学科(数学或物理学)所谓的模型,是指来源于可用实验进行推理和验证的特定假说形成的理论框架。精神障碍的动物模型适合上述两个概念。最简单的动物模型是为了测试精神治疗药物或疗法的实证效度模型(empirical validity models),还有模拟特定症状的行为相似模型(behavioral similarity models),用到的理论基础非常少。然而,基于理论或机制的模型,尤其是用于研究焦虑障碍等疾病病因学、神经化学和遗传学机制的模型,一般都有复杂的理论背景。

　　虽然人类和啮齿动物的生活方式不同,但是在遗传(人99%的基因与鼠相似)、行为和神经解剖学方面有广泛的同源性。研究这些共同功能可以揭示人类行为的基本过程,如恐惧、喂养、睡眠、侵略和雌雄配对等。研究证明,药物对人和啮齿动物有相似的镇静、觉醒、厌食和奖励作用,所以对啮齿动物的行为检测,对药物研发有着至关重要的作用。有关下丘脑食欲肽(又称下丘脑泌素)的研究验证明,不同物种的行为学反应是相似的。通过对缺乏食欲肽突变小鼠的观察,发现小鼠可以从清醒突然进入快速眼动睡眠,该行为与人类和杜宾犬的发作性睡眠病特征相似。进一步研究发现,犬的症状是由于食欲素信号通路受体突变导致。后来检测到发作性睡病患者的食欲素系统也存在严重缺陷。因此,不同哺乳动物某个特定神经递质通路改变产生的行为综合征是一样的。虽然有些情况下的结果并不相似,如一些实验操作可能在人的身上更容易被检测到,是因为人类具有描述心理过程的能力。尽管存在这些差异,啮齿类动物模型对研究精神障碍神经过程的生物学基础非常关键。

　　用动物模型研究行为症状或障碍应遵循一些准则。药物开发应特别注意模型的"预测效度(predictive validity)",即药物在动物身上检测到的效果预测在多大程度上对人的症状缓解有效。一个实验的可信度还取决于"表面效度(face validity)",是指所研究的行为在多大程度上类似于人类的行为过程。评估动物模型的另一个依据是其"建构效度(construct validity)",是指某个实验结果在多大程度上正确地验证了疾病的病因。总之,动物模型的目的是为了模拟病因对精神障碍易感性的影响。

二、精神障碍的动物实验研究进展

　　精神病学动物研究的一个常用方法是制作能够模仿精神障碍一个或几个症状的动物模型,这些表型相似的模型对于揭示精神障碍症状的病理生理学以及发现新疗法非常有用。虽然人与其他动物的皮层下区域很相似,但是大脑皮层区别却很大。因此,动物模型并不能完全模拟精神障碍的所有症状,比如愧疚、妄想等需要用语言表达想法的主观症状(subjective symptoms)就无法建立模型。以下是一些人和动物表型相似的动物模型。

(一)焦虑和抑郁障碍

　　焦虑障碍(anxiety and depressive disorders)是一种数量性状,具有在人群中呈现连续变化的特点。动物焦虑样行为是一个与遗传、环境和药理相关的数量性状,可以影响行为的表现程度。行为分析方法将焦虑样行为作为一个症状进行测量,并假定不同物种神经系统对这类行为的作用相似。调控这些行为的神经基础及模型检测的预测效度支持该理论,如5-羟色胺和γ-氨基丁酸(GABA)系统的药理和遗传可改变动物的焦虑样行为。

　　检测焦虑样行为的实验方法分为三种:探索型回避冲突分析法(exploratory-based approach - avoidance conflict assays),惩罚-冲突分析法(punished-conflict assays)和条件性恐惧分析法(fear conditioning assays)。探索型回避冲突分析法利用动物对环境的主动探索和尽量降低被捕食风险之间的冲突,例如啮齿类动物回避冲突的焦虑样行为分析法有:旷场实验(open-field)、高架十字迷宫(elevated plus maze)、明暗探索实验(light-dark exploration)、暗明出现实验(dark-light emergence tests)。这些实验测量动物待在"安全"地方的时间与待在不安全地方的时间的比例,如比较啮齿动物在无保护旷场中央区域活动的时间和在提供了较大遮蔽的周边区域所花的时间,花较多时间探索旷场中央区域的动物焦虑情绪较弱。这些实验验证了表面效度——个体会回避令其恐惧或焦虑的情景,预测效度——抗焦虑药物的有效性。

惩罚-冲突实验也对抗焦虑药效很敏感。在该实验中,动物暴露在一个预期的食物或水奖赏遭惩罚的情景下。举例来说,通过喷头给一个被剥夺饮水的动物饮水,这个喷头会在特定时间间隔中发出电击,这种惩罚对动物饮水行为的抑制以及程度作为测量焦虑样行为的方法。临床抗焦虑药物如地西泮(diazepam)的有效性会增加惩罚反应。

第三类恐惧和焦虑方面的行为实验与巴甫洛夫条件反射原理有关。实验中,一个条件刺激(如声音)搭配有害的非条件刺激(如电击)。接下来测量在条件刺激单独呈现的情况下动物的恐惧反应。这种恐惧反应可能表现为僵直行为(freezing behavior)、增强惊吓行为(enhanced startle behavior)或心动过速(tachycardia),以及增加对条件刺激的恐惧反应。还可以通过使用含糊的刺激测量恐惧的泛化,如声音与条件刺激频率不同。这些现象在各个物种之间是稳定且保守的。已经识别出人和啮齿动物有相似的神经解剖学结构基础,包括杏仁核、海马和前额叶皮层,支持将这类行为范式作为增强型条件反应引起的精神障碍模型(例如创伤后应激障碍和恐惧症)。患有创伤后应激障碍的病人确实有夸张的惊吓反应,以及与获得性条件恐惧有关的脑区活跃程度提高。

几个最常见的啮齿类抑郁样行为实验可以作为失望或绝望的行为模型,第一个这方面的实验是在上世纪六十年代设计的习得性无助实验(learned helplessness test)。习得性无助现象是由马丁·赛里格曼(Martin Seligman)提出,他借鉴了巴普洛夫的条件反射研究,将不可避免的足部电击作为非条件刺激。受试者被放置在一个盒子中,这个盒子分成两个隔间,其中一个隔间有足部电击。之前从未暴露在不可避免电击下的动物会跳向另一个隔间,而之前曾暴露在不可避免电击下的动物则不会试图逃跑。推测这种行为代表的是面对不利外部事件时的绝望,类似于抑郁症患者缺乏对不利经历加以控制的特点。因此,动物的习得性无助是伴随着行为的变化,类似于临床抑郁症患者身上观察到的行为特点,如活动过少、攻击性减少、厌恶新的情况(恐新症,neophobia)。与人类抑郁症不同的是,习得性无助实验的主要缺点是用正常动物的短期压力进行测试,而人抑郁症是遗传漏洞与随机、长期的环境风险相结合产生的持久性行为。不难理解,抗抑郁药物在动物和人身上的效果也不相同,动物服用单一剂量抗抑郁药就可以产生快速反应,然而在人身上则需要长期(数周到数月)使用抗抑郁药来获得其临床反应。

强迫游泳实验由法国行为药理学家 Roger D Porsolt 等人在 1977 年建立,用来筛选抗抑郁活性药物。在强迫游泳实验中,将小鼠放在一个无法逃脱的水容器中,最初表现出游泳和逃生行为(如试图爬圆筒的壁),但最终变成一动不动。不动的持续时间作为"绝望"的衡量标准,表示动物放弃逃跑的希望。抗抑郁药物可以降低不动时间并增加逃跑行为。预测效度和简单的实验设计使这个实验被广泛用于筛选新的抗抑郁药,以及用于小鼠转基因模型的抑郁样行为评估测试。专门应用于小鼠改进的强迫游泳实验是小鼠的悬尾实验(tail suspension test),在这个实验中需要吊着老鼠的尾巴。与强迫游泳实验一样,小鼠最初表现出逃跑行为,随后开始一段时间的一动不动。不动的持续时间代表绝望。与强迫游泳实验一样,抗抑郁药能够减少小鼠的不动时间。

另一大类抑郁样行为实验测量的是快感缺失,检测动物在愉快活动中的兴趣,如与水相比更喜欢蔗糖溶液或从事社交行为或性行为。蔗糖偏好减少模型证明了快感缺失进而被当做是一种抑郁类似行为。但快感缺失并不是抑郁症特有的症状,它也会出现在精神分裂症和兴奋剂戒断时期。快感缺失是抑郁症的核心症状,这使得它成为动物模型研究中一个有吸引力的目标。

（二）精神分裂症

精神分裂症(schizophrenia)是遗传度较高的疾病,认知或情感障碍复杂,故精神分裂症相关行为的建模特别具有挑战性。一些症状如妄想、思维混乱和滔滔不绝等无法被建模。然而,现在已经发展出可以模拟精神分裂症某些特征的行为实验,如运动激躁(locomotor agitation)、兴奋剂敏感(sensitivity to psychostimulant)、社交异常(social interaction abnormalities)和认知障碍(cognitive impairments)等。一般以是否出现相应的疾病症状作为检测精神分裂症模型的标准,包括行为对精神病药物的敏感性、社会行为障碍和认知障碍。行为对药物(如苯丙胺、氯胺酮)敏感性的检测是通过对这些药物反应属于运动或者是机械重复加以测量,以及抗精神病药物治疗能够阻断。有一些测量社交行为的实验,包括家居社交行为实验(household social behavior)、社会新奇反应(response to social novelty)和统治/攻击实验(dominance/aggression tests)。

精神分裂症患者认知表现的差异出现于发病之前,并持续整个发病过程,甚至在一些情况下没有精神分裂症状的亲属身上也出现。动物实验中影响认知行为的神经结构基础可以推广到人类身上,这使认知行为可作为动物模型的重要内在表型。与精神分裂症相关的认知行为实验可分为以下三类:工作记忆测试(working memory tests)、执行功能测试(executive function tests)和前注意加工实验(tests of preattentive processing)。工作记忆用于完成一个复杂任务暂时储存需要使用的信息,而工作记忆的加工依赖于前额叶皮层。动物的工作记忆可以使用放射臂迷宫(radial arm maze)、T迷宫(T-maze)和孔板辨别任务(hole board discrimination task)进行测量。在这些实验中,允许动物探索设备并发现放置在一些臂上(或孔板的孔中)的食物。随后动物接触装置,对于之前放置诱饵食物区域的偏好证明了正常的工作记忆功能。这些任务依赖于前额叶皮层,对候选精神分裂症易感基因位点的基因突变会扰乱动物的工作记忆。

注意定势转移(attentional set shifting)和持续性注意(sustained attention)也是受精神分裂症影响的认知领域,可以在动物身上进行测量,并且与人是相似的。就像人的威斯康星卡片分类测验(wisconsin card sorting test,是一个经典神经心理测验,检测根据以往经验进行分类、概括、工作记忆和认知转移的能力),可以训练大鼠在注意定势转移任务中在不同的线索间转移注意力。在这项任务中,训练动物依据不同的线索来识别两个碗中哪一个碗藏着食物。线索包括气味、碗中食物和碗表面的纹理。把注意力转移到新相关线索能力的降低即为注意力转移受损。该任务依赖于前额叶皮层,且拟精神病药物可以干扰这种行为。持续性注意的有效实验是5个选择序列反应时测试(5 choice serial reaction time test),类似于用于测量人类持续性注意行为的持续操作实验(continuous performance task)。在该实验中,训练动物当出现光照时用鼻子拨开小孔以取食。由于五个洞中只有一个会在很短的时间间隔内出现照明,动物必须持续注意且参与所有的五个洞才能获得奖赏。这个实验已经获得广泛的药理学验证,依赖于激活人脑注意任务的脑区。

前注意加工实验测量预刺激的无意识加工对刺激后续反应的影响,如惊吓反射的前脉冲抑制实验中,一个微弱的预刺激本身不会引起惊吓反射。正常情况下,当该刺激呈现之后紧跟着一个强烈的刺激,可观察到后续惊吓反射受到抑制。前脉冲抑制(prepulse inhibition,PPI)在精神分裂症中、在精神分裂症易感基因突变的动物身上以及在经过拟精神病药物处理的动物身上都受到普遍抑制,如多巴胺受体激动剂阿扑吗啡(apomorphine)可以破坏人类和啮齿动物的PPI,类似于精神分裂症患者身上观察到的PPI缺乏。抗精神病药物可以恢复使用阿扑吗啡大鼠的PPI功能,这个反应与临床抗精神病药的效力和D_2受体的亲和力相关。

与惊吓反射的前脉冲抑制一样,潜伏抑制(latent inhibition)可以测量预刺激抑制随后行为的能力。潜伏抑制测量的是对一个线索形成条件反应的抑制。人和动物在一个线索出现几次后并没有后续结果的情况,相较于一个线索后紧跟着一个后续结果,需要更长的时间来建立一个条件反应。但是,患有精神分裂症的人表现出潜伏抑制作用减少,也就是说,他们条件反射建立的速度比对照组快。

精神分裂症损害的第三种前注意加工实验是诱发P50听觉反应(evoked P50 auditory response)抑制。如果听觉刺激在一个特定的时间间隔内成对出现,那么用脑电图(EEG)测量的二次诱发反应相对于第一次将被抑制。对大鼠的研究结果表明,胆碱能纤维输入海马可以干扰对配对刺激反应的抑制。在动物中使用尼古丁使这种抑制正常化,表明烟碱型乙酰胆碱受体参与听觉配对刺激的抑制。事实上,α_7烟碱型乙酰胆碱受体($\alpha7nAChR$)的拮抗剂阻断了配对脉冲抑制。降低受体功能的$\alpha7nAChR$基因突变小鼠也表现出缺乏配对刺激抑制。尸检研究表明,精神分裂症患者大脑$\alpha7nAChR$结合力下降,这表明该受体可能参与该过程。研究还发现$\alpha7nAChR$基因多态性与精神分裂症患者P50缺少相关,尼古丁可以改进精神分裂症患者P50抑制的缺失。然而,由于尼古丁的毒性和快速抗药反应,限制了它对精神分裂症前注意加工缺陷的治疗价值。因此,动物的配对脉冲抑制可以用来筛选有效的新化合物。DMXB-A 是 α7nAChR 的激动剂,可以改善动物模型的记忆功能,改进小鼠的配对刺激抑制。实验证明,口服 DMXB-A 能引起 P50 抑制和神经认知的改善。因此,和条件恐惧的消除一样,建构效度实验效果好的基础研究结果已经用于发现治疗精神分裂症的新药物。

(三) 孤独谱系障碍

与检测精神分裂症相关行为实验一样,孤独谱系障碍(autism spectrum disorder,ASD)相关的行为实验也不十分特异,这些实验可根据测量障碍的症状群分类,包括重复运动测试(repetitive movements)、认知灵活性测试(cognitive flexibility)、社会行为分析(assays of social behavior)。

重复运动行为和认知灵活性降低是孤独谱系障患者行为症状群的组成部分。重复运动行为测试一般通过直接观察动物在熟悉环境或新的、有压力产生类似拍手或者手握紧行为。携带孤独症易感基因(如 MecP2 基因)突变的动物会增加重复运动行为。认知灵活性通过测量当环境改变时动物重复应答的程度。这些实验包括在 Morris 水迷宫和 T 迷宫中的颠倒学习(reversal learning)。这两个实验训练动物在迷宫中的特定位置寻找到奖赏(食物),然后改变奖赏所在位置,测定动物学习找到新位置所需要的时间(颠倒学习)。一般情况下动物能够知道第一个位置,但颠倒学习受损时认知灵活性就会降低。

所有孤独谱系障碍的突出特征和诊断标准是社会功能异常。虽然人和动物的社会行为可能会表现出明显差别,但在处理社会线索的神经环路方面是相似的,如人和啮齿类动物处理社会信息时杏仁核会激活。但是自闭症患者的这类激活会降低,这表明与动物社会行为有关的神经回路可能与自闭症患者的社会关系处理异常相关的神经回路是相似的。

(四) 物质滥用障碍

成瘾的特点是强迫性觅药,尽管药物对自身产生不良反应,仍然反复使用药物。一些动物模型可以用于模拟药物滥用,有些模型模拟长期服药,可用来阐明药物耐受性和躯体依赖性的机制,或服药改变中枢神经系统结构和功能的机制。此外,动物模型还用来研究即使在有不良后果情况下的药瘾恢复。

累进比率任务(progressive ratio task)实验评价动物通过努力获得药物奖赏的难度。累进比率任务中,训练动物通过按压固定次数的杠杆(也称为固定比率应答)进行自身给药。一旦研究对象建立了稳定的压杆反射,压杆次数逐渐增加直到动物达到了"断点"(breakpoint),即动物为了完成自身给药能够达到的最大压杆次数。断点反映了实验对象愿意为获得药物所付出的最大努力,用来测量完成动机(consummatory motivation)。

惩罚回应(punished responding)是一种行为现象,模拟面对不利后果时的觅药行为。在 Véronique Deroche-Gamonet 模型中,当大鼠按下杠杆取得药物时会受到足部电击,研究发现大鼠非常耐受惩罚,累进比率任务中产生更高的"断点"。

条件性位置偏爱实验(conditioned place preference test)通常用来作为滥用药物奖赏特征的间接测量方法。在这项测试中,老鼠交替暴露于具有不同环境线索的两个隔室。在一个隔室给老鼠提供药物,另一个隔室给老鼠提供一个中性刺激物(如赋型剂)。允许老鼠在两个隔室自由走动,他们就能够学会把药物奖赏与环境相关联,并会花更多的时间待在提供药物的隔室里。

(五) 进食障碍

活动性厌食症(activity-based anorexia,ABA),也称作饥饿诱导的多动症(starvation-induced hyperactivity),是从小鼠和大鼠身上观察到的行为现象,用来模拟神经性厌食症(anorexia nervosa)。给老鼠提供滚轮并限制饮食(通过低热量喂食或限制喂食时间)、加大滚轮速度导致过量运动、经常不喂食等,将会导致老鼠饥饿或死亡。ABA 概括了神经性厌食症的几个特点,如摄食抑制、剧烈减肥、过度身体运动、下丘脑-垂体-肾上腺轴活动增加以及女性性腺周期抑制。ABA 已经用于药理性研究,用于筛选神经性厌食症患者表现出过度运动的治疗药物,并用于比较各种大鼠和小鼠品系,以阐明遗传对该现象的影响。

研究证明，几种类型的应急会大幅度减少老鼠摄食行为，且持续几个小时，这可作为神经性厌食症的动物模型，因为厌食症发作都与紧张的生活事件有关。已经证明能够抑制食物摄入的应激是束缚应激（即动物被放置在一个束缚管1~2小时）和固定应激（即将大鼠的爪子固定在约束平台上）。研究人员在大鼠身上用药物操控（pharmacological manipulations）、小鼠身上用基因操作（genetic manipulations）来阐明心理应激源引起厌食的神经机制。

（六）精神病病因模型

精神病学动物研究的另一个重要应用是建立精神疾病病因模型（models of etiological factors in psychiatry）。病因包括基因多态性（增加个体患病概率）和环境影响（增加患病风险或导致疾病发生）。病因模型在精神病学研究中发挥了重要作用，一般通过鉴定候选的风险因素来建立因果关系，以及通过动物行为改变确定其中的机制，对建立新的治疗和预防对策非常重要。

1. 遗传因素　遗传禀赋在精神疾病发展风险中起着重要的作用，已研究过的大部分精神障碍都有遗传因素（genetic factors）。人类遗传学技术的进步使鉴定的疾病易感基因位点迅速增多，动物的遗传方法分为2大类：基于表型的方法和基于候选基因的方法。基于表型的方法开始于表型（表现出精神障碍相关的生理或行为改变的动物），然后确定对表型变化负责的一个或多个基因。不同于以表型为基础的遗传方法，候选基因方法开始于一个已知的感兴趣的基因。这个基因与一种精神障碍的关系先前已经得到鉴定，如精神分裂症断裂基因（*disrupted in schizophrenia 1*，*Disc1*）；或该基因可能是通过与一种精神治疗药物活性有关而得到鉴定，如5-羟色胺转运体基因。一旦鉴定了一个候选基因，下一步的目标是用老鼠进行复杂的分子遗传学研究，搞清该基因在大脑中的功能。研究方法包括：目的基因的时间和空间过度表达，在时空上产生目的基因突变，在目的基因的编码序列上产生小的突变等等。

用候选基因方法来验证精神障碍易感基因功能的一个典型例子是*Disc1*突变研究。*Disc1*首次鉴定是位于一个精神分裂症、双相情感障碍和抑郁症发病率高的大家庭人群中的染色体易位断点。*Disc1*为什么与精神分裂症和双相障碍都有相关性，这个基因如何导致行为和生理差异？为了检测老鼠*Disc1*基因不同区域错义突变的后果，对该基因随机突变的动物进行了筛选，发现了外显子2的两个独立突变，命名为100P和31L，与*Disc1*在精神分裂样行为中的作用一致，携带100P或31L突变的动物表现出缺乏PPI、潜伏抑制和工作记忆下降。此外，这些动物表现出脑体积减少，与携带Disc1基因多态性的人类表型一致。31L动物还表现出抑郁样行为异常，包括强迫游泳行为、蔗糖偏好和社会互动三个方面的改变。这两个突变的行为表型差异与药理反应相似，100P小鼠PPI缺少可以被氟哌啶醇（haloperidol）和氯氮平（clozapine）逆转。相反，使用丁胺苯丙酮（bupropion）可以使31L小鼠的PPI增加。因此，同一基因的不同等位基因可以导致不同的行为和药理表型，精神分裂症和双相障碍可以共享一个遗传病因。

2. 环境因素　环境因素（environmental factors）与精神疾病显著相关。某些情况下很容易识别环境因素在疾病发生中的作用，如物质滥用障碍和创伤后应激障碍（PTSD）。然而许多环境因素与疾病发病的关系并不十分明确，如抑郁症患者可能是生活压力事件累积引起的，这些事件在抑郁症发生之前、之中和之后。因此，无法判断哪件生活压力事件是抑郁症发病的起因或后果。动物研究则可以精确控制环境类型和出现的时机，还可以控制如受试者的年龄和基因型这类参数，利用这种方法可以更容易建立诱发疾病发生的因果关系。此外，该方法还可以鉴定环境操作情况下的分子和神经解剖学后果，从而促进预防和治疗新药的研发。

环境因素可能会影响成年期或发育敏感期的行为和生理，环境事件会导致大脑和行为的持久变化。成年时期有些环境病因已经确认，如接触精神兴奋剂、经历创伤应激、心理社会应急等等。让啮齿类动物慢性接触精神兴奋剂，会导致其对该药物的行为和生理反应长期增强，即使在随后的戒断时期也是如此，称为行为敏感化（behavioral sensitization），可以促进自我给药及加强对条件奖赏的反应。

神经适应是对慢性用药的直接药理学后果,造成了这些动物的行为差异,包括:改变大脑奖赏通路中的多巴胺和5-羟色胺能反应,以及多巴胺D_2受体功能。这些变化类似于可卡因成瘾者眶额皮层活性和多巴胺D_2受体有效性的改变。

未来方向:精神障碍易感性取决于很多未知的、复杂的遗传和环境因素。因此,绝大多数动物模型无法模拟常见精神障碍的所有情感、认知和植物神经特征。许多成功的实验是把复杂症状缩减成更简单且可测量的内容,可以是一个或几个症状(如快感缺乏)或一个与障碍相关的遗传特点(内表型,如感觉运动门控通道)。当然也有例外情况。就物质滥用障碍来说,重要致病因素就是已知的药物滥用,只需研究不同药物作用下的各种生理和行为反应。随着对精神疾病易感的遗传和环境因素了解的加深,会越来越能够在动物身上模拟一些病理生理过程。利用改进的模型有助于理解精神疾病的疾病发展机制以及发现治疗和预防新方法的能力。

(张秀军 刘忠纯 司天梅 苏允爱 王 菲 谭云龙)

 思考题

1. 简述脑神经元之间连接遵循的几个重要原理。
2. 简述基底神经节系统的组成与功能环路。
3. 简述与精神障碍有关的神经发育假说有哪些。
4. 简述多巴胺神经通路系统。
5. 简述去甲肾上腺素和5-羟色胺神经通路系统。
6. 目前精神障碍科学研究的主要神经影像学技术有哪些?

参考文献

1. 江开达. 精神病学基础. 北京:人民卫生出版社,2009.
2. 高英茂. 组织学与胚胎学. 北京:人民卫生出版社,2001.
3. 郭素芹,苏林雁,杜海霞等. 儿童精神分裂症患者微小躯体异常与脑室扩大关系的研究. 中华精神科杂志,2007,40(4):217-221.
4. 张勇辉,王永军,邹琳等. 精神分裂症神经发育障碍假说的研究进展. 四川精神卫生,2014,27(4):附2-附5.
5. Palazidou E. The neurobiology of depression. British Medical Bulletin,2012,101:127-145.
6. Jääskeläinen E,Juola P,Kurtti J,et al. Associations between brain morphology and outcome in schizophrenia in a general population sample. European Psychiatry,2014,29(7):456-462.
7. Sadock B J,Sadock V A,Ruiz P. Kaplan and Sadock's Comprehensive Textbook of Psychiatry. 9th ed,Philadelphia:Lippincott Williams and Wilkins,2009.
8. Swerdlow NR,Caine SB,Braff DL,et al. The neural substrates of sensorimotor gating of the startle reflex:a review of recent findings and their implications. Journal of psychopharmacology,1992,6(2):176-190.
9. Barker AT,Jalinous R,Freeston IL. Non-invasive magnetic stimulation of human motor cortex. Lancet,1985,1(8437):1106-1107.
10. Sadock B J,Sadock V A,Ruiz P. Kaplan and Sadock's Synopsis of Psychiatry:Behavioral Sciences/Clinical Psychiatry. 11th ed. Wolters Kluwer,2014.

第三章
精神障碍的遗传学基础

精神障碍是一类病因不明,多种因素共同引发的疾病。其中遗传因素发挥的作用是某些精神疾病发生的关键因素。从群体遗传学到分子遗传学,遗传在精神障碍中发挥的作用得到了更多的证实。本章主要阐述各种遗传学方法的概念、内容、优势与不足,使大家更好地学习遗传在精神障碍中的作用。

第一节 精神障碍的群体遗传学

群体遗传学(population genetics)是研究群体遗传的结构及其变化规律的遗传学分支学科之一。它应用数学和统计学方法研究群体中基因频率和基因型频率的变化,以及影响这些变化的自然选择效应、突变效应、迁移和遗传漂变与遗传结构的关系。1908 年英国数学家哈迪(Hardy)和德国医学家温伯格(Weinberg)提出的 Hardy-Weinberg 遗传平衡定律成为了群体遗传学的起源。后来,在英国的遗传学家霍尔丹(Haldane)、数学家费希尔(Fisher)和美国遗传学家赖特(Wright)的共同努力下使群体遗传学成为了一门独立的学科。

当然,由于群体的复杂性,尤其是像精神障碍这类复杂的疾病,理想的遗传学群体几乎是不存在的。随着科学技术的进步,家族或种族聚集性分析、双生子/寄养子研究、系谱分析、分子遗传学研究逐步发展起来。

一、家族聚集性研究

在遗传学研究中,家族史的研究较其他遗传研究方法更加简便,容易理解,也能够很好地反映基因和环境因素。从生物学角度来看,一级亲属(双胞胎、兄弟姐妹和父母),具有 50% 的基因相似性,二级亲属(姑、舅、姨、叔和祖父母、外祖父母)具有 25% 的基因相似性,三级亲属(堂表兄弟姐妹),具有 12.5% 的基因相似性。因此,家族史被视为多种疾病的危险因素。

疾病在家族中的聚集提示遗传因素作用的存在。家族聚集性是指在同一家族内有两个或两个以上的个体患有同样的疾病,符合遗传病的特征。研究方法主要包含:比较患者亲属与普通人群的患病率或发病率,若前者的患病率或发病率大于后者,则提示有家族聚集性;比较患者亲属与对照组亲属的患病率或发病率,若前者大于后者,提示有家族聚集性;患者亲属的患病率或发病率随亲缘级数的降低而升高,也表明有家族聚集性;有家族史患者的亲属发病风险高于从群体中随机抽取患者的亲属的发病风险,也说明可能存在家族聚集性;对于某些数量性状,如血压水平等,亲属对之间的相关性若大于非亲属对之间的,也提示存在家族聚集性。

例如,精神分裂症患者的亲属中,发病率为 4.3‰ ~ 16.4‰,而普通人群的发病率仅为 0.2‰ ~ 0.6‰。如果父母双方均为精神分裂症,其子女患精神分裂症的概率为 35% ~ 68%,较正常公民高出 100 倍以上。国外学者对 1977—2012 年期间有关情感障碍个案的对照和群体研究进行 Meta 分析显示,与对照组相比,只要先证者患有情感障碍(抑郁症或双相情感障碍),其一级亲属患有情感障碍的风险会增加;当只有一个先证者患病时,其一级亲属的家族遗传风险性约为对照组的两倍;当两个先证者均患病时,其一级亲属患该病的风险性是对照组的三倍。上述例子表明,血缘关系愈近,发病几率愈高。

一种疾病在家族中的聚集现象,除与遗传有关外,也可能与教养方式、生活方式、共同所处的环境等有关,可以通过以下的方法进一步分析。

二、双生子和寄养子研究

(一) 双生子法

双生子法研究就是对患有精神疾病的同卵双生或异卵双生兄弟姐妹进行横断面观察或长期随访。双生子包括同卵/单卵(monozygotic twin,MZ)双生子和异卵/双卵(dizygotic twin,DZ)双生子两种类型。两种类型的双生子在出生之前的宫内环境是一样的。同卵双生子是由一个卵子与一个精子受精而来,在分裂的过程中发育为两个胚胎,理论上具有完全一致的遗传物质;异卵双生子是两个卵子同时与两个精子受精,分别形成各自的胚胎,两个胚胎有50%的遗传物质是相同的。双生子是人类性状和疾病遗传学研究极好的材料,在遗传病特别是多基因遗传病的研究中具有不可替代的作用。精神障碍的双生子研究是通过对患有精神疾病的同卵双生或异卵双生兄弟姐妹进行横断面观察或长期随访进行的。双生子研究也是描述基因与环境对人类影响的主要研究方法,可以看作是一种类生物学实验研究(quasi-experiment)。正常来说,MZ具有相同的遗传物质,那么个体在成长过程中出现的差异应由环境引起;将DZ放在相同的环境进行抚养,随后出现的差异应由遗传引起。所以比较MZ、DZ的表型差异,可判断遗传、环境因素对疾病影响的大小。我们可以通过双生子研究来探讨疾病的易感性、确定疾病性状的易感基因,进而探讨易感基因的遗传方式。综合近年来国外11项双生子研究的调查资料,发现精神分裂症MZ的共病率为6%~73%,高于DZ双生子(2.1%~12.3%),说明精神分裂症的发生与遗传有关。此方法在遗传病的研究,特别是多基因遗传病的研究中具有不可替代的作用。

(二) 寄养子法

寄养子是指出生后即与亲生父母分离,在其他家庭长大的孩子。在遗传分析中,寄养子在遗传上与出生家庭有关,生活环境上与寄养家庭有关,因此,寄养子研究能比较有效地将遗传因素与环境因素分开。如果寄养子与自己的亲生父母更为相似,则提示遗传因素在寄养子的成长过程中起了决定作用;如果寄养子与自己的养父母更为相似,则提示后天环境因素起了贡献作用。

Heston将女性精神分裂症患者所生的孩子与正常女性生养的孩子寄养出去,待这些寄养子成年以后进行比较发现,精神分裂症患者所寄养出去的47个孩子中有5人患有精神分裂症,4人智力发育不全(智商<70),9人有病态人格,13人患有神经症;而正常母亲寄养出去的50名寄养子中没有发现患有精神分裂症及智力发育不全者,仅发现2例病态人格和7例神经症患者。

丹麦因其拥有精神障碍病例及寄养情况国家注册点,因此一直在开展寄养子工作。在一项患有精神分裂症的寄养子与正常对照组的比较中发现,患者组的生物学父母精神分裂症的患病率高于对照组的生物学父母,这个结论也支持了遗传假说;收养者夫妇精神分裂症的患病率并没有增加,说明环境因素没有明显的作用。

另外通过同父异母或者同母异父的半同胞可以探索疾病是来自于父方还是母方。还可以通过系谱分析初步判断疾病是单基因遗传病还是多基因遗传病,详细内容见第三章第二节。

三、遗传方式和遗传度研究

(一) 遗传方式研究

人类的遗传方式多种多样,归纳起来主要包括三种:单基因遗传、多基因遗传和染色体病。

1. 单基因遗传病　单基因遗传病是由单个致病基因引起的。根据致病基因所在染色体的不同,遗传方式又分为以下几种：

(1)常染色体显性遗传(autosomal dominant inheritance,AD)：一种性状或遗传病基因位于常染色体上,其性质是显性的,这种遗传方式称为常染色体显性遗传。所引起的疾病称为常染色体显性遗传病,目前已被认识的该类疾病约有 160 余种,其特点为：

1)致病基因位于常染色体上,遗传与性别无关,男女发病机会均等。

2)患者的双亲中至少有一个患有该疾病,且这类患者大多为杂合子,纯合子很少见。

3)患者的同胞中有 1/2 为患者,但这种情况只有在同胞数较多时才会出现。

4)一方患病其子代的发病率为 50%,而且每次生育患儿的可能性均为 50%。如果双亲均为杂合子患者,则后代中患病的概率将升至 75%,只有 25% 的可能性生育正常孩子。如果双亲中有一个为纯合子患者,则后代患病的概率将为 100%。

5)连续传递现象,每代都可出现患者。

6)常染色体显性遗传中因显性表现方式的不同,可分为完全显性、不完全显性、共显性、延迟显性、不规则显性与外显不全、从性显性、限性显性等等。

(2)常染色体隐性遗传(autosomal recessive disorder)：一种性状或遗传病基因位于常染色体上,其性质是隐性的,即在杂合状态下不能表现出相应的性状,这种遗传方式称为常染色体隐性遗传,所引起的疾病称为常染色体隐性遗传病。具有隐性基因的杂合子称为携带者。常染色体隐性遗传具有以下特点：

1)父母正常但都是杂合子,其后代中有患病的概率为 1/4,杂合子的概率为 1/2,健康者为 1/4。

2)患者同胞中约有 1/4 患病,且男女患病的概率相等。

3)患者和杂合子结婚生出的孩子平均 1/2 将患病,1/2 是杂合子。两个患者结婚生出的孩子都将患病。后代一般不出现连续传递现象,多为散发遗传或隔代遗传。

4)杂合子表型正常,但属携带者。假如遗传病是由于某一特定蛋白质缺失所致(例如酶),那么一般来说这种蛋白质的量在携带者身上会减少。假如已经知道突变的部位,分子遗传学分析可以鉴定表型正常的杂合子个体。

5)近亲婚配在常染色体隐性遗传病中有重要作用。有血缘关系的人更容易携带同一个突变等位基因。据估计,每个人都是携带 6~8 个等位基因的杂合子(即携带者),这些等位基因在纯合子状态下会导致疾病。详细了解家族史可以发现未知的或遗忘的血缘关系,亲子之间或兄弟姐妹之间结合会有很高风险生出异常的后代,因为他们的基因有 50% 是相同的。

(3)X 连锁隐性遗传(X-linked recessive inheritance,XR)：致病基因位于 X 染色体上,杂合时并不发病,隐性纯合子才发病,称为 X 连锁隐性遗传。特点为：

1)家系中男性患者远多于女性患者,而且致病基因频率越小,男女发病率差异越大,甚至极少见到女性患者。

2)父亲无病,母亲为携带者时,生育的男性有 50% 的机会患病,女孩都正常但仍有 50% 的机会成为携带者。

3)由于交叉遗传,家系中的男性有较高的患病风险。

4)由于一些 XR 是致死性的,成年之前就可能死亡,因此很少见到连续传递现象。此外还发现,一些致死性的散发性 XR 中,1/3 的病例是由母亲卵子形成中新发生的基因突变引起的。

5)近亲结婚能增加 XR 的患病风险,据统计,舅表兄妹或姨表兄妹婚配后 X 连锁基因的遗传风险较常染色体大,但姑表兄妹或堂兄妹婚配不会出现该类疾病。

(4)X 连锁显性遗传(X-linked dominant inheritance,XD)：致病基因位于 X 染色体上,且为显性,杂合时就可发病,称为 X 连锁显性遗传,例如抗维生素性佝偻病,遗传性肾炎等。特点为：

1)系谱中女性患者多于男性,约为 2:1,但女性患者的病情相对男性轻。

2)患者的双亲至少有一方患病,否则可能是由于基因突变导致。

3）由于交叉遗传,男性患者生的女儿均患病,儿子正常,女性杂合子患者的孩子的患病风险为50%,纯合子的患病风险为100%。

4）连续几代都可患病,符合连续遗传的特点。

(5) Y 染色体连锁遗传(Y-linked inheritance):控制某种性状或疾病的基因位于 Y 染色体上,只在男性后代中出现,女性后代均正常,称为 Y 连锁遗传,比较少见,大多与性别分化、睾丸形成有关。

(6) 线粒体遗传(mitochondrial inheritance):发生在生殖细胞的线粒体 DNA(mtDNA)突变,可传递给下一代。特点为:

1）mtDNA 能独立复制、转录、翻译。

2）线粒体基因组所用的遗传密码与核基因组不同。

3）该遗传为母系遗传。受精时只有含有细胞核的精子头部进入卵子内,卵子的核及胞浆均传给了子代,再由女性后代传给她的后代。

4）mtDNA 的异质性与均质性。mtDNA 在有丝分裂及减数分裂时都要经过复制、分类,而且 mtD-NA 的突变率较高,使得体细胞和性细胞同时具有突变型和野生型 mtDNA,称为异质性。异质性细胞通过有丝分裂和减数分裂分别进入子代细胞。这时两组 mtDNA 的比例发生变化,分别演变及经过多次分裂后成为纯合型,称为均质性。因此也可以看出即使是同卵双生的两个个体,可能因为线粒体基因不同,也会表现出不同的性状。

5）mtDNA 具有阈值效应,即突变到一定程度才会出现一定的表型。表型的严重程度还具有组织特异性,即病情与该组织对氧化磷酸化酶的依赖程度有关,因此要具体问题具体分析。

6）mtDNA 的进化率很高,高进化率引起个体 mtDNA 序列在群体中的差异较大,线粒体病基因型很普遍,但表型类型却不多。

2. 多基因遗传 不同于单基因遗传,不符合孟德尔遗传规律,同胞的患病率远比50%或者25%要低。是由多个基因的累加效应产生的遗传性状,并与环境相互作用,产生的疾病称为多基因遗传病或者多因素遗传病,简称多基因病。比较常见的多基因遗传病有大多数的先天畸形:脊柱裂、无脑儿、先天性心脏病等,及常见的高血压、冠心病、糖尿病、癌症、精神分裂症、抑郁症、双相情感障碍等,这些疾病都是由多个基因和环境共同作用的结果,都属于多基因病。特点为:

(1) 虽然多基因病不符合孟德尔遗传规律,但仍具有家族聚集倾向,患者亲属的患病率明显高于普通群体。

(2) 多基因病的发病风险与遗传度密切相关。当群体发病率为 0.1% ~ 1% 时,遗传度如果为 70% ~ 80%,则患者一级亲属的发病率接近群体发病率的平方根。当遗传度低于 70% ~ 80% 时,一级亲属的发病率低于群体发病率的平方根。当遗传度高于该值时则相反。

(3) 亲缘关系越近发病率越高。患者的一级亲属有相同的发病率,二级亲属的发病率远远低于一级亲属,关系再远一些的亲属发病风险下降较慢。例如,唇裂患者一级亲属的发病率为 4% 左右,到二级亲属下降到 0.7%,三级亲属为 0.3% 左右。与常染色体遗传不同,不会出现下一代的遗传风险都较上一代降低一半。

(4) 家庭中若有一个以上的成员患病,那么后代的再发风险升高。例如,一个家庭中父母一方患有神经管缺陷,再发风险为 4.5%;若父母一方再加一子患病,则再发风险增加至 12%;双亲再加两子女患病,则再发风险升至 20%。这种遗传方式与单基因遗传不同,危险性评估比较复杂。

(5) 患者病情越严重,其后代再发风险越高。而单基因遗传病不论病情严重与否,后代再发风险不会受到影响。

(6) 当某种疾病在一种性别中的发病率明显高于另一种性别时,发病率低的性别后代再发风险升高。例如,先天性幽门狭窄男性的发病率高于女性近 5 倍,但女性患者的儿子再发风险为 20%,男性患者的儿子再发风险仅为 5%。这是因为发病率低的群体达到发病的阈值升高,只有携带足够的易感基因才能导致疾病发生,因此这些致病基因传给后代的可能性也将升高。

（7）近亲婚配,子代的发病风险也将明显升高。

3. 染色体病遗传 这一类疾病大多是由于父亲或者母亲的生殖细胞发生突变,少数为双亲中有染色体平衡异位的携带者,传给后代后,使子女染色体发生数量或结构异常导致的疾病。比较熟悉的疾病有 21-三体综合征、猫叫综合征、先天性性腺发育不全等,该类疾病目前发现的约有 350 多种。

（二）遗传度研究

在多基因遗传病中,易患性的高低受遗传因素和环境因素的双重调节,其中遗传因素所起的作用通常用遗传率或遗传度表示,一般用百分率(%)表示。如果一种遗传病完全由遗传基础决定,那么该疾病的遗传度为 100%,如果完全由环境导致,则遗传度为 0%。通常遗传度到 70% ~80% 就称为高度遗传,这表明遗传基因在决定易患性变异和发病上有重要作用,而环境因素作用较小。遗传度的研究方法包括以下两种。

1. 双生子研究 双生子是人类性状和疾病遗传学研究极好的材料,自 1924 年 Siemens 首次提出了较准确的卵型鉴定法后,双生子法的应用日趋广泛和深入。目前,双生子研究法已成为国内外公认的、区分遗传和环境相对作用最理想的方法之一,运用双生子研究法对智力、人格、兴趣、态度以及包括药物滥用和药物依赖在内的各种精神疾病的研究开展得非常活跃。同卵双生子之间的差异可以排除遗传因素的作用,所以可以研究不同环境因素对表型的影响。异卵双生子具有 50% 相同的遗传物质,其在特点上无异于两次不同妊娠的同胞,但双生子同胞之间具有相同的年龄,进行比较时可以避免年龄的混杂,同时也可以排除不同子宫环境对胎儿发育及成人期疾病所带来的影响。

2. Holzinger 的遗传度计算公式 Holzinger 公式(Holzinger formula)(1929)是根据遗传度越高的疾病,一卵双生的患病一致率与二卵双生患病一致率相差越大而建立的。CMZ 为一卵双生子的同病率,CDZ 为二卵双生子的同病率,H 为该遗传病的遗传度。公式为:H =(一卵双生一致率-二卵双生一致率)/(1-二卵双生一致率)。

国外 Mockalemo(1972)对父母一方为精神分裂症的 44 个家庭进行调查,发现其子女的患病率为 28.7%,对父母均为精神分裂症的 30 个家庭进行调查,其子女的患病率为 57.8%。证实了多基因遗传病是由易感基因的累积而发的,亲属中级别越低的亲属患病,则子代的发病风险升高,亲属中越多的人患病,子代的发病风险会成倍增加。

第二节 精神障碍的分子遗传学

在精神障碍疾病中多基因遗传模式在其发病因素中起到了重要的作用,目前也一致认为精神障碍是一种多基因遗传病。20 世纪 80 年代以来,医学遗传学研究方法和技术手段的提高给精神疾病的研究提供了新的思路和研究方法,各种分子遗传学研究技术的发展使研究者能借助许多遗传疾病的研究手段对精神疾病进行研究。目前比较常用的方法包括连锁分析和关联分析。

一、连锁分析

一种疾病如果由少数易感基因导致,用连锁分析的方法可将主基因定位。通过有明显家族史的家庭,研究几个位点上的等位基因是以何种方式从上一代传递到下一代,并以此来推断两个或两个以上位点的相对位置。通过优势对数记分法进行连锁分析可将主基因定位。优势对数记分法(log odds score method)又称为 Log 法,是根据遗传标记与致病基因的连锁,和在家系中的重组值(θ)而计算二者之间的距离,从而得出的似然比。减数分裂时来自父母的不同染色体间进行遗传物质的交叉和交换,染色体上两位点间交叉的概率为重组分数(θ)。当 $\theta=0$ 时,表示两位点未进行交叉,且相聚很近;$\theta=0.5$ 是表示两等位基因在减数分裂时随机组合,未在同一条染色体上,或在同一条染色体上却相距很远。因此,当 Log 值 >1 时表示存在连锁;Log 值 >3 时表示肯定有连锁;Log 值 < -2 时,则否定连锁。

Log 值方法需要预先知道疾病位点的参数,如遗传方式、基因频率和外显率,参数估计错误会降低检验效能。故近年来逐渐兴起非参数连锁分析方法,如患病同胞对、患病亲属对等。

糖尿病易感基因的定位就是良好的例证。糖尿病有一定的家族聚集性,初步研究将糖尿病区分为 1 型(胰岛素依赖型)和 2 型(非胰岛素依赖型),它们是完全不同的疾病,其病因、病程和遗传学完全不同。大多数复杂的疾病可用相同的方法进行研究,但鉴别出假阳性及真正的易感基因仍较困难。这种方法所确认的染色体区很少小到足以对有关基因做定位克隆。所以在一般群体中寻找候选基因的等位基因,候选易感区内的遗传标记与疾病间的关联是很有必要的。

在方法学上,连锁分析主要适合存在主基因效应的孟德尔遗传疾病,而精神疾病多为复杂的多基因遗传病,多种基因对疾病起联合效应,很难找出主基因。因此精神疾病分子遗传的研究通常被统计效能更高的关联分析取代。

二、候选基因关联研究

关联与连锁是完全不同的两种现象。连锁指的是不同基因座之间的关系,关联是指疾病与不同等位基因之间的关系。关联研究是通过鉴定经多代遗传后仍保留完好的相邻近 DNA 变异之间的DNA 片段。从而检测在一个群体中疾病与等位基因之间是否存在相关性。随着人口不断增加,世代传递中连锁和关联状态经重组不断被打破。当与某一特定性状相关联的功能性突变出现时,该突变位于先前既已存在的 DNA 变异组合成的单倍体中。由于连锁分析只对在世的几代人进行,重组在短短的几代人中发生的几率很小,因此连锁分析鉴定的含疾病相关基因的染色体区域往往很大,甚至达几百万碱基,含上千个基因。与此相反,关联研究是以群体历史上的重组为基础,因此理论上在随机交配的群体中疾病基因的相关区域非常小,只含一个基因或基因片段。

一个群体中某等位基因与某疾病关联的原因可能有以下三种:①等位基因 A 直接引起对疾病 D 的易感性,但具有等位基因 A,对疾病 D 的发病既非必要也非足够,只是增加其发病的可能性。在这种情况下,可以预期所研究的群体中都可能发现等位基因 A 与疾病 D 的关联。②假如群体中大部分带致病相关基因的染色体是从一个或少数祖先染色体传来的,则很紧密的连锁可在群体水平形成等位基因的关联。③有病的和无病的人可能在遗传上属于不同的亚群,同时他们在功能为基因 A 的频率也是不同的。

(一)家族关联分析

家族关联分析(family based association test,FBAT)是 Rabinowitz 和 Laird 等在传递不平衡检验(transmission disequilibrium test,TDT)方法的基础上提出的一种基于核心家系资料的关联分析方法,该方法采用评分检验法(score test)计算检验统计量,并作出统计推断。FBAT 既保留了 TDT 可以避免人群分层影响的特点,又具有适用于多种家族类型,多种遗传模式以及疾病复杂性状的灵活性。

(二)群体关联分析

群体关联分析(population based association test)是观察群体中遗传标记位点等位基因与致病基因位点间存在着连锁不平衡的现象。群体关联分析实验设计可分为病例对照研究设计(case-control study)和基于随机人群关联分析(population based association analysis)两种情况。前者主要研究质量性状,而后者主要用来研究数量性状。

(三)全基因组关联研究

全基因组关联研究(genome-wide association study,GWAS)是一种在全基因组层面上快速扫描遗传印记(SNP)的方法,通过多中心、大样本、反复验证的关联研究,最终找到与某一特定的多基因遗传病或体细胞遗传病相关的遗传变异。GWAS 的工作流程为:

1. 经过处理的 DNA 样品与高通量的 SNP 分型芯片进行杂交。

2. 通过特定的扫描仪对芯片进行扫描,将每个样品所有的 SNP 分型信息以数字形式储存于计算机中。

3. 对原始数据进行质控,检测分型样本和位点的得率(call rate)、病例对照的匹配程度、人群结构的分层情况等。

4. 对经过各种严格质控的数据进行关联分析。

5. 根据关联分析结果,综合考虑基因功能多方面因素后,筛选出最有意义的一批 SNP 位点。

6. 根据需要验证 SNP 的数量,选择合适通量的基因分型技术在独立样本中进行验证。

7. 合并 GWAS 两阶段数据,最后得出结论。

该研究通过测定疾病的基因变异和 SNP,来建立世界资源共享的相关疾病的基因变异数据库——dbGAP,以便于开展研究,确定疾病发生的易感区域和相关基因,寻找疾病的标记物,进行早期诊断,实施最有效的个体化治疗,以及开发新的药物和特异性防治措施。

研究疾病与等位基因的关联是在患者与健康对照之间进行的,但国内外大量研究由于选取的对照组不恰当,也会使结果发生偏倚。为了避免关联研究中出现不恰当对照的问题,近年来家系样本内对照的方法逐渐受到大家的重视。这包括连锁不平衡检测和单倍体相对风险检测两种方法。

连锁不平衡检测:又称为 TDT 检测法,从一个或几个受累子代开始,最少其双亲之一在标记基因座上为标记等位基因的杂合子,而杂合子被怀疑与疾病关联。单倍型相对风险检测:又称为 HRR 检测,对患者和其双亲的一个认为与疾病关联的等位基因 M1 进行分型,由双亲未传递给患者的等位基因作为对照组,并用卡方检验检测其显著性。除此之外,在实际情况中,关联研究只有在一定条件下才有效,如低突变率及遗传标记位点与致病相关位点足够近时才能避免频繁的重组,同时需要大样本量才可能发现有严格意义上的显著结果。

连锁不平衡被认为是对连锁分析的补充,在未知连锁的条件下可以通过连锁不平衡确定致病基因的位点。连锁不平衡相对于连锁分析更容易找到微效基因,更适合于研究多基因遗传病。无亲缘关系患者的样本收集比较容易,完全符合群体临床疾病谱。相关分析为非参数分析,不需要设定遗传方式等多种参数,因而其检出效能高于家系连锁分析。在多基因病不但能检出主导基因,而且能检出相对风险小于 5% 的次效基因。

迄今为止,有关精神障碍关联研究的报道层出不穷,例如,在精神分裂症的关联研究中,目前报道的与疾病相关联的基因有儿茶酚胺氧位甲基转移酶基因(catechol-O-methyl-transferase,*COMT*)、神经调节素 1 基因(neurogulin 1,*NRG1*)、*Dysbindin* 基因(*DTNBP1*)、*DISC1* 基因等。

三、基因定位克隆

(一)基因定位

基因定位是基因分离及克隆的基础,在经典遗传学、细胞遗传学及分子遗传学中均占有重要的地位。所谓的基因定位就是将基因定位到特定的染色体上,同时测定基因在染色体上线性排列顺序及距离。同一条染色体上携带多个基因,共同组成一个连锁群,将基因定位到染色体上实际上就是将这个连锁群定位到染色体上,称为基因的染色体定位。染色体分为众多区带,将基因定位到染色体上特定的区带称为染色体的区域定位。通过已知基因来确定未知基因是否与其在同条染色体上称为同线测验。基因在染色体上的线性排列图称为基因图。最理想的基因定位就是 DNA 序列测定。

基因定位的方法包括:

1. 标记基因系法　标记基因是指带有一个及以上已知基因位点的标记基因品系,通过检测被测基因是否与标记基因发生了连锁来确定两基因是否在同一染色体上,这是基因定位最基本的方法。但是该方法的限制在于如果被测基因与标记基因在同一染色体上,只是相距很远,这样两者也可能进行独立遗传,互不影响。

2. 家系分析法　家系分析法在遗传病的基因定位中是最原始的方法,首先要确定两个基因是否在同一染色体上,即是否发生连锁,然后再通过重组率分析两者之间的距离。比较常用的方法即为 LOG 法,早先的外祖父法适应范围较小,主要用于 X 连锁基因遗传病,色盲病就是通过这种方法进行定位的。

3. 限制性核酸内切酶法　为目前发展比较迅速的方法,应用范围比较广泛。限制性核酸内切酶可以识别特定的核苷酸序列,并将每条链上特定的两个核苷酸之间的磷酸二酯键进行切割的一类酶。

通过该酶的切割可以得到不同的 DNA 片段,在细胞分裂或各种因素下 DNA 中某些碱基对可能会发生改变,导致酶切位点的改变,从而切割出不同的 DNA 片段,称为限制性片段长度多态性(restriction fragment length polymorphism,简称 RFLP)。RFLP 是 DNA 分子多态性的表现,目前广泛应用到基因定位的工作中,通过检测待测基因与 RFLP 是否呈连锁关系,判断其是否在同一条染色体上。

4. 染色体原位杂交法　用标记的 DNA 探针与待测染色体进行杂交,通过染色体直接进行分子检测的技术称为染色体原位杂交法。通过各种方法将染色体变为单链,然后将其固定在载玻片上,用同位素进行标记,高度纯化的 mRNA 或与之互补的 cDNA 或已克隆的基因作为探针,与变性的染色体进行杂交,通过放射显影将待测基因定位到某染色体上或染色体的某一区段。这种方法之前主要应用于人的基因定位,现在普遍应用到动植物基因方面的研究。

5. 染色体步行法　由生物基因组或基因组文库中的已知序列探知其旁临的未知序列或与已知序列呈线性关系的未知序列的方法。首先用限制性内切酶切割基因片段,制成两个基因组文库,从 A 库中选取一已知基因克隆片段与 B 库中的克隆基因进行杂交,如果呈阳性结果,说明 B 库中有与 A 库中作为探针的克隆片段重叠的基因片段,然后再用这些重叠的片段作为探针探测 A 库的克隆基因,如此循环,直到探针与第二个已知基因片段结合,那么这两个基因的位置就清楚了。但是由于人类基因有众多的重组序列,很容易使染色体步行发生差错,而且这种方法所涉及的基因克隆片段众多,工作量十分庞大,为此人们根据 1984 年 C. R. Cantor 设计的脉冲电场梯度脉冲电泳法分离大片段 DNA 的方法,设计出了用限制性核酸内切酶切割 DNA 片段形成的染色体跳跃文库,可以跳跃数十万个碱基对。此外,后来兴起的酵母人工染色体法等都是对染色体步行法的改进和补充。

6. DNA 全序列测定　DNA 是染色体的主要成分,基因是 DNA 中具有遗传效应的片段,那么若 DNA 的全部序列搞清楚了的话,基因的位置自然也就确定了,这也是人类基因组计划的最高目标,将人体内 4 万多个基因的密码全部解开,绘制出基因图谱并完成基因的大规模测序。DNA 的全序列测定对疾病在基因诊断、基因治疗及基因预防方面有重要的作用,通过 DNA 序列的测定一大批单基因遗传病(如乳腺癌、遗传性结肠癌等)的致病基因被发现,目前工作的重点在于像糖尿病、精神疾病、神经疾病等多基因遗传病。

此外,像结合转移定位法、细胞学方法、体细胞杂交等方法在生物遗传方面也发挥了重要作用。各种方法各有利弊,限制性内切酶法可以提供大量的分子标记,突破了传统遗传学分析方法的瓶颈,是目前基因定位的主要方法。染色体原位杂交法主要适用于重复序列高的基因片段,可对不表达或不知道其产物的基因进行测定。DNA 全序列测定是人类基因组计划的最高目标,届时众多疾病的遗传之谜将会迎刃而解。

(二) 基因克隆的定义

基因克隆是 20 世纪 70 年代发展起来的一项具有革命性的研究技术。美国斯坦福大学的伯格(P. Berg)等人于 1972 年把一种猿猴病毒的 DNA 与 λ 噬菌体的 DNA 用同一种限制性内切酶切割后,再用 DNA 连接酶把这两种 DNA 分子连接起来,于是产生了一种新的重组 DNA 分子,从此产生了基因克隆技术。1973 年,科恩(S. Cohen)等人把一段外源 DNA 片段与质粒 DNA 连接起来,构成了一个重组质粒,并将该重组质粒转入大肠杆菌,第一次完整地建立起了基因克隆体。步骤可概括为:分、切、连、转、选。"分"即将双链 DNA 分子解链成单链;"切"即用特异序列的限制性核酸内切酶切割载体 DNA 和目的基因;"连"即通过 DNA 连接酶将目的基因与载体基因连接起来形成重组 DNA 分子;"转"即通过各种途径将重组 DNA 分子转入宿主细胞进行复制;"选"最后将成功转入目的基因的宿主细胞通过各种方法(如插入失活法、PCR 筛选和限制性核酸内切酶法、核酸分子杂交法等)选出进行增殖,获取大量的目的基因。

(三) 基因克隆的过程

DNA 克隆涉及一系列分子生物学技术,如目的 DNA 片段的获得、载体的选择、各种工具酶的选用、体外重组、导入宿主细胞技术和重组子筛选技术等等。

1. 目的基因的获得　基因克隆的第一步就是获得目的基因,可以从生物基因组库或者目的细胞的 mRNA 转录过来,如果目的基因的序列较少且顺序已知也可通过人工合成的方法获得,如果目的基因两端的序列已知,也可据此设计引物,用基因组 DNA 或 cDNA 通过 PCR 技术获得目的基因。

2. 载体的选择　DNA 克隆常用的载体有质粒载体、噬菌体载体、柯斯质粒载体、单链 DNA 噬菌体载体、人工酵母载体等。按使用目的分为克隆载体、表达载体、测序载体、穿梭载体等等。无论哪种目的的载体均具有共同的特征:①在宿主细胞中有独立复制和表达的能力;②分子量尽可能小,便于携带大的外源性 DNA 片段,而且在切割过程中不容易被破坏;③载体最好携带两个或以上容易检测的标记基因,如抗药性标记基因;④载体最好携带尽可能多的限制酶单一切点,如果载体的酶切位点位于已知标记基因的内部,可造成插入失活效应,更加方便于重组体的筛选。

3. 体外重组　体外重组即将目的基因与载体 DNA 分子连接的过程。连接分为两种方式:一种为黏性末端连接,即用相同的限制性核酸内切酶切割 DNA 分子和载体 DNA 形成相同的黏性末端,黏性末端彼此退火,通过 T4DNA 连接酶进行连接即为黏性末端连接法;第二种为平端连接,如果 DNA 末端本身为平端则可与带有平端的载体直接相连,但这种方法比黏性末端连接的效果差,因此有时需要将这类 DNA 的末端进行修饰,如同聚物加尾,加衔接物或人工接头,PCR 法引入酶切位点等,可以获得相应的黏性末端,然后再通过黏性末端法进行连接。

连接好的重组体通过转化、转染、转导等方法导入原核宿主细胞内。因载体分子上有可被宿主细胞识别的复制起始点,因此可在宿主细胞内大量复制,获得大量的重组 DNA 分子。

4. 重组子的筛选　从不同的重组 DNA 分子获得的转化子中鉴定出含有目的基因的转化子即阳性克隆的过程就是筛选。发展起来的成熟的筛选方法如下:①插入失活法:常用的是 β-半乳糖苷酶显色法即蓝白筛选法(白色菌落是重组质粒)。若外源 DNA 片段插入到位于筛选标记基因(抗生素基因或 β-半乳糖苷酶基因)的多克隆位点后,会造成标记基因失活,表现出转化子相应的抗生素抗性消失或转化子颜色改变,通过这些可以初步鉴定出转化子是重组子或非重组子。②PCR 筛选和限制酶酶切法:提取转化子中的重组 DNA 分子作模板,根据目的基因已知的两端序列设计特异引物,通过 PCR 技术筛选阳性克隆。PCR 法筛选出的阳性克隆,用限制性内切酶酶切法进一步鉴定插入片段的大小。③核酸分子杂交法:制备目的基因特异的核酸探针,通过核酸分子杂交法从众多的转化子中筛选出目的克隆。目的基因特异的核酸探针可以是已获得的部分目的基因片段,或目的基因表达蛋白的部分序列反推得到的一群寡聚核苷酸,或其他物种的同源基因。④免疫学筛选法:获得目的基因表达蛋白的抗体,就可以采用免疫学筛选法获得目的基因克隆。这些抗体既可以是从生物本身纯化出的目的基因表达蛋白的抗体,也可以是从目的基因部分 ORF 片段克隆在表达载体中获得的表达蛋白的抗体。

以上方法获得的阳性克隆最终要进行测序分析,最后确定目的基因。

四、罕见变异与精神障碍的关系

遗传变异是物种形成和生物进化的基础。如果基因在结构上发生突变,如单个碱基突变或者多个碱基突变,或者 DNA 在修饰过程中发生异常,都有可能引起遗传性状的改变甚至导致某些疾病的发生或者易感性增加。20 世纪 80 年代以来由于分子遗传学的发展,通过连锁分析和关联分析等方法使可能导致疾病的敏感基因定位成为可能。

研究发现中国汉族人群 *mG1uR3* 基因遗传多态性可能与偏执型精神分裂症的部分临床症状关联,国外报道 *mG1uR3* 基因两个多态位点 rs6465084 和 rs274622 可能与精神分裂症认知功能、阴性症状的改善关联。中国汉族男性精神分裂症患者携带 rs274622 罕见基因型 CC 者一般精神病理症状分和兴奋因子分、抑郁因子分均高于常见基因型 TT 携带者。女性精神分裂症患者携带 rs274622 罕见基因型 CC 者抑郁因子分高于常见基因型 TT 携带者。此外,脑源性营养因子(*BDNFC270T*)、肿瘤转移抑制因子(*TXNIP*)等在精神分裂症的发病中也起到了一定作用。近年来 DNA 甲基化或羟甲基化过度修饰现象在精神分裂症患者中普遍得到了证实。此外,像 *α-7-nicotinic receptor*,*Discl*,*GRM3*, *dysbindin*,*COMT*,*NRG1*,*RGS4*,*G72*、*NRXN1* 等成为研究精神分裂症最有希望的敏感基因。

研究发现一些遗传疾病的发病年龄逐步提早,经几代遗传后疾病的严重程度增加,称为早现遗传,且早现遗传有共同的特定变异——延长的三核苷酸重复序列。这个延长的三核苷酸重复序列不稳定并在家庭成员中逐渐延长,从而增加了疾病的严重性。最近发现在单相抑郁症和双相情感障碍中也存在早现遗传现象。在一项对瑞典和比利时的双相情感障碍患者的 CAG 重复序列与疾病间的关系进行的研究中,通过扩增探测的方法对 CAG 序列进行检测,显示双相情感障碍患者的 CAG 序列的平均长度要显著高于对照组。而且近几年发现,双相情感障碍家系的病例与 CAG 重复序列也存在关联,而且当表型的严重性增加时,比如有重型抑郁、单次发作转为双相障碍时,子代的 CAG 重复序列会显著增加。因此,在基因组中包含这三个重复序列的位点应进行进一步的研究,像 18 号染色体 18q21.1 区的 CTG18.1 和 17 号染色体 17q21.3 区的 ERD1 都应该进行这样的分析。

1. 以抗抑郁药作为靶点研究基因突变在抑郁症中的作用,发现了位于 17q11.1-12 区的 5-羟色胺转运蛋白(5-HTT)基因(*SLC6A4*),其 5′端启动子区有一个 44 个碱基对的缺失或插入,形成长(L)或短(S)两个等位基因的功能多态性,该多态性位点是近几年研究比较多且有所发现的位点。也有文献显示 5-HTTLPR 和 STin2 这两个 VNTR 基因多态性与女性产后抑郁有关。

2. 5-HT$_{2A}$受体基因有两个功能多态性位点(T120C 和 His452Tyr)对药物治疗的敏感性也是不同的。此外,像色氨酸羟化酶(TPH)有三个多态性位点:218A/C、-1067G/A 和-347T/A,且发现 218A/A 与抑郁症的躯体焦虑症状因子呈显著相关。

3. 单胺氧化酶 A(MAO-A)基因的多态性位点 EcoRV 与男性抑郁症相关。位于染色体 9q34 的多巴胺羟化酶(DβH)基因,其 GG 基因型抑郁症患者的 DβH 活性降低,较少出现精神病性症状,故推测 GG 基因型是抑郁症患者不伴发精神病性症状的保护因子。其他的像细胞色素酶 P450、多巴胺羟化酶基因多态性在抑郁症的研究中也展现了一定的价值。

精神疾病是由遗传、环境等多种因素导致的,同一基因变异可能引起不同的疾病,一种疾病可能包含多种基因变异。研究发现,*NRXN1* 基因的缺失突变在精神分裂症和儿童孤独症中都存在。目前发现精神分裂症患者存在 *ASTN2* 基因碱基缺失现象,而该基因拷贝数变异在儿童孤独症患者中也有发现。关于基因变异在各种精神疾病病因中的作用,仍在不停的探索中,相信随着遗传学的进展,越来越多的致病敏感基因将会潜出水面,进一步揭开精神疾病病因的面纱,为诊治精神疾病提供更多的思路及依据。

第三节　常用遗传学研究技术及在精神科的应用

一、分子杂交

(一)分子杂交概述

1. 定义　分子杂交(molecular hybridization),是指不同的 DNA 片段之间,DNA 片段与 RNA 片段之间,通过碱基互补配对而使不完全互补的两条多核苷酸链相互结合的过程,是一项确定单链核酸碱基序列的技术。

2. 分子杂交的原理　基本原理是待测单链核酸与已知序列的单链核酸(探针)间通过碱基配对形成可检出的双螺旋片段。这种技术可在 DNA 与 DNA,RNA 与 RNA,或 DNA 与 RNA 之间进行,形成 DNA-DNA、RNA-RNA 或 RNA-DNA 等不同类型的杂交分子。

3. 常见的分子杂交技术

(1)Southern 印迹杂交:是指 DNA 和 DNA 分子之间的杂交,其基本方法是将 DNA 用适当的限制酶切,再行琼脂糖凝胶电泳分离各酶切片段,再将凝胶上的 DNA 片段转移至硝酸纤维素膜上,用标记了的目的基因的 DNA 片段作为探针与硝酸纤维素膜上的 DNA 进行杂交,利用放射自显影术确定与探针互补的每条 DNA 带的位置,从而可以确定在众多酶切产物中含某一特定序列的 DNA 片段的位置和大小。

（2）Northern 印迹杂交：是指 DNA 和 RNA 分子之间的杂交，其基本方法与 Southern 印迹杂交技术相同，由于 RNA 分子较小，在转移前无需进行限制酶切割。

（3）Western 印迹杂交：是指蛋白质分子（抗原-抗体）之间的杂交，其基本方法是将经凝胶或电泳分离的蛋白质转移到滤膜上，固定在滤膜上的蛋白质成分仍保留抗原活性及与其他大分子特异性结合的能力，所以能与特异性抗体或核酸结合，其程序与 southern 印迹杂交相似，Western 杂交与上述两种杂交技术不同的是，蛋白质的转移只有靠电转移才可完成，另外蛋白质的检测是以抗体而不是以核酸作探针。

（二）分子杂交的应用

Southern 杂交可用于对基因组中特定基因的定位及检测；从基因文库中找到所需要的基因；用于基因诊断遗传病、癌症等。Northern 印迹杂交主要用于检测某一组织或细胞中已知的特异性 mRNA 的表达水平或比较不同组织或细胞中同一基因的表达情况。Western 杂交可用于检测样品中特异蛋白质是否存在、细胞中特异蛋白质的半定量分析以及蛋白质分子的相互作用研究等，如检测病人血液中是否有某种抗体，从而检测是否感染过某种抗原。目前，在精神病学中上述技术主要用于精神疾病的遗传学研究，与 PCR、基因芯片等技术结合用于如精神分裂症易感基因的研究。

二、多聚酶链式反应

（一）多聚酶链式反应概述

1. 定义　多聚酶链式反应（PCR），是一种体外扩增 DNA 的方法，PCR 使用一种耐热的多聚酶，以及两个含有约 20 个碱基的单链引物。经过高温变性（将模板 DNA 分离成两条单链），低温退火（使得引物和一条模板单链结合），中温延伸（反应液中游离的核苷酸紧接着引物从 5'端到 3'端合成一条与之互补的新链），反复进行以上流程，可使模板 DNA 得到大量扩增。

2. PCR 技术的发展　20 世纪 90 年代中期，由美国 Applied Biosystems 公司推出的实时荧光定量 PCR 技术（RT-PCR），使得 PCR 技术实现了由定性到定量的飞跃，它与常规 PCR 技术相比，具有特异性更强，自动化程度更高等优点。在 RT-PCR 推出以前，常规的半定量 PCR 和定量竞争性 PCR 等，都必须在 PCR 反应完成后才能对 PCR 终产物进行检测，而 RT-PCR 在 PCR 反应体系中加入荧光基团，通过对每个循环扩增产物所对应荧光信号的检测，从而实现对整个反应进程进行定时定量的监测。根据荧光基团的种类不同，RT-PCR 可以分为荧光探针法和荧光染料法，常见的有 TaqMan 荧光探针法和 SYBR 荧光染料法。除此之外，PCR 技术和原位杂交技术相结合而成的原位 PCR 技术、PCR-ARMS 技术、PCR 等位基因特异性寡核苷酸探针（PCR-ASO）等技术，都广泛应用于肿瘤基因的研究中。

（二）PCR 在精神科的应用

PCR 在精神疾病遗传学的研究中应用广泛，目前国内外许多学者对此进行研究。近年对单核苷酸突变导致的基因多态性研究的主要手段是 PCR-RFLP（restriction fragment length polymorphism，RFLP）方法，即先用 PCR 扩增特异性的片段，再用限制性内切酶消化，根据消化后片段的长度和位置判断基因型；另外也有学者提出了采用聚合酶链反应-序列特异性引物（polymerase chain reaction-sequence specific primer，PCR-SSP）的方法。有学者采用 PCR-RFLP 技术进行研究，发现在中国北方汉族人群中，存在着 *MTHFR* 基因的 SNP，T 等位基因频率在精神分裂症组显著高于正常对照组，*MTHFR* 基因 C 677T 多态性可能是精神分裂症的危险因素之一；近年，有研究报道对精神分裂症患者和正常对照（验证样本）采用人类微小 RNA 芯片检测了 miRNA 的血浆表达水平，采用实时荧光定量 PCR（RRT-PCR）的方法进行检测与分析，发现精神分裂症患者血浆中有多个 miRNAs 低表达，这些低表达的 miRNAs 可能对精神分裂症的诊断有参考意义。

PCR 技术在药物基因组学中的应用也十分广泛，例如现已有许多实验室开始通过基因组学来寻找心境稳定剂治疗的新药靶，研究者应用反转录聚合酶链式反应差异显示法（RT-PCR DD）对长期使用锂和 VPA 治疗鼠体内的 CNS 效应进行研究，不仅确定了主要的细胞保护蛋白 Bcl-2 为心境稳定剂的药靶,同时还发现了锂和 VAP 可以通过影响 AUH 蛋白的表达而调节 CNS 中多基因的表达,从而发挥对双相情感障碍的治疗作用。新近发现的几个心境稳定剂的新药靶为 Bcl-2、ROCK-Ⅱ以及 GR78,它们对神经适应性和细胞恢复性都具有重要的作用。

三、全基因组关联分析

(一) 全基因组关联分析概述

1. 定义　全基因组关联分析(genome-wide association study,GWAS),是指从人类全基因组范围内找出与疾病性状关联的序列变异,是一种为确定遗传与表型或与某种疾病的关系的全基因组范围的关联性分析研究,目前,全基因组关联分析是研究复杂遗传性疾病的重要手段。

2. 分析方法　对于无关个体的关联分析常采用病例对照研究设计,主要研究是否患病。基于家系的关联研究,常采用传递不平衡检验(TDT)来分析遗传标记与是否患相关疾病的关联,可以排除人群混杂对关联分析的影响。

(二) 全基因组关联分析在精神科的应用

随着 2005 年在 *Science* 报道的第一项和年龄有相关的黄斑变性的 GWAS 研究,之后有学者报道了有关肥胖及冠心病等的 GWAS 研究。精神分裂症是一种典型的复杂遗传性疾病,GWAS 在精神分裂症研究中的应用也愈加广泛。2008 年 *Nature* 发表了 2 项关于精神分裂症的研究,提出基因变异会导致精神分裂症的发生。由美国研究团队通过对 3400 个精神分裂症患者和 3200 个对照者的 GWAS 研究,结果显示患者发生 DNA 额外增加或缺失的概率要比对照者高 15%,患者 1 号染色体和 15 号染色体上 2 个特定区域发生 DNA 删除的风险也要高得多。欧洲研究团体等通过对 4700 个精神分裂症患者和正常对照者的研究,证实了与第 1 项研究相同的 2 个突变以及 15 号染色体上的另 1 突变。近年山东研究团队通过对 89 例儿童青少年精神分裂症与正常对照者的 DNA 分别进行全基因组关联分析,发现 8 号染色体与精神分裂症关联、以及 *JARID2* 为精神分裂症的易感基因。有研究者对 100 例双相情感障碍患者和健康对照者进行 *GRIN1*、*BDNF* 基因分析,发现 *GRIN1* 基因是双相情感障碍的易感基因之一。目前有学者研究发现位于 6p21.3 的 *NOTCH4* 基因与精神分裂症有明显关联,但另有部分学者研究发现其并无明显关联,这可能是由于精神分裂症是由几个中度效应基因或多个微效基因共同起作用,此外,精神分裂症为高度异质性疾病,对不同患者起作用的致病基因可能完全不同。尽管 GWAS 研究为研究复杂疾病开辟了一条新的路径,但人群混杂、入选分组标准、研究标本量对研究结果仍存在着一定的影响,同时解释基因-变异-环境因素之间的相互作用关系需要使用 GWAS 对更多微效的与疾病关联的基因变异进行研究。

四、基因芯片

(一) 基因芯片的概述

1. 定义　基因芯片(genechip)又称 DNA 芯片或 DNA 微阵列,是生物芯片领域中应用最多,最广的一类芯片。基因芯片的测序原理是杂交测序方法,即用已知序列的核酸探针,对未知序列的核酸进行杂交来检测。将数千个基因片段作为探针分子固定于支持物上,将被检测样本的 DNA 或者 cDNA 用放射物/荧光标记,并与芯片上的探针进行杂交,通过检测杂交信号强度来了解样本基因的序列和表达情况。

2. 基因芯片的分类　根据 DNA 探针的大小和来源不同,基因芯片可分为由 DNA 片段探针制成的 DNA 芯片、由寡核苷酸探针制成的寡核苷酸芯片、由 mRNA 转录成的 cDNA 片段制成的 cDNA 芯片以及 PCR 产物制作的 PCR 芯片等。根据 DNA 芯片的用途不同又可以分为微小 RNA 表达谱芯片(miRNA 芯片)、基因表达谱芯片、SNP 芯片、甲基化芯片等。

(二) 基因芯片在精神科的应用

基因表达谱芯片目前已广泛应用于基因表达水平的检测、新基因的识别、疾病相关基因的筛查以及药物基因组学等多个领域。目前由 Affymetrix、Illumina 以及 Agilent 等公司所研制的基因表达芯片在该领域具有很好的代表性。

随着 miRNA 芯片技术不断发展成熟,目前的 miRNA 芯片不仅可以用于成熟 miRNA 的检测,还可以检测预测的 miRNA 和非编码 RNA 等。以往对精神障碍的 miRNA 研究大都是通过尸检检测其大脑某些特定区域 miRNA 的表达,新近有许多研究检测活体精神分裂症患者血液样本中 miRNA 表达的报道,比如关于精神分裂症患者 miR-146a 和 miR-212 表达的报道就有许多,而对于双相情感障碍以及其用药前后 miRNA 表达的变化目前也有许多学者正在研究。目前基因芯片在精神疾病的研究报道包括:编码调节突触前分泌功能(PSYN)蛋白的 1 组转录子在精神分裂症样本中表达明显降低、神经髓鞘形成异常及线粒体功能障碍与精神分裂症发病机制有关、位于 22q12 上的 *apolipoprotein L1*、*L2* 和 *L4* 等基因在精神分裂症患者中表达明显上调。最近,国外报道双相情感障碍的高危人群存在 miR-15b、miR-132 以及 miR-652 表达的上调。

SNP 芯片(单核苷酸多态性芯片)除了用于 SNP 分型分析,还可以用于基因组 DNA 拷贝数变化的分析,目前全基因组范围高通量芯片的应用为个体化医学提供了大量的遗传信息。SNP 芯片不仅可以应用于疾病的预防、诊断及预后评估等方面,其在药物基因组学中的应用更是有着举足轻重的作用,其具体应用将在 SNP 章节里详细叙述。

五、光 遗 传

(一)光遗传的概述

1. 定义 光遗传学(optogenetics),是指将光学与分子遗传学技术相结合,用以实现精确调控特定神经元功能与活动的新兴技术。该技术利用分子生物学以及病毒生物学等手段,将光敏感蛋白基因通过载体导入到体内,使其表达光敏感通道蛋白,用特定波长的光对其照射,从而通过调控光敏感蛋白的激活与关闭,来控制细胞膜离子通道的开放与关闭,进而控制某些特定神经元的激活或沉默。

2. 光遗传的原理 光遗传学技术包括光敏感蛋白在神经元的表达和光刺激信号记录两个部分。ChR2 是一种在视黄醛辅因子存在下能够感应蓝光的七通道跨膜蛋白,在蓝光($\sim$470nm)的刺激下,可以使细胞去极化,Na^+ 通道开放。2005 年,Karl Deisseroth 研究小组首次将 ChR2 应用于光控制神经活动的实验中。在继 ChR2 后,又发现一种可以感应黄光刺激的抑制性光敏感蛋白 NpHR,在黄光($\sim$580nm)的刺激下,可以使细胞超极化,Cl^- 通道开放。这两种光敏蛋白可以同时在细胞表达,用以控制神经元的活动。VChR2 是 ChR2 的亚型,可以感应黄光刺激($\sim$589nm),该蛋白可以和 ChR2 混合使用,用以兴奋特定神经元。在活体动物实验中,将光纤套管植入动物脑内,并将光电极固定在动物颅骨上,便可以在光刺激过程中记录神经元放电的情况。此外,光遗传学技术还可以联合如脑电图及 fMRI 等技术,用以记录正常和病理状态下神经元放电的变化。

(二)光遗传在精神科的应用

1. 药物成瘾中的应用 药物成瘾与奖赏-觅药行为相关的神经环路有关,多巴胺中脑边缘奖赏系统在成瘾机制中起着重要的作用,有研究团体使用 ChR2 激活小鼠的中脑腹侧被盖区(VTA)多巴胺能神经元,发现可以诱导小鼠的条件性位置偏爱行为。除多巴胺系统之外,光遗传研究还发现从 VTA 脑区到 NAc 脑区的神经投射,在药物成瘾中也是非常重要的奖赏环路。2010 年,国外有学者用此项技术来研究中脑边缘系统的奖赏效应,发现谷氨酸递质的传递参与了 NAc 脑区的奖赏效应,有报道称胆碱能中间神经元在成瘾中也有重要的作用。2012 年,Nature 上新发的一篇文章证明通过光遗传技术可以逆转可卡因诱导的神经可塑性变化,能起到逆转药物所诱导行为适应性改变的作用。

2. 学习记忆研究中的应用 在学习记忆方面的研究应用,主要集中在奖赏与记忆的巩固机制研究方面。Cohen 等人利用光遗传技术发现,VTA 脑区存在三种类型的神经元,其中所有标记的多巴胺能神经元属于第一类神经元,具有奖赏作用,而 GABA 能神经元属于第二类神经元,具有抑制作用。部分研究报道海马的 DG 脑区至 CA3 脑区的神经输入可介导恐惧记忆的唤起,恐惧记忆的长期效应由从海马依赖性转变为非海马依赖性的记忆所介导。

3. 抑郁症的研究 目前已有一些学者将光遗传学技术应用到抑郁症的神经机制的研究中,其研究主要集中在两方面:

(1)通过对抑郁动物模型的研究,明确与抑郁症相关的神经元类型及其作用。①目前已经通过光遗传学技术证实,VTA 中多巴胺能神经元与抑郁行为有关;②光遗传学技术的研究同样发现,NAc 的 D1- 型中型多棘神经元(D1- MSNs)、D2- 型中型多棘神经元(D2- MSNs)和胆碱能中间神经元与奖赏行为有关;③最近,通过光遗传学技术研究发现,中缝核的 γ- 氨基丁酸能神经元与抑郁焦虑行为的产生有关。

(2)借助光遗传学准确定位的优势,揭示与抑郁相关的神经通路。①目前通过光遗传学技术已明确 VTA- NAc 多巴胺神经通路对抑郁行为有调节作用;②光遗传学的研究同时表明 VTA- 内侧前额叶皮质(medial prefrontal cor- tex,mPFC)多巴胺神经通路可抑制社交逃避抑郁行为;③有文献指出 BNST 内的 γ- 氨基丁酸能神经元和谷氨酸能神经元对奖赏行为的影响作用相反,兴奋前者小鼠会出现位置偏爱行为,提示兴奋 γ- 氨基丁酸能神经元通路能增强奖赏探索行为,而兴奋后者,会出现相反的结果;④通过光遗传学方法使 mPFC- DRN 神经通路兴奋,发现小鼠出现抑郁行为,而在小鼠强迫游泳实验中,发现该通路有抗绝望作用。

六、单核苷酸多态性

(一)单核苷酸多态性概述

1. 定义 单核苷酸多态性(single nucleotide polymorphism,SNP),是指由单个核苷酸的替代、插入或缺失所引起的 DNA 序列多态性,其实质是一种碱基序列多态性。SNP 所表现的多态性一般只涉及单个碱基的变异,有时也包括多个核苷酸的插入或缺失所引起的点突变。

2. SPN 的特点及发展 SNP 通常是二等位多态性的,3 个或 4 个等位多态性较少见,同时 SNP 既有可能在基因序列内,也有可能在基因以外的非编码序列上,但位于编码区内的 SNP 比较少。SNP 有很多分型方法,按其原理可分为 4 种方法,包括特异位点杂交(ASH)、单碱基链延伸(SBE)、特异位点引物延伸(ASPE)特异位点连接(ASL)。

随着 SNP 与 PCR 以及基因芯片等技术的结合,其不仅可以用于疾病的诊断,更能用于指导临床个体化用药及最佳用药方案的选择。SNP 在药物基因组学中的研究目标是寻找药物反应标记,目前主要有两种基本途径,即候选基因研究和全基因组连锁不平衡作图。候选基因研究利用已知的关于药物代谢以及发病机制的知识来确定与药物反应可能相关的基因,并检验分析这些基因与药物反应的关联性,其鉴别候选基因的能力直接关系到研究的成功与否,这就需要对疾病和药物反应有足够的了解。全基因组连锁不平衡作图依赖于临近 SNP 的随机关联,需要鉴定成百上千万的匿名 SNP,通过这些匿名 SNP 间的相关性来鉴别包含敏感基因的基因组区域。

(二)单核苷酸多态性在精神科的应用

1. 精神分裂症 通过对 SNP 在精神分裂症群体的研究,近年有学者发现 DISC1 基因两个多态位点 Rs821616 以及 Rs821597 与精神分裂症妄想有终生的关联,部分研究报道 rs821616(Ser704Cys)与精神分裂症存在关联,该变异能够影响大脑海马的结构和功能。有对精神分裂症核心家系 HIRA 基因的 SNP rs1473109 的研究报道,发现 rs1473109 位点与精神分裂症的阳性症状思维连贯性障碍有关联。新近研究表明 PAX6 基因的 rs3026401 多态性可能是精神分裂症的危险因素之一。

2. 孤独症 遗传因素在孤独症发生发展中的作用是该领域目前一个重要研究内容,国内有学者以孤独症家系为研究对象,进行基因分型并进行关联分析,报道位于染色体 13q14-21 区域的 HOXA1 基因为孤独症的易感基因。此外国外有研究报道 WNT2(wingless- type MMTV integration site family member 2)基因是孤独症的易感基因,它位于染色体 7q31 ~ q33。WNT2 基因即使在单复制体发生极小突变,也可增加孤独症的发生率,而 WNT2 的野生型等位基因则可能降低该病的严重程度。2014 年我国学者通过收集孤独症患儿及其核心家系成员的血样,对 CNTNAP2 基因序列进行直接测序分析,发现 rs6973990、rs3801976、rs1637843、rs9648691 和 rs13241417 与孤独症发病相关联,其中与孤独症相关联的 SNP 中有 4

个位于内含子区。此外,近年来多位学者研究发现 *CHD8* 基因是 ASD 重要的易感基因。

3. 注意缺陷多动障碍 近年来注意缺陷多动障碍候选基因的研究主要集中在多巴胺能系统基因、血清素功能基因以及肾上腺素系统相关基因,其中 *DAT1*、*DRD4*、*DRD5* 是研究热点。现有的研究显示 *52HT1B* 基因可能是 ADHD 的易感基因;*5-HT2A* 基因 His452Tyr 多态性与 ADHD 存在连锁不平衡;*COMT* 的 Val/Met 多态性与 ADHD 显著相关,尤其是冲动-多动型 ADHD 与具有高酶活性的 Val 等位基因存在关联;146bp 及 148bp 等位基因与 ADHD 显著相关;rs4570625 的 T 等位基因与 ADHD 有明显关联。

4. 抑郁障碍 近年有学者研究证明 *AKT1* 基因多态性与重性抑郁障碍无明显相关,但其中 SNP rs3001371 多态性与重性抑郁障碍的认知功能损伤存在关联性,G/G 基因型患者认知功能损害较严重。脑源性神经营养因子(brain-derived neurotrophic factor,BDNF)基因与 *GSK-3β* 基因联合作用可能与中国汉族人群重性抑郁障碍相关联,*GSK-3β* 基因可能是中国汉族人群重性抑郁障碍的易感基因。

5. 药物基因组学 目前大多数精神疾病的药物遗传学研究都着重于通过对遗传多态性的研究来预测抗精神病药物的疗效以及分析探索其不良反应的易发基因。氯氮平作为非典型抗精神病药物的原型药,尽管在对许多非典型抗精神病药物治疗无效的患者中起效显著,但仍有部分患者对其不敏感,当前许多学者都致力于寻找这种反应差异性产生的根源,他们的研究多集中在 DA 受体和 5-HT 受体的遗传变异,尽管许多研究结果彼此矛盾,但现有数据已足以表明 5-HT$_{2A}$ 受体的 His452Tyr 多态性与氯氮平的疗效相关。最近,多个研究组研究证实 D$_3$ 受体基因的 Ser9Gly 多态性与迟发型运动障碍(TD)密切相关,β$_3$、α$_{1A}$ 肾上腺素能受体、TNFα 和 5-TH$_{2c}$ 基因可能与体重增加有关。在抑郁症临床药物基因组学的研究中发现 5-羟色胺转运子(5-HTT)的调控区域存在一个 44bp 的插入或缺失,用抗抑郁药治疗 5-HTT 调控区有 44bp 缺失的双相情感障碍患者,其转躁的风险会增加,同时 5-HTT 的长短还可能会影响到锥体外系反应及 SSRI 引起的静坐不能的发生。不过尽管像 5-HTT 等抗抑郁药作用靶点的多态性与疗效及副反应相关,但不能完全由这些多态性来确定某一治疗的疗效,仍需要进一步深入了解其遗传组成及生物学方面的知识,探索相关药物作用的基因靶点和临床反应的基因标记。

(胡 建 刘玉娇 刘忠纯)

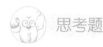

思考题

1. 精神障碍遗传学研究目前常用的方法及特点是什么?
2. 疾病的遗传方式主要有几种? 其特点分别是什么?
3. 连锁分析与关联分析的优缺点。
4. 基因定位克隆的定义及方法。
5. 列举精神障碍中罕见的遗传变异。

参考文献

1. 沈渔邨,于欣. 精神疾病的遗传学基础. 第 5 版. 北京:人民卫生出版社,2013.
2. Valdez R,Yoon PW,Qureshi N,et al. Family history in public health practice:a genomic tool for disease prevention and health promotion. Annu Rev Public Health,2010,31(31):69-87.
3. PGC(Psychiatric Genomics Consortium). A mega-analysis of genome-wide association studies for major depressive disorder. Mol Psychiatry,2013,18(4):497-511.
4. Rosenthal D. The genetics of schizophrenia. New York:Basic Books,1974.
5. Mitchell C,Notterman D,Brooks-Gunn J,et al. Role mother's genes and environment in postpartum depression. Proc Natl Acad Sci USA,2011,108(20):8189-8193.

第四章

心理发展与精神障碍

第一节 绪 论

精神障碍是指一种有临床意义的行为或症状群,其发生与当事人目前的痛苦烦恼有关,这种综合征或症状群必须不仅仅是对于某一特殊事件可预期的反应(ICD-10)。从定义可知,不同年龄个体所经历的痛苦和烦恼不同,从而决定其行为表现不相同;从何判断什么是具有临床意义的行为? 显然,要理解精神障碍的实质,必须首先了解正常个体心理发展的特点和规律。本章将要论述不同年龄阶段的心理发展规律及其所涉及的概念和理论模式,即与精神障碍相关的个体发展心理学基础。需要指出的是,对于人类个体心理发展,目前为止没有一个统一的理论模式,而只是长期以来不同发展心理学学派的学者从人类心理发展的不同角度提出的一系列心理发展模式。

个体发展心理学是研究人类个体从出生到死亡全程的心理发展规律的科学。个体发展心理学最初起源于儿童发展心理学,其创始人是提出进化论的著名生物学家达尔文,最早的儿童发展心理学的研究是通过对个别孩子的观察总结出来的。随着对心理发展内涵认知的加深,到20世纪后半期,人们逐渐发现个体心理的成长是持续一生全程的,除了儿童以外,中青年和老年心理发展也是需要关注的。由此,研究个体毕生心理发展的发展心理学的概念逐渐被确认,而儿童发展心理学成为了发展心理学的一部分。

精神障碍相关的发展心理学研究的主要内容包括:

一、个体心理发展规律与临床精神病学的关系

临床医生对于患者某个具体行为的理解不仅需要考虑个体的社会文化背景,还需要考虑特定年龄的心理发展特点。因此,发展心理学对于临床医生的意义不单是了解不同年龄阶段心理发展的特点,而是对特定个体精神症状的确定具有重要意义,即症状需要在正常心理发展规律的框架下来理解——从发展心理学的角度来理解症状。具体包括以下几方面:

1. 个体在不同年龄阶段会出现不同的行为特征,临床医生在判断正常和异常行为时,需要熟悉与特定年龄相适应的行为和情绪特征。例如,正常儿童可以在学龄前期出现口齿不清的现象,但到了学龄期再出现此现象就要考虑行为偏倚。

2. 个体行为特征的出现是遵循一个渐进的正常顺序的。例如儿童感知觉发展中运动功能的发展必定遵循"从上到下,由近及远,从粗到细"的发展,按照Kohlberg's的观点,人类道德认知的发展也是遵循特定顺序的。总体来看,关于个体心理发展目前存在两大类观点,一类认为心理发展是以量变到质变的"阶段论",例如Freud,Piaget,以及Bowlby等;另一类则更强调心理发展的连续性,例如社会-学习流派的代表人物Staats,Bijou等。无论应用哪种发展心理学流派的理论模式,临床实践中判断个体行为是否偏离发育规律无疑都需要了解正常行为的发育顺序和年龄特点。

3. 个体所处的不同心理发育阶段存在着不同的心理社会应激,也存在不同的心理发展任务。

了解个体发展心理学特点对于更好地把握症状的来龙去脉具有重要意义。例如埃里克森认为青春期的心理发展任务是追求自我同一感,而这一时期也是情绪最不稳定的年龄段,情绪波动在青春期孩子中常见,但必须与发生在这一时期的抑郁发作相鉴别。儿童的排便训练一般是在 2 ~ 4 岁,这一时期来自父母和家庭的重大生活事件对于个体的排便功能都会产生重要影响。中年期的心理发展任务是建立繁衍感或成就感,中年期特别是更年期出现的抑郁症状必须与这一时期的发展心理特点结合起来考虑。

4. 了解个体正常和异常的心理发展规律可以帮助我们理解患者症状从何而来,有助于更好地把握症状。

5. 从发展心理学角度分析患者的症状,了解其来龙去脉,其最终目的是让我们能够针对患者存在的问题制定针对性的干预和预防措施。

二、与精神障碍相关的发展心理学理论模式

发展心理学从诞生之始便产生了各种理论流派,他们又提出了各自的理论模式,试图阐明生命周期不同阶段的心理发展特点,以及不同的心理功能(知觉,言语,记忆等)随生命周期的发生发展而变化的规律。总体说来,这些理论模式相互之间极少联系,而且迄今为止,相当一部分理论模式停留在理论假说层面,缺乏实证基础。但毫无疑问,这些发展心理学理论模式对于更好地理解个体心理发展规律,深入理解精神障碍实质发挥了非常重要的作用。

(一)皮亚杰的认知发展理论

针对儿童如何发展出解决问题的能力,如何对其周围的世界进行认知,瑞士心理学家皮亚杰提出了对于儿童心理学产生重要影响的认知发展理论。皮亚杰认为儿童的认知起源于动作和感知觉。在个体与其外部世界不断的相互作用之下,认知的发展经历了具有逻辑联系的四个阶段:感知运动阶段,前运算阶段,具体运算阶段和形式运算阶段。其中他更为强调的是不同认知阶段的差异。后来 Staats 提出了社会学习理论,他认为社会学习理论模式同样可以解释皮亚杰提出的儿童认知发展规律,而他则更强调个体心理发展的连续性。事实上心理发展本身也是一个连续的过程,阶段只是人为划分的。

(二)柯尔伯格的道德认知理论

柯尔伯格的道德认知理论虽然同样属于心理发展的阶段论,但其区别于皮亚杰的认知发展理论最大的一点是不同的道德认知水平可以在同一发展阶段同时并存,这就意味着个体对于一个道德难题的判断和认知并不一定决定其最终的行为。例如,理论上讲,资本家对于复杂道德命题可以做出非常容易的道德评判,然而面对利益相关的劳工则可以表现出冷酷无情的一面,即人类个体在道德认知方面并非年龄越大越睿智。

(三)弗洛伊德的精神分析理论

弗洛伊德从个体原始的生物学本能出发理解心理发展的规律,提出了精神分析理论。他将人类的心理划分为潜意识,前意识和意识;将人格结构划分为"本我","自我"和"超我",认为个体心理发展需要经过口欲期、肛欲期、生殖器期和潜伏期四个心理发展阶段。按照弗洛伊德最初的理论,个体在整个过程中是完全被动地从一个阶段进入到下一个阶段,唯一发挥作用的是年龄(即生物学成熟度)。然而,从个体心发展过程来看,个体在其中绝非是被动的。事实证明,这一理论模式缺乏科学的实证基础,更多的是基于文学作品。

以上是发展心理学三大主要经典的理论流派。显然,这些学派相互之间没有联系。例如,心理发展的认知理论与社会情绪发展理论没有丝毫相关。这些理论流派中也没有涵盖到心理发展重要内容的所有部分。例如,知觉发展,言语发展,记忆发展以及同伴关系的发展,特别是人格的发展也没有专门涉及。

从 1960 年代开始兴起的行为主义学派,逐渐开始诟病传统的生物心理学派,认为传统的生物学派过于悲观,忽略了个体发展和变化的可能。行为主义学派关注对于行为当下的解释,忽视行为的生物学基础,从而开创了发展心理学以及心理治疗和干预的新时代。

伴随而来的是人们逐渐认识到心理发展是个体与环境相互作用的结果,个体在其中并非被动的,而是同时也在对环境发生着反作用。例如,人们对于易养型气质的儿童更多地表现出喜爱、接纳的态度,这会给予他们更多的良性社会环境刺激。某种程度上说,这类儿童自己塑造了相对于自身心理发展适宜的社会环境。儿童从出生就既得的一些气质特征也决定了他们以后如何发展。

上述理论模式对于儿童精神病学临床方面的启示包括以下几个方面:

1. 医生在对儿童患者制订治疗方案时需要考虑儿童本身的气质特点 例如,特别外向的孩子与特别内向的孩子对于表扬和惩罚的反应有差异;他们对于课堂教育方式的反应也存在差异,需要制订个体化的治疗方案。

2. 提高家长对于治疗的参与性 随着父母效能训练效果实证性研究越来越多,父母效能训练越来越成为初级和二级儿童心理保健的重要手段。假如医生告知父母:对于这个行为不能预测的孩子,任何人都会感到难以教养;你对孩子的教养方式对于大多数儿童是完全恰当的,而只是对于你这个比较特别的孩子没有预期的效果,显然,这样可以建立父母对于管理孩子行为的自信心。

3. 心理发展的阶段论和连续性并非不能统一 我们在强调心理发展连续性对于临床精神病学的指导意义的同时,并非指心理发展的阶段论对于精神卫生服务不重要。例如,在儿童患者的访谈中,医生必须牢记不同年龄的孩子思考问题和推理方式是不同的,特别是医生在引发孩子对于自身问题的理解,给予他们指导,反馈和解释时。然而,临床医生也必须知道,心理发展具有很大的个体差异,我们绝对不能单凭儿童的发展年龄对个体的心理发展特点进行猜测。例如,对于儿童居丧反应的评估和治疗是困扰临床医生的问题,临床实践发现,有的年龄小的孩子在面对亲人死亡时表现出无所谓和理所当然的态度,因此有人错误地认为年龄小的孩子不存在成年人那种对于死亡意义的理解,发展心理学理论告诉我们,大多数儿童只有到了 10 ~ 11 岁才能理解死亡的不可逆性和普遍存在的概念,然而,现实中有的只有 4 ~ 5 岁的孩子对于死亡的意义已经有了相对成熟的理解。我们在处理儿童居丧反应时,需要对死亡概念的心理发展规律有一个总体了解,才能判断这个孩子是否与大多数孩子对死亡认知的平均水平一致。此外,当我们帮助孩子以其自身可以应对的方式理解并处理了居丧反应时,从发展心理学的角度来看,治疗并没有结束,我们还必须在这个孩子以后的发展阶段中再次回顾居丧事件,帮助他以更加成熟的方式来理解和应对。这种用发展心理学角度来理解和处理居丧反应的方式也同样适用于其他重要的生活事件及其对于个体的影响。

三、发育病理心理

发育病理心理(Developmental psychopathology)理论的提出始于 1980 年,最早是被用于儿童临床心理的学术研究。发育病理心理学家关注某种特定障碍的病程随着个体发育不同阶段的不同行为表现、前驱期表现、结局及其与非疾病的行为模式之间的关系。与社会学习流派的心理学家类似,发育病理心理学家通过关注正常的发育来研究异常的发育,他们对不同时期的连续性和变化感兴趣,例如,他们关注为什么有些个体比其他人更为脆弱,哪些保护性因素可以缓冲应激带来的影响等。Sroufe 和 Rutter 是发育病理心理方面的先驱,他们认为发育病理心理具有以下几个特点:

1. 整合性 是指行为只有存在于全部的心理背景下才有意义。例如,儿童的哭泣,只有根据儿童的年龄和哭泣发生的特定场景才能确定其意义。由于分离导致的哭泣对于 3 岁孩子来说是正常的,而对于 15 岁孩子来说就是不正常的。不能单纯根据行为的表面特点来简单判断行为的意义,而必须在更大的社会背景下来评估行为。

2. 方向性 儿童对于其环境并非被动地反应。发育意味着个体对于一切过去的经历、技能、行为的重新组织,而不是技能的线性增加。

3. **模式和目标的分化** 理论上来讲,儿童经过一段时间的发育,他们对于环境的反应在组织上变得越来越灵活和复杂。因此,儿童发育病理心理的一种表现可以是儿童呈现出某种特定的解决问题的方式,事实上反映了正常发育过程的受阻。

4. **行为功能的可变性** 儿童早期的行为会整合进入随后的行为模式,个体在现实中不会只表现出特定阶段发生的行为。特别是在创伤事件发生时,个体早期的行为会再次显现。一般说来,那些近期才整合进入儿童内在世界的行为最容易受损,而早期习得的技能会突显出来。例如,儿童遭遇重大灾难事件以后出现的"退行"。

5. **连续性与变化** 即使我们还远远不能理解发育背后的内在过程,发育过程本身是遵循特定规则的。连续性并非是指某种相同的行为在一段时间的延续,而是指不同时间段的行为之间的合理联系。例如,Thomas 和 Chess 关于气质的研究,证实了个体发育过程中存在行为方式而非具体行为之间的延续。目前较为公认的是,儿童有很多复杂的行为方式与成年后对于人际关系的适应能力密切相关。例如,迄今为止发现的儿童期与成年后病理心理相关最强的预测因素是儿童期不恰当的同伴关系,而成年期发病与否是通过两个途径来实现的:①同伴关系不良是儿童适应不良的表现,这种适应不良会持续到成人;②个体的社会支持系统对于成年期应激起到了缓冲作用。

从表面上看,发育病理心理的理论与传统的行为主义学派的经验完全不同,然而,临床医生在评估个体的心理问题、制订治疗方案的过程中仍然需要将二者结合起来。发育病理心理理论试图在更大的社会学习框架下将个体所具备的生物学基础与其作为一个积极参与者和社会环境互动整合起来。虽然在治疗中我们需要关注患者当下的问题,但理解问题是如何产生的往往有助于我们确定需要关注的焦点。这对于我们维持治疗效果,预防问题复发,或者预防类似的问题在其他个体中出现也是有帮助的。

对于成人精神科医生需要注意的是,儿童与成人在很多方面存在不同。众所周知,现行的 DSM 与 ICD 疾病诊断分类系统的一大特点是太过成人化,两种诊断系统对于疾病发育方面的内容提及甚少,这使得起病于童年期与发育相关的障碍难以找到相应的位置。Garber 指出,儿童与成人在认知、言语、生理以及情绪方面有诸多不同,这种成熟相关的差异会影响儿童感受和表达其情感、认知和行为。因此,个体症状的表现形式在发育过程中是不同的。近年来对于儿童经历重大灾难或急性应激后的适应研究显示,小到 8 岁的儿童也可以表现出大多数成人的 PTSD 症状,例如,不愉快的想法,注意力难以集中以及睡眠障碍。父母和老师往往忽略了儿童主观感受痛苦的性质和强度,提示我们在临床中应当予以关注。

PTSD 的诊断标准对于大多数 8 岁以下的儿童是不适合的。遭受重大的应激事件以后,学龄前儿童常常表现为重复地游戏和画画,通过这种方式,年龄很小的儿童也可以表达烦恼的情绪,以及侵入性的对于灾难事件的想法。因此,有人曾经提到是否需要修订儿童的 PTSD 诊断标准。事实上,从发育病理心理角度来看,对共同的潜在机制保持统一的诊断名称更符合发育连续性的表现,6 岁儿童的重复游戏行为是否在功能上等同于 10 岁儿童的侵入性想法值得进一步探索。

一些精神疾病首次起病在儿童期,如智力障碍和孤独谱系障碍会持续到成人;另外一些疾病,如排泄障碍同样首发于儿童期,但极少持续到成人。还有一些疾病,如进食障碍在青春期起病较多,症状也更为典型;而自杀则是很少出现在青春期以前,但却正在成为青少年排在首位的死亡原因,而自杀的高峰年龄段是在青春期以后。因此,有必要积极治疗儿童期的疾病,防止症状持续到成人。另一方面,通过在儿童期采取干预手段来改善儿童期的适应也同样重要。

将发育的观点运用于精神卫生问题的处理应当贯穿个体一生全程的各个阶段。成人精神科医生需要理解他们的患者是从哪里来的,他们要到哪里去;还需要了解儿童带给父母的快乐和压力;在适当的时候,还要考虑父母疾病对于儿童的影响。儿童与成人精神卫生专业服务的分离不应当影响到从发育的连续性方面来关注患者目前的问题。现存较多与发育相关的理论大多是局限的、高度聚焦于某种学派或某种具体的发育领域的理论模式,例如,阶段论强调不同发育阶段的差异,社会学习理论强调发育过程的连续性。无论采用何种理论模式,临床医生必须意识到,当他们描述一个个体处于某个特定的发育阶段时,这只是一种粗略大体的描述而已。一旦需要准确地描述个体的发育水平以制订临床干预方案,这种过度简化的弊端就暴露无遗。目前为止,对于个体的心理发育尚缺乏公认的统一的理论模式,虽然对于临床医生来说很不方便,但确实反映了人类发育的多样性和复杂性。现有的证据表明,虽然传统的经验性的研究有助于发现危险因素和保护性因素,但需要更多地关注生物、社会、心理因素的相互作用对于个体健康、正常发育过程的影响,从而对制订具有针对性的干预方案、改善预后、全面促进精神卫生服务起到积极作用。

第二节　婴幼儿期心理发展与精神障碍

婴幼儿期的年龄范围为0~6岁,其中婴儿期为0~3岁,幼儿期为3~6岁。婴幼儿期人的生理和心理都在飞速的发展,是非常重要的生长阶段。

一、婴幼儿期的认知发展

(一)感知觉的发展

感知觉的发展是人类认知发展的开端,最早发生,最早成熟。感知觉的发展并不是对环境的被动接受,而是主动的有选择性的采纳。感知觉的发展包括视觉、听觉、嗅觉、味觉、皮肤觉及空间知觉等多个方面。婴儿出生后24小时视敏度为成人的1/10,7岁左右发展最快;出生后15天具有颜色辨别能力,3~4个月后颜色辨别能力趋于成熟。婴儿出生的第一天就有听觉反应,能区别音高,对语音十分敏感,具有听觉定位能力;6个月前的婴儿能够辨别乐曲的旋律和音调,6个月以后会随着音乐律动。味觉是婴儿出生时最发达的感觉,嗅觉及皮肤觉在出生后就有表现。3个月的婴儿具有分辨简单形状的能力,6个月的婴儿已具有深度知觉,3岁左右的幼儿可以辨别上下,4岁能够分辨前后,5岁可以辨别左右。

(二)记忆的发展

出生后,婴儿的记忆保持时间不断地延长,1岁以后语言逻辑记忆能力、表象记忆能力初步成熟。到了幼儿期,记忆的容量不断增加。无意识的记忆仍占主导地位,有意识的记忆还比较薄弱,两者均有发展,但有意识记忆的发展更明显。幼儿仍然善于使用机械记忆(rote memory),意义记忆(meaningful memory)不断发展,优势逐渐显露。形象记忆(imaginal memory)仍是主要的记忆方法,词语记忆薄弱,两者协同发展,词语记忆的发展更加明显。

(三)思维的发展

思维(thinking)是对记忆中信息的运用和转化。婴儿期的思维处于感知运动阶段,特征为直觉行动思维,即思维活动基于婴儿的感知与动作,比较狭窄。婴儿无法离开动作思考,动作既是思维的起点,又是解决问题的手段。婴儿仅能初步比较物体的特性,遇到类似情况可以采用相同的处理方式,但对行动的结果缺乏预见性和计划性。思维和语言有了一定的联系。

幼儿期的思维进入前运算阶段,特征为具体形象思维,思维活动主要依赖事物的表象及表象间的联系,而非本质联系。思维不清晰、不确切,没有很好的连续性和变通性。幼儿运用形象符号的能力逐渐发展,至4、5岁,儿童的绘画中出现大量的形象符号,如太阳、花朵、房子等。此外,语言在思维中的调节作用也显现出来,幼儿使用的符号大多是用语言标志的,可以通过语言调节,能够被他人读懂。思维的词的概括性及语言调节性的发展,使幼儿的思考不再仅局限在眼前事物,思维有了一定的计划性和预见性。在幼儿后期,抽象逻辑思维开始萌芽,他们开始探索事物内在的联系和本质特征,于是常常提出"为什么"的问题。概括能力也开始发展,能够按照事物的本质特征掌握概念,如水果、动物等。部分儿童在5、6岁时具有了一定的推理能力。

(四)语言的发展

婴儿 9~12 个月进入学话萌芽阶段。1 岁到 1 岁半之间,获得第一批词汇,约 50 个,词汇量随着年龄的增加而扩大,3~4 岁的增加量最大,可达 1000 个左右,到了 6 岁则能够达到 6000 个。1 岁半到 2 岁半是学习语法的关键期,3 岁基本掌握语法规则,能够说完整的句子。语法的发展特点为:从短句到长句,从简单句到复合句,从陈述句到多种句型,从无修饰的简单句到修饰句。幼儿期是口头语言表达能力发展的关键期。语言表述从对话语向独白语发展,幼儿末期,儿童已经能够比较清晰的独自表述自己的想法了。幼儿的表述多以情景活动为背景,结合情景才能被理解,缺乏连续性和逻辑性,但随着思维的萌芽,口头表达的连贯性也开始发展,至 6 岁时约一半的表述为连贯语。

二、婴幼儿期的社会性发展

(一)情绪的发展

婴儿出生之后就具有情绪反应,随着生理的成熟及环境的作用,情绪(mood)不断地发展、分化。情绪包括初级情绪及自我意识情绪。

初级情绪,即任何和其他动物共有的情绪,如高兴、悲伤、生气、害怕、厌恶等,出生后 6 个月内就已经出现。哭和笑是婴儿同他人进行交流时情绪表达最初的方式。哭自婴儿出生就有,且较早分化,早期的哭属于生理反射性的哭,接着出现由环境刺激产生的应答性的哭,更进一步出现基于经验的,主动操作的哭泣,即社会性的哭。笑是婴儿与人交往、吸引他人的重要手段,4 个月以后,婴儿对熟悉程度不同的人报以不同的笑,出现真正意义上的社会性微笑。害怕是婴儿最早的情绪之一,出现在婴儿 6 个月时,18 个月时达到顶峰,最常见的表现为对陌生人的害怕、警惕和焦虑。

自我意识情绪,即需要认知参与的情绪,它的出现表明儿童能够使用社会标准来评价自己的行为。1 岁半左右,可出现移情、嫉妒和尴尬的情绪,2 岁半左右出现自豪、羞愧和内疚的情绪。

(二)气质

气质(temperament)是一种稳定的心理特征,表现在心理活动的强度、速度、灵活性与指向性等方面。托马斯和切斯的类型学说将儿童的气质分为三种类型。

1. 容易型 又称轻松型,约占 40%。这类儿童易于适应环境,容易建立生活规律,情绪愉快,充满好奇心,乐于探索,喜欢与人交往。与父母的关系良好。

2. 困难型 约占 10%。这类儿童难以适应环境,生活作息无规律,负面情绪多,对新鲜事物反应消极。容易使亲子关系疏远。

3. 迟缓型 又称迟钝型,约占 15%。这类儿童适应环境较慢,生活规律的形成缓慢,情绪通常都不太愉快,对新鲜事物慢慢感兴趣,慢慢活跃。与父母的关系因具体情况而变化。

以上三型的混合型占 35%。

(三)依恋

依恋(attachment)是婴儿与主要抚养者之间最初的社会性链接,是婴儿情绪社会化的重要标志。它并不是突然产生的,而是逐渐发展起来的。出生后 7 个月到 24 个月,逐渐形成特定的依恋关系,婴儿会主动寻求与亲密的抚养者相处。根据婴儿在陌生情景中的反应,艾斯沃斯将婴儿的依恋分为以下几种形式:

1. 安全型依恋 约占 65~70%。在陌生的环境中,抚养者在场时,该类型的婴儿会探索周围的事物;当抚养者离开时,婴儿可能适当地表达不满、抗议;抚养者返回后,婴儿又能够再次和抚养者良好交流,并重新积极探索周围环境。

2. 不安全回避型依恋 约占 20%。在陌生的环境中,婴儿与抚养者交流较少;当抚养者离开时,婴儿也并不忧伤;抚养者重返时也没有重新建立联系。

3. 不安全反抗型依恋 约占 10%~15%。这类婴儿常常非常焦虑地依附于抚养者,在陌生环境中也不探索新鲜事物;抚养者离开时,他们大声哭闹;抚养者重返时,他们却反对亲密,踢或者推开抚养者。

安全型依恋是积极的依恋关系,其他则为消极的依恋类型。

(四)道德认知

幼儿在社会化的过程中学习道德(ethics)准则,并以之指导行为。道德发展包括道德的认知、情绪和行为等。幼儿期的道德认知以他律道德为主,即认为必须遵守规则,将公正和规则视为世界上不可改变的特性。道德情绪方面,1岁半左右,可出现移情和尴尬的情绪,2岁半左右出现自豪、羞愧和内疚的情绪。道德行为发展包括亲社会行为,即利他行为,以及攻击行为。亲社会行为包括分享、合作、帮助等。1岁以内的婴儿便可出现分享,2岁左右可以主动助人,随着年龄的增长分享和助人行为提高。年龄较小儿童的攻击行为多因抢夺物品而发生,称为工具型攻击,而年龄较大儿童则多以伤害、打击他人为攻击目的,称为敌意型攻击。

(五)同伴关系

同伴关系即儿童之间的人际关系。进入幼儿园后,儿童同伴关系飞速发展。3岁起,幼儿偏爱同性别的伙伴,多与地理位置近,有相同活动或爱好的同伴建立关系。同伴关系容易建立,也容易破裂。同伴关系促进了儿童社会认知和社会技能的发展,有利于儿童自我概念的形成,满足了儿童归属感以及爱和被爱的需要,促进良好人格的形成。

(六)自我意识

自我意识(self-consciousness),即自己对自己所有的身心状况的意识。自我意识的发展经历两次飞跃,第一次出现在1~3岁,以婴幼儿学会使用代词"我"为标志。婴幼儿自我的发展经历三个阶段,第一阶段为0~1岁,属于自我认识阶段,逐渐将我与环境区分,产生了主体的我,即"宝宝";第二个阶段为1~2岁,即自我命名阶段,客体的我产生,并逐渐学会使用代词"我";第三个阶段为2、3岁以后,能够将我和他人比较,开始简单的自我评价,幼儿园中班自我评价能力飞速发展,大班是大部分儿童都能够自我评价。幼儿期的自我控制能力较弱,但随着年龄的增长而提高,到5~6岁约80%~90%的儿童具有一定的自控能力,学会抑制某些行为,停止某些动作,能够控制自己的情绪,能够按照问题的难易程度做出适当的反应,以及学会等待等。

1. 性别(sex) 性别是自我概念形成中的重要概念。儿童的性别偏爱最早体现在玩具上,14~22个月的男孩喜欢小汽车,女孩则喜欢洋娃娃。2岁左右能够说出自己的性别,5岁左右能够把某些特定的人格特点与性别相联系。

2. 第一反抗期 随着自我意识的发展,儿童的自主意识提高。婴儿非常喜欢在母亲怀中玩耍,但是进入幼儿期便开始拉开和母亲的距离。从对母亲的全方位依赖,向一定程度的自立发展。他们总想自己去做事情,对父母的帮助和指导表示反抗或拒绝。这便是第一反抗期,大约发生于幼儿3~4岁时。

三、婴幼儿期常见的精神障碍

(一)孤独谱系障碍

孤独谱系障碍(autism spectrum disorder),是一种起病于婴幼儿期,涉及情感、认知、社会交往及行为等多个方面的神经精神发育障碍。患儿的语言发育迟滞、行为刻板、兴趣狭窄、社交损害,不能建立正常的同伴关系。部分患儿存在智力障碍或神经系统疾病。

(二)注意缺陷多动障碍

注意缺陷多动障碍(attention deficit hyperactivity disorder),起病于学龄期,常见症状为注意缺陷、活动过多、行为冲动、学习困难等。患儿的注意力存在障碍,自我控制能力发展不良,精细动作、协调运动、空间位置觉等发育较差。少数患者伴有语言发育延迟、语言表达能力差。

(三)分离焦虑

分离性焦虑(separation anxiety)常发生于6岁以下的儿童,表现为与依恋对象,多为母亲分离时,出现的极度焦虑反应。可能与性格、生活事件的刺激，或对母亲过分依恋有关。

（四）选择性缄默症

选择性缄默症（selective mutism），多在 3~5 岁起病，女孩比较多见。患儿本身语言器官、智力及语言能力正常，但在某些特定场合因为焦虑或极度害羞，不敢开口说话。这类患儿的认知和语言发育没有异常，缄默的出现与心理因素相关。

第三节　儿童期心理发展与精神疾病

一、儿童期心理发展的主要任务

儿童期，通常指 6、7 岁至 10~12 岁的年龄阶段。学习是这一阶段儿童的主导活动和主要任务，因此这一阶段也称为学龄期。这一时期，个体的心理发展迅速，可塑性也非常大。

在埃里克森的社会发展论体系中，这一时期的主要任务是解决勤奋对自卑的冲突。这一阶段的儿童都应在学校接受教育。学校是训练儿童适应社会、掌握今后生活所必需的知识和技能的地方。如果他们能顺利地完成学习课程，他们就会获得勤奋感，这使他们在今后的独立生活和承担工作任务中充满信心。反之，就会产生自卑。另外，如果儿童养成了过分看重自己工作的态度，而对其他方面木然处之，这种人的生活是可悲的。埃里克森说："如果他把工作当成他唯一的任务，把做什么工作看成是唯一的价值标准，那他就可能成为自己工作技能和老板们最驯服和最无思想的奴隶。"当儿童的勤奋感大于自卑感时，他们就会获得有"能力"的品质。埃里克森说："能力是不受儿童自卑感削弱的，完成任务所需要的是自由操作的熟练技能和智慧。"

二、儿童期认知发展

（一）儿童期认知发展的神经生物基础

在儿童期，人的大脑仍然处于相对快速发展的时期。但从脑容量来看，在 6~7 岁时，儿童的脑容量约为 1280 克，已经达到成人的 90% 左右；而在 12 岁时，人的脑容量则基本达到最大值，约 1400 克。单个神经元在 6 岁左右已基本完成髓鞘化，极大地提高了神经元传递神经冲动的精确性。在大脑的结构发展方面，儿童期大脑成长最快的部位为额叶，而额叶被认为是大脑最晚成熟的部位，是与人的记忆、思维以及抑制功能密切相关的脑区。因此，儿童期的心理发展是以此为生理基础，这一时期一些常见的精神障碍也和大脑的发育异常相关。

（二）儿童智能的发展

解释人类智能构成的众多理论中，美国心理学家卡特尔提出的晶体智力与流体智力的概念影响深远。晶体智力是指对从社会文化中习得的解决问题的方法进行应用的能力，是在实践（学习、生活和劳动）中形成的能力。而流体智力是一种以生理为基础的认知能力，与人的基本心理过程有关的能力，如知觉、记忆、运算速度、推理能力等，受个体学习与经验习得的影响较小。

儿童期智力发展的特点表现出晶体智力与流体智力两者的共同发展，尤其是流体智力在这一时期迅速发展。比如注意力随年龄增长呈不断发展的趋势。其发展特点主要表现为注意力转移的速度加快和注意力持续的时间延长。国内的一些研究发现，除了在 8~9 岁和 13~14 岁两个年龄段学生的注意力发展较为平缓外，其他年龄段的发展较为迅速。记忆作为人类学习的另一项重要心理能力，在儿童期也有明显的发展和进步。儿童期记忆能力的发展主要表现在从无意记忆占主导过渡为有意记忆占主导；机械记忆较强，但同时理解记忆逐渐增加；以及在形象记忆基础上逐渐发展出抽象记忆的特点。另一方面，儿童的记忆策略不断丰富，策略的运用也越来越成熟。在小学阶段，儿童逐渐学会并掌握复述、分类、形成故事线索等多种方法来提高记忆的效率。

智商作为智力的客观指标，反映了个体的总体智能水平。目前的研究结果提示智商在 14 岁以前是直线上升的。国内苏普玉等对 300 多名儿童智力的 10 年纵向研究中发现不论男女,在言语、操作和总智商上均有不同程度提高。

(三) 儿童期思维的发展

在皮亚杰的理论体系中,这一阶段属于具体运算阶段,并逐步过渡到以抽象逻辑思维为主。但儿童期的抽象逻辑思维很大程度上仍然与具体的感性经验相联系,具有较强的具体形象性,属于皮亚杰理论体系中的具体运算阶段。典型的实例是一、二年级的学龄儿童在学习数学时,仍然需要具体实物帮助理解,如小木棍、数手指等;而在三、四年级后,儿童逐渐开始脱离实物,运用抽象的数字完成运算。儿童思维形式的转变是一个随着年龄增长,具体形象性思维逐渐弱化而抽象逻辑思维逐渐增强的渐进过程。众多心理学研究认为这个过程的转折时期,也即儿童思维发展的关键年龄在 10 ~ 11 岁左右,并且这一时间可以通过强化学习获得一定的提前。

近年来,随着对儿童早期认知能力研究设计与方法的提高,人们发现儿童早期认知发展远比皮亚杰所认为的能力发展水平要高,Chen 等人在 1999 年的一项实验结果表明 7 ~ 10 岁的儿童已具有设计清晰实验、检验假设和在不同情景下概括假设的能力。儿童认知发展更多的是基于生物成熟和知觉经验,知觉经验的作用比过去认为的要大,随着儿童经验的增加,认知发展水平会逐步提高。

三、儿童期社会化发展

儿童在生理上已基本可以完全独立于父母而生活,随着学校生活的到来,儿童的社会生活日渐丰富。儿童的社会化中亲子关系、同伴关系与师生关系是主要内容。

1. 亲子关系的发展　尽管童年期的主导活动是学习,儿童在学校的时间逐渐增加。但在青年期前,儿童仍不能脱离父母而独立生活,因此父母的教导、强化、榜样及安慰等社会化心理机制对儿童产生着深远的影响。鲍姆林德等从容许、拒绝、控制与接受四个维度,对父母的教养类型进行描述,并总结出主要的三大类型:权威型、专制型与放纵型。其中,认为权威型父母培养出的孩子在自信、自控力以及友谊等各方面均表现良好。专制型父母培养的孩子可能会在后期的社交中出现不满、退缩与怀疑等。而放纵型父母培养的孩子则可能表现出较差的自信与自控力。

2. 同伴关系的发展　儿童期学校生活所占比重逐渐增加,而同伴关系成为儿童期社会性发展的重要成分。友谊是儿童在同伴关系中发展起来的一种重要的人际关系。在与朋友的交往中儿童可以获得帮助、支持和鼓励,增强信任感、接纳感和相互理解感。从朋友中得到的肯定价值可以促进儿童的自豪感、自尊感和自我接纳的发展。儿童期友谊发展的特点,由塞尔曼在经典的五阶段理论中给出了很好的概括:

第一阶段(3 ~ 7 岁):无友谊概念阶段;

第二阶段(4 ~ 9 岁):单向帮助阶段;

第三阶段(6 ~ 12 岁):双向帮助阶段;

第四阶段(9 ~ 15 岁):亲密共享阶段;

第五阶段(12 ~):自主的相互依赖的友谊阶段。

3. 师生关系　儿童对教师的态度会随着年龄的增长而发生一定的变化。低年级时,绝大多数儿童表现出对教师绝对的崇拜与服从,这种心理有利于儿童遵守学校纪律,更快地适应学校生活。三年级以后,随着自我意识的成长,儿童开始不再盲从教师,而对教师产生了不同的看法。相对应的,教师对儿童的期望与态度也会明显影响儿童的心理发展,儿童可能会朝着教师对自己的期望方向发展,这在心理学上被称为皮格马利翁效应。也因其发现者而被称为罗森塔尔效应。这种效应通常在低年级儿童中尤为明显。

四、儿童期自我的发展

自我意识的发展是人格形成的过程,其发展经过包含三个时期:①自我中心期(8 月 ~ 3 岁);②客观化时期(3 岁～青春期);③主观自我时期(成人期)。儿童的自我意识即属于客观化时期,是个体学习角色最重要的时期,也是获得社会自我的时期。自我意识由自我概念,自我评价和自我体验三个方面构成。儿童在自我概念方面表现出对自我的描述从比较具体的外部特征向比较抽象的心理特征发展,但儿童仍以具体的形式来看待自己,将自己的特征视为绝对的和不可改变的。儿童的自我评价则从完全顺从他人(主要是父母及教师)的评价向开始拥有自我独立的评价发展;从模糊笼统的自我评价向对自我个别方面或多方面优缺点评价发展。儿童期的自我发展开始表现出对内心品质进行评价的初步倾向,而自我评价的稳定性也逐渐增加。

五、儿童期心理发展与精神障碍

(一) 儿童注意缺陷多动障碍

儿童注意缺陷多动障碍(attention deficit hyperactivity disorder,ADHD)简称儿童多动症,是儿童期最常见的心理行为问题,主要表现为与其年龄不相适应的注意力不集中、多动和冲动行为。由于调查方法及样本各异,我国的流行病学研究显示 ADHD 的发生在我国各地区存在一定的差异,总体在3%～10%。另外,同其他国家一样,我国的 ADHD 患儿也呈现出男童高于女童的特点,两者比例约为3:1。从流行病学三间分布来看,儿童一般在 6 岁前发病,7 岁前表现出来,6～10 岁为发病的高峰期。ADHD 病因尚未明确,近年来,关于 ADHD 大脑"额叶定向控制分析能力缺陷"学说越来越受到关注。该假说认为一切感觉刺激和运动功能均在前额叶进行分析综合和调节,但前额叶发育较晚,这部分神经纤维髓鞘化过程较迟,直至青少年期髓鞘化才能完成。ADHD 患儿的前额叶发育及髓鞘化可能存在异常,导致患儿出现"执行功能缺陷"和"工作记忆障碍",进而表现出注意力缺陷与多动症状。

(二) 学习障碍

儿童学习障碍(learning disabilities,LD)是指智力正常的儿童在阅读、书写、拼字、表达、计算等方面的基本心理过程存在一种或一种以上的特殊性障碍。这类儿童不存在感觉器官和运动能力缺陷,学习困难也不是由其他精神疾病或教育缺乏所致。美国精神病学会出版的《精神障碍诊断与统计手册第 5 版》(DSM-5)将学习障碍标注为伴阅读受损、伴书面表达受损以及伴数学受损三种类型。学习障碍的形成与遗传、教学、家庭等多种因素相关,从心理发展的角度来看,学习障碍可能与儿童额叶执行功能发育障碍有关。其中非言语型学习障碍儿童存在额叶为主的注意调控功能和工作记忆障碍,推测以右侧额叶功能障碍为主。

第四节　青年期心理发展与精神障碍

青年期,包括青年前期(12～18 岁,也称为青少年期)与青年晚期(18～35 岁,也称为成人前期)。青少年期是个体第二个发育高峰期,生理上是以性成熟为主,伴随身高、体形等快速增长的剧烈变化期。在此基础上,个体的心理发展也进入急剧的动荡期。而青年晚期则是个体逐步走向成熟,步入稳定的成人期的重要心理发展期。

一、青年期心理发展的主要任务

(一) 青年前期

这一时期常常又被称为"心理断乳期"。相较于"生理断乳期",两者的共同特点是断乳前所形成的适当且必要的习惯,与新的需要、冲动不相适应并发生矛盾。青春期是从幼稚走向成熟的过渡期,弗洛伊德认为青春期是一个骚动的时期。蛰伏的生殖变化突然爆发,似乎要摧毁自我及其防御。埃里克森承认青年期驱力的增加是破坏性的,但他只把这种破坏性视为问题的一部分。他认为新的社会冲突和要求也促使青年变得困扰和混乱。因此建立自我统一性和防止混乱感危机,是这一阶段的任务。其中自我统一是指个人的内部和外部的整合和适应之感;统合危机区间则是指内部和外部之间的不平衡和不稳定之感。

（二）青年晚期

埃里克森的理论体系中，这一阶段主要的发展任务是获得亲密感，避免孤独感。他认为个体在这一时期需要在自我认同的基础上获得共享认同。而从社会文化与法律的角度来看，在大多数文化中，这一时期个体将从法律上获得完全的公民权，同时也相应的必须承担公民应尽的义务。不同心理流派的心理学家根据各自的理论，对这一时期的个体提出了不同的发展任务，但总体来看，主要的核心发展任务包括：①从自己的原生家庭独立；②组建自己的家庭；③完成社会文化及法律赋予的公民角色任务。

二、青年期认知发展

（一）青年期的智能发展

这一时期，个体的流体智力逐渐发育成熟，记忆力、注意力、语言能力以及运算能力等逐渐达到全盛状态。而晶体智力则随着青少年学习与经验的积累持续发展。智商测试的相关研究提示，人类在青年晚期（25～26岁左右）整体智能达到一生中的顶峰，随后进入相对稳定的平台期。

（二）青年期思维的发展

皮亚杰认为，青少年思维能力的发展使得青少年可以脱离具体事物，进行抽象的形式推理，这就进入了形式运算思维阶段。整个青少年阶段，抽象逻辑思维逐渐处于优势地位。青少年抽象逻辑思维的发展有一个过程。在少年期的思维中，抽象逻辑思维虽然开始占优势，可是在很大程度上还属于经验型，而青年初期的抽象逻辑思维，则属于理论型。这种转化的关键期大致发生在十三四岁。到了十六七岁，这种转化初步完成，青少年的思维趋向成熟，达到皮亚杰理论体系的最高阶段——形式运算阶段。

随着对人类认知发展的深入，后期的心理学家如里格等对皮亚杰的理论进行了补充，认为形式运算并不是认知发展的最高阶段。从青年晚期开始，个体的认知发展到辩证运算阶段。形式逻辑思维和辩证思维是人的理性认识发展的两个阶段。前者是完整的表象过渡为抽象的规定阶段，后者是抽象的规定在思维中导致具体的再现阶段。青少年由于辩证思维发展相对滞后，因此在处理事务时尚缺乏全面性，亦带盲目性。而青年晚期的辩证思维逐渐成熟，个体开始接受矛盾，认识相对性的意义，并能在辩证的整体内对矛盾进行整合。

三、青年期社会化发展

青年期是个体从儿童转变为成人的特殊过渡时期。随着成人的到来，社会文化甚至法律规定将赋予个体更多的社会角色与使命，角色转变成为这一时期社会化发展的主题。具体的社会化发展包括：

（一）完成"心理断乳"，开始独立于父母。

随着生理与心理的快速发展，个体在青少年期为脱离家庭，独立生活完成了准备。个体在这一时期开始体验到"成人感"，与父母的代沟开始凸显。青少年也常常以"叛逆"来表达独立的愿望，最终青少年及其父母均接受青少年即将独立的现实，"心理断乳"完成。

（二）从非公民到公民

在青年晚期，个体逐渐过渡到法律意义上的"成人"，开始享有公民权利的同时也需要承担相应的义务。比如我国的法律规定以18岁为界，个体正式享有公民的权利。这时，部分青年甚至从校园进入社会，开始就业或创业，社会关系进一步拓展。

（三）由单身到发展恋爱关系并建立家庭

这一时期另一重要社会化进程，即为恋爱关系的发展与家庭的建立。从青少年期开始，个体开始逐渐关注异性，发展同异性的关系，并在此过程中寻找适合自己的异性对象，一般在青年晚期完成婚姻与组建家庭。拥有自己的家庭后,个体开始学习作为配偶的角色,并在拥有子女后,完成从为人子女到为人父母的角色转变。

四、青年期自我发展

(一) 青少年期的自我发展

青少年期是形成社会自我的重要时期,也是过渡到主观自我的重要时期。青少年在自我评价方面表现出从依附性向独立性进一步发展,从具体性向抽象性发展,原则性与批判性共同发展,自我评价的稳定性逐渐增加的特点。独立进行自我评价的能力随着年龄增长而不断提高,到 14 岁左右达到较为稳定的水平。

青少年自我发展的一个重要内容是自我体验的发展。青少年自我体验发展包括成人感的出现,自尊感与自卑感的矛盾体验。由于生理的快速变化与社会活动参与度的增加,青少年开始感到自己已经长大成人,渴望独立与被尊重,因此成人感与自尊感非常强烈。但同时,由于心理发展尚未成熟,存在明显的闭锁性,因此当青少年遇到挫折或不被认同时,又很容易出现自卑感。

青少年自我发展的另一个重要内容是自我控制的发展。青少年开始意识到自己并开始稳定而持久地控制自己,提高自身的社会适应能力,完成该阶段社会化任务。

(二) 青年晚期的自我发展

这一时期的个体独立意识明显,关注个性发展,自尊心强烈,自我观内容极大地丰富,对自我的评价也逐渐成熟。青年晚期的个体自我评价内容全面,涉及生理自我、社会自我与心理自我等各方面。自我评价深刻细腻,具有独特性、独立性、适当性与矛盾性等特点,稳定性高。

自我体验方面,青年晚期较青年早期表现出更具多样化,更为深刻的特点。相较于青年早期,个体逐渐开始出现体验到自怜、自惭等自我体验。同时自我体验也逐渐由青年早期的关于生理相关的体验向道德品质、自我价值、自我内省等深层次转变。

青年晚期在自我控制方面也逐渐走向成熟,由被动变为主动,开始自觉地实施自我控制,并能很好的根据社会规则,通过自我教育来调整个体行为。

五、青年期常见精神障碍

(一) 社交焦虑症

社交焦虑症(social anxiety disorder)更广为人知的名称是"社交恐惧症",它是一种对社交场合或在人前表演(操作)存在过分的、持续的担忧或恐惧,并影响患者的正常生活和社交活动的疾病。患者通常会担心自己在社交场合中会面临窘境,受到负面评价,当暴露于这些场合时不可避免地引起紧张、恐惧等焦虑体验,可伴有心慌、出汗等生理反应。流行病学研究发现社交焦虑障碍的终身患病率高达 3.8% ~ 14.4%,且多见于青年期。目前的流行病学结果提示其起病年龄在 13 ~ 24 岁,平均 20 岁左右。青年期容易出现社交焦虑障碍被认为与这一时期个体自我意识快速发展,存在过分自尊与缺乏对自己全面、客观的认识的矛盾心理特点有关。

(二) 物质使用与成瘾

青年个体自我意识的发展与心理独立的需求强烈,但认识自我与表达独立的方法不成熟,因此常常以追求新奇、模仿等方式来达到上述心理需求。加之青年缺乏良好的判断能力,因此很容易出现精神活性物质使用的现象,比如吸烟、饮酒等成人常见的物质使用行为大多开始于青少年期。如果这类行为持续发展,则可以出现各种成瘾行为。其中,由于精神活性物质(毒品)的强成瘾性与危害性,成为青年人群最为严重的一类物质使用障碍。随着社会对传统毒品打击力度的增加,以及制毒工艺的发展,传统毒品如海洛因等在人群中的使用呈下降趋势,而新型毒品,如氯胺酮(K 粉)、甲基苯丙胺(冰毒)等的使用则快速增长,成为一个日益严重的社会问题。目前我国大陆地区尚缺乏确切的流行病学资料,台湾地区的一项研究发现青少年药物滥用率在 1.1% ~ 1.4% 之间,其中以苯丙胺类占绝大多数,约占70%。精神活性物质的使用对青年个体的神经系统及身体发展具有严重的负面影响,这类物质可以对大脑实质造成直接损害,导致使用者出现幻觉、妄想等精神病症状以及包括记忆力、注意力等在内的认知功能明显受损。

网络成瘾:"网络成瘾"(internet addiction)又称"网络过度使用",网络成瘾是指个体反复过度使用网络导致的一种精神行为障碍,表现为对网络的再度使用产生强烈欲望,停止或减少网络使用时出现戒断反应,同时可伴有精神及躯体症状。"网络成瘾"被认为是青少年群体中十分常见的心理问题,让很多家长及教师谈"网"色变。"网络成瘾"最初是由美国精神病学家戈德伯格(Ivan Goldberg, M. D)在1995年根据心理疾病诊断统计手册第四版(DSM-IV)中对病理性赌博的诊断所提出的概念,但对于网络成瘾是否属于精神障碍则一直争议不断。但网络过度使用所引起的一系列个人或社会问题却时有报道,"网络成瘾"逐渐成为网络时代人们关注的热点之一。然而,截至目前发布的DSM-5,仍然没有将其纳入正式的疾病单元,但同时却也另附章节介绍了网络成瘾,并给出了建议的诊断标准。

网络成瘾发生的原因错综复杂,包括社会环境的影响,家庭功能不良,缺乏社会支持等外在因素。而在个体自身因素方面,青少年期追求新奇与"不甘寂寞"的心理特点使得这一群体非常容易对信息丰富、互动性强的网络产生浓厚的兴趣。同时,研究发现网络成瘾青少年往往不能发展出良好的内部多维评价体系,而是倾向单一评价标准,从而得出以偏概全的结论,乃至进一步采取沉迷网络这样的极端的应对方式来解决问题。在对青少年成瘾的病理心理与心理发育研究的基础上,有学者提出了网络成瘾"失补偿"假说:网络的使用是青少年心理发育过程中受阻时的一种补偿表现。如形成"建设性补偿",青少年的心理发展可回归正轨,则为正常的网络使用;否则,则为"病理性补偿",产生网络成瘾。

(三) 自杀

自杀(suicide),是指本人自愿采取的旨在结束自己生命的行为。自杀虽然不是一种疾病诊断,但自杀行为往往与各种精神疾病相联系,并且容易造成严重的后果。调查显示自杀是我国15~34岁人群的首位致死原因,高达18.9%。而且这一年龄段自杀率也较高,1995—1999年的数据显示,这一时期该年龄段人群自杀率为26.0/10万。而青少年期自杀未遂行为的发生率,更是高达3%左右。在对自杀行为的危险因素研究中发现,与青少年自杀行为相关的外界因素主要有家庭矛盾、学校师生或同伴关系冲突等。而从青少年自身心理特点来看,他们高度自尊、敏感、情绪的冲动性以及对生命缺乏深刻的认识等都使得青少年容易采用自杀这种方式来表达自己的反抗、表示清白、逃避责罚或是求救。因此青少年倾向于采取较温和的自杀方式为主,且有反复自杀或自伤的倾向。

第五节　中年期心理发展与精神障碍

中年期一般指35岁到55、60岁之间的阶段,也有观点在此基础上将中年期划分为中年前期(35~50岁)与中年后期(50~60岁),前者被认为是个体生命的全盛时期,而后者则主要呈现出下降趋势。学者们认为,中年期的时间划分并非一成不变。随着经济与医疗水平的发展,人们的平均寿命逐渐延长,因此对中年期的划定也将随之而改变。但总体来说,中年期的个体是社会与家庭的中坚力量,承担着重大的责任与压力,这个时期是个体从青年期走向老年期的过渡阶段,也是孔子所说的"不惑"与"知天命"的阶段。

一、中年心理发展的主要任务

在埃里克森的发展观中,中年期的发展任务主要是避免停滞(stagnation),体验关怀(care),并最终获得创生感(generativity)。莱文森的观点认为中年期的发展任务是巩固自己的兴趣、目标及各种承诺,处理好现实与理想之间的矛盾,获得智慧、同情心等品质。

二、中年期认知发展

中年期智力的发展不再像青年期前那样单向递增,而呈现出较为复杂的发展模式。中年期智能发展最为显著的特点即为晶体智力持续增长,而流体智力则随着年龄的增长而缓慢下降。流体智力与晶体智力的理论虽然加深了人们对成年人智力发展的理解,同时也解释了许多心理发展现象。但这种理论却不可避免地将两种智力割裂,而现实中,个体在解决问题时通常同时调用这两种智力,因此不能全面地解释成人的智力发展。后来新机能主义者巴尔特斯等人将智力分为智力技能(也称为基础过程)与实用智力两个过程。这种发展观认为智力技能在中年期保持相对稳定,而实用智力则不断增长,因此中年期被认为是人生成果最为丰收的时期。

三、中年期社会化发展

随着青春期社会角色的完成,中年人的社会关系稳定而广泛,承担的社会角色多样而复杂。哈威格斯特(Robert Havighurst,1972)把中年期社会化发展的任务归纳为如下七条:①履行成年人的公民责任与社会责任;②建立与维持生活的经济标准;③承受并适应中年期生理上的变化;④同配偶保持和谐的关系;⑤帮助未成年的子女完成他们的发展任务,使他们成为有责任心的、幸福的成年人;⑥与老年父母保持密切的适应关系;⑦开展成年人的业余、休闲活动。

四、中年期自我的发展

形成稳定的人格。中年期个体全面进入主观自我时期,自我意识成熟,人格稳定。中年人对自我的评价客观而全面,也更具有现实性,勇于接受理想自我与现实自我的差距。自我体验方面,反思与内省成为中年人的主要内容,表现出内倾性的特点。而中年人在自我控制与调整方面逐渐趋向整合水平,这也是自我发展的最高水平。达到这一阶段的个体不仅能正视自己内部的冲突,更能积极地调和、解决这些冲突,并放弃不切实际的自我目标。

五、中年期常见的精神障碍

(一)广泛性焦虑障碍

广泛性焦虑障碍(general anxiety disorder)是指对一系列生活事件或活动感到过分的、难以控制的担忧,并伴有负性或紧张症状的焦虑障碍,以和周围任何特定的情景无明确联系的、持久的、全面且过度的焦虑为特征。由于其他的焦虑障碍常常伴随着广泛性焦虑障碍的出现,因此广泛性焦虑障碍也被看作是基础焦虑。广泛性焦虑障碍在普通人群中的终生患病率为 1.9% ~ 5.4%。广泛性焦虑障碍多见于中老年人,目前的研究认为其发病年龄通常在 30 岁以后,女性患病率约是男性患病率的两倍。

(二)抑郁障碍

抑郁障碍(depressive disorder)是一组以显著而持久的心境低落为主要临床特征的一类精神障碍。临床表现为心境低落与其处境不相称,高兴不起来,精力缺乏,自卑,严重者甚至出现自杀企图或行为。从国内外的调查来看,抑郁障碍发生率随着年龄增长而逐步提高,一般在中年期达到最高,而在进入老年期之后,抑郁症的发病率有所下降。同广泛性焦虑障碍类似,女性发病率也约为男性的两倍。

广泛性焦虑障碍与抑郁障碍的发生涉及生理、心理、社会等多种因素,中年期容易罹患这类疾病与所谓"中年危机"有较为密切的联系。个体在进入中年之后,男性在此阶段感受到老化的威胁,女性则在 45 岁以后进入更年期,生殖能力结束;在家庭与社会中的地位受到挑战,家庭中子女开始成家立业,部分工作为青年人接替。这种地位的变化,给中年人带来了失落感,破坏了他们长期养成的生活习惯。到中年晚期危机最为严重,此时他们退休在家,由紧张忙碌突然变得无事可做,活动减少,社会地位下降,使这一年龄段人群容易产生焦虑、抑郁情绪。加之这一时期个体的生理变化剧烈,使得中年群体成为这类疾病的高危人群。

更年期综合征:更年期综合征(menopause syndrome,MPS),也被称为"围绝经期综合征",被用于特指妇女绝经前后出现的,由于性激素波动或减少所致的一系列以自主神经系统功能紊乱为主,伴有神经心理症状的一组症候群。女性更年期年龄通常出现在 45 岁至 50 岁左右。随着人们研究的不断拓展,现在认为男性在中年晚期也会出现"男性更年期综合征"。这是由于这一时期男性睾丸萎缩,睾酮的分泌减少,反馈刺激垂体的分泌功能增加,萎缩的睾丸对促性腺激素的反应降低,使体内性激素的调节功能失衡而引起的一系列症状。相对于女性,男性更年期综合征出现的年龄差异较大(51 ~ 64 岁)。严格意义上来讲,"更年期综合征"并不是一个独立的疾病诊断,它描述了个体在中年晚期过渡至老年期时出现的一系列生理心理功能不良的症状。主要表现包括精力不集中、记忆力减退、抑郁、焦虑、易怒、多疑等精神症状,并可伴发心悸、潮热出汗、全身疼痛、性欲减退、阳痿、睡眠减少、容易疲劳等躯体症状。

(三) 酒精使用障碍

酒精使用障碍是指饮酒时间和数量达到一定程度,饮酒者对酒精产生渴求心态,无法控制其饮酒行为,并出现躯体耐受或在停用时产生戒断症状的精神障碍。酒精是人类最早使用的成瘾物质之一,饮酒行为在现代社会也被广泛接受,甚至被认为是推进社交的重要因素而普遍存在。国内调查显示中年期是酒精使用障碍发生率最高的阶段。我国山东省曾在 1984 年及 1994 年对全省范围进行两次酒精使用障碍的调查,结果提示 45 ~ 54 岁年龄组患病率最高。中年人容易罹患酒精使用障碍与中年人社交生活频繁,经济能力足以负担酒精的使用以及社会文化的接受性等原因有关。另外,由于对精神障碍缺乏正确的认识和强烈的病耻感,中年人也更倾向于使用酒精对这一时期常见的焦虑障碍、抑郁障碍进行"自我治疗"。酒精的大量使用,可以导致个体出现肝脏、心脏等脏器功能的损害。同时由于酒精对神经系统的毒害作用,可使患者出现感觉与运动神经病变。严重者可出现记忆力、注意力、运算能力等认知功能明显下降,或出现幻觉、妄想等精神病性症状,引起个体社会功能严重受损。

第六节 老年期心理发展与精神障碍

老年期是指 60 岁至衰亡的这段时期,老年期总要涉及"老化"和"衰老"这两个概念。老化指个体在成熟期后的生命过程中所表现出来的一系列形态学以及生理、心理功能方面的退行性变化。衰老指老化过程的最后阶段或结果。无论是谁,在此阶段大都会面临许多失落,使他们难以再实现自我价值,社会责任与家庭责任减少、角色转换、社会交往减少,从而产生孤独、寂寞等,因此老年阶段的人们特别需要得到社会和家庭的理解与帮助。许多老年期常见的精神障碍,如老年性痴呆(阿尔茨海默病)、老年期抑郁症等的防治不仅是一个医学问题,更是一个社会问题,老年期常见的社会心理问题不仅影响着老人的心理健康,也困扰着老人的家庭和子女,乃至我们的社会。本节将就老年期的心理特点和心理变化做一探讨。

一、老年期的心理特征及心理变化

老年期的认知活动,尤其是感知觉和记忆能力通常会发生一定程度的退行性变化。

(一) 老年期感知觉的退行性变化

1. 老年期视觉减退 主要表现为视觉敏锐度下降、视野缩小、聚焦能力减弱和暗适应时间延长。

2. 老年期听觉减退 随着年龄的增加,老年人听觉敏锐度逐渐减低,对高音听力的减弱更明显。

3. 味觉、嗅觉和触觉迟钝 味觉方面,感受器味蕾萎缩,导致味觉减弱,对味道的辨别能力下降;嗅神经老化导致嗅觉灵敏度降低,区别气味的能力明显降低;触觉感受性日益降低,触觉判别力下降。

60 岁以后,随着年龄的增长,感知觉衰退现象越来越明显。

(二) 老年期的注意和记忆减退特点

老年人注意力转移缓慢、分配困难,其注意力不能长时间集中,因此老年人外出时,特别是过马路时要特别小心。

从少年期开始到成年期达到记忆的高峰期,随着年龄的增长,40~50 岁期间开始出现较为明显的减退,其后维持在一个相对稳定的水平,70 岁是记忆衰退的关键期,此后便进入明显的记忆衰退时期。

老年期记忆衰退的特点　并非记忆的各方面同时减退,其减退的速度和程度因记忆过程和影响因素的不同而呈现出老年人的特殊性:①机械记忆衰退明显;②再认能力老化现象。

(三) 老年期的智力减退

智力和年龄的关系十分复杂,综合多方研究,老年人的智力有所衰退,但是又并非全面衰退。

1. 老年期智力水平随年龄增长而衰退。

2. 老年期智力变化的不平衡性　老年人智力也有一定的可塑性,并不认为老年人的智力有严重的衰退。韦氏成人智力量表中的言语测验成绩,在老年期依然较好,到 70 岁后才有明显的减退。老年人的智力减退并不意味着各因素以同一速度衰减。

3. 流体智力和晶体智力　流体智力随年龄增大而下降;晶体智力更多受年龄因素的影响,它自成年以后,不但不减退反而可能有所增长。

4. 老年期的思维和想象活动　如思维不够流畅,缺乏灵活性;老年人知识经验丰富,处理问题和思考问题时,态度谨慎,再加上其变通性差,记忆力减退,常常使老年人缺乏想象力和创造力,但其理解能力、分析、归纳、判断能力等可以补偿这方面的不足。

5. 言语的变化　老年人的言语智力较操作智力衰退得慢,但口语的流畅性仍然有所降低,这与记忆力和注意力下降,以及文化水平高低等因素有关。

(四) 情绪、情感方面的变化

由于生理的改变、社会环境的改变,以及社会职能和社会地位的丧失,许多老年人深刻地体会到一种失落感,情绪变得消极,容易烦躁、悲伤、害怕等。老人对家庭依赖性增强,期望有一个幸福美满的家庭,能享受天伦之乐,因此期望子女能常围聚在自己身边,特别是丧偶者更是容易因此而产生孤独感、无价值感,情绪低落,无望、无助,沮丧,情绪波动大,易受外界影响。

(五) 意志力方面的变化

大多数老年人由于体力下降,活动能力减弱,其居家的时间较多,与过去相比运动的时间明显减少,因此社交圈子越来越小。甚至对自己不熟悉的事物和领域出现畏难、担忧或拒绝等表现。由于退休后,老人多认为用不着去计划今天该做什么、怎么做,因此常常表现出做事无计划、无目的、无头绪,想起什么就做什么,结果生活安排无轻重缓急,而且总是丢三落四等。

(六) 老年期的人格特征

老年人的人格特征既有稳定的一面,又有变化的一面,随着年龄的增长,由于老化和衰老,老年人的人格特征也会在诸多方面发生某些重要变化。

1. 不安全感　主要表现在对身体健康和经济保障两个方面。老年人身体的各个系统和器官逐渐发生器质性和功能性的变化,常患各种疾病,所以他们担心自己的健康,对身体的变化很敏感。在经济方面主要表现在对生活保障、疾病的医疗和护理保障的担忧。

2. 孤独感　离退休的领导人员由于权势失落而诱发孤独;最普遍的是老年人在家庭关系中的失落感,如果子女由于种种原因忽视了对他们的关心,很少与他们沟通,老年人就会体验到孤独。

3. 适应性差　老年人不容易适应新环境,他们对周围环境的态度逐渐趋于被动,依赖已有的习惯,不愿意接受新的生活方式。学习新东西也有困难,对意外事件的应变性也较差。主要表现为离退休后的适应问题。

4. 拘泥刻板性并趋于保守　老年人倾向拘泥于刻板行为。50 岁以后刻板性就逐渐增强,老年人经验丰富,也注重自己的经验,并希望子女接受自己的经验方式。对由此而引发的矛盾不易理解,从而喋喋不休。

5. 喜欢回忆往事　老年人的心理世界逐渐表现出由指向外部世界向指向内部世界转变,因此很容易回忆往事,遇到事情也容易联想到往事。越是高龄,这种回忆往事的趋势越明显。

二、老年期常见的心理问题和精神障碍

由于老年人躯体的衰老,其人际交往圈子逐渐缩小。退休虽属正常现象,但由于退休带来的空虚感以及家庭成员关系的变化等,势必会给老年人的心理造成重大影响,以下就老年期常见的一些心理问题或精神障碍做一下概述。

(一) 离退休后的适应问题

退休生活是人生的重大转折,如果老年人退休前没有一定的心理准备,可能会由于不适应离退休生活,从而带来莫大的烦恼。首先是生活上的不适应(生活节奏变了);然后是人际关系的不适应(人际交往圈子缩小了);第三是情绪上的不适应(社会角色的转变)。由于对离退休生活的不适应,老人常出现情绪烦躁不安、忧郁孤独,加上身体机能下降,会导致老年人出现心理问题甚至精神障碍,如老年期抑郁症、老年期焦虑症、慢性疼痛等。医学上将因为离退休生活不适应而导致的各种情绪反应和躯体出现的各种功能性症状总称为"离退休综合征"。

(二) 家庭代际关系问题

我们国家是五千年的文明古国,尊老敬老是我国的优良传统。"百善孝为先"的传统教导国人要孝敬老人,但大家庭中难免存在各种矛盾和冲突,如家庭中常见的代际矛盾有婆媳之间的不和、父子或母女之间的矛盾等。现代社会家庭代际问题与以前相比有了很大的变化。

1. 亲子关系的现代涵义　是建立在人格平等基础上的互相关爱与支持,是一种符合人性的生命需求,早已不是封建社会以父权对子女的控制为前提的顺从、牺牲。

2. "孝"的内涵强化了"精神慰藉"　如今老年人在物质生活上多能得到基本满足,但因居住环境的独立化,以及生活节奏加快、生活方式多样化,使老年群体的精神孤独日益显现。对此,子孙们须引起重视,争取在繁忙之余给予父母多些精神慰藉。

3. 老年人要增强独立意识　这需要老年人更新观念、调整心态,淡化对子女"回报"的期待。积极"自为",着意开拓符合自身健康状况和兴趣爱好的活动空间;精神上寻求"怡然自得",不把晚年幸福全部寄托在子女身上。现代社会的家庭代际问题有许多新的理念和内容,老人更要从社会发展的角度来重新定位家庭角色,以处理好家庭代际关系,这样才能使家庭和谐美满,老人能安度幸福晚年。

(三) 经济收入减少引发的心理失衡

赋闲在家的老人离开了工作岗位,最重要的切身利益问题是经济收入减少。离退休老人面临因为经济收入减少及社会收入差距拉大引起的一系列问题。由此引发的心理失衡问题是严重的,老人从岗位上退下来以后,离退休生活主要的经济来源是离退休的基本养老金,其他收入明显减少。因为年龄限制,精力不足,也很难再就业。所以我们要劝告老年人要培养对生活乐观豁达的态度。金钱不过身外之物,人退下来以后就要知足常乐,有一颗平常心。

(四) "空巢"家庭老年人的孤独问题

我国老年人口逐年增多,2000 年我国老龄委办公室提供数据显示 80 岁的老年人 1200 万,占全国老龄人口的 10%,到目前最新社会人口普查显示我国 60 岁以上的老年人已达到 1.32 亿。按照联合国的有关规定,我们国家已经进入"老年型"国家的行列。但是当今社会与子女分居的老人在逐渐增多,而随着离婚率增加,鳏寡老人也逐渐增多,"空巢家庭"这一社会现象已经出现,而且数量日益扩大。

什么是"空巢家庭"呢? 社会学家把家中有老人但无子女或子女都不在老人身边的家庭称作"空巢家庭"。"空巢家庭"给老年人生活带来很多问题,其所引发的"空巢综合征"是最为突出的。离退休赋闲在家的老人,尤其是刚从忙碌的工作中离开时,会有很大的落差和不适应。加上离异或丧偶,

子女分居从而使"空巢老人"产生失落、悲伤和孤独的心理,这些就是空巢综合征的典型表现,严重的还会引起老年期精神障碍。

（五）丧偶问题

老年夫妻相互关心,相互支持是老年人幸福生活的保障。老年人对配偶的精神依托比年轻人要大得多。因而老年丧偶是重大的精神创伤,这种打击对于脆弱的老人可能引起精神障碍。有学者把因丧偶引起的悲伤、焦虑和绝望情绪以及相应的心理生理障碍称为"丧偶综合征"。丧偶老人的心理反应分以下几个时期:

1. 急性期（冲击阶段）　此期为丧偶初期,对老人的心理打击最大,反应也最强烈,可以出现各种精神异常的表现,如极度的抑郁、悲伤或木僵,严重的还会出现幻觉、错觉和意识障碍。睡眠障碍和食欲下降也是常见的症状。

2. 亚急性期（平定阶段）　这一阶段老人开始慢慢接受失去配偶的事实,主要表现为对老伴的思念,但情绪仍表现出抑郁、孤独和焦虑。

3. 慢性期（恢复阶段）　此后老人对老伴去世有清楚的认识,能够接受这一事实,抑郁情绪减轻,注意力可以转移到其他方面。通过自身和环境的调节,心理的创伤逐渐愈合。丧偶引起的心理障碍,如果没有相应的心理卫生知识,重视和采取的防范措施不够,老人可能出现过激行为,如自伤、自杀等。

（六）老年人再婚引起的心理适应问题

目前,我国传统的大家庭正趋于解体,不论是城市还是农村,老年人家庭的"空巢"现象不断增多,老年人再婚首先是孤身老人的基本需要。主要是生理需求和心理需求,另外还有生活需求。但是老年人再婚存在一些心理障碍。第一,怕人议论,对自己有损尊严,对孩子有损面子。第二,怕婚后不和,找了麻烦。第三,怕对原配不忠,旧情难忘。第四,怕处理不好双方子女关系,引起家庭不和。第五,怕引起经济纠纷,影响生活的宁静。第六,怕再次遭受丧偶的打击,增加自己的悲哀和烦恼。老年人自己对再婚问题应持慎重态度,切不可草率从事。再婚不考虑感情问题是不足取的。

（七）疑病倾向的心理问题

衰老带来的各种生理变化,也会对心理产生影响,以至引起某种程度的衰老感。衰老感使老年人对环境的适应能力减退,老年人体力减退,视力听力降低,行动较为迟缓。这本是正常的生理现象,但这种现象常引起一些老年人的不安感,甚至产生疑病倾向。多数老年人都会在某一时间对自身健康过分关注,害怕死亡威胁。疑病倾向的人往往有高的道德水准,不该由自己承担的责任强加于自身,总要求别人对自己有好的评价（社会化心理）,然而,客观事物并不以他的意志为转移,当他过于强求时,为保护个体生命就会出现许多躯体不适（动物性心理）,反复想自己患了某种严重的疾病（自动化心理）。

疼痛行为与老化:老年人由于衰老而使得适应能力下降,并且长期处于负性情绪中,加重了老年人的孤独无助之感。部分老年人通过诉说疼痛以求获得同情和照顾。

慢性疼痛与隐匿性抑郁:以慢性疼痛就诊的抑郁症患者中,常以一种或多种形式的疼痛为主诉,尽管患者常否认有任何情绪低落的体验,但经过仔细的精神检查,仍可发现这类患者伴有抑郁症状,表现为:自我感觉反应变慢,记性不好;对以前喜欢做的事现在则提不起精神;终日感全身无力,食无味,睡不香等;有些患者甚至萌发消极悲观厌世的念头,采取自杀行为等。这类抑郁症在临床上称为"隐匿性抑郁"。

（八）关于生命终末期的心理问题

死亡是人生的必然,是人的生命过程发展的最后归宿。传统观念认为死亡过程是个恐惧的过程。老年人经常认为死亡从内部而来,因而老年人的恐惧程度更为强烈。据有关研究资料,可以将老年人对死亡的态度分为5类:①恐惧型:这类老年人害怕死亡,不接受死亡,十分留恋人生;②解脱型:把死亡看作是一种解脱,是疲于奔命之后的休息,所以面对死亡比较平静;③接受型:这类老年人能清醒地意识到死亡已经迫近,能够现实、理智地面对死亡;④视死如归型:这类老年人绝大多数信奉某种宗教,认为死亡是获得新生的开始,虽然肉体生命已经死亡,精神生命却永垂不朽;⑤无所谓型:这类老年人对即将临近的死亡毫无觉察,一旦死亡逼近,也无所谓或予过多的理会或做出过强的反应。他们多数人文化程度低,心理成熟度不高,且生活境遇欠佳。

老人临终时的心理反应非常复杂,根据库柏勒·罗斯的理论,分成以下几个阶段。①忌讳期:这是长期以来对死亡恐惧的结果;②震惊与否认:此时患者尚未准备好去接受自己疾病的严重性;③愤怒:患者进入此阶段表现出生气、愤怒,常迁怒于家人及医护人员;④讨价还价:通过向神灵或上帝许诺,祈求发生奇迹;⑤沮丧:当讨价还价无效之后,即将死亡的实情就非常明显,此时,患者情绪低落、食欲减退甚至可能发生自杀;⑥接纳:此时患者会相当平静。

老年人应树立对死亡的正确态度,在心理上消除对死亡的恐惧感,对死亡做好充分准备,勇敢地、平静地对待死亡,才能在晚年幸福愉快的生活。

老年期心理的发展具有较大的潜能和可塑性,社会角色的改变、生活方式的重新安排等,对这一切的良好适应本身就意味着心理潜能的开发和调动,也意味着心理的发展。60 岁的年龄,20 岁的心态,即使脸上刻下了道道岁月沧桑,却依然带给人希望和活力,带给人光明与快乐。

(黄 颐 李元媛 黄明金 王 雪)

 思考题

1. 精神障碍的诊断和治疗过程中为什么要考虑心理发展的因素?
2. 生命周期不同年龄阶段的心理发展特点有哪些?

参考文献

1. Michael B. First. 精神障碍诊断与统计手册. 第 5 版. 张道龙,张小梅,译. 北京:北京大学医学出版社,2015.
2. Michael G. Gelder, Juan J. Lopezibor, Nancy Andreasen. New Oxford Textbook of Psychiatry. Oxford:Oxford University Press,2000.

第五章

精神障碍的流行病学

第一节 概　述

精神障碍的流行病学(epidemiology of mental disorders)是近年来发展起来的一个流行病学的新分支,是将流行病学的方法应用于精神卫生领域。

精神障碍流行病学除了研究精神障碍及与精神健康有关状况在人群中发生、发展的原因和分布规律;同时还探讨保障和促进人群心理健康,以预防和减少各类心理与行为问题的发生;探讨精神障碍的病因、发病机理、临床表现、诊治、预防及预后等临床规律,并着重对群体的特性进行研究;从而制定预防、控制精神障碍及健康促进的策略和措施,并通过科学的设计、测量和评价方法来评价相关效果。

生物精神病学、精神药理学、精神病理学、分子遗传学、心理学、社会学、统计学和计算机技术等多学科的交叉和融合,促进了精神障碍流行病学的发展。精神障碍流行病学代表着流行病学发展的一个重要方向,并对流行病学本身的发展和精神障碍的防治有重要意义。

一、历史和发展

精神障碍的流行病学可以回溯到 19 世纪初期,欧洲一些国家为了估计需要建立精神病院的数量,开始对人群中精神障碍的分布进行调查。到了 19 世纪末期,一些欧洲国家要为社区精神病患者提供照料进行立法,因此需要了解精神障碍患者的数量、病情以及相关情况,精神障碍流行病学开始了进一步的发展。医学遗传学的发展,促进了针对家系的大样本调查研究。统计学和计算机技术的发展和应用,使得研究结果的准确性大大提高。

最近三十多年来,精神疾病的研究方法有了很大发展。如精神疾病登记制度在一些国家建立,筛查技术的进展,量表和定式检查的广泛应用,诊断和检查方法的标准化等,为精神障碍流行病学发展提供了有利条件。

二、目的和用途

精神障碍流行病学研究的目的和用途主要包括以下几个方面:

(一) 描述各类精神障碍的人群分布和疾病负担情况,作为制定预防措施、评价卫生服务工作及预防干预方法效果的依据

一般需要使用公认的标准化方法,调查不同地区各类精神障碍的分布,包括发病率、患病率等。同时,也可以进行不同人群、地区和精神障碍类别的精神状况、社会功能缺陷情况和生命质量等调查,通过调查数据得出减少疾病复发、巩固疗效和改进医疗服务质量的具体措施等。

（二）探索精神障碍的病因、发病诱因以及影响病程和预后的因素

运用流行病学方法研究不同地区、不同社会环境与精神障碍分布的关系，从群体角度探索相关病因。在精神障碍流行病学中，疾病的易感因素、危险因素、保护因素和生活事件等因素也是重要的研究对象，这些因素在发病中所起作用的程度、对病程和预后的影响、相互之间因果的关系，往往只有通过流行病学进行群体研究，才能得出较为可靠的结论。

遗传流行病学是研究亲属中疾病和病因、分布和控制以及研究在人群中疾病遗传的原因的一门学科。其经典的研究方法主要包括群体和家系研究。精神障碍的遗传流行病学已经成为现代精神障碍流行病学的重要内容。

（三）了解某类精神障碍完整的临床表现以及其自然史

流行病学可以帮助我们查出精神障碍及其表现，包括疾病前驱期、不同类型、不同进程、病程波动和复发情况等。通过对精神障碍自然史的研究，可以重新审视某些精神障碍的特征，发现新的疾病综合征。

三、特　殊　性

精神障碍流行病学与其他疾病的流行病学研究相比，存在明显的特殊性，有时候成为发展的制约因素。

（一）精神障碍诊断和分类系统的特点

由于精神障碍病因学研究，尤其是生物学方面的研究结果不能提供基于病因学的诊断标准和体系，目前精神障碍的诊断和分类依然依赖现象学标准（如症状、病程和社会功能等）。这种情况很可能会使异质性组群归属于同一个疾病类别，但如果一个诊断条目下含有若干混杂的病种，会对其中某一疾病发病的危险因素等研究的准确性产生影响。目前，许多病因学研究提出了新的指标和概念，比如某类疾病内表型的特征，可能对将来精神障碍的分类提供新的途径。基础和临床相结合的深入研究，也会使得病因流行病学的研究更为活跃。

（二）病例检出方法的标准化是流行病学调查的前提

如果疾病分类学条目分界的定义不清晰，对一个病例的确定，以及对大规模人口调查所适用的病例确诊都会造成困难。病例确诊技术需要有详细的说明标准，便于同其他研究交流和比较，并且要易于操作、信度和效度指标理想。临床研究经常采用自评问卷去评定心理状态的多维度特征，各类症状量表的界限分多数是按患者症状的严重程度设定的，这类问卷的效度和诊断特异性有偏差。近年来在流行病学调查中已采用了标准化的临床定式检查方法，大大促进了精神科流行病学的发展。

（三）危险因素研究是精神障碍流行病学始终关注的热点

对某种精神障碍的高危人群，通过流行病学方法，进行心理、社会和生物因素的探索。确定这些危险因素在疾病发生、发展和预后之中所起的作用。其中，对这些涉及因素或变量的测量是流行病学研究要解决的基本问题。如对生活事件、个性特征、自我效能的测量等。

（四）慢性疾病的纵向研究是最为重要的研究内容之一

常见的严重精神障碍，比如精神分裂症、双相障碍等均呈慢性病程。对这类疾病进行追踪随访，包括疾病自然史、干预前后动态变化等方面的研究，能够提供许多关于该类疾病的重要特征。从而可以勾画出精神疾病在整个生命过程中发生、发展和转归的轨迹，并据此获得防治精神疾病和加速精神疾病患者快速康复的最佳时机和方法，决定何时、何地及如何对精神疾病进行干预。通过这类研究可以确定精神疾病的发展过程，开发能够确认和鉴别生命过程中精神疾病的影响因素，成为当代精神障碍流行病学发展的重要标志之一。

第二节　流行病学方法

流行病学研究方法的类型按设计特点一般分为四类，即描述性研究、分析性研究、实验性研究与理论性研究，详见总结表 5-1。

表 5-1　流行病学研究方法的基本类型与代表性方法

研究类型	代表性方法
描述性研究	现况研究（截断面调查） 筛检 生态学研究
分析性研究	病例对照研究 队列研究
实验性研究	临床试验 现场试验 社区试验
理论性研究	流行病学数学模型 理论流行病学

一、描述性研究

描述性研究（descriptive study）是描述某地区、某特定人群中某种疾病发生或死亡的频度及其变化趋势；包括描述疾病的各种分布特点，可疑的流行因素，防治措施落实情况等。并从中探索发病（或死亡）频度与外界环境或人群某些特征之间的关系。它主要描述分布的三大特征，即：地区特征、时间特征和人群特征。常常是流行病学调查的第一步，也是分析流行病学的基础。

（一）现况研究

现况研究又称横断面研究（cross-sectional study），或患病率研究（prevalence study），是按照事先设计的要求在某一人群中应用普查或抽样调查的方法，收集特定时间（某时点或短时期）内疾病的人口学、社会环境、自然环境等资料，以描述疾病的分布及某些因素或特征与疾病之间的关联。因所收集的有关疾病或健康的资料既不是过去暴露史，又不是随访调查所得的结果，而是调查当时或同一时间内所获得的资料，故称它为现况研究。

现况研究的目的：①在特定时间内对某一地区人群进行调查，得到某种疾病在地区、时间和人群中的分布，从而发现高危人群，为疾病的防治提供依据；②描述某些因素与疾病或健康状况之间的关联，以逐步建立病因假设；③为评价防治措施及其效果提供有价值的信息；④为疾病监测或其他类型流行病学研究提供基础。

1. 普查　为了了解某病的患病率或健康状况，在一定时间内对一定范围内人群中的每一成员所作的调查或检查。优点：①由于是调查某一人群的所有成员，所以在确定调查对象上比较简单；②普查所获得的数据对疾病的流行因素研究能有一定的启示。缺点：①普查对象多，调查期限短，漏查难免；②调查质量不易控制；③对患病率低，诊断技术复杂的病不宜开展普查。

2. 抽样调查　在实际调查工作中，多采用抽样调查。比如要发现疾病的分布规律可调查某一人群中有代表性的部分（统计学上称为样本）。根据抽取样本所调查出的结果可以估计出该人群某病的患病率，或某些特征情况，这种调查方法为抽样调查。抽样方法的基本原理：遵循随机化原则，获得有代表性的样本，通过样本信息推断总体情况。

3. 抽样方法　为保证抽样调查中所抽到的样本对于调查的总体具有代表性，选择合适的抽样方法很重要。目前常见的抽样方法有单纯随机抽样、系统抽样、分层抽样、整群抽样和多级抽样。

（1）单纯随机抽样（simple random sampling）：是最基本的抽样方法。按照一定技术程序以等概率抽样。随机化可以使得每个个体都有同等被抽到的机会。随机化需要一定的技术来实现，如可以使用随机数字表、抽签、摸球、电子计算机抽取等方法进行抽样。

（2）系统抽样（systematic sampling）：此法是按照一定比例和顺序，机械地每间隔一定数量的单位抽取一个单位，又称间隔抽样或机械抽样。优点是简便易行，样本的观察单位在总体中分布均匀。

（3）分层抽样（stratified sampling）：按照研究对象的不同特征分为不同层次，然后按照一定比例在各层中进行随机抽样。在各层内抽样的比例可以相同，也可以不同，组层内个体差异越小越好。该方法又分为两类：①按比例分层随机抽样；②最优分配分层随机抽样。

（4）整群抽样（cluster sampling）：随机抽取若干个群体（由个体所组成的集体），被抽到的群体中全体成员均为调查对象。要求各群体对于总体而言有代表性。优点是便于组织，节约人力、物力，多用于大规模调查。缺点是抽样误差较大，分析工作量也较大。

（5）多级抽样（multi-stage sampling）：又称多阶段抽样。把抽样分成若干级来进行，每一级抽样可以用整群抽样、单纯随机抽样、系统抽样等方法进行。是大型调查时常用的一种抽样方法。

4. 误差　包括随机误差（random error）和系统误差（systematic error）：①随机误差：即抽样误差，从同一总体中随机抽取含量相等的若干样本，所得到的样本指标往往不一定相等。这种因抽样产生的样本指标（统计量）与总体指标（参数）存在的差异，称为抽样误差。抽样误差在医学中最主要的来源是个体差异。②系统误差：不是由随机抽样引起的，是由某种固定的原因所导致，使测量结果系统偏高或偏低。当重复进行测量时，它会重复出现。它可使调查结果偏离总体的真值。

5. 样本大小　样本量要合适，估计样本大小主要取决于两个因素：①对调查结果精确性的要求高，即容许误差小，则样本要大些；②预计现患率或阳性率高，则样本可以小些。

6. 表示疾病频度的指标　疾病的分布（distribution of disease）是指通过观察疾病在人群中的发生、发展和消退，描述疾病不同时间、不同地区和不同人群中的频率与分布现象。表示疾病频率的常用测量指标有发病率、患病率、病残率、死亡率等。

（1）发病率（incidence）：表示在一定时期内、一定人群中某病新病例出现的频率。

$$发病率 = \frac{一定期间内某人群中某病新病例数}{同时期暴露人口数} \times k$$

k = 100%，1000/千，或 10000/万，……

分子分母的确定：分子是一定期间内新发病的人数。若在观察期间内一个人多次患病时，则应多次计为新发病例数。对发病时间难确定的一些疾病可将初次诊断时间作为发病时间。分母中所确定的暴露人口是指可能会发生该病的人群。但在实际描述某些地区某病的发病率时，分母多用该地区该时间内的平均人口。发病率可按不同特征（如，年龄、性别、等）分别计算，此即发病专率。但对比不同资料时，应进行发病率的标准化。

（2）患病率（prevalence rate）：亦称现患率。是指某特定时间内总人口中，曾患有某病（新、旧病例）的人数所占的比例。可按时间不同分为期间患病率和时点患病率。时点患病率在实际中其时间长度为不超过 1 个月。而期间患病率通常超过一个月。

$$时点患病率 = \frac{某一时点一定人群中现患某病新旧病例数}{该时点人口数} \times k$$

$$期间患病率 = \frac{某观察期间一定人群中现患某病的新旧病例数}{同期的平均人口数} \times k$$

k = 100%，1000/千，或 10000/万，……

期间患病率实际上等于某一特定期间内开始时的患病率加上该期间内的发病率。

（3）病残率（disability rate）：在某特定人群中，在一定期间内每百（千，万，十万）人中实际存在的病残人数。可说明病残在该人群中发生的频率，也可对人群中严重危害健康的任何具体病残进行单项统计。

（4）死亡率（mortality rate）：表示在一定期间内，在一定人群中，死于某病的频率，是测量人群死亡危险最常用的指标。

$$死亡率 = \frac{某期间内(因某病)死亡总数}{同期平均人口数} \times k$$

k = 100%,1000/千,或 10000/万,……

死于所有原因的死亡率是一种未经过调整的率,也称粗死亡率。死亡率也可按不同特征分别计算死亡专率。比较不同地区死亡率时因人口构成不同,也需要先对死亡率进行标化。

(5)其他指标:为了全面评价疾病的危害和人群的生命质量,近年来应用较多的新指标有潜在减寿年数(potential years of life lost,PYLL)、伤残调整寿命年(disability adjusted life year,DALY)和质量调整生命年(quality adjusted life years,QALYs)。①潜在减寿年数(PYLL):是某病某年龄组人群死亡者的期望寿命与实际死亡年龄之差的总合,即是指死亡所造成的寿命损失。该指标与死亡密切相关。用该指标来评价疾病对人群健康影响的程度,能消除死亡者年龄构成不同对预期寿命损失的影响。②伤残调整寿命年(DALY):是指从发病到死亡所损失的全部健康寿命年,包括因早死所致的寿命损失(years of life lost,YLL)和伤残引起的健康寿命损失年(years lived with disability,YLD)两部分。该指标是一个定量计算因各种疾病造成的早死与伤残对健康寿命年损失的综合指标,即是对疾病死亡和疾病伤残而损失的健康寿命年的综合测量,是用于测量疾病负担的主要指标之一。③质量调整寿命年(QALYs):是用生命质量来调整期望寿命或生存年数而得到的一个新指标。它是一个综合反映观察人群生命质量和生存数量的指标。计算内容:以生命质量评价方法,得出各种功能状态或不健康状态的效用值(参考尺度 0~1:0 表示死亡,1 表示完全健康)作为权重;计算各种状态下的生存年数;综合权重和生存年数,计算 QALYs。

(二)筛检

筛检(screening)是通过快速的检验、检查或其他措施,将可能有病但表面上健康的人,同可能无病的人区别开来。对筛检试验阳性和可疑阳性的人,必须进一步进行确诊检查,确诊后进行治疗。流行病学调查中常用的方法,目的是早期发现和早期诊断病人。

筛检试验的评价指标:从方法学上评价一项筛检试验时要考虑到真实性(效度)、可靠性(信度)和收益等方面。

真实性(validity)又称效度,指测量值与实际值相符合的程度,又称准确性。对一筛检方法真实性的评价常使用灵敏度、特异度和约登指数 3 个指标。

1. 灵敏度(sensitivity)和假阴性率(false negative proportion) 灵敏度又称敏感度,是指筛检方法能将实际有病的人正确地判为患者的能力;假阴性率是指筛检方法将实际有病的人错判为非患者的比例。灵敏度 = 1 - 假阴性率。

2. 特异度(specificity)和假阳性率(false positive proportion) 特异度是指一项筛检试验能将实际无病的人正确地判定为非患者的能力;假阳性率指全部非病人中筛检阳性者所占的比例。特异度 = 1 - 假阳性率。

3. 约登指数(Youden's index) 是灵敏度与特异度之和减去 1,表示筛检方法发现真正的病人与非病人的能力。

在考核某一项筛检试验时,分别对一组已知有某病和另一组已知无该病的人进行检查,然后确定此筛检试验的灵敏度、特异度和约登指数,借以衡量此试验的真实性。

可靠性(reliability)又称信度,指某一筛检方法在相同条件下重复测量同一受试者时,所获结果的一致性。影响结果不一致的原因是多方面的:个体本身的差异,测量仪器、试剂等实验条件所致的变异,观察变异。

收益即收获量(yield):指经筛检后能使多少原来未发现的病人能得到诊断和治疗。

预测值(predictive value):亦是评价筛检试验收益的另一种指标。预测值包括阳性预测值和阴性预测值。阳性预测值是指筛检阳性中患该病的可能性。阴性预测值是指在筛检阴性中未患该病的可能性。

（三）生态学研究

生态学研究（ecological studies）：在群体水平上研究因素与疾病之间的关系，即以群体为观察、分析单位，通过描述不同人群中某因素的暴露情况与疾病的频率，分析该因素与疾病的关系。从医学方面则多是研究人群的生活方式与生存条件对健康的影响。

1. 生态学比较研究（ecological comparison study） 比较不同人群中某疾病或健康状态，他们的疾病率或死亡率的差别，以了解某疾病或健康状态在不同人群中分布有无异同点。从而探索该现象产生的原因，找到值得进一步深入研究的线索。

2. 生态趋势研究（ecological trend study） 指连续观察不同人群中某疾病或健康状态的发生率或死亡率，了解其变动趋势。

二、分析性研究

分析性研究（analytic study）是一种检验可疑因素与疾病之间是否存在统计学关联的研究方法。其特点在于研究之前，就已设立可供比较分析的 2 个组别，通过分析比较两组资料的差异，借助于病因推断技术，达到探索和检验某类疾病病因假设的目的。

（一）病例对照研究

病例对照研究（case-control study）的基本原理是选择现在确诊的、患有拟研究疾病的病人作为病例，选择不患有该病但与病例具有可比性的个体作为对照，通过询问、检查等搜集既往各种可能的危险因素暴露史。在控制各种偏倚对研究结果的影响之后，比较病例组与对照组中各因素暴露比例的差异，通过统计学检验两组差别是否具有统计学意义，推测暴露因素与疾病之间是否存在着病因联系。这是一种回顾性从"结果"查"原因"的研究方法，是在疾病发生之后去追溯假定的病因因素。

匹配（matching）是病例对照研究中选择对照使其在一定特征上与病例相同的方法。常用的匹配条件有年龄、性别、教育程度等。病例对照研究的主要类型为配比与非配比病例对照研究。配比可分为频数配比与个体配比，个体配比又可分为 1:1 配比与 1:M（1 个病例与多个对照）配比。

病例对照研究的基本分析方法，是比较病例组和对照组暴露的比例，计算暴露的比值比，用以估计患病的危险，在发病率低的情况可估计相对危险度。

病例对照研究的基本分析步骤如下：

最简单的情况是暴露因素与结局（如，是否患病） 都只分为"有"或"无"两类，结果可归纳为 2 × 2 表，用来表示暴露因素与疾病间的联系（表5-2）。

表5-2 病例对照资料整理表

暴露史或某特征	病例	对照	合计
有	a	b	a + b
无	c	d	c + d
合计	a + c	b + d	a + b + c + d

病例对照研究比较的是病例组的曾暴露率即 $a/(a+c)$ 和对照组的曾暴露率 $b/(b+d)$。测定这两个比的差异有无统计学意义，可用四格表卡方检验或修正卡方检验。若两组差异有统计学意义，说明该暴露因素与疾病存在联系。计算相对危险度（relative risk，RR）和比值比（odds ratio，OR）可进一步估计其联系的强度。

相对危险度（RR）是指暴露人群的发病率与非暴露人群发病率之比。

暴露组发病率：$P1 = a/(a+b)$；非暴露组发病率：$P2 = c/(c+d)$

$RR = P1/P2 = [a/(a+b)] \div [c/(c+d)]$

在病例对照研究中,病例和对照不是来自某个人群,我们往往无法知道病例组和对照组分别占病例总数以及人口的比例,无法计算发病率,因而不能直接计算相对危险度,需要用比值比来估计相对危险度。比值比(OR)是某事物发生的概率与不发生的概率之比。

病例组中暴露的概率是 $a/(a+c)$,非暴露的概率是 $c/(a+c)$;暴露概率与非暴露概率比值 $[a/(a+c)] \div [c/(a+c)] = a/c$;非病例组中暴露的概率是 $b/(b+d)$,非暴露的概率是 $d/(b+d)$;暴露概率与非暴露概率比值 $[b/(b+d)] \div [d/(b+d)] = b/d$。病例组与非病例组的比值比:$OR = (a/c) \div (b/d) = (ad)/(bc)$

当 $OR > 1$ 时,说明病例组的暴露频率大于非病例组的,即暴露有较高的发病危险性;反之,当 $OR < 1$ 时,说明病例组的暴露概率低于非病例组的,即暴露有保护作用。疾病与暴露联系愈密切,比值比的数值愈大。由于比值比是对这种联系程度的一个点估计,但是估计值总是有其变异性,计算出这个变异的区间有助于进一步了解联系的性质及程度,因此,需对 OR 值估计其可信区间。一般采用95%的可信限(confidence interval,CI)。OR 值的 95% CI 计算除有助于估计变异范围的大小外,还有助于检验 OR 值判断的意义,如区间跨越大,则判断暴露与疾病危险联系强度的作用小。

(二) 队列研究

队列研究(cohort study)是按照研究开始时人群是否暴露于某因素,将人群分为暴露组和非暴露组,然后随访观察一定的时间,收集两组所研究疾病的发病(或其他)情况,计算和比较暴露组和非暴露组的发病率(或其他情况发生情况)。如果所研究疾病的发病率暴露组显著高于非暴露组,则认为该暴露因素与该疾病存在病因联系。队列研究又称定群研究、随访研究(follow-up study)或发病率研究(incidence study)等。

队列研究的主要特点之一是研究开始时暴露已经发生,而且研究者知道每个研究对象的暴露情况。队列研究中的相对危险度 RR 是率比(rate ratio)或危险比(risk ratio),是暴露组发病率或死亡率与非暴露组发病率或死亡率的比值。RR 的大小反映的是病因学联系的程度。

在队列研究中,可直接计算疾病的发病率,累积发病率和归因危险度(attributable risk,AR)。如果知道暴露因素在人群中暴露的比例,也可计算人群归因危险度。归因危险度和人群归因危险度反映了疾病预防的意义。

队列研究是从因到果的研究,尤其适用于暴露率低的危险因素的研究。失访偏倚是队列研究中最重要的偏倚,应注意克服。

三、实验性研究

实验性研究(experimental study)又称流行病学实验。它是按随机分配的原则,将研究对象分为两组,人为地给一组干预(intervention),如某种因素、措施或新药作为实验组,另一组不给予这种干预或给予安慰剂作为对照组,然后随访观察一定时间,比较两组的结局指标,以判断这种因素、措施或新药的作用。

临床试验等干预研究是最为常见的实验性研究。为保证组别的可比性和获得有效结果,实验性研究应具备四个基本特征:设立对照组,随机分组,人为干预,前瞻追踪随访。随访研究对象虽不一定从同一天开始,但必须从一个确定的起点开始。

流行病学实验的主要类型:①临床试验(clinical trial):其研究对象是病人,以个体为单位进行随机化实验分组的实验方法;②现场试验(field trial):是以现场中尚未患病的人作为研究对象,并随机化分组,接受处理或某种预防措施的基本单位是个人;③社区试验(community trial):是以现场人群作为整体进行实验观察,常用于对某种预防措施或方法进行考核或评价。社区试验可以看作是现场试验的一种扩展,二者的主要区别在于,现场试验接受干预的基本单位是个人,而社区试验接受干预的基本单位是整个社区,或其某一人群的各个亚人群。

四、理论性研究

理论性研究主要包括流行病学数学模型(mathematical model)和理论流行病学(theoretical epidemiology)。主要使用数学模型明确和定量地表达疾病的流行规律,同时从理论上探讨不同防治措施的效应。

流行病学数学模型是在已知某疾病的流行过程、影响流行的主要因素及其相互制约关系的基础上,用数学表达式定量地阐述流行过程的特征,并以实际的流行过程进行检验和修正,从而建立流行过程的理论,并促进流行机制和理论的发展。

流行病学理论和方法的研究:随着应用领域的不断扩大和计算机技术的发展,流行病学自身需要不断地进行理论和方法学研究,从而推动相关领域防治的理论研究。

第三节　精神障碍流行病学的实施过程

一、调查设计中的有关问题

(一)精神障碍的诊断和分类系统

与其他疾病流行学研究相比,精神障碍流行病学存在着明显的特点。其中,最为显著的是研究中的各类术语、诊断分类系统,以及评定工具的多样化。在调查设计中须予以充分考虑。

目前精神障碍的诊断和分类依然主要依靠现象学标准(如症状、病程和社会功能等),但由于各国医疗卫生发展水平、文化背景、体系等差异,存在着多种精神疾病的诊断和分类系统。国际上也一直寻求和倡导尽可能用统一的诊断和分类体系,这样有益于交流和研究的可比性。目前精神医学领域公认的有世界卫生组织(WHO)倡导的疾病和相关健康问题的国际统计分类第 10 版(International Statistical Classification of Diseases and Related Health Problems 10th Revision,ICD-10)第五章"精神与行为障碍分类",以及美国精神病学协会的精神障碍诊断与统计手册第 5 版(Diagnostic and Statistical Manual of Mental Disorders,Fourth Edition,DSM-5)。在 ICD-10 和 DSM-5 中对精神障碍的诊断和分类进行了明确的定义和界定,为分类诊断的统一和流行病学方法的普及奠定了基础。

为了便于卫生行政部门疾病类别的统计,近年来我国大多数地区临床使用的是 ICD-10,进行精神障碍流行病学调查大多使用 DSM-IV(DSM-5 的前一个版本,有配套的定式检查工具)和 ICD-10 作为诊断和分类工具。

(二)精神障碍诊断和分类的定式或半定式工具

在精神障碍流行病学的研究中,如何发现和确定各类精神障碍病例是直接影响研究质量的关键问题。近年来发展了各类与相关精神障碍诊断分类能匹配的整套标准诊断程序及标准化评定工具。

根据不同的诊断体系,有多种配套的诊断工具,如与 DSM-IV 配套的定式临床诊断检查提纲(Structured Clinical Interview for DSM Disorders,SCID);新版 DSM-5 的定式临床诊断检查提纲目前中文版正在翻译中,预计在 2016 年将出版使用;与 ICD-10 配套的神经精神病学临床评定量表(The Schedule for Clinical Assessment in Neuropsychiatry,SCAN);与 ICD-10 和 DSM-IV 均能配套的复合性国际诊断检查问卷(Composite International Diagnostic Interview,CIDI);与中国精神障碍分类方案与诊断标准(Chinese Classification of Mental Disorders,CCMD)配套的健康问题和疾病定量测试法及其逻辑判别系统(RTHD-LVS)等。其中一些诊断工具,如 CIDI,对临床精神检查经验不足者是一个很好的工具,也可由经过训练的非精神科医师来评定,但不适用于不合作的病人。

精神障碍流行病学调查时,相关信息的一个重要来源是面谈询问。这种交谈方式可为定式(对所有的对象问相同的问题),或为非定式(检查者基于自己的临床判断选择问题),或为半定式(兼有两类形式)。由于这些诊断工具多为定式或半定式,涉及各项可能的诊断,同时考虑了同病问题,需经过专门培训后才能使用,故较少作为临床常规应用,多用于研究。

（三）精神障碍的筛查工具

流行病学调查中常常用到的筛查工具是评定量表。评定量表是精神卫生研究的重要工具,在精神卫生服务和研究中应用评定量表可使结论具有客观性、可比性和重复性。按评定量表的内容可分为诊断量表和症状量表;按方法可分为自评量表和他评量表;按研究对象分有成人、儿童、老年人用量表;按量表的功能又可分为抑郁量表、焦虑量表和心理卫生状况量表,等。

（四）调查设计中需要考虑的其他问题

严密、科学的设计方案是流行病学调查成功进行的保证。包括调查目的、调查范围(如病种、对象)、抽样的方法和程序、各种调查工具和表格的制定,对这些工具的评价。流行病学调查的内容和方式都需要考虑医学伦理学方面的事宜,比如知情同意、保护被调查人群的权益等。

二、评价工具的标准

一种有效的评估工具(如评定量表)必须具备可靠、真实和可行等特点。信度和效度是评价量表等评估工具质量最重要的两个指标。

（一）信度

信度(reliability)是指对测定多次或多人评分结果之间一致性程度的估计,即可靠性程度。可采用多人同时评定或短期内重复评定的方法,计算评分一致性程度。它是检验精神科量表测量分数稳定性或一致性的指标。测量分数信度的高低,可显示一个量表品质的优劣。一个可靠的量表必须具有较高的信度。检验量表的信度:常用的相关系数包括分半信度,α 系数,正副本相关,重测信度,一致性检验。

（二）效度

效度(validity)指量表所能测定其欲测定的行为和心理的程度,即测量的真实性和准确性。可采用平行效度和结构效度来检验。前者为同时应用其他有效工具或金标准进行测量,比较结果的符合程度;后者为测试条目之间或条目与总体评分之间的相关性。

在引进国外量表或进行跨文化、跨地区研究时,还需对所用的心理社会因素测量工具做出适用性、可接受性的评价。效度主要包括 3 个内容:①内容关联效度:指量表所包含的项目是否充分概括了应有的内容;②效标关联效度:指量表的测量结果与其他测量结果相关的程度;③结构效度:指一个量表的测量结果能够证明理论假设的结构或特质的程度。

测定效度的指标还包括灵敏度和特异度。灵敏度(真阳性率),即有病而被筛选查出有病的百分率;特异度(真阴性率),即无病而被筛选判为无病的百分率。评定工具还应有良好的预测价值,即真阳性或真阴性结果分别所占各自组别的比值。预测值提示检测结果与确诊结果预期相符的百分率。此外,诊断性评估工具还须符合安全性及可行性条件。即保障受试者的利益不被伤害;同时工具的使用要易于操作,在经费、时间及人力上不构成困难。

在进行精神症状、心理和社会因素测量时,既要认识评估工具的标准化使其具有的客观性和可比性;也要认识到评估工具作为一种研究手段和测量工具的间接性和相对性。应注意:①群体测评时有关条件要一致,包括测试环境、指导语、完成测验时间限制等;②注意受试者的年龄、受教育程度、合作以及对待测试的态度;③测查时注意不要漏项、填错项;④测试前需要对评定人员进行测量工具使用的培训;⑤正确分析和解释所获结果。

三、一致性检验

（一）测量误差

测量误差是精神障碍流行病学调查研究中偏倚(bias)的主要来源,它有时可导致与事实相悖的结论。测量误差的产生包括 2 个方面:测量工具和评定者或调查员。

1. 选择或发展准确的测量工具是研究中至关重要的一步。评价测量工具的准确性或其"品质"主要包括信度（reliability）和效度（validity）两个指标。正如前面提及，信度指测量结果的稳定程度，即用某量表反复测量，其多次测量结果的一致性程度或重现性（reproducibility）。效度是指测量工具实际能测出其所要测量的真实指标的程度。选取信度和效度高的测量工具可以减少误差的产生。

2. 对评定者或调查员进行严格培训，做到对测量工具和方法的熟练掌握和应用，使得评定结果一致性高、降低测量误差。

（二）一致性检验

一致性检验主要指对观察者或评定者使用某工具对观测对象测量结果的评价，即评定者间信度（inter-rater reliability）。评价一致性程度的方法有一致性相关系数、卡帕值（Kappa）统计量、Kendall一致性系数和组内相关系数（intraclass correlation coefficient，ICC）等。

1. Kappa 系数及其意义　Kappa 系数是比较两个或多个观测者对同一事物，或观测者对同一事物的两次或多次观测结果是否一致，以由于机遇造成的一致性和实际观测的一致性之间的差别大小作为评价的基础统计指标。当效应（response）为名义变量或二分变量时，使用 Kappa 统计量；效应为有序变量时，首选 Kendall 一致性系数（Kendall's coefficient of concordance）或加权 Kappa。

Kappa 系数与一致性程度：Landis JR 和 Koch GG（1977）将 Kappa 系数的大小划分了六个区段，分别代表一致性的强弱程度。当 Kappa 系数小于 0：一致性程度极差，0~0.2：微弱；0.21~0.4：弱；0.41~0.6：中度；0.61~0.8：显著（或高度一致）；0.81~1.0：极佳。

2. Kendall 相关系数　当效应为有序变量时，可通过 Kendall 相关分析进行一致性检验。对于多评定者对多个效应（属性数据）的评判，其数学公式较为繁琐。

3. 借助于方差分析的组内相关系数（ICC）　对于连续变量一致性程度的测量，一般应用 ICC 进行检验。例如某研究需要培训有关人员对 BPRS、PANSS 等量表的使用，培训结束后受训人员对数个患者进行评估，所得量表分数即可用 ICC 方法进行一致性检验。但具体研究时应根据实际情况使用不同的方差分析模型。ICC 可用于评价检验评定者（观察者）间的信度，即检验一致性程度。对 ICC 的理解：<0.4：重现性（一致性）差；0.4≤ICC<0.75：提示重现性一般到好；≥0.75：提示有非常好的重现性。ICC 通常应在 0.7 以上。

第四节　精神障碍的遗传流行病学

遗传学与流行病学的结合是近代对包括精神障碍等在内的复杂疾病病因认识的需要。精神障碍遗传流行病学是研究亲属中疾病和病因、分布和控制以及研究在人群中精神障碍遗传原因的一门学科。

精神障碍遗传流行病学的任务主要是解决以下问题：①所研究的精神障碍是否有家族聚集性。②研究精神障碍家族聚集性产生的原因。如系共同的生活环境、遗传易感性或文化教养传递等。③精神障碍在家系中的传递方式。如多基因遗传；有无主基因效应；遗传因素与环境因素的交互作用等。④提出精神障碍的预防策略和措施。目前主要包括以下五方面的研究。

一、群 体 研 究

流行病学的主要内容包括研究环境病因的作用，所以遗传流行病学也包括群体的病因研究，即研究环境与遗传因素及其交互作用（interaction）在疾病发生中的作用。众所周知，几乎所有的疾病都涉及遗传和非遗传因素及其相互作用。研究发病率在时间、地点、出生季节、胎次等的变化，以及比较疾病易感基因在病例与对照分布的关联研究都属于群体研究的内容。

二、家族聚集性研究

家族聚集现象间接反映了遗传因素的存在。研究方法包括病例对照和定群研究。判断标准如下：①患者亲属的患病率或发病率高于对照亲属或普通人群；②有家族史患者亲属的发病率高于随机人群患者亲属；③与患者血缘关系越近发病率越高；④数量性状亲属对之间的相关大于非亲属对。

三、双生子和养子研究

用于区分遗传和非遗传病因。双生子研究假设同卵双生子（MZ）和异卵双生子（DZ）所处的环境相似，如果 MZ 的疾病一致率高于 DZ，表明家族因素中有遗传因子的存在。养子研究是通过比较养子与其同胞及生身父母某疾病或性状的相似性和与其寄养同胞或养父母的相似性，可以研究在某种疾病或性状发生中遗传因素与环境因素相对作用的大小。

四、遗传方式的研究

确定了遗传因素的存在，就要了解与该病相关的位点数和这些位点的基因的遗传方式。由于实际的遗传方式可能很复杂，一般考虑简单化模型，即证实单位点（或最多 2 ~ 3 个位点）的存在。该位点的等位基因对患病易感性有主效应，将剩余的易感性变异分为家族和非家族的因素。通常估计家系资料在不同的遗传模型下的概率，研究哪种模型最适合此批数据。最大似然方法用于比较模型和获得参数的估计值，如基因频率和年龄特异的外显率。还可以检验基因型和发病年龄的关系以及环境因素的效应。

五、易感基因的定位

当研究提示一或多个主基因与疾病发生有关，就必须识别这（些）基因的分子特征。连锁分析通过检查几个位点上的等位基因以何种组合从一代传递到下一代，来推断两个或以上位点（以及疾病位点）的相对位置。参数方法计算需要知道疾病位点的参数，如遗传方式、基因频率和外显率，参数估计错误会降低检验效能。故近年多用非参数方法，如患病同胞对、患病亲属对、传递不平衡检验（transmission/disequilibrium test，TDT）等。TDT 法是分析异质性的父母某些标记等位基因是否比其他更可能被传递到患病子女。

随着 DNA 技术的发展以及多态分子标记的发现，近年来开始用全基因组扫描的方法来进行疾病基因定位，这种方法需要大量的分子标记，通常多于 300 个位点，但该方法大大提高了发现疾病基因的机会。

六、遗传与环境的相互作用

基因控制机体对环境的敏感性，这一现象在生物界很常见。遗传与环境相互联系，基因可能影响个体对高危环境的选择、修饰机体对环境因子的易感性。例如，基因可控制人体对精神药物的代谢反应、对环境毒物的降解效应等。一些功能性多态基因的不同表达可能需要环境的影响，或因多态性影响代谢途径，而后者又依赖于环境所提供的底物的可获得性，或因转录环境信号给基因的转录因子与多态调节顺序的相互作用不同。

第五节　国际上精神障碍流行病学研究简介

一、第一代精神障碍流行病学研究

早期的精神障碍流行病学研究，很多是相当不系统的调查，如经常在治疗过的人群中调查。如在

1838 年 Jean Etienne Esquirol 记录了在法国巴黎因为精神病住院的患者人数在 15 年间(1786 – 1801)增长了 4 倍。在同时期另外一项对精神病和精神发育迟滞患病率的调查中,通过利用全科医师、牧师和医院病历调查马萨诸塞州,发现 2632 例精神病患者和 1087 例"白痴"需要治疗。

Robert Faris 和 Warren Dunham 历时 12 年(1922—1934),调查了芝加哥精神病院新入院的所有患者,发现因精神分裂症入院者,以来自中心城区的比例最高,尤以城市社会经济阶层最低人群者居多,住院比例随着远离中心城区或者接近较富裕的社区呈递减趋势(46% 减至 13%),据此提出"下移"及"分隔"两种假说。下移假说认为由于疾病的影响使患者被动迁移到较低阶层;而分隔假说则推测精神分裂症患者是主动地避世离群以免受社会关注。但之后很多队列研究发现,精神障碍是由遗传因素或心理因素引起的,社会阶层的下移是疾病的结果。

二、第二代精神障碍流行病学研究

开始于第二次世界大战后,得益于在此期间人们对战争状况下精神障碍发病率的关注,以及专业方面资料收集和测量工具的发展。建立社区调查作为精神病流行病学的主要根据。研究人员使用症状清单或相对非结构访谈作为资料收集方法。使用人口普查和一般人群方法,关注社会阶层分布、社会变迁,和社会压力作为原因因素,使用精神病理学客观的计分手段。开始关注诊断的信度,比如美国/英国跨国诊断比较研究,开始建立精神障碍操作性的诊断标准,如关于精神分裂症的国际预初研究。以下简介早期的 Midtown Manhattan 研究。

1954 年 Thomas Rennie 和 Leo Srole 在纽约市 Midtown Manhattan 区设计组织一项涉及 1660 例成人样本的调查,采用了经由非专业人员(社会工作者)评定的结构式检查,目的是为了确定精神障碍流行分布、社会及个体因素对疾病的影响,主要是调查生活应激与精神症状的关系。结果发现:精神障碍发生率随年龄而增长;有轻至重度症状者 81% 为 20 ~ 59 岁人群,其中 23.4% 为严重受累;社会经济状况对疾病的影响尤以单身者显著;社会经济低阶层组出现症状的频率是高阶层组的 6 倍。

三、第三代精神障碍流行病学研究

第三代精神障碍流行病学研究,应用更加精确的统计学技术,同时使用标准化定式访谈方法来确定各类精神障碍的病人。对精神障碍诊断标准有了更为严格的定义,设立纳入标准和排除标准。在文献报道中,最早对诊断标准作出清楚解释的是 José Horwitz 和 Juan Marconi 在 1966 在拉丁美洲进行的酒精滥用研究和 Berner 在奥地利进行的精神障碍研究。美国 John P. Feighner 等以及 Robert Spitzer 等人最早将 DSM-III 纳入定式调查访谈之中。最具影响力的是 WHO 组织的国际精神分裂症试点研究(International Pilot Study of Schizophrenia,IPSS)以及美国国立精神卫生研究所-流行病管辖区(The National Institute of Mental Health--Epidemiologic Catchment Area program,NIMH-ECA)调查。以下简介 NIMH-ECA 研究。

NIMH-ECA 调查是自美国政府关于精神卫生的国情咨文发布后于 1977 年兴起的。为了解决 3 个问题:①怎样确定精神障碍;②接受何种治疗;③由谁来管理。NIMH 的生物测量和流行病部门的 Regier 等决定探索人群中确诊的精神障碍的比例。研究目的是确定在精神科诊所,私人开业场所和综合医疗中心及内科医生等非专业设施中接受治疗的精神障碍患者,各自占人口的比例。1978 年的估算提示,全美人口中 1 年内受精神障碍影响者至少有 15%,其中仅 1/5 接受精神科专业医生的治疗,3/5 由初级卫生保健医师照料。早期发表的主要结果有:①抑郁症患病率女性 2 倍于男性;②酒精依赖男性高于女性;③物质依赖在 30 岁以上成人中更为常见。近期发表的所有精神障碍终身患病率为 32.2%,其中物质使用障碍 16.4%,焦虑性障碍 14.6%,心境障碍 8.3%,反社会性人格障碍 2.5%,精神分裂症/分裂样障碍 1.5%,重度认知功能损害 1.3%,躯体形式障碍 0.1%。

此后,20 世纪 80 ~ 90 年代 NIMH-ECA 分别采用 DSM 系列诊断标准,进一步增大样本,建立了各种精神障碍的纵向治疗观察。与前述研究相比,NIMH-ECA 采用严格的诊断工具,诊断标准信度及特异性提高,建立了详细的临床治疗和随访资料。

四、第四代精神障碍流行病学研究

与以往研究针对患病人群不同,第四代精神障碍流行病学研究的范围更为广阔、深入和全面,针对患病人群和完全健康人群,涵盖包括医学文化学等多学科领域,这些研究具有更加实质性的影响,尤其是对健康政策的影响。

以世界精神卫生调查(World Mental Health Surveys,WMHS)研究(2001—2003)为例,该调查包括欧美亚非的 14 个国家和地区,样本以人口为基准,实检 15 岁以上居民 60 483 名。其中包括中国北京和上海 2 个城市,样本总数为 5201 名。WMHS 研究的目的是调查常见精神障碍(包括焦虑障碍、心境障碍、酒/药使用所致精神障碍和冲动控制障碍,等)的患病情况,以及对日常/社会生活的影响和患者接受治疗的情况。该研究以复合性国际诊断用检查提纲(CIDI)为调查工具,以 DSM-IV 为诊断标准,检出的年患病率相当高,多数国家(居中的 50%)为 9.1% ~ 16.9%。最常见者为归类于神经症的焦虑障碍,年患病率达 2.7%;以抑郁症为主的心境障碍为 2.2%。WMHS 按精神障碍造成的社会/生活功能损害,区分其疾病严重程度:重度占 13.6%,中度 32.6%,轻度 53.6%;即近半数患者属中重度,他们的功能因病而受到严重或显著影响。检出的病例平均在 1 年中丧失角色功能(如无法上学或工作)为 11.2 天。WMHS 的另一发现为服务利用率或治疗率极不理想,仅 11.1% 的患者在年内因上述疾病或症状去找过医生。即使是严重的病例,其年服务利用率也只有 26.9%,即每 4 名严重患者中只有 1 名曾接受过医疗服务。

也有一些大规模的流行病学数据,是通过 Meta 分析的方法综合得出的,如在世界范围内某一类精神障碍患病率或发病率的数据。

(申　远　李春波)

 思考题

1. 请简述精神障碍流行病学研究的目的和用途。
2. 流行病学研究方法的基本类型有哪些?
3. 简述随机误差和系统误差的定义。
4. 简述病例对照研究的定义,队列研究的定义。
5. 实验性研究的定义及 4 个特征是什么?
6. 简述信度和效度的定义。
7. 简述一致性检验的定义。一致性检验评价的统计学方法主要有哪些?
8. 请简述进行精神症状、心理和社会因素测量时的注意事项。
9. 精神障碍遗传流行病学的任务主要是解决哪些问题?

参考文献

1. 江开达. 精神医学新概念. 第 2 版. 上海:复旦大学出版社,2004.
2. 沈渔邨. 精神病学. 第 4 版. 北京:人民卫生出版社,2001.
3. Tsuang MT,Tohen M. Textbook in Psychiatric Epidemiology. 2nd ed,New York:Wiley-Liss,2002.
4. 王家良,王滨有. 临床流行病学. 第 3 版. 北京:人民卫生出版社,2008.
5. 王建华. 流行病学. 第 6 版. 北京:人民卫生出版社,2004.
6. 张亚林. 高级精神病学. 长沙:中南大学出版社,2007.
7. 李立明. 流行病学. 第 6 版. 北京:人民卫生出版社,2007.

8. 李春波,何燕玲,张明园. 一致性检验方法的合理应用. 上海精神医学,2000,12(4):228-230,232.

9. 张明园. 我国精神卫生服务面临的挑战:世界精神卫生调查引发的思考. 上海交通大学学报(医学版),2006,26(4): 329-330,334.

10. Sadock BJ,Sadock VA,Eds. Kaplan & Sadock's Comprehensive Textbook of Psychiatry. Philadelphia:Lippincott Williams & Wilkins,2005.

11. WHO World Mental Health Survey Consortium. Prevalence,severity,and unmet need for treatment of mental disorders in the World Health Organization World Mental Health Surveys. JAMA,2004,291(21):2581-2590.

第六章

精神病学的循证方法

第一节 概 述

循证医学(evidence-based medicine,EBM),即遵循证据的临床医学。其核心思想是医务人员应该以审慎、清晰及明断态度,应用现有的最佳证据,结合临床专业知识、经验及患者的价值取向,对患者的诊治进行决策,以获得最好的治疗结局。

一、循证医学的必要性

循证医学有助于解决与临床实践相关的两个主要问题:

(一)临床实践较难与医学发展保持同步

医疗工作者的临床实践,应当有最佳证据指导,需要有证据证明临床实践合理有效。

随着医学科学的迅速发展,每天均有许多医学论文发表,有许多新的科学证据产生。据统计在国际上已有生物医学杂志数万余种,加上成千上万的网络资源和电子数据库,发表的信息资料难以计数。即使是最勤奋的医生也不可能完全掌握在他自己领域内所有相关文献所提供的最新动态。因此,临床医生不得不依赖其他渠道汇集来的信息,比如专家综述、同行意见,以及他们自己的临床经验和观点。这就导致了医疗实践的多样性。

(二)如何在有限的时间里,使层出不穷的临床科学证据被临床医师熟知和应用,以对疾病的诊治产生影响。

我们需要得到的是最佳证据,不是文献内容的罗列,是通过科学的评价和统计方法将资料合并,得出综合分析结果,这才是最佳证据。这些都需要循证医学的实践来完成。在精神病学科中,大多数精神障碍诊断仍然依靠以症状学为核心的诊断标准,如国内以往应用较多的《中国精神障碍分类与诊断标准》第3版(CCMD-3),近年来主要开始以《国际疾病分类:精神与行为障碍分类》第十版(ICD-10)为主,还有美国的精神病学会《精神障碍诊断和统计手册》第5版(DSM-5)等。对症状学的评定以等级量化为主,受到包括临床经验在内的主观因素等的影响,不同医生可能会对同一症状有不同评分。治疗学方面比如出现对精神药物、心理治疗和电抽搐治疗的疗效描述不一。

总之,循证医学实质上也是一种获取关于病因、诊断、预后和治疗等重要临床信息的系统方法。循证医学是从严格评价的文献中获得的真实可靠并且有重要临床应用价值的最佳证据,以及医师的临床实践环境和病人的价值取向三者的最佳结合(图6-1)。

二、循证医学的内容和方法

目前循证医学内容主要包括2大类:①针对个体病人的循证临床实践;②针对群体的循证宏观决策——循证医疗卫生决策。循证医疗卫生决策是遵循现有最好的证据制订的关于一组病人、一个医

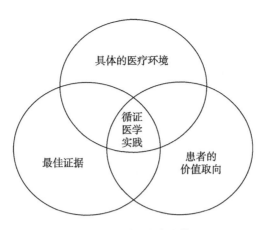

图 6-1　循证临床决策

院、一个社区或一个国家的医疗卫生服务管理模式、公共卫生措施和医疗卫生政策。

循证医学实践的基本步骤可概括为 5A,是指应用以下步骤的一种过程(参见本章例子 A):

(1)提出问题(Ask):制定一个可回答的临床问题;

(2)寻找和识别证据(Acquire):识别最佳证据;

(3)评估证据(Apprise):详细评估证据的真实性和实用性;

(4)应用证据(Apply):应用最佳证据,使患者受益;

(5)评估应用证据的效果(Assess):最佳证据需要在应用中得到验证,通过验证,进一步修正证据,从而使证据质量不断提高和完善。

循证医学可以贯穿于精神病学的各种医疗过程,目前的应用主要是评价治疗性干预的价值。本章把循证医学在治疗方面的应用作为主要内容加以介绍。循证医学使临床医师处理病人的观念发生了巨大的变化,同时,循证医学在临床护理、临床决策、卫生管理等方面同样得到了广泛的应用。

三、证据的类型

循证医学的基本假设是某些类型的证据优于其他证据,即更为合理有效、临床适用性更强。循证医学强调随机对照证据比非随机性的证据更为可靠,高质量的随机对照临床试验的系统综述目前被认为是最高级别临床证据的来源。评价证据需要考虑正确性、有用性以及作用的大小。在评价时常根据证据的性质分为 4 个大的等级,详见表 6-1。

表 6-1　治疗性干预研究的常用证据等级

证据性质分级	证据水平分级	证据种类
A	1a	RCTs 的系统综述
	1b	单个的 RCT(95% CI 信度空间较窄)
B	2a	队列研究的系统综述
	2b	单个的队列研究及质量较差的 RCT
	2c	结局研究(outcome research)
C	3a	病例对照研究的系统综述
	3b	单个的病例对照研究
D	4	系列病例分析及质量较差的病例对照研究
E	5	没有分析评价的专家观点

随机对照试验(randomized controlled trial,RCT)是通过随机化分配,把试验对象分成试验组与对照组,使非试验因素在组间尽可能保持均衡,以科学地评价某种措施效果的临床试验。属于前瞻性研

究,在单个研究中其因果关系论证强度最佳。系统综述(systematic review)是一种按照严格的纳入标准,广泛收集关于某临床问题的所有 RCT 研究,对其进行质量评价及定性分析,最后进行定量数据合并,以对该问题进行系统总结的研究方法。系统综述属于最高级别的证据。

队列研究(cohort study)是将某一特定人群按是否暴露于某特定因素或按不同暴露水平分为亚组,追踪观察一定的时间,比较两组或各组发病率或死亡率的差异,以检验该因素与某疾病有无因果关联及关联强度大小的一种观察性研究方法,即从因到果的研究设计。病例对照研究(case-control study)的基本原理是选择一组病例和一组与病例具有可比性的对照,通过询问、查阅现存资料,搜集既往各种可能的危险因素的暴露史,测量并比较病例组和对照组中各暴露因素的暴露比例。属于从果到因的回顾性研究。表 6-1 列举了治疗性干预研究的常用证据"等级"。

具体临床问题证据的可靠性评估依据相应的标准,其基本要点均需以研究类型和相应的统计学基本原则来进行确定。根据上述 5 个级别进行证据分级后,仍必须根据自己的专业知识和临床流行病学知识等对证据的科学性、实用性和有效性进行评价。

循证医学的局限性:虽然循证医学将会大大提高医疗卫生服务的质量和效率,但并不能解决与人类健康有关的所有问题;建立循证医学体系,需要花费一定的资源;正确防治措施的推行受到限制,医疗卫生决策还受经济、价值取向、伦理等影响,科学证据有时候必须作出让步。每个患者都是独特的,我们需要将某些患者与其他患者共同的特征(例如诊断)和所有患者共有的特征区分开来。精神障碍诊治,如果不应用到个体就没有任何意义,精神病学的临床实践一定要考虑到患者个人的价值取向、目的以及其他任何医疗相关领域。

第二节　单个的治疗研究

一、对治疗研究的评价

评价治疗研究的关键是分组的随机化设计。在随机化过程中,研究者或者医生把病人纳入到治疗性试验中时不应该知道病人被分配到了哪一治疗组,这个分组过程被称为隐匿分组。未进行隐匿分组的随机化过程,其研究的真实性就可能存在问题,从而结果就可能具有误导性。

另外,同时需要注意评价研究质量的其他要点:

在结论中是否纳入了所有参加试验的病人？是否所有进入分组的病人都被进行了分析,即意向性治疗分析(intention to treat,ITT)？对于病人所接受的治疗,是否对病人和医生都采取了盲法？除了试验性治疗措施之外,各组接受的其他治疗是否均等？随机化的过程是否使各组基线情况相近？

国际上有一个评价随机对照临床试验的工具,Jadad 量表(低于 2 分视为低质量,3~5 分视为高质量):

表 6-2　Jadad 量表

随机序列的产生:

1. 恰当:计算机产生的随机数字或类似方法(2 分)

2. 不清楚:随机试验但未描述随机分配的方法(1 分)

3. 不恰当:采用交替分配的方法如单双号(0 分)

盲法

1. 恰当:采用了完全一致的安慰剂片或类似方法(2 分)

2. 不清楚:试验陈述为盲法,但未描述方法(1 分)

3. 不恰当:未采用双盲或双盲的方法不恰当,如片剂和注射剂比较(0 分)

撤出与退出

1. 描述了撤出或退出的数目和理由(1 分)

2. 未描述撤出或退出的数目或理由(0 分)

二、评价疗效的指标

（一）治疗的临床效果

临床疗效研究的结果可以总结为表6-3。临床疗效指标以反映结局事件的指标为主，如治愈率、复发次数、住院时间等。反映治疗效果的一些常见评价指标包括危险度、比数比、相对危险度减少、绝对危险度减少和需治疗人数等。这些评价指标通常需要进行95%可信区间（表示真实值落在该区间的可能性为95%）的计算。可信区间越小，研究的精确性越高。

表6-3　疗效评价结果

某结局事件的发生	是	否
治疗组	a	b
对照组	c	d

1. 危险度（risk）　指结局事件发生的概率。某结局事件的危险度 = 发生该事件的人数/（发生该事件的人数 + 未发生该事件的人数）。在表10-3中，治疗组结局事件的危险度 = a/a + b，对照组结局事件的危险度 = c/c + d。

2. 比数和比数比（odds ratio, OR）　结局事件发生的概率与不发生的概率之比。某事件的比数 = 发生该事件的人数/未发生该事件的人数。在表10-3中，治疗组结局事件的比数 = a/b，对照组结局事件的比数 = c/d。OR = (a/b)/(c/d)。

3. 相对危险度（relative risk, RR）　也叫危险比（risk ratio, RR），是治疗组某结局事件的发生概率与对照组该结局事件的发生概率的比。RR = [a/(a + b)] ÷ [c/(c + d)]

如果结局事件是不良事件、恶性事件（如复发、病死、致残等），且 RR < 1，则说明治疗能使不良事件发生的概率降低。如果 RR > 1，则说明治疗不但没降低不良事件的发生，反而增加了不良事件的发生。

如果治疗组与对照组复发率的 RR 或者 OR 值等于 1.0，说明两组的复发率没有差异。RR 或者 OR 值的可信区间包括 1.0，也提示该研究没能显示出两组之间的差异。

4. 相对危险度减少（relative risk reduction, RRR）　指与对照组相比，治疗组结局事件发生减少的百分比，此值表示治疗组经治疗后，有关结局事件发生的 RR 值下降的水平。RRR = 1-RR。如果结局事件是不良事件、恶性事件，则通常 RRR 在 25% ~ 50% 或更大时才有临床意义，说明治疗组经治疗后其不良事件的发生率可降低 25% ~ 50% 或更多。如果结局事件是良性事件，则通常 RRR 在 -50% ~ -25% 或更小时才有临床意义，说明治疗组经治疗后良性结局的发生率可增加 25% ~ 50% 或更大。

5. 绝对危险度减少（absolute risk reduction, ARR）　也叫危险率差（risk difference），是指治疗组和对照组结局事件发生概率的绝对差值，即治疗组与对照组结局事件危险度的绝对差值。此值越大，临床意义也就越大。

6. 需治疗人数（number needed to treat, NNT）　即为了挽救一个患者免于发生严重的不良结局事件，需要治疗具有发生此类危险性患者的总人数。NNT = 1/ARR。NNT 对评价治疗措施的经济价值有重要意义，NNT 越小，说明治疗对患者越有利。在已知两组某一治疗结局的发生率时，也可直接计算 ARR、RRR 和 RR。

Paykel 等（1999年）将抑郁症发作后有残余抑郁症状的患者，随机分配到临床治疗组和临床治疗合并认知行为治疗（CBT）组。经过68周治疗后，CBT 组复发率为29%，低于临床治疗组的复发率47%（P = 0.02）。CBT 组的绝对危险降低值（ARR）是47% – 29% = 18%。需治疗人数（NNT）是 ARR 的倒数，约等于6。这表示需要用 CBT 治疗6名有残余抑郁症状的病人才能防止1例患者复发。

通常 NNT 小于 10 表示治疗有效。下面是一些干预对精神障碍的疗效,使用的评价指标为 NNT。

表 6-4　精神病学中干预措施需治疗人数(NNT)举例

治疗措施	疗效	NNT
神经性厌食症的认知治疗	缓解	2
冬季抑郁的光疗	临床有效	2
难治性抑郁的锂盐增效治疗	临床有效	4
氯丙嗪治疗精神分裂症	预防复发	4
精神分裂症的家庭治疗	一年复发	7
SSRIs 和 TCAs 治疗急性抑郁症的比较	维持治疗 6 周	33

注:SSRIs 指选择性 5-羟色胺再摄取抑制剂,TCAs 指三环类抗抑郁药物

(二) 效应值

效应值(effect size,ES)是衡量治疗效果大小的指标。它表示不同治疗总体均值之间差异的大小,可以在不同研究之间进行比较。

对单变量分布的描述包括样本量,样本均数与标准差等;而对两组变量或处理效应的描述,则用效应值(ES)更加直观。ES 是两组均数之差除以共同标准差的比值。ES 越大,重叠程度越小,效应越明显;ES 越小则相反。

效应值大小的分类:0.2 表示小;0.5 表示中等;0.8 或者 0.8 以上表示大。相对于安慰剂,抗抑郁药物的效应值为 0.4 ~ 0.5。效应值为 0.2 时,NNT 相当于 10;效应值为 0.5 时,NNT 则降至 5。

(三) 95% 可信区间

开展临床疗效研究是通过选择一部分患者而不是全部病例进行研究的,这些被选择加入研究的患者就是我们所说的样本。通过研究样本,我们可以得到一个反映疗效的值,如病死率、治愈率及各种均数等。这个具体的值并不能完全代表总体病例的客观真实疗效,只是一个点上对总体的估计值。总体真正的疗效值应该是在估计值附近。根据样本的点估计值,我们可以通过统计学公式计算出来一区间,总体的真正效果有 95% 的可能位于这一区间内。这个区间就是 95% 可信区间(95% confidence interval,95% CI)。通常 95% CI 范围越小,结果越可信,越有意义。

总体均数 95% CI 的计算公式:$X - 1.96SE ~ X + 1.96SE$

其中,X 为均数,n 为样本量,SE 为标准误。

总体率的 95% CI 的计算公式:$P - 1.96SP ~ P + 1.96SP$

其中,n 为样本量,P 为样本率,SP 为样本率的标准误。

95% CI 比 P 值更有用。因为 P 值只能告诉我们有关能否在 $\alpha = 0.05$ 的水平上接受无效假设,而 95% CI 则能告诉我们有关治疗结果的论证强度。如医师甲用某药治疗抑郁症患者 5 例,结果 5 例全部治愈,治愈率为 100%,95% CI 为 47.8% ~ 100%,即此药对抑郁症患者的真正治愈率可能只有 47.8%;同样,如果医师乙也用同样的方法治疗相同的抑郁症患者 50 例,也是全部治愈,治愈率也是 100%,其 95% CI 为 93.6% ~ 100%。显然医师乙的结果要比医师甲的结果更有说服力。

第三节　系 统 综 述

系统综述(systematic review),亦称系统评价,是一种按照严格的纳入标准,广泛收集关于某一医疗卫生问题的所有研究,对纳入的研究进行全面的质量评价,并进行定性分析,研究间具有足够同质性时进行定量数据合并,以对该问题进行系统总结的研究方法。

系统综述是高质量证据的来源,能为临床医生、患者及其他决策者提供重要信息。然而系统综述作为文献研究的一种方法,使用不当将影响研究结果的价值,所以系统综述研究的质量也需要评价,

而不是盲目接受。系统综述研究的质量可从方法学质量和报告质量两个方面进行评价。

一、方法学质量评价及工具

系统综述的目的是获取所有关于某种特殊疗法或干预措施的真实证据,并由此对疗效进行更准确的量化评价。评价系统综述研究的真实性和质量,主要是考察研究方法学的质量。

系统综述的制作过程主要包括 7 个方面:提出问题,制定纳入和排除标准,收集与筛选资料,评价纳入研究的质量,处理数据和形成结论,对结论进行解释,系统综述的改进和更新。任何一个环节处理不好均会影响研究的质量。

(一) 是否是对相关问题和随机研究的系统综述

首先确定一个合理的主题与需要解决的治疗问题有关。第二,切忌随机和非随机研究混杂,否则将可能产生错误的结果。

(二) 是否描述了检索相关研究文献的方法

资料收集是系统综述中非常重要且较为困难的步骤,"全面"是资料收集的基本原则(包括不同语言,已发表和未发表的研究等),如果收集不全面,带来选择性偏倚,就会影响研究结果。电子检索由于错误编码等可能使超过半数相关研究遗漏,有必要说明手工检索是必要的补充手段。

(三) 是否有明确的纳入标准

根据研究的主题,需要制定明确系统综述研究的纳入和排除标准(包括研究的类型、受试对象的特征、干预措施和结局指标等),如果纳入标准制定不合理,将导致资料收集的偏差。同时资料筛选过程也要注意对选择性偏倚的控制,故至少需要两名研究者独立进行,再核实一致性。

(四) 不同研究间是否有同质性

系统综述常采用 Meta 分析对数据进行定量的合并,合并的条件是研究的同质性(包括临床同质性、方法学同质性和统计学同质性),如果纳入的研究存在异质性,需要分析产生异质性的原因,而不是武断合并。如果试验的异质性很难解释,那么系统综述的结果就令人怀疑。

二、系统综述的报告质量

报告质量评价关注的是研究者对研究方法、过程和研究结果等内容的报告情况。Meta 分析报告的质量(quality of reporting of meta analysis,QUOROM)是系统综述和 Meta 分析的报告规范,也常被用来评价系统综述的报告质量。此规范包括系统综述的标题、摘要、前言、材料与方法、结果、讨论与结论等 6 个方面,详细内容可参考相关文献。

三、系统综述质量与原始研究质量的关系

系统综述是基于文献的二次研究,结果受原始研究质量的影响,如果纳入的原始研究质量较差,将影响结果的价值,故需要对纳入研究进行质量评价,以考察其结果的可靠性。研究结论要结合数据分析的结果、研究中存在的问题和纳入研究的质量客观地描述,如果不考虑纳入研究的情况和潜在的问题,可能得出错误的结论。

但系统综述本身的质量与原始研究质量没有直接关系,系统综述的重要作用在于向读者提供全面、客观的信息,其质量的高低取决于研究过程中对偏倚的控制和报告。如果系统综述能按照规范制作,且评价了纳入的原始研究存在的问题,并在讨论和结论中能结合具体问题,客观报告研究结果,那么系统综述属于高质量,只是证据强度较低。

四、研究结果的重要性

将系统综述的结果应用到临床决策中,除了考虑方法学质量和报告质量外,还要考虑结果的临床重要性,包括系统综述纳入的是否为高质量的研究、结局指标是什么、结果是否精确以及合并效应量

等内容。若系统综述纳入的是高质量的研究,且数量充足,各研究结果同质性较好,那结果精确度就较好,证据的强度也较高。

系统综述的合并效应量常为相对危险度(RR)、比值比(OR)、危险率差(RD)、加权均数差(weighted mean difference,WMD)、需要治疗人数(NNT)和产生有害结局人数(number needed to harm,NNH)等。比较而言,NNT 和 NNH 更具临床意义。NNT 是指对受试者采用某种防治措施,较对照组多得到1 例有利结果需要防治的病例数,NNT 越小,防治效果就越好;NNH 指对受试者采用某种防治措施,比对照组多发生 1 例不良反应需要处理的病例数,NNH 越小,安全性越差。系统综述研究的结局指标同样影响分析结果的应用价值,如研究分析的是一些关联性较差的中间指标,那么研究结果对临床的指导意义就会受限,如果结局指标为重大事件的发生率(病死率、严重不良反应发生率等),即使合并效应量差异无统计学意义,也可能具有重要的临床意义。

总之,有关治疗措施的系统综述主要是看:结果是否真实可靠,即是否为随机对照试验的系统综述? 是否收集和纳入了所有相关研究? 是否对单个试验质量进行了评价? 各试验之间的同质性是否好? 结果是否有意义,即效果的幅度和精确性怎样? 根据对系统综述结果真实性和意义的评估可以判断其结论的可靠程度和应用价值。

五、考科蓝图书馆简介

考科蓝图书馆(The Cochrane Library)是电子出版物,每年 4 期。旨在为临床实践和医疗决策提供可靠的科学依据和最新信息。The Cochrane Library 是考科蓝协作组织(The Cochrane Collaboration)的主要产品。考科蓝协作组织又被称为 Cochrane 协作网、循证医学协作网等,是一个国际性的非赢利的民间学术团体,旨在通过制作、保存传播和更新系统综述提高医疗保健干预措施的效率,帮助人们制定遵循证据的医疗决策。Cochrane 协作网以英国内科医师和著名临床流行病学家 Archie Cochrane 的名字命名。网址为 http://www. thecochranelibrary. com/。

整个数据库主要包括以下内容:

(一) Cochrane 系统综述资料库

Cochrane 系统综述资料库分为系统综述全文(Completed Review)和研究方案(Protocols)两个部分。鉴于 Cochrane 系统综述是现有的各种系统综述中撰写最为规范,学术审核极为严谨,质量保证措施十分完善的高质量的系统综述,因此 Cochrane 系统综述已成为国际上公认的临床证据的重要来源。

(二) 疗效综述文摘库

疗效综述文摘库(Database of Abstracts of Reviews of Effectiveness,DARE)分为以下 2 部分:主要内容为英国国家保健服务评价与传播中心的研究人员对已发表的系统综述(非 Cochrane 系统综述)进行收集、整理,对这些系统综述的质量进行再评价,并按规定格式作出的结构式文摘。

(三) Cochrane 临床对照试验资料库

Cochrane 临床对照试验资料库(The Cochrane Central Register of Controlled Trials,CENTRAL)由 Cochrane 协作网对照临床试验注册中心进行管理,其来源为通过手工检索和计算机检索,从医学杂志、会议论文集和其他来源收集的随机对照试验或对照临床试验(Controlled Clinical Trials,CCT)记录,大多数记录有摘要。

(四) Cochrane 协作网方法学评价数据库(Cochrane Methodology Register,CMR)。

(五) Cochrane 协作网方法学文献注册数据库(Cochrane Methodology Register,CMR)等。

六、Meta 分析简介

Meta 分析(Meta analysis)是以综合多个研究结果为目的,通过收集和查阅与某一特定问题相关的多个研究,并将这些研究结果进行综合分析的一系列过程。Meta 分析的作用包括 3 个:增大样本含量、增大检验效能(解决各研究结果的不一致性)以及寻求新的假说等。

（一）Meta 分析的步骤和基本统计原理

Meta 分析分 6 个基本步骤：确定研究目的，制定纳入标准（即选取哪些试验来进行分析）；确定资料来源，又称定位（locating），即从什么地方获取所需的研究结果；对有关资料，按研究特征进行分类、编码、量化，选取符合纳入标准的研究并进行严格评价；资料提取，选取适于综合分析的统计量；对统计量进行合并，分析变异的来源；报告结果，并作出有关解释和讨论。

Meta 分析的基本原理是对多个研究的结果数据进行加权平均，从而得到一个综合结果。一般首先需要确定 Meta 分析的效应值（effects size，ES），这个指标应该能够较好地反映研究结果，并且大多数同类研究中都含有这个效应值指标；第二步就是对这些效应值指标的统计量加权平均作为综合疗效的估计，并计算出相应的可信限区间及其假设检验。

Meta 分析可以分为固定效应模型（fixed effect model）和随机效应模型（random effect model）。固定效应模型是假设各个研究的效应指标统计量为齐性的（即各个研究之间的效应值理论上是相等的），故需要对各研究的效应指标进行齐性检验（homogeneity test），亦称同质性检验。如果研究存在受随机因素影响的效应指标，需要选用随机效应模型进行 Meta 分析。与系统综述基本类似，Meta 分析的效应指标常包括相对危险度（RR）、比值比（OR）、危险率差（RD）、加权均数差（WMD）、需要治疗人数（NNT）、产生有害结局人数（NNH）、回归系数和相关系数等。

（二）Meta 分析中的统计图：森林图

在 Meta 分析的结果中，森林图（forest plot）是最常见的统计图。这类图因水平线密集"成林"，故称森林图。它既能概括 Meta 分析的结果，又能使结果一目了然，还可以大致看出结果间的变异程度。图 6-2 是来自一项某个药物干预的 Meta 分析研究，RR 是效应值，该研究供合并项单独研究，从上到下按照研究者排列。在图 6-2 中显示了每个研究的点估计（本例为 RR）、95% 可信区间和权重。点估计为大小不一的方块，方块的大小反映了单个研究权重的大小，方块越大表示权重越大。可信区间为长短不一的水平实线，它们穿越方块的中心，其长度反映了可信区间的宽度。实线越长，表示可信区间越宽。图 6-2 中央的垂直实线为无治疗效果（OR = 1）参考线，当总体 OR 的可信区间与之重叠时表示没有足够证据表明治疗有效。不重叠则说明有治疗效果。综合疗效评价的点估计及其可信区间放在图的底部，为一菱形。菱形的中心为综合治疗效果的点估计，水平方向的两个端点是它的 95% 可信区间的上、下限。另外，垂直虚线为综合治疗的延长线。图 6-3 是关于效应值是标准化均数差值（standardized mean difference，SMD）的一个例子，中央垂直的实线为无治疗效果（SMD = 0）参考线。

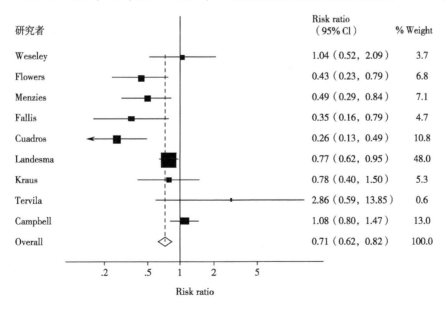

图 6-2　Meta 分析中的统计图：森林图（效应值为 OR）

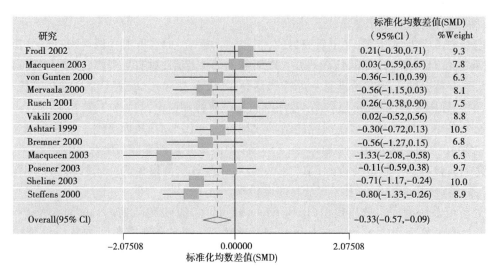

图6-3 Meta分析中的统计图:森林图(效应值为SMD)

当效应指标,如比值比、相对危险度、加权均数差和标准化均数差的95%可信区间横线与森林图的无效线(横坐标刻度为1或0)相交时,干预组的效应值等于对照组,干预因素无效;当其95%可信区间横线不与森林图的无效线相交且落在无效线右侧时,干预组的效应值大于对照组;当其95%可信区间横线不与森林图的无效线相交且落在无效线左侧时,干预组的效应值小于对照组。

(三) Meta分析的评价原则

对Meta分析的评价原则包括:是否事先有研究方案,是否清楚地报告了研究的收集策略,是否有专门的纳入和排除标准,是否列出被纳入或排除的有关研究的论文,并说明了排除的理由,是否有直观的图示和一致性检验,是否用了恰当的统计学处理和灵敏性分析,如果综合分析显示有显著性差异,是否陈述了出版偏倚,是否做出了有效、不肯定或有害的结论,或提出了是否需要进一步研究的建议。

第四节 循证医学的应用

一、循证医学实践的基本步骤

循证医学实践的基本步骤可概括为5A:提出问题(Ask),寻找和识别证据(Acquire),评估证据(Apprise),应用证据(Apply),评估应用证据的效果(Assess)。

我们通常会遇到两类问题:我们询问患者得到的(寻找事实相关的问题);关于诊断、病因、治疗和预后的问题(临床问题)。这就需要我们确定一个需要回答的问题,将在诊断、治疗、预防、预后、病因各方面的临床情况转换为一个可以回答的问题的形式。

案例:一位29岁的女性患者,产后6周,主诉听到有声音在评论她的一举一动和思想,并说自己的孩子是个魔鬼。既往无精神障碍病史,其母亲患有双相障碍,曾多次住院治疗。患者本人不愿意住院。

寻找事实相关的问题包括:她是否有伤害孩子的念头?家里是否有人提供支持?她是否有情感障碍的症状?她是否有药物滥用的病史?

临床问题包括:诊断方面,根据主诉她有精神分裂症症状(评论性幻听等),是否可能诊断为精神分裂症?病因/伤害方面,是否双相障碍的家族史可以增加亲属患产后精神病的风险?治疗方面,如果应用电抽搐治疗,能否快速起效?预后方面,该患者伤害孩子的概率有多大?

二、循证医学实践中的PICO模式

临床问题总是遵循一个标准的形式,并采取恰当的研究类型来解决该问题。在循证医学实践中常用的是 PICO 模式。其中 P：Patient or Population，I：Intervention，C：Comparison Intervention，O：Outcomes。

　　P：患者需要解决的问题。对患者主要特点的描述。

　　I：所考虑应用的干预或策略（如预期的治疗或诊断试验）。也可能是有害因素的暴露（如双相障碍预后，酒精滥用史）。

　　C：干预措施与安慰剂或标准治疗的比较。诊断性测试通常与金标准如尸检结果比较，但精神科金标准测试通常是结构性的临床病史和检查（如 DSM-Ⅳ结构式临床访谈）。

　　O：关注的结局（如症状的改善、正确的诊断、不良反应）

表 6-5　PICO 模式的问题举例

	P	I	C	O
诊断	产后精神病母亲	一级症状	与全面的临床检查和随访比较	考虑精神分裂症诊断
病因、伤害	产后母亲	双相障碍家族史	与没有精神障碍家族史比较	增加了产后精神病的可能性
治疗	产后精神病母亲	ECT 治疗	与抗精神病药物治疗比较	快速改善精神病性症状
预后	产后精神病母亲	1 年后		婴儿被伤害的可能性有多大

寻找证据

通过上述步骤，就会发现潜在问题。接下来就是决定哪种类型研究能够最大程度回答上述问题。以治疗问题为例，需要找到最能够回答上述问题且偏倚最小的研究类型。本章表 6-1 是关于证据的等级。如，最强的证据是多个随机对照试验（RCTs）的系统综述；然后依次是单个的随机对照试验，队列研究，病例对照研究，系列个案，病例报道，专家观点。因此，我们尽可能寻找针对某个问题 RCTs 的系统综述，这类研究发生偏倚的概率低于其他研究类型。

查询的具体方法：我们根据 PICO 模式，按照证据等级可以首先在 Medline（Pubmed）中查询。比如"产后发生精神病的患者，与服用抗精神病药物相比，使用电抽搐治疗（Electric convulsive therapy，ECT）是否能够在权衡风险和获益基础上迅速缓解症状"。

可以通过查询：①产后精神病；②ECT；③随机化；④同时符合①、②、③条件。

在 Pubmed 中有一个选项"临床询问（clinical query）"：该选项能够检索指定设计的文章。比如查询"产后精神病"和"ECT"，就可以指定系统综述类别。

Medline 的局限性：Medline 只收集了部分（有文献提示＜30％）精神医学方面的文献。其他一些数据库如 Embase 和 PsycINFO 涵盖了更大部分的文献。

其他资源：除了上述提及的几个专业数据库，还有其他一些数据库或资源。

1. 考科蓝图书馆（The Cochrane Library）　是目前国际上最为公认的系统综述资源。详见本章节的相关内容介绍。

2. 临床证据　是应用于临床干预证据的杂志。目前最大的循证医学数据来源之一，提供了 200 多种常见疾病、540 多种临床问题、近 3000 种治疗手段是否有效的证据。对于每一种疾病，《临床证据》从系统综述、随机对照试验和观察研究中找出可用于指导临床治疗的证据，供临床医生作临床决定时参考和使用。对疾病预防和治疗的认识程度、未知领域和不确定性等方面进行简洁的描述。由相关专业人员统一收集、整理和更新研究证据，并以简明有效的方式提供给医生和决策者，已成为当今实施循证医学的一个有效途径。

3. 循证精神医学杂志　提供了精神卫生方面最新的评价性文章，使用精炼的语言，旨在为临床人员提供最佳的证据，刊登文章内容与临床关系密切。其网址：http://ebmh.bmj.com/。

随着循证医学的发展，有关循证精神医学的资源将会越来越多，关键在于提出具体需要解决的问题,从多个方面寻找相关资源。

在临床上使用这些有用的结果,在使用前要考虑回答以下 3 个问题:①资料提供的研究结果是否正确可靠? ②结果是什么? ③这些结果对处理自己的病人有无帮助?

三、临床指南简介

一个理想的临床指南的形成过程应当是循证医学一个具体的"缩微版"。来自各方面的代表(患者、医生、护士、药理学家)组成一个小组,共同寻找关键性问题,以便形成系统综述的基础。很多指南并没有很好地被推广,一方面原因可能在于指南开发的方法学存在问题,另一方面则可能是因为实施的力度不够。

在临床使用指南时,应对其真实性和可靠性进行评价。评价的要点是:①指南的制定者在过去 1 年内是否对文献进行了全面的复习? ②对每一条推荐意见的支持证据是否标记了级别并注明了出处。

临床应用指南的方法为:①了解指南是怎样制定的,一个真正循证的指南较非循证的指南可靠性更强;②阅读对证据水平与推荐意见强度对照表的解释、了解其意义,以便判断推荐意见的可靠程度;③根据推荐意见强度确定临床应用。如果一种疗法的使用为 A 级推荐,则基本上没有禁忌证就可以使用;为 B 级推荐,则可以使用但应注意其证据并不充分,在理由充分时可用或不用,应随时注意新证据的发表;如为 C 或 D 级推荐,则提示证据更加缺乏,具有更大的不确定性,临床可以使用,但医生应更加灵活,只要理由充分则可选择用或不用。但总的原则是如果没有充分理由,就应该参考指南的意见,因为即使是 B、C 或 D 级推荐,也是大量文献和多人多次讨论的结果,比起个人有限的经验来说,其参考价值可能还是较大。

(李春波　申　远)

 思考题

1. 循证医学的核心思想是什么?
2. 简述系统综述的概念以及在证据水平分级中的位置。
3. 循证医学实践的基本步骤中,5A 指什么?
4. 名词解释:需治疗人数(NNT),效应值(ES)。
5. 循证医学实践的 PICO 模式内容是什么?

参考文献

1. Collins R,Yusuf S,Peto R. Overview of randomised trials of diuretics in pregnancy. Br Med J (Clin Res Ed),1985,290 (6474):1079-1080.
2. Gelder M,Mayou R,Cowen P,et al. 牛津精神病学教科书. 刘协和,袁德基. 成都:四川大学出版社,2004.
3. Gray GE. Evidence-based medicine:an introduction of psychiatrist. Journal of Psychiatric Practice,2002,8(8):5-13.
4. Semple D,Smyth R,Burns J,et al. 牛津临床精神病学手册. 唐宏宇,郭延庆,姜荣环,等译. 北京:人民卫生出版社,2006.
5. Videbech P,Ravnkilde B. Hippocampal Volume and Depression:A Meta-Analysis of MRI Studies. Am J Psychiatry,2004, 161(11):1957-1966.
6. 王家良. 循证医学. 北京:人民卫生出版社,2005.
7. 赵耐青. 临床医学研究设计和数据分析. 上海:复旦大学出版社,2005.

第七章

精神症状的神经心理学机制

第一节 概 述

精神障碍是以精神活动(感知觉、思维、情感与意志活动)异常为主要表现的一大类障碍。目前精神障碍的病因及其机制未明,相关研究可以分为三个层次,一是各类精神障碍整体的致病因素和发病机制研究,二是针对特定精神障碍的致病因素和发病机制研究,三是针对个案层面的病因学机制研究。精神障碍机制研究的途径不断扩展,包括:遗传学研究、神经影像学研究、脑电研究、神经生化与内分泌研究以及精神疾病动物模型研究,人类对于精神症状的认识是随着相关研究不断发展而逐渐深刻的。这些研究虽然没有探明病因机制,但是对于我们识别和评估临床症状、症状干预及预后估计方面,提供了循证基础。按照心理活动过程异常表现的特点,精神症状可分为感知障碍、思维障碍、记忆障碍、情感障碍和意志障碍等类别,精神障碍及其症状的基础研究主要包括以下几大类。

遗传学基础:群体遗传研究提示部分精神疾病具有家族聚集性,例如:精神分裂症患者的亲属中,发病几率为 4.3% ~16.4% ,而普通人群的发病几率仅为 0.2‰ ~0.6‰。精神分裂症、抑郁症等精神障碍不是单纯由单基因突变或染色体异常所引起的障碍,这些疾病可能是多个基因和环境因素共同作用的结果。利用基因的连锁及关联分析,寻找在群体中精神相关障碍与某些等位基因之间的相关性。例如:在对精神分裂症的关联研究中,可能与疾病存在关联的基因包括儿茶酚胺氧位甲基转移酶基因(COMT)、神经调节素 1(NRG1)基因等。但是有关精神症状的确切遗传学基础尚不明了。

神经影像基础:影像学技术的发展,促进了对精神症状脑结构与功能基础的认识。以精神分裂症为例,一项 Meta 分析提示,精神分裂症患者有 50 个脑区的灰质和白质的异常,其中左侧颞上回和左侧颞叶内侧区报道的一致性高于 50% ;功能影像方面,精神分裂症存在众多皮层以及皮层下脑区之间功能连接的异常,主要涉及前额叶、颞叶、顶叶、基底节、丘脑和小脑等多个脑区之间。以抑郁症为例,目前抑郁症的情绪调控环路已有相关的脑影像基础特征。然而,不同精神障碍及其症状的脑影像差异特征还需要深入研究。

神经生化基础:尽管几十年来精神障碍的神经生化已经取得了长足进展,然而确切的神经生化原因仍然不十分清楚。多巴胺(dopamine,DA)传导障碍是解释精神分裂症及其他精神障碍生化异常最经典的假说。除了多巴胺通路外,其他中枢神经递质对于精神障碍的发病可能也发挥着重要作用。例如致幻剂 LSD,能够影响 5-羟色胺能(5-HT)神经递质,也能诱发类精神病性症状。部分抗精神分裂症药物的治疗作用与肾上腺素 α_1 受体和 α_2 受体有关。抑制性氨基酸—γ-氨基丁酸(GABA)也参与了精神分裂症的发病机制;具有增加 GABA 能神经抑制效果的抗癫痫药物治疗躁狂症或双相情感障碍有效,表明 GABA 也与躁狂发病相关。

神经内分泌基础:精神症状内分泌机制的干扰因素较多,内分泌系统包含四条通路,不同内分泌轴之间的相互影响较多。①下丘脑-垂体-肾上腺轴(HPA):糖皮质激素暂时的升高能够增加机体活力、提高情绪状态和增强认知功能,产生喜悦和精力充沛的感觉。然而,持续性糖皮质激素的增加能够增加抑郁症等精神疾病发病的危险性。②下丘脑-垂体-甲状腺轴(HPT):甲状腺功能的减退或增高,会产生多种神经精神症状,如抑郁、痴呆或妄想等;精神障碍,如抑郁症、双相情感障碍等,也会合并外周甲状腺素代谢异常。③下丘脑-垂体-性腺轴(HPG):性激素对许多行为产生影响。例如,产后抑郁症可能与围生期激素水平的剧烈变动有关,精神分裂症患者也存在着 HPG 轴的异常,但这方面的研究还未能获得确切的结论。④生长激素(GH)与催乳素(PRL):抑郁症患者出现睡眠诱发的生长激素释放迟钝,对可乐定诱发的生长激素分泌反应也表现出迟钝;惊恐障碍、强迫性障碍和精神分裂症患者也存在着 GH 反应迟钝现象。另外,在对精神分裂症患者的治疗中发现,传统抗精神病药物升高 PRL 的效应与其对 D_2 受体的阻断作用有关。

神经电生理学基础:异常 EEG 的表现,主要有脑波频率、波形、波幅、出现方式、对称性和分布几个方面。自从 20 世纪 20 年代德国精神科医师 Hans Berger 发现并记录人脑 EEG 以后,人们对应用 EEG 来诊断精神障碍寄予很大希望,然而,这方面的努力还不是很成功。例如:情感障碍、神经症患者中出现异常 EEG 的百分比仅有 10% ~20% 。

与医学研究中的其他学科一样,精神疾病动物模型作为一个有力的工具为探讨精神障碍的神经心理学机制提供了广阔的前景。半个多世纪以来,研究者们已经先后开发了许多如精神分裂症、抑郁症、焦虑性障碍、酒精中毒、老年痴呆等精神障碍以及各种心理学过程(如:学习和记忆)的动物模型。在异常症状的背后,人和动物存在着许多相同或类似的神经生物学过程。尽管动物模型在研究中的作用是不容置疑的,然而,动物模型无法模拟语言、思维以及高级情绪活动,所以它的局限性也同样显而易见。

精神疾病是遗传与环境相互作用的结果,迄今为止,客观分析精神疾病或症状的心理学及神经生物学机制的研究还很不够,K Jaspers 特别重视对精神症状的描述,倡导以研究精神疾病现象为主的临床精神病理学,这是临床精神病理学的一个里程碑,环境因素的作用及其对神经可塑性的影响,是精神症状背后的神经生物学基础,这些成果将阐明心理过程中出现相关症状的机制。本章节围绕这些症状的临床与基础研究,阐述其相应的神经心理学基础。

第二节　常见精神症状的神经心理基础

一、感 知 障 碍

(一) 感觉障碍的神经心理基础

人类生存的世界存在着无数变化多端的客观事物,人们通过认识过程可以接受、识别、加工、贮存以及提取环境中的一些信息。例如,人们借助于视觉器官看到事物的形状、颜色、明暗度等,借助嗅觉器官闻到物品散发的气味,借助听觉器官听到声音的音量、音调和音色等,其中每一种特性都是该事物的一种属性。感觉(sensation)是人脑对直接作用于感觉器的客观事物个别属性的反映。

感觉的产生过程由 3 部分组成:感受器、传入神经、皮质下中枢和皮层中枢。感受器负责接受信息,转换能量;传入神经负责将信息传递到大脑中枢;高级神经中枢负责对接收到的信息分析、加工,产生感觉。各种感受器接收各自适宜的特定刺激,产生清晰、有意义的感觉。当感觉器官功能减退或感觉信号转换、信息传导以及感觉中枢有病变时,就会影响感觉过程。

神经系统疾病出现的感觉障碍(disorder of sensation),可能由感觉神经细胞或传导感觉的神经纤维束结构损害引起,称为神经症状,其分布常与相应神经部位的损害符合,且较固定。精神疾病的感知障碍常由大脑的功能失调引起,与神经系统疾病导致的感觉障碍机制不同。例如:大脑分析体内外各种信息时的相关情感和意志活动,会影响感觉信息处理的过程,在此过程中大脑或皮层下调控功能紊乱,就会导致精神症状层面的感觉障碍,这种感觉障碍通常难以通过神经解剖定位。

感觉过敏的基础通常是由于感觉阈值降低,如抑郁症患者蓝斑下行 NE 能神经通路功能不足,不能有效地在脊索后角抑制外周疼痛信号的传入,导致疼痛阈值降低,故患者经常伴有躯体疼痛感;而精神分裂症患者前额皮质的多巴胺 D_2 受体激动不足,导致皮质-丘脑谷氨酸通路功能减退,不能控制丘脑感觉信息的阀门,不重要的感觉信息也传入大脑皮层,导致感觉增强及对此感受的过度关注;神经症患者把自己的注意力过度集中在躯体不适或相关事件,躯体敏感性增加,容易出现感觉过敏和内感性不适等症状。精神分析学派认为感觉过敏或者内感性不适等躯体症状与病人的潜意识获益有关,患者可以借此缓解心理冲突导致的焦虑情绪,同时可以让自己转化为病人角色,回避责任并获得他人关注。

感觉减退是由于中枢神经兴奋阈值增高,相同刺激引起的感觉反应减弱,对刺激的敏感性下降;感觉减退也与大脑谷氨酸、去甲肾上腺素或者内源性阿片系统亢进有关;此外,当注意力高度集中时,对其他事物没有觉察,也可引起感觉减退甚至缺失。

(二) 知觉障碍的神经心理基础

每种事物具有多种不同的属性。大脑通过感觉器官对个别属性产生感觉,例如:形状、大小、颜色、数量、质地等,然后借助于既往经验,把这些个别属性综合到一起,当提及某一物品时,大脑就会呈现关于这种物品各种属性的信息,形成知觉。知觉(perception)是人脑对作用于感受器的客观事物整体属性的反映。

知觉受到许多因素影响,包括周围环境以及个体的生理、心理状态等。个体以往的经验、对感知对象的了解程度、情绪与动机以及人格特征等都能影响知觉。健康人在生理或心理作用下也可出现错觉,例如:因为光线不好或者内心紧张恐惧出现"草木皆兵""杯弓蛇影"等现象。脑器质性疾病的知觉障碍(disorder of perception)可能由大脑皮质神经细胞结构损害引起,如失认和体象障碍。

关于幻觉(hallucination)的病理机制研究较多,但确切的神经心理机制至今尚未完全清楚。脑影像学研究发现,精神分裂症患者的幻听可能与颞横回的体积减小、或者颞上回的激活有关;此外,胼胝体和额叶功能改变也被报道与幻听有关。

心理学家对幻觉有不同的理解。巴甫洛夫认为幻觉可能是大脑皮质不同部位产生的病理惰性兴奋灶的结果,如果兴奋灶存在于言语系统,则出现言语性幻觉或者言语运动性幻觉。在颅脑外科手术中,通过刺激大脑皮层视、听觉感觉中枢,会引起幻视、幻听,因此有研究表明幻觉是由大脑皮层感觉中枢异常兴奋引起的。Freud 认为人类幻觉产生的基础是"内在"与"外在"不分,"向往"与"事实"相混淆。另有学者认为精神分裂症患者的幻听或许是对现实生活中创伤性记忆所采取的心理防御机制。

言语性幻听的基础研究

2015 年,Upthegrove 等在 *Acta Psychiatrica Scandinavica* 杂志发表了一篇关于言语性幻听的系统综述,文章对764 篇文献进行了筛选,纳入了113 项研究,这些研究涉及临床现象学、精神病理学、心理学、认知神经生物学以及神经影像学。目前临床现象学的研究相对较少,而精神病理学的研究仍然基于20 世纪早期的观点。心理学模式研究关注幻听的内容和情绪反应,认为存在从正常到言语性幻听的谱系。近十余年来,关于言语性幻听的研究主要是从神经生物学和神经影像学方面进行探索。神经心理学模式认为言语性幻听是内部语言的错误归因以及语义处理错误,而神经影像学研究关注听觉网络异常的自发性活动和异常功能连接。今后的基础研究应该关注现象学方面以及言语性幻听在疾病发展中的变化。

参考文献:Upthegrove R,Broome MR,Caldwell K,et al. Understanding auditory verbal hallucinations: a systematic review of current evidence. Acta Psychiatr Scand,2016,133(5):352-367.

(三) 感知综合障碍的神经心理基础

感知综合障碍(disorder of sensorial synthesis)是指患者对事物的本质能够正确认知,但对它们的部分属性,如形状、大小、比例等空间结构或时间关系,产生了歪曲的知觉。常见的感知综合障碍有视物变形症、空间感知障碍、运动感知综合障碍等。

关于感知综合障碍,有学者认为它是较一般知觉更高水平的功能障碍。在整合各个器官传入的感觉材料的过程中产生歪曲或知觉功能水平的降低都会产生感知综合障碍。例如:关于体像障碍,精神分析学派依据弗洛伊德的性动力理论认为,有体像障碍的女性患者内心害怕变丑或遭人排斥,其实是潜意识中渴望具有性吸引力;其他心理治疗流派认为,体像障碍与家庭、个人经历等有关,比如生长在不和谐的家庭环境容易让孩子产生不被接受或者不安全的感觉,缺失对美貌的正确标准。

二、思 维 障 碍

(一) 思维及思维障碍

人脑将感觉和知觉获得的信息进一步整理和加工,不仅反映出事物的表面现象,而且抓住事物的内在联系,使认识过程由感性阶段上升到理性阶段,这个过程就是思维。思维是在感知觉获得的感性材料基础上,以既往的知识经验为中介,对客观事物概括和间接的反映。思维的基本过程包括分析、综合、比较、抽象、概括、判断和推理。健康人的思维一般具备以下 4 个特征:目的性(需要达到特定的目的,或者用于解决某一问题),连贯性(指思维过程中前后词汇和概念相互衔接),逻辑性(思维过程合乎逻辑规律,概念之间有逻辑性),实践性(思维的正确性需要通过实践检验,只有通过客观检验的思维才是正确的思维)。上述特征无论哪方面受损,都会表现出思维障碍(disorder of thought),思维障碍是人脑处于病理状态时产生的思维活动,缺乏实践基础,不能有效地指导实践活动。在精神科临床上,主要从思维形式和思维内容两个方面描述思维障碍。

(二) 思维障碍的神经心理基础

思维是大脑的机能,但思维活动的生理机制十分复杂。研究发现大脑两侧半球的机能存在不对称性,不同的思维活动与不同的大脑半球皮层结构有关。不同的思维种类(如词语性思维和非词语性思维)可能与脑的不同部位有关。割裂脑的研究表明,左侧半球内进行说话、阅读、书写和计算等活动;右侧半球进行与空间概念、对言语的简单理解以及非词语性思维有关的活动。因此,思维是大脑皮质的整体性活动,任一部位的皮质损伤都会对思维过程产生明显的影响,但影响的性质可能是不同的。

思维活动是大脑皮层、丘脑、边缘系统、脑干网状系统等部位同时而又持续地按照注意的定向,进行的有序神经活动。结构影像学的研究发现,思维形式障碍与颞上回灰质体积减小有关,功能性影像学研究提示思维形式障碍的程度与颞叶,特别是颞上回的脑功能偏侧化减轻甚至反转有关。近年来神经生化和神经生理的研究发现,中枢的多巴胺、5-羟色胺、去甲肾上腺等神经递质以及甲状腺激素等内分泌激素在保持正常的思维活动方面发挥着重要的作用。例如:中脑-边缘多巴胺通路亢进时,突触后膜 D_2 受体激动,患者表现出精神分裂症的阳性症状,如幻觉、妄想、思维联想松散、没有逻辑等;当精神分裂症患者前额皮质的多巴胺 D_1 受体激活不足或者脑器质性疾病损害前额皮质时,可引起思维贫乏。此外,某些占优势的观念或情绪也会抑制正常思维活动。大脑结构或结构间联系改变,可使思维出现阻塞或跳跃。神经元兴奋性改变可能对思维联想速度产生影响,如躁狂患者的神经元兴奋性高,思维敏捷,而抑郁患者的兴奋性降低,思维迟缓。

巴甫洛夫对部分精神症状的心理学机制进行了阐述。巴甫洛夫以病理惰性兴奋灶来阐述偏执狂,认为偏执狂产生妄想(delusion)是由于在第二信号系统中逐渐形成的病理惰性兴奋灶,病理惰性兴奋灶是孤立的病变点,因此,偏执狂除了有固定的妄想外,其他方面同健康人一样。巴甫洛夫用"超反常相"来解释精神分裂症的被害妄想和关系妄想,精神分裂症患者的妄想内容通常在病前、康复期可能会发生改变,病人妄想内容转变是由于"超反常相"的结果;读心症也被认为是"超反常相"的结果。精神分裂症病人的语词新作、象征性思维、逻辑倒错等思维症状被认为是思维分化、抑制过程出现了障碍。思维散漫与脑中相应的兴奋灶较弱,而又不时出现新的兴奋灶超越原来兴奋灶,使思维转向有关。

妄想的神经生物学机制研究

Michele 等对精神疾病和神经疾病的妄想症状进行了研究,探索其共同的神经认知改变及其基础。他们从神经解剖和神经心理学过程入手,从三个方面(纹状体的多巴胺信号通路、基于腹内侧前额叶皮质的脑网络和大脑半球的左右非对称性方面)对妄想与腹内侧前额叶皮质的关系进行了论述。发现神经和精神疾病的妄想症状可能是由于与腹内侧前额叶相关的认知机制改变所致。文章指出腹内侧前额叶皮质在妄想形成中有重要作用。

参考文献:Poletti M, Sambataro F. The development of delusion revisited:a transdiagnostic framework. Psychiatry Res,2013,210(3):1245-1259.

三、情 感 障 碍

(一) 情感和情感障碍

情感(affect)是指现实活动中个体对客观事物的各种主观态度和内心体验,如喜、怒、忧、思、悲、恐、惊、不满、欣赏、同情、失望等。在心理学中进一步细分,将同机体的基本生理需求或本能活动(如饥、渴、性活动)相联系的内心体验,称为情绪(emotion),多伴有比较明显的躯体感觉,尤其是自主神经系统的变化,例如:受外伤或内脏穿孔导致身体疼痛,引起的痛苦体验;与社会心理活动相联系的高级内心体验称为情感,如友谊感、美感、责任感、道德感等。情绪持续时间较短,稳定性差,带有情境性;情感较持久,稳定性好。

情绪在人际交往或人与客观事物相互作用的过程中发挥着非常重要的作用。无论是积极的情绪还是消极的情绪,都与身心健康发展有着密切的联系。在临床中,患者的情绪障碍和情感障碍常常同时出现,很难细分。情感障碍(disorder of affection)是指情感活动的异常。判断情感反应属于正常或异常,主要依靠三个维度:情感反应强烈程度、持续时间以及是否与所处的环境相符合。

(二) 情感障碍的神经心理基础

大脑是产生情绪的物质基础。研究表明,情绪是在大脑皮层活动的主导作用下,皮质下中枢和内脏器官协同作用的结果。大脑皮层是情绪的最高调节和控制结构,下丘脑、隔区、杏仁核、海马、边缘皮层、前额叶皮层和颞叶皮层等均是情绪处理过程的重要中枢结构。其中丘脑是情绪产生的中枢结构之一;下丘脑被认为是支配愤怒和恐惧的中枢,对情绪的产生也有重要作用;网状结构在情绪的构成中起着激活的作用,它的兴奋状态是产生情绪的必要条件;边缘系统具有调节自主神经功能,控制某些本能行为,并且整合与保存种属相联系的情绪。情感脆弱、强制性哭笑、易激惹等与大脑皮质活动的破坏或减弱有关。

神经生化研究指出,外周和脑内的神经递质、激素等在调节情感活动中发挥着重要作用。中枢神经递质,例如5-羟色胺和去甲肾上腺素与情绪变化密切相关。精神药理学研究表明:长期服用利血平的病人产生的抑郁情绪,与利血平引起的中枢神经系统5-羟色胺含量下降有关;另有研究发现无论躁狂或者抑郁,脑内5-羟色胺更新率都会降低,而去甲肾上腺素活动过强表现为躁狂,活动降低表现为抑郁。此外,多巴胺也参与情感活动的产生和调节,如伏隔核的多巴胺 D_1 受体功能与对未来的期望有关,D_1 受体功能亢进时,患者可能抱有对未来过高的期望。

巴甫洛夫学派认为,皮质与皮质下部联系紊乱是情感障碍的基础。精神分裂症患者的情感倒错是大脑皮质出现弥散性抑制,引起情感调节方面障碍的结果;情感淡漠是大脑皮质和皮质下功能都衰退的结果。

抑郁症和躁狂症是最常见的情感障碍,精神分析学派认为:抑郁、自责和自卑等症状表现是因为愤怒向内投射,抑郁症患者的丧失经历受童年期在人际关系方面挫折的影响。而躁狂症的病理心理基础同抑郁症类似,它的产生是对抑郁的逃脱,例如:一些不好的生活事件或令人悲伤的经历可能诱发躁狂发作。关于焦虑情绪,弗洛伊德精神分析学派认为成人的焦虑情绪与童年期本能的冲动受到过于严厉的惩罚或者过度的保护有关。而认知治疗学派认为,抑郁症患者存在对自我和周围环境以及未来发展的不合理信念及态度扭曲,使他们产生非理性的认知和抑郁情绪。

此外,情绪障碍也有其他因素参与,如情感的稳定性与注意力有关,躁狂发作时的情感转换快与注意转移频率增加有关,而抑郁发作时的情感转换慢与注意目标变化缓慢有关。

抑郁情绪与地塞米松抑制实验

地塞米松是一种人工合成的高效糖皮质激素。它对垂体、下丘脑分泌的促肾上腺皮质激素和促肾上腺皮质激素释放激素均有抑制作用。地塞米松注入人体后根据肾上腺皮质激素分泌减少的程度,来判断下丘脑-垂体-肾上腺轴功能是否高于正常。

皮质醇在应激性生活事件中升高,库欣病患者是由于促肾上腺皮质激素增多导致的,发病时可伴有抑郁症状。基于以上现象,有研究者发现抑郁症患者存在皮质醇水平升高,抑郁症患者可能存在下丘脑-垂体-肾上腺轴的功能异常。

Carroll 等对抑郁症患者进行了地塞米松抑制试验,发现约50%的抑郁症患者脱抑制。提示抑郁症发病与应激有关。这是第一个针对心理障碍的生物学实验室试验。

参考文献:Durand VM,Barlow DH.异常心理学基础.第3版.张宁译.西安:陕西师范大学出版社,2005.

四、意志障碍

(一)意志和意志障碍

在社会活动中,人们为了满足社会或个人需要,自觉按照预定目的进行实践活动,并克服活动过程中所遇到的困难,以求达到既定目的。这种自觉地确定目的并支配其行动,以实现预定目标的心理过程就是意志。为了达到既定目的而采取的自觉行动,则称为意志活动。意志是认知过程的进一步发展,对人们的社会实践具有积极的促进作用。意志与情绪密切相关,互相渗透。当人们对前途或未来有清楚认识的时候,就会向着既定目标努力,自觉采取行动;反之,就会消极无为。同时意志也受情感的影响,乐观向上、积极奋发的情感对意志活动有推动作用,而悲观失望、郁郁寡欢则使意志消沉,效率低下。意志障碍(disorder of volition)是各种原因造成的病态意志改变,包括:意志增强、减弱、缺乏、矛盾和倒错等。

(二)意志障碍的神经心理基础

巴甫洛夫指出,词语在人们的意志行动中起主导作用,它调节全部高级神经活动的随意运动。例如:在体育比赛中,观众和队友的鼓励或者自己对自己的激励,有助于很好地完成活动。关于意志过程的生理机制还没有完全探明。研究表明,额叶形成人意志行动的目的,并保证贯彻执行。额叶严重损伤的病人会丧失形成自我行动的愿望,变得冷漠和麻木,不能独立制订行动计划,也无法有效控制自己的行为。例如:一名接受前额叶皮质切除术的妇女,治疗后无法操持家务。研究表明,儿童期言语机能较弱,自觉性较差,意志力不坚定,可能是因为额叶比其他各叶发育成熟的时间晚。割裂脑的研究发现,对于两侧半球联系被切开的患者,当把一幅图形在病人的右半视野呈现时,视觉信息传至大脑左半球,右手就理性勾画草图;而将图形在病人的左半视野呈现时,左手只会机械地临摹图样,但却意识不到自己在做什么。这提示大脑左侧半球言语中枢可能是意志控制的场所。

意向是一种与食物、性和防御等本能需要相联系的、带有强制性的需要完成某项活动的内心倾向;意向倒错(parabulia),精神分析学派认为它是 libido 和攻击本能驱使,以及自我防御机制失效。患者产生此类行为的目的在于解除痛苦,试图通过此类行为使自己从内心痛苦中解脱出来,以减轻紧张和获得暂时的轻松感。

五、注意障碍

(一)注意与注意障碍

注意(attention)指在一段时间内,精神活动对特定事物的指向和集中。意识指向的事物会被清晰和深刻的感知和认识,而其他不被指向的事物形象就比较模糊或被排除在意识之外。注意就其发生来说,可分为主动注意和被动注意。主动注意是精神活动有目的的主动集中,而被动注意则是没有目的的,由外界刺激引起的,不自主的注意。

注意反映了积极的心理活动状态,有助于信息的选择,能使意识活动的信息被有效的记录、加工和处理,它伴随着感知觉、记忆、思维等心理过程,是一切心理活动的共同特性。注意与个人的经验、思想、情感、兴趣等也有密切关系。大脑的器质性病变,如果造成觉醒程度减低或过高,都会影响注意力的持续集中。当脑功能受损时,也会出现注意受损的症状。临床上常见的注意障碍(disorders of attention)分为如下三种:注意程度方面的障碍、注意稳定性方面的障碍、注意集中性方面的障碍。

(二)注意障碍的神经心理基础

巴甫洛夫认为,注意是有机体的一种定向反射。所谓定向反射,是指由环境中的新异刺激引起的一种应答性反应。例如周围事物的出现与消失、增强与减弱和性质上的变化,都会引起定向反射。对于注意缺陷多动障碍的患者,普遍认为其注意障碍和多动是由于过高的冲动性所致,巴克利认为这类疾病儿童对环境的不适应不能够有效抑制,容易情绪化,特别是消极情绪,容易被当下关注的事物所驱动并且付诸行动。

注意与大脑皮层、网状结构、边缘叶等解剖结构有着较为密切的联系。大脑皮层是产生注意的最高部位,是注意的最高中枢,它对皮层下组织起调节和控制作用,而且具有主动调节行为和选择信息的作用。脑干网状结构内存在上行激活系统,它能够维持觉醒和保证注意的泛化状态。当网状结构受到损伤,不但信息传递受到影响,而且皮层紧张度急剧下降,机体处于昏迷状态,造成注意障碍。边缘系统对皮层紧张度的调节和新旧刺激物的选择有重要作用,它可以抑制无关的或习惯化的刺激信号进入大脑,对新的或有意义的刺激作出反应。

有学者认为主动注意时皮质兴奋,而被动注意时皮质下脑区兴奋。注意力不集中是皮质功能受到抑制而皮质下脑区仍然兴奋的结果,而注意力减弱是皮质和皮质下脑区都受到了抑制的结果。

额叶,特别是前额叶皮层是最晚发展出来的高级部位,它对于维持注意、控制行为有着重要的作用。注意障碍的发生,是由于脑结构或功能上的异常。有研究发现注意障碍的儿童较正常儿童胼胝体的膝部和压部体积小;脑影像学 PET 研究发现注意障碍儿童的前额叶皮层活动降低。神经生化异常也与注意障碍的发生有关,特别是单胺类神经介质,包括去甲肾上腺素、5-羟色胺以及多巴胺含量的异常,多数学者认为,注意障碍与单胺类神经介质的缺乏有关。

六、动作及行为障碍

(一)动作及行为障碍

简单的随意和不随意运动称为动作(movement),它是人体全身或者身体一部分的活动,例如点头、耸肩、弯腰、抬腿等。而有动机、有目的地进行的复杂随意运动称为行为(behavior),它是一系列动作的有机组合。一般情况下,人们通过行为来反映其思想、动机或者目的。不同心理学家对行为有各自不同的看法,行为主义把人与动物对刺激所作的一切反应都称之为行为,包括外显的行为和内隐的行为;格式塔心理学则认为行为是由人与环境的相互关系决定,行为是受心理支配的外部活动。人的行为可以分为受意志控制的自主行为和不受意志控制的不自主行为。由脑器质性疾病或者功能性疾病引起的可观察到的活动异常,就是动作行为障碍(disorder of behavior and movement)。

(二) 动作及行为障碍的神经心理基础

行为(动作)是神经传导冲动(刺激)引起肌肉收缩的结果,人类通过行为对内外环境的变化做出反应。某些行为与中枢神经系统某些特定部位有关,如摄食行为受下丘脑控制,学习行为与大脑皮层有关。因此,神经系统是行为产生的基础,人类行为还受到遗传因素、内分泌、神经递质、社会环境等因素的影响。脑器质性疾病的动作行为障碍通常有神经系统病变基础,病变损伤锥体系统或者锥体外系,例如:内囊出血患者出现偏身运动障碍。精神疾病的动作行为障碍常常由于患者的认知、情感和意志等心理活动异常导致。例如:研究发现攻击行为与5-羟色胺系统和多巴胺系统功能的异常有关,单胺氧化酶、5-羟色胺转运体的基因多态性也与其有关;研究提示甲状腺功能亢进者会出现激越行为,甲状腺功能低下者会出现精神运动性抑制。

巴甫洛夫以抑制过程扩散的广度和深度不同,来阐述某些行为障碍的基础。行为学派认为:运动区被抑制患者呈现木僵状态,而言语运动区被抑制出现缄默症。紧张性兴奋是皮质某些区域被高度抑制而皮质下中枢的脱抑制导致。躁狂患者的兴奋是皮质和皮质下同时兴奋所引起的。违拗症是中枢神经系统运动分析器处在超反常相。模仿言语和模仿动作是由于大脑皮质被抑制的结果。认知学派认为人的行为障碍是由于个体的不良认知和认知歪曲引起的,一旦改变或矫正了歪曲的认知,行为障碍就会好转。

七、记忆障碍

(一) 记忆和记忆障碍

记忆(memory)是人脑对过去经验的保持和提取。例如:人们依赖于记忆能够将感知到的物体颜色、形状、体积储存在大脑内。记忆包括识记、保持、再现和回忆四个基本过程,其中识记和保持属于"记"的过程,回忆和再认属于"忆"的过程。识记是对事物的识别和记住,形成一定印象,是记忆的开始。保持是对识记内容的强化,使之能更好地成为人的经验。回忆是在一定诱因下,在大脑中再现过去所经历事物的过程。再认是当过去经历的事物重新出现时,能够被识别和确认的过程。识记是保持的前提,没有保持也就没有回忆和再认,回忆和再认可以检验识记和保持的效果。由此看来,记忆的上述环节相互联系、相互制约,它们是密切联系而又统一的过程,这一过程的任何一个环节受损都可能出现记忆障碍(disorders of memory)。记忆障碍可能是永久性或也可能是暂时性的。

(二) 记忆障碍的神经心理基础

按照记忆保持的时间长短可以分为瞬时记忆、短时记忆和长时记忆,三者在脑内有着不同的神经生理机制。瞬时记忆的生理机制是在感觉通道的末端,在刺激停止后有关神经元活跃状态的短暂继续。短时记忆的"反响回路说"认为神经环路的某处受刺激时,产生的神经冲动在刺激消除后会在回路中持续一段时间,因此相关信息在大脑中也能持续一段时间,形成了短时记忆。如果两个神经元间的突触被反复激活,而且同时向突触后神经元传递神经冲动,引起突触的结构发生改变,这时长时程增强(long term potentiation,LTP)就起作用,在这个过程中,受到重复强烈刺激的海马体神经回路,会激发海马细胞,导致这种作用能持续数周或更长时间,这就是长时学习和保持的机制;研究表明,如果长时程增强作用受到破坏,就会损害学习和记忆。海马在形成长时记忆中起着重要的作用,海马损伤病人在将短时记忆的信息转入长时记忆的过程中存在困难。

记忆的内容广泛分布于整个大脑中。德斯蒙的研究表明:脑的不同部位与不同种类的记忆有关。小脑损伤会影响程序记忆;大脑皮质负责感觉记忆和感觉间的关联记忆:颞下回的损伤会影响视觉的辨识和联想记忆;颞上回的损伤会损害听觉识别记忆;纹状体的损伤和病变会影响习惯的形成和刺激-反应间的联系;杏仁核与海马负责事件、日期、名字等的表象记忆和情绪记忆。研究还发现:大脑损伤引起的记忆下降程度与切除脑组织的数量成正比,皮质损伤越多,记忆损害越重。

脑器质性疾病的患者或意识障碍者容易出现遗忘,这可能与意识障碍干扰了识记过程或者不能使记忆痕迹持久保存。例如:脑外伤昏迷的患者常不能回忆疾病发生之前一段时间的事件。心因性遗忘可能与压抑有关,是大脑的一种保护性抑制,使与创伤相关的内容不再进入到意识层面,不被再认和再现。弗洛伊德认为压抑是一种有动机的遗忘,其目的是不让引起痛苦和焦虑的记忆进入意识领域。

八、意　识　障　碍

（一）意识和意识障碍

意识(consciousness)指患者对周围环境及自身认识的反应能力。意识包括环境意识和自我意识两个方面。环境意识是指个体对客观事物和环境现状的认识,自我意识则是指个体对主观自我的认识。意识涉及许多心理活动,包括觉醒水平、注意、感知、思维、情感、记忆等,是高级心理活动的基础和前提。意识有助于人们将客观环境与主观世界呈现的各种印象与过去经验相联系,做出判断,使人们进行有目的的行为。

在意识清晰状态下,大脑皮质处于适宜的兴奋状态,人们对客观事物和现象常能呈现较清晰的印象,并且清楚地意识到自身的各种精神活动。当人们对自身和环境的感知发生障碍时,就产生了意识障碍(disorder of consciousness)。

（二）意识障碍的神经心理基础

保持清醒的意识状态依赖于特异性和非特异性上行投射系统的完整。人体通过特异性上行投射系统将各种感觉器官接收到的感觉冲动,经丘脑特异性核团投射到大脑皮质相应的感觉区,引起大脑皮质的觉醒。而网状结构上行激活系统将非特异性冲动弥散地作用于整个大脑皮质,使大脑皮质保持最适宜的兴奋状态。

意识的内容由大脑皮层的生理功能决定,而意识的清晰度由网状结构上行激活系统决定。因此,当网状结构上行激活系统或大脑皮质发生病变或受累及时,均可引起意识障碍。例如:脑炎或大面积脑梗塞可以引起急性意识障碍或昏迷,这是由于双侧大脑半球的急性广泛损害。巴甫洛夫学派认为意识障碍是由于大脑皮层抑制过程的扩散,不同的意识障碍是因为皮质抑制过程扩散的深度和广度不同,如果抑制过程扩散到整个大脑皮质和脑干,就会出现昏睡或昏迷。

Jaspers将人的自我意识分为五个方面:存在意识、能动性意识、同一性意识、统一性意识、界限性意识。除了脑器质性疾病以外,自我意识障碍还可见于各种功能性精神疾病,例如:神经症、精神分裂症、情感障碍等。双重人格或多重人格属于自我意识的统一性障碍,交替人格属于自我意识的同一性障碍,人格解体是存在意识的障碍。关于人格解体,神经心理学家认为与前额皮质和角回兴奋,同时脑岛、杏仁核和海马抑制有关;某些精神活性物质或神经递质,例如谷氨酸与门冬氨酸受体拮抗剂、致幻剂、阿片受体激动剂等均可诱发人格解体;精神分析的观点认为,人格解体是由于采取了疏远体验作为心理防御机制,患者通过疏远外界和自身,来减轻焦虑。

九、智　能　障　碍

（一）智能与智能障碍

智能(intelligence)是一项复杂的精神活动,是一种运用既往获得的知识和经验解决新问题、形成新概念的能力。智能可表现为理解力、计算力、分析能力、创造能力等。它与思维、注意、记忆密切相关,由遗传和环境因素决定。目前普遍认为遗传因素限定了个体智能发展的可能范围,而智能的实际发展则依赖于环境因素,例如个体的主观努力与实践。人们应用智力测验来测定智能的高低,将智力测验结果进行量化的单位叫智商(intelligence quotient,IQ),是用于衡量个体智力发育水平的指标。国际上较为普遍的有两种测验方法,斯坦福-比奈智力测验和韦克斯勒智力测验。

智能障碍(disorders of intelligence)是指由于大脑的器质性损害或发育不完全造成智力明显落后于同龄的智力水平(智商低于平均值两个标准差)。一般将智能障碍分为精神发育迟滞及痴呆两大类型。精神发育迟滞(mental retardation)是指由于各种致病因素的影响,使处于发育期患者大脑发育不良或受到阻碍,智能发育停留在一定的阶段或倒退,随着年龄增长其智商和社会功能仍明显低于正常的同龄人。痴呆是在 18 岁以后智能已获得相当程度发展,由各种器质性大脑病变导致的高级皮质功能损害,如记忆、智能和人格受损。根据大脑病理变化的严重程度以及性质不同,将痴呆分为全面性痴呆和部分性痴呆。全面性痴呆损害涉及智能活动的各个方面,部分性痴呆只产生部分智能障碍,例如记忆力减退、理解力削弱、分析综合困难等,但其人格仍保持良好,并有一定的自知力。

(二) 智能障碍的神经心理基础

智能障碍的原因主要有三类:各种原因引起的大脑发育迟滞;脑部器质性病变;环境剥夺或学习缺乏。

精神发育迟滞一般发生在中枢神经系统发育的关键时期,例如胚胎期和出生早期。在这个阶段,各种有害因素通过母体影响到胎儿神经系统的发育。遗传因素在发病中发挥重要作用,例如:神经元的基因重组、突变以及染色体变异都在不同程度上影响到脑的结构及其功能。唐氏综合征就是由于多了一条 21 号染色体而导致的智力低下。此外,还有内分泌障碍、中毒、颅脑畸形、感染和营养等因素,也可能导致智力障碍。某些社会心理因素,如母爱剥夺、环境剥夺、缺少学习机会等也会影响到智力的发展。

痴呆(dementia)属于各种器质性因素所致的继发性智能减退,包括:阿尔茨海默病、血管性痴呆症、路易体痴呆、额叶痴呆等。病变的部位或者原因不同,临床表现也不同,阿尔茨海默病是大脑弥漫性的器质性损害,表现为全面性痴呆,而血管性痴呆的表现多与脑出血或者脑卒中的部位有关,病变部位功能缺失,而人格一般相对完整,表现为部分性痴呆。有些病变导致神经细胞减少、缺失、变性或者坏死,有些损害导致神经细胞内神经原纤维缠结和颗粒空泡变性,这些病理改变可以导致大脑机能减退,引起智能障碍。有些病变可以导致与记忆、情绪、思维、行为等有关的神经递质改变,例如:乙酰胆碱有助于完成记忆的长时程增强作用,阿尔茨海默病患者脑内乙酰胆碱含量较少,因此阿尔茨海默病患者会表现为记忆力下降。

临床上,还可以见到一种与痴呆有类似表现,但是疾病本质不同的假性痴呆,多见于癔症和应激障碍,患者在强烈的精神压力或刺激下,出现了不同程度的意识障碍,导致网状结构的上行激活系统受到抑制,大脑皮层被抑制,而皮层下处于脱抑制状态,表现为暂时性脑功能障碍,而并非真正的智能缺损。

第三节　常见精神科综合征的神经心理基础

一、幻觉妄想综合征

幻觉妄想综合征(hallucinatory-paranoid syndrome)是一组以幻觉或妄想症状为主要临床相的症状群,幻觉和妄想在疾病发展中相互影响,密切联系。多数患者以妄想为主要临床相,内容以关系妄想、被害妄想、嫉妒妄想为多,可伴有幻觉或错觉。有些患者则是在幻觉的基础上,如幻听、幻嗅等,出现被害妄想、关系妄想等症状,此类妄想一般不系统。原发性幻觉妄想综合征通常起病较缓慢,病程迁延,多见于偏执性精神病、精神分裂症等。

继发性幻觉妄想综合征的产生见于以下情况:意识障碍患者;脑器质性疾病,例如颞叶病变患者,精神分裂症患者等;脑器质性疾病,如脑卒中患者出现幻觉妄想综合征,这可能与器质性损伤部位产生的异常脑电活动有关。此外,某些药物也可能导致幻觉妄想综合征,例如:接受干扰素治疗的丙型肝炎患者,可能出现幻觉妄想综合征的临床表现。

神经生化方面的研究发现,前额叶多巴胺功能活动减退主要引起阴性症状或者缺陷症状,而继发性皮质下多巴胺功能亢进,尤其中脑边缘系统多巴胺功能过高主要引起以幻觉妄想等阳性症状为特征的临床表现。幻觉和妄想的出现可能是皮质下多巴胺能亢进的结果,而抗精神病药物通过降低多巴胺能神经元的活性而改善幻觉妄想症状群。

病理心理学家认为,幻觉妄想综合征患者由于缺少客观世界和现实情况标准,以自身的病理心理状态作为衡量标准,因此产生幻觉妄想的综合症状。行为学流派的巴甫洛夫则认为,幻觉妄想综合征是由于中枢神经系统,例如大脑皮质和小脑产生病理性惰性兴奋灶的结果。

二、精神自动综合征

精神自动综合征(psychic automatism syndrome)又称康金斯基-克拉伦波综合征(Kaginski-Clerambault syndrome),是指在无意识障碍的情况下,感知觉、思维、情感、意志活动等不受自己控制,感觉到这些活动都不是自己的,而是由外力作用的结果。包括:幻觉(假性幻觉多见)、强制性思维、被控制体验、内心被揭露感以及系统的被害妄想、影响妄想等临床表现。

精神自动综合征多见于精神分裂症,有精神自动综合征的精神分裂症患者通常预后较差。也可见于感染性、中毒性精神障碍。脑器质性疾病,例如脑外伤、中毒等所致的精神自动综合征呈阵发性,易于缓解,往往随原有疾病的好转而消退,其病理生物学基础在于相关脑区的创伤、感染、或免疫性改变。此综合征主要表现为精神分裂症的阳性症状,神经生化的研究发现阳性症状多与中脑边缘系统的多巴胺能神经元功能增强有关。

精神自动综合征的病理心理学研究认为,意识中表象非自主地出现和对意志以外某种无形力量的体验,导致了患者出现异己感、不自主感和强制感。因此,患者体验到有某种无形力量,使自己的意志被体验为完全与意志无关;患者常忍不住加以抵抗和干预,继而出现烦躁、焦虑的状态,严重的患者自动性观念一出现即出现抵抗及强迫焦虑状态。

三、类妄想性幻想综合征

类妄想性幻想综合征(delusion-like phantasy syndrome)又称为病理性幻想或内向性幻想综合征,以带有丰富想象或夸张性质的类似妄想为主要临床表现。其出现与特定的人格、当时的处境及心境相联系,症状表现可能是单纯的被害观念,也可能是夹杂有自命不凡的夸大内容。与妄想的区别在于患者并不坚信类妄想性幻想,可以暂时被说服,常常带有想象性或夸张的特征。

类妄想性幻想综合征常见于应激障碍或者儿童青少年精神分裂症。如果青少年的此类症状群和幻觉结合在一起,以后可能发展成精神自动综合征,有研究发现在这类人群存在多巴胺能和肾上腺素能神经元活动的异常增强。

类妄想性幻想综合征多是发生在受到强烈的精神刺激的时候,如被监禁的罪犯,这提示其发病机制可能为潜意识的欲望被触动,也可能是在刺激下反射应激所导致的意志活动。其思维内容随周围人的态度或暗示而发生变化,带有满足愿望或逃避困境的性质。另外,气质和性格在类妄想性幻想综合征的发病机制中发挥重要作用。研究发现,具有此类症状的患者多具有强烈的逃避伤害和自主能力差的个性特点。此类症状也常见于具有癔症性人格特点的人群,与满足潜意识的欲望有关,例如:有女嫌疑人拘禁期间突发行为紊乱,称狱警钟情于她,还做各种努力欲替其脱罪,这与患者潜意识里逃出牢狱困境的想法相关。

四、疑病综合征

疑病综合征(hypochondriasis syndrome)是患者对自身感觉或状态过分关注,对一些微不足道的症状或体征做出患有某种疾病的解释,患者相信自己患了某些实际并不存在的疾病,医生的解释和客观检查均不足以消除其疑虑,因而终日焦虑烦恼、紧张恐惧。此类患者的特点是对自身健康的过分关心以及难以消除的先占观念,常伴有反复倾诉躯体症状,反复就医行为。可见于多种不同的精神障碍,例如:脑器质性疾病、躯体疾病、酒精中毒、精神分裂症、抑郁症等。

从生物学的角度分析,疑病综合征与躯体的病理生理变化有关,特别是与上行网状激活系统或者边缘系统的功能失调相关。正常情况下,内脏活动的神经冲动不会传导到意识层面,而是在网状结构或者边缘系统被滤过掉了;而在疑病综合征的患者,其网状结构的滤过功能失常,感受阈值下降,使对内脏活动的感知进入到了意识领域,导致患者不安和疑病。

疑病综合征患者多具有一定的人格基础,多表现为敏感、多疑、主观、固执、做事谨小慎微,对身体健康过分关注,追求完美等。男性患者病前常具有强迫性人格,而女性则为表演性人格。在易感性人格素质的基础上,一些生活事件,例如:婚姻改变、子女离别、朋友减少、孤独无伴等,导致安全感缺乏,常成为发病的诱因。此外,一部分病人患病系医源性所致,例如:就医过程中感受了不恰当的言语、态度或行为,以及因诊断不确切而导致的反复检查,常常引起患者的过度焦虑和多疑,造成病人产生患有某种疾病的信念。从社会心理学的角度考虑,疑病综合征可能是患者采取的一种自我保护措施。此类人群情绪表达能力下降,倾向于通过感受身体的变化来反映情绪。患者通过扮演病人角色,并对之反复强化,使其免除某些社会责任和义务,另外还享有某些特权。

五、Cotard 综合征

Cotard 综合征(Cotard syndrome)是以虚无妄想或否定妄想为核心症状的一种综合征。主要表现为患者认为自己的内部器官和外部客观世界都发生了变化,部分甚至全部不存在了。可伴有痛觉缺失、体感异常、幻觉、疑病观念、行为异常等。可见于抑郁症、精神分裂症、癫痫、老年痴呆等。Cotard 综合征的机制目前仍然不明确,以下几个方面因素与发病有关。

器质性因素可能在 Cotard 综合征的发病中起重要作用,脑外伤、脑血管疾病、酒精中毒、梅毒、脊髓灰质炎、伤寒等疾病都可能出现 Cotard 综合征的表现。顶叶皮层负责注意的过程,而前额叶皮层则与一些精神症状,例如幻觉的产生有关。有研究发现 Cotard 综合征与大脑顶叶和前额叶皮层损伤关系密切。此外,生物学研究发现遗传因素、神经递质(例如:多巴胺、5-羟色胺、肾上腺素等)在 Cotard 综合征的发病中也有重要作用。

病前人格特质对 Cotard 综合征的发病也有影响,有疑病素质的人群发病后容易出现 Cotard 综合征。Anderson 认为,Cotard 综合征是强迫性人格障碍在衰老过程中发展到极致的表现。心理动力学派认为,虚无妄想来源于个体成长中对死亡的追求和本能。抑郁心境的罪恶感扭曲了自我与他我的关系,并冻结了超我的活动,所以当存在已不再可能时,便产生了疏远感。这种体验深切而又难以言传,只能将自我定为虚无,这样自我就不存在了。也有学者认为,Cotard 综合征患者可能是试图用濒死体验来合理化他们对自身及环境的奇异体验。

六、科萨科夫综合征

科萨科夫综合征(Korsakoff syndrome)又称遗忘综合征(amnestic syndrome),是以记忆障碍,特别是近记忆力障碍为主要表现,伴有错构、虚构和定向力障碍,不伴有全面的智能减退和意识障碍。患者对其发病后的事件,或刚做过的事情不能回忆,常以错构或虚构的方式来填补既往经历中记忆脱失的部分,内容通常荒谬多变。常见于酒精中毒、感染、脑外伤所致的精神病。

科萨科夫综合征最常见的病因是慢性酒精中毒。有学者认为酒精的神经毒性与患者的大脑皮质病变有关。其机制在于,长期饮酒导致维生素摄入量不足,特别是 B 族维生素摄入不足,影响胃肠道对硫胺的吸收,造成中枢神经系统病变(包括下丘脑乳头体、丘脑背内侧核以及额叶皮质的损害和功能缺损)引起近事遗忘和识记障碍,进一步导致定向力障碍,患者试图通过用虚构来填补近期遗忘的事件。其他原因导致的科萨科夫综合征,例如颅脑损伤伴发的精神障碍、某些感染性疾病、脑动脉硬化、部分中毒和内分泌疾病、胃癌等,其根本原因也与硫胺缺乏有关。

对慢性科萨科夫综合征患者进行尸检发现,约 1/4 ~ 1/3 的患者有脑室扩大和皮质萎缩,皮质萎缩多见于额叶。脑影像学的研究也提示科萨科夫综合征患者皮质萎缩和脑室扩大明显,例如有 CT 研究发现,科萨科夫综合征患者的天幕上部位通常有萎缩。科萨科夫综合征的主要病理基础为下丘脑后部和近中线结构的病变,病变主要累及的部位是乳头体、第三脑室周围及导水管周围的灰质、高位脑干、某些丘脑核和下丘脑后部,该区域的病变与遗忘有关。

七、紧张综合征

紧张综合征(catatonic syndrome)是一组以动作、语言和行为呈现出紧张性兴奋和紧张性木僵为特点的精神症状群。紧张性兴奋主要表现为带有冲动性、可产生暴力的攻击行为;紧张性木僵则表现为不语、不食,全身的骨骼肌不同程度的紧张,几乎没有主动运动,面部表情呆板固定,对体内外刺激几乎没有反应。紧张性木僵常和紧张性兴奋交替发作,此外,还可以伴有蜡样屈曲、缄默、违拗、被动性服从、刻板动作、刻板言语、作态等症状。紧张性兴奋持续时间较短暂,往往突然爆发,而紧张性木僵可持续数月至数年。紧张性综合征多发生于意识清晰状态,可见于脑器质性疾病(例如:癫痫、中毒、代谢或者感染性疾病等)或者精神疾病,包括精神分裂症、情感性精神障碍等。

遗传因素、内分泌因素、免疫因素在紧张综合征的发病中发挥重要作用,例如:有研究发现,紧张性木僵和兴奋发作的精神分裂症患者其易感基因的定位可能位于 15q15 和 22q13。然而,目前紧张综合征的病理生理机制仍不明确,主要包括如下几个方面的因素。

中枢运动神经环路功能障碍:包括运动神经调节环路、前扣带回/内侧眶额叶环路和外侧眶额叶皮层环路。基底神经节的功能紊乱是紧张综合征神经环路障碍的重要表现之一,脑血流量研究发现,紧张综合征患者表现为基底神经节血供的病理性不对称性、左侧内侧颞叶低灌注、右侧顶叶皮层灌注减少。同时,紧张综合征与中枢神经递质功能紊乱相关,与神经递质和突触传递有关的包括 GABA、谷氨酸盐和多巴胺通路等。研究提示,紧张综合征患者可能存在内侧前脑束和黑质纹状体及结节漏斗系统的多巴胺能降低。

基于紧张综合征和精神运动性发作有一些症状类似,而且紧张综合征患者抽搐的发病率增加,有学者提出了紧张综合征的癫痫模型。该模型认为患者的异常放电部位位于额叶和前边缘系统。抗癫痫药物、苯二氮䓬类药物和 ECT 具有增加抽搐发作的阈值的作用,可以用来治疗紧张综合征,提示紧张综合征可能与大脑异常放电有关。紧张综合征患者的脑电图没有明显异常,与脑放电部位在特定的深部脑结构有关。

八、情感综合征

情感综合征(affective syndrome)是一类以情感增强或减弱为主要表现的综合征,包括思维和行为方面的相应改变。分为躁狂发作和抑郁发作,躁狂发作表现为情感高涨、思维奔逸和活动增多;抑郁发作表现为情感低落、思维迟滞和活动减少。情感综合征主要见于情感性精神障碍,例如:双相障碍和抑郁症,也可见于脑器质性精神障碍、中毒性精神障碍、躯体疾病所致精神障碍、以及分裂情感性精神病等。情感综合征的发生与生物学因素和社会心理因素相关。遗传因素在情感综合征的生物学机制中有重要作用,双生子研究显示双相障碍同卵双生子的同病一致率较异卵双生子高,目前普遍认为,躁狂发作或者抑郁发作与多种基因的结构、功能异常有关。

情感综合征的发生与中枢神经递质系统功能失调密切相关。5-HT 假说认为,5-HT 功能活动降低与抑郁发作有关,而 5-HT 功能增高与躁狂发作有关;肾上腺素能假说认为,NE 能神经元过度活动,可能导致躁狂发作;多巴胺(DA)假说认为,某些抑郁发作患者脑内 DA 功能降低,躁狂发作时 DA 功能增高;乙酰胆碱(ACh)假说认为,脑内乙酰胆碱能神经元过度活动可能导致抑郁发作。神经元内信号传导通路的变化,例如磷酸肌醇-蛋白激酶C通路、Wnt信号通路、神经营养因子信号传导通路,与情感综合征的发病关系密切。

情感综合征与神经内分泌功能失调有关。研究发现,下丘脑-垂体-肾上腺(HPA)轴、下丘脑-垂体-甲状腺(HPT)轴、下丘脑-垂体-生长素(HPGH)轴可能都参与了情感综合征的发生。情感综合征与神经可塑性的研究也越来越受到关注,尸检研究发现,抑郁发作患者海马、眶回、背侧前额叶和杏仁核等部位的神经元、胶质细胞数量减少,神经细胞凋亡增加,细胞学变化进而导致神经可塑性的改变。此外,脑功能影像学研究发现,情感综合征患者部分脑区存在脑血流量的异常。

另一方面,社会心理因素中,应激性生活事件与情感综合征(尤其与抑郁发作)的关系密切。负性生活事件,例如:婚姻不幸、失业、患病等,在抑郁发生中起促发作用。情感综合征的发生与患者的人格特征也有一定关系,例如:具有焦虑、强迫、冲动等特质的个体易产生抑郁发作。躯体健康状况作为社会心理因素之一,在情感综合征的发生中也有重要作用,躯体疾病特别是慢性中枢神经系统疾病(例如帕金森病等)或其他慢性躯体疾病(例如糖尿病等)均可促使抑郁发作。

九、病理性嫉妒综合征

病理性嫉妒综合征(jealousy syndrome)也称奥赛罗综合征(Othello's syndrome),是一种以嫉妒妄想为核心症状、包括有思维、情感和行为障碍的综合征。多见于30~40岁的男性病人,表现为怀疑配偶的忠实,担心其另有新欢,即使有确切的证据表明配偶没有外遇,嫉妒妄想仍不能动摇,有的患者通过跟踪、侦察搜寻证据,甚至无休止盘问或者用暴力手段强制对方承认。常见于脑器质性疾病、慢性酒精中毒、精神分裂症、偏执性精神病等。

研究显示,病理性嫉妒综合征与右侧前额叶病变有关。多巴胺能神经元亢进可能也是病理性嫉妒发生的一个原因。有报道帕金森病患者在开始服用或者增加多巴胺激动剂的剂量之后,会出现病理性嫉妒,而在停用多巴胺激动剂或减少剂量后,妄想会停止或者显著改善。这提示多巴胺激动剂可能是嫉妒妄想产生的病因。

病理性嫉妒的产生也和性格基础相关。此类人群常以自我为中心,个性偏执、敏感多疑,自尊心强。他们对别人的爱是一种完全占有式的爱,而对于失去爱则是一种特殊的不能忍受的态度,这是一种自我性格缺陷。当配偶地位升迁,或者自己地位下降或性功能障碍时,他们潜意识中就会产生强烈的不安全感,导致症状出现。例如:酒精依赖者产生嫉妒妄想可能与长期饮酒造成的性功能障碍有关。从精神分析的角度来看,病理性嫉妒与严重不安全感驱动下产生的防御机制有关。这类患者平时自我评价低,在受到严重生活事件刺激之后,产生焦虑、不安全感及过度敏感,往往会采取投射的防御机制,从而产生配偶不贞的嫉妒妄想。

十、Capgras综合征

Capgras综合征(Capgras syndrome)又称为冒充者综合征,表现为患者认为他(她)周围某个非常熟悉的人被其他人替换了。其特点是偏执地否定一个熟悉者的身份,实质是偏执性妄想。女性多见。通常见于脑外伤性精神障碍、癫痫、精神分裂症、抑郁症、癔症等。有报道某些药物(例如:锂盐、安定类、吗啡等)也可以引起该综合征。而Capgras认为,该综合征是在患者的陌生感与对别人缺乏信任的偏执倾向的混合作用下而产生的。

Edelstyn等的研究认为,约20%~40%的病人与脑器质性损害相关。关于Capgras综合征有两种学说。一种是右半球损害学说,神经影像学研究提示,Capgras综合征与右侧半球,特别是右顶叶、右颞叶、右侧或双侧额叶的功能异常有关。另一种是联系中断学说,包括右额叶与边缘系统联系中断、枕叶与边缘系统联系中断、以及颞叶与边缘系统联系中断等。

关于Capgras综合征与多巴胺的关系有两种不同的观点,一种观点认为此类患者多巴胺能亢进,另一种观点则认为多巴胺能不足。此两种矛盾的观点均来自于个案报道,目前还缺少强有力的研究支持。

神经心理学层面,目前普遍认为 Capgras 综合征是感知和认知在大脑加工过程中的分离。对 Capgras 综合征病人进行面孔加工实验,发现他们对熟人刺激的面孔识别装置和身份识别装置相对完整,但情感反应被破坏,导致在综合装置内出现两种相互矛盾的信息,在激活身份识别装置中识别面前的人是一个熟人,但未激活情感反应时,感到面前是一个陌生人。另外,心理动力学派认为 Capgras 综合征的妄想信念来自于与生俱来的矛盾观念。该综合征的基础是既爱又恨的心理冲突,患者企图通过把矛盾感受转嫁到替身身上来解决这种冲突。患者存在既希望维持对原型的爱,又害怕失去这种爱,这使患者把替身原型分成好的和坏的两个方面,把自己的真实情感投射到替身身上。这样既能保持对原型的爱,而又不会因为表现出厌恶而受到内心的自责。

(方贻儒　彭代辉)

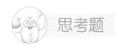

思考题

1. 精神障碍的病因及其机制的研究层次有哪些?
2. 简述思维内容障碍的神经心理基础。
3. 常见智能障碍的原因有哪些?
4. 简述幻觉妄想综合征的神经心理基础。
5. 简述疑病综合征的人格基础。
6. 简述情感综合征中枢神经递质假说。
7. 试用心理动力学派的观点分析 Capgras 综合征产生的机制。

参考文献

1. Paul Bennett. 异常与临床心理学. 陈传峰,严建雯,金一波. 北京:人民邮电出版社,2005.
2. Durand VM,Barlow DH. 异常心理学基础. 第 3 版. 张宁. 西安:陕西师范大学出版社,2005.
3. 刘新民,李建明. 变态心理学. 合肥:安徽大学出版社,2003.
4. 沈渔邨. 精神病学. 第 5 版. 北京:人民卫生出版社,2009.
5. 王雁. 普通心理学. 北京:人民教育出版社,2002.
6. 王祖承. 精神科综合征. 上海:上海医科大学出版社,1999.
7. 马庆霞,郭德俊. 情绪大脑机制研究的进展. 心理科学进展, 2003, 11(03):328-333.
8. 姚志剑,张志珺. 精神分裂症听幻觉的发生机制. 国外医学精神病学分册, 2003, 04:213-215.
9. Dhossche DM,Stoppelbein L,Rout UK. Etiopathogenesis of catatonia:generalizations and working hypotheses. J ECT,2010, 26(4):253-258.
10. 喻东山. 人格解体的病因和治疗. 国际精神病学杂志, 2012,02:108-111.
11. Graff-Radford J,Ahlskog JE,Bower JH,et al. Dopamine agonists and Othello's syndrome. Parkinsonism Relat Disord,2010, 16(16):680-682.
12. Tarrier N,Beckett R,Harwood S,et al. Morbid jealousy:a review and cognitive-behavioural formulation. Br J Psychiatry, 1990,157(3):319-326.
13. 喻东山,王翠,葛茂宏. 精神病症状学. 南京:江苏科学技术出版社,2014.

第八章

精神障碍的检查与诊断

第一节 医患沟通技巧

沟通（communication）本意指开沟以使两水相通，后用来泛指使两方相通连，也指疏通彼此的意见。本章中是指为了一个设定的目标，把信息、思想和情感，在个人或群体间传递，并且达成共同协议的过程。沟通是信息传与受的行为，发送者凭借一定的渠道，将信息传递给接收者，以求对方完全理解发送者的意图。在医学上，沟通是心理治疗的一部分，是进行医学知识宣教，提高治疗依从性，提高患者满意度，提高医务工作者自身素质，促进人际交往的重要手段。

沟通包括三大要素，两种方式，四大特点。沟通的三大要素：沟通的内容、沟通的方法、沟通的动作。就其影响力来说，沟通的内容占7%，影响最小；沟通的动作占55%，影响最大；沟通的方法占38%，居于两者之间。沟通的两种方式是言语的沟通和非言语的沟通。言语的沟通包括口头、书面和图片，非言语的沟通包括手势，脸部表情、眼神、姿态、声音。沟通的四大特点是随时性，双向性，情绪性，互赖性。随时性是指我们所做的每一件事情都需要沟通；双向性是指我们既要收集信息，又要给予信息；情绪性是指信息收集会受到传递信息方式的影响；互赖性是指沟通的结果是由双方决定的。

一、医患沟通技巧概述

医患之间的沟通就是医患双方为了治疗患者的疾病、满足患者的健康需求，在诊治疾病过程中进行的一种交流。如果没有这种交流，医务人员就不能全面地了解病情，也无法满足患者追求健康、解除病痛的需要。成功的双向交流沟通，是构筑和谐医患关系的一座桥梁，也是密切医患关系的重要策略。良好的医患沟通可以使医务人员在诊疗活动中与患者及其家属在信息方面、情感方面进行良好交流，使得患者对医者信任，对诊疗主动配合，以取得最佳临床效果。加强与患者的沟通，充分尊重患者的知情权、选择权，能使患者积极支持、配合医疗工作，减少不必要的医疗纠纷。

医患关系模式主要包括三种：主动-被动型，指导-合作型，共同参与型。主动-被动型是医生处于主动支配的地位，而患者处于被动地位。医生的工作态度和状态将决定患者的生命安危。指导-合作型是患者在医生的指导下执行医生的医嘱，医生处于医学上的权威地位。共同参与型是医患双方以平等关系为基础，积极配合，共同参与，患者更能在诊疗过程中体现出主动性和参与性。

现代医学模式已从以医疗为中心转变为以患者为中心，是一种新型的生物-心理-社会医学模式。社会-心理-生物医学模式的建立和发展，是医学人文精神的回归，医学的新模式使医患沟通比以往任何时候都显得更重要。在这种形式下，医患关系的形式绝大多数是以"相互参与型"的形式出现，这种新型的医患关系形式把医者与患者置于平等的地位。要真正体现医学的整体意义和完整价值，实现医学事实与医学价值、医学知识和人性目的的和谐统一，良好的医患沟通是必不可少的。

良好、有效的医患沟通不仅令医患双方满意，医患关系和谐，而且具有多方面的作用。首先，医患沟通是疾病诊断和治疗的需要。医患沟通有利于医生了解和诊断病情。疾病诊断的前提是对患者疾病起因、发展过程的了解,病史采集和体格检查就是与患者沟通和交流的过程,这一过程的质量,决定了采集的病史和体格检查的可信度,在一定意义上也就决定了疾病诊断正确与否。临床治疗必须由医患双方共同参与完成。如医生询问病史,这是一种医患之间双向沟通交流的过程,医生通过这个过程可以从患者处了解到疾病的有关信息,如主要症状、发病过程、既往史、用药情况等,这一过程十分重要,不可省略。在这个环节沟通的广度和深度对问诊的质量及诊断的准确性都将产生一定的影响。其次,医患沟通是医学发展、减少纠纷的需要。如患者知情同意权体现的也是一个医患交流沟通的过程。在这个过程中,医生把医疗活动对患者进行告知,了解患者还存在哪些问题和困惑;患者也需要通过与医生的交流明了自己疾病的诊断治疗情况,疾病有什么风险和意外,影响病情转归的因素有哪些,医疗费用的相关信息,然后综合考虑后做出适合自己的选择。第三,医患沟通有利于提高医务人员的素质。医生不仅要有精湛的医术,还要具有深厚的沟通技巧,要关心病人,善于同病人沟通。重视医患沟通,增强沟通意识和沟通技巧,提高医务人员的沟通能力,以体现良好的职业素质。由于医疗活动是专业性很强的活动,医务人员在医疗活动中拥有技术信息,若医患之间信息交流不畅,易使患者产生误解,甚至引起猜疑或不满,为日后不和谐、摩擦及纠纷带来隐患,因此医患沟通有利于密切医患关系,减少医患纠纷。最后,医患沟通有利于医院的可持续发展。在医疗活动中,医患之间加强沟通交流,可以加深相互的理解、尊重和信任,赢得广大人民群众的信任和爱戴,赢得更多的就医者。综上所述,医患沟通是维护患者权利的一项重要举措,也是医疗行业长期以来的优良传统和职业道德规范。加强医患沟通培训是医疗工作的需要,是关爱病人的体现,也是为患者提供良好医疗服务的重要组成部分。

二、医患沟通技巧的培训

有效沟通是通过听、说、读、写等思维载体,通过演讲、会见、对话、讨论、信件等方式,准确、恰当地表达出来,让信息接收者及时、准确、完整地获得提供者所想表达的信息。只有有效的沟通才会取得积极的结果。有效沟通需要做到清楚、言简意赅、前后一致、连续、真实、浅显易懂、可信、分门别类、及时、轻松、口语化。医患沟通的原则是尊重、同情和关心患者,理解患者的心理,态度真诚和蔼,避免可能引起纠纷的言语或行为。

（一）医患沟通方式

医患沟通方式可以以交谈为主,也可以通过电话、书信等方法。

（二）医患沟通方法

医患沟通常用的方法包括观察、积极倾听、提问、肢体语言及身体接触。

观察是判断病情,防范风险,决定对待方式的重要手段。观察的主要内容包括观察穿着、姿势、表情、眼神、说话方式、情绪状态、陪伴者的态度等。观察的基本方法是从看见患者的第一眼就开始观察;提倡有思考的观察。特别要留心捕捉患者脸部表情,洞察眼睛的变化,

积极的倾听是指神情专注,不东张西望,最好不接电话,不接待他人,保持耐心,少打断,及时反应:使用鼓励性短语,谈话中有回应,比如"嗯","是","真可怜","太不像话了"。有体察的倾听是指对患者的症状和经历带有理解地倾听,考验的是医师的共情能力。有思考的倾听,是指在倾听患者陈述的时候,适当地对已经谈到的内容进行归纳和引申。

提问的目的是澄清症状、引导谈话。有封闭式提问,如:"您心情好吗?",开放式提问:"您心情如何?",条件开放式提问:"在家里的时候心情如何?",暗示性提问:"看来您心情不太好,是吧?"还需要注意的是,提问时要目的明确,一次最好只问一个问题。

肢体语言要注意服饰得体,仪态端庄,保持目光平视,面部表情柔和,有恰当的眼神接触。积极的肢体语言包括轻轻地向前倾斜身体,身体放松,保持良好的目光交流,恰当的脸部表情,适当运用点头动作。消极的肢体语言比如快速点头,捂着鼻子,有限的目光接触,看天,捂嘴巴,握紧拳头,急促呼

吸,身体后倾等。

（三）医患沟通技巧

在表达方式上,语速切忌过快过慢,尽量与病人同步,语量一般要少于患者,适时终止或反问,语调要尽量柔和,同时要表示明确的态度。恰当运用停顿技巧,吸引注意,引起反思,给听者以想象的空间。在交谈中,要注意肯定患者的"主观真实性"。有时可以采用代述技术,替患者说出不便明说的想法,即所谓"善解人意",听出"弦外之音",但注意也有一定的风险。在谈及精神症状时,要澄清症状的性质、强度、频度、持续时间、影响、自我认知。一般应首先澄清性质。重构是把患者说的话用不同的措辞和句子加以复述,以检验医生的理解是否正确。要注意抓住线索,充分讨论,减少话题转换。多数情况不用医学术语,如果用医学术语就要说清楚,如果患者先用,一定要澄清。讲话时要保持庄重,不开玩笑,即使开玩笑也要适度。尽量不单独与异性病人交往。对医生自己的信息要适度暴露。在结束谈话时,要进行阶段性总结和结束性总结,主要是复述重点,让患者明白医生已理解他所表达的意思;解答患者提出的问题,如有误解可及时澄清和纠正;最后要提出建议、达成共识,为以后的谈话做铺垫。交谈时要注意掌握时间,适可而止。

三、医患沟通技巧在精神科的应用

一般来讲,精神障碍患者虽然属于特殊群体,但是他们比常人更敏感、更要求医师体现公平、公正的原则,他们需要社会同情他们的处境,保证他们做人的基本尊严,所以要平等地对待他们。一般来讲,需要注意以下几点:

（一）专业性交谈

专业性交谈是指针对病情进行交谈。专业性交谈包括正式交谈和非正式交谈。①正式交谈:是指事先通知患者,进行有目的、有计划的交谈;②非正式交谈:是指在日常与患者进行随便而自然的交谈,此时应让患者感到是闲聊,但医务工作者却可以从中了解到患者的真实想法和心理状态。

（二）非言语性沟通

在沟通时所发生的一切非言语形式的交流称为非言语性沟通,包括表情、姿势、动作、手势、触摸等。

（三）沟通前注意事项

首先要熟悉患者病情,全面了解其生理、心理、社会人口学等各方面的情况,主要包括患者的年龄、职业、文化程度、婚姻、兴趣爱好、个性特征、生活习惯、家庭经济状况及成员关系、学习或工作情况,重大的生活事件,近期遇到的生活事件及与患者发病有关的心理紧张刺激事件,如工作学习中的压力,与上级的紧张关系,与同事邻居的不和睦,离退休或待业在家,恋爱或婚姻问题,家庭成员伤病、去世或本人伤病等。其次,要向患者和家属介绍自己,讲明交流的目的,记录患者及其家属关注的问题。特别是初次接触时更要讲明,以取得他们的理解和配合。在随后的交流中,要加强沟通和交流,掌握患者的一般状况、治疗情况,随时动态观察患者的病情变化,评估治疗效果,为患者及其家庭提供治疗、康复指导及心理支持,促使患者更好地康复。

（四）沟通技巧

与患者接触时,要特别注意以下几点:专心倾听,温和诚恳,善于提问,善于启发,具备职业敏感。

专心倾听是精神科医生最重要、最基本的一项技术,是发展良好医患关系最重要的一步。积极的聆听可以获得更多信息,帮助把谈话继续下去,处理不同的意见,有效发表自己的意见,保持沟通气氛的友好。

医生必须花费一定的时间和耐心、专心地倾听患者的诉说,同时表示理解和关心。首先给予患者充裕的时间描述自己的身体症状和内心痛苦,尽可能不要打断患者的谈话,至少在开始谈话时不要插话,因为有时唐突地打断有可能丧失患者对医生的信任。如果患者离题太远,可以通过恰当的提醒帮助患者回到主题。对患者要适时表示理解和同情,尽可能应用鼓励性言语,这有利于患者增加信任感、解除过分警戒的心理。无论患者有什么样的想法，都不能有任何拒绝、厌恶、嫌弃和不耐烦的表现。患者可能有大量的病态信念或幻觉体验，医生要肯定患者感受的真实性，可以向患者表明我们理解他所叙述的感觉，绝不可对患者持简单否定的态度，否则不利于相互之间的沟通。在倾听时，医生应神情专注，思考、分析、综合，筛选出患者谈话的中心内容，掌握患者的真实思想。

精神科医生对待患者要态度温和、言语诚恳，善于体会患者的心情，谈话要有针对性，目的明确，以安慰鼓励为主。即使有不同意见，也应采取婉转的方式，尽量使患者乐意接受。保持环境安静，避免外界干扰，如果家属与亲友在场要征得患者的同意。对患者要尊重、同情、理解、安慰及适当保证，例如，注意对不同性别、年龄患者的尊称，使患者感到亲切、体贴而敞开心扉进行交谈。讲话清晰、平和、中肯，尽量使用中性语言，避免笼统使用术语。

在交流方式上，一般先进行开放启发式交谈，然后再作针对性询问式交谈。询问式交谈往往涉及一些较为特殊的问题，目的在于得到更具体和更详尽的资料。交流时首先可以就患者最关心、最重视的问题开展交流，随后自然地转入深入交谈。一般尽量采用开放式提问，有利于了解更多信息。尽量避免暗示性提问，如"你是不是今天心情不好？"——这种提问方式有可能产生误导，获得不准确的信息。可以把患者说的话用不同的措辞和句子加以复述或总结，但不改变患者说话的意图和目的。有些想法和感受患者不好意思说出来，或者是不愿明说，然而对患者又十分重要，这时医生可以帮忙代述，这样可以大大促进医患之间的沟通，但要注意有时也会有风险。交流时提示或引导交谈的方式应灵活，对不同对象应采用不同的交谈方式，有的患者在表述自己的感受或经历时，会偏离主题或出现思路停顿，这时应给予适当的启发或引导，使患者完整地谈出想说的内容；在接触多疑、敏感的患者时，不要因其荒谬的思维与之争辩或强行指正其病态，否则将会阻碍患者的表述或引起患者猜疑，甚至成为患者妄想的对象；对忧郁、情绪消极的患者，引导患者回忆其以前的经历；对精神衰退或思维迟缓的患者，应耐心地帮助其重复主题，启发诱导患者按主题思路进行交谈和沟通。避免边询问，边翻阅有关表格，使交谈检查不时中断，影响与患者进行思想情感交流的气氛；要重视非言语交流的作用，医生的仪表姿态，如表情、姿势、眼神、手势等，在情感交流与思想沟通中有重要作用。有时在交谈中，适当的停顿和沉默可给双方以思考、调整思路的时间。如患者谈及痛苦体验而哭泣时，短暂的沉默也许会让患者逐渐停止哭泣。总之，针对不同症状的患者，恰当地选择和运用倾听、转换话题、回避主题、认同、沉默，或者重复主题、追加询问、澄清等方式，才会达到与患者的有效接触和沟通。

在交谈中医生要保持高度的职业敏感性和稳定的情绪，交谈时要防止仅仅强调精神因素，而忽视躯体因素；防止过分关注阳性症状而忽视阴性症状、早期症状和轻度异常；防止仅仅关注情感反应和行为异常而忽视思维和内心体验的异常。另外，特别需要注意的是，精神病患者随时都可能有异常思维和行为，与其接触时必须时刻防止患者伤人或自伤等行为的发生。当然，精神科医务工作者要注意加强自身专业修养，遇到患者不合作、冲动、误解时，以冷静稳定的心态予以说服制止。对怀疑有抑郁障碍的患者进行检查时，一定要善于发现患者的情绪症状，由于许多患者在就诊时往往否认自己有情绪症状，反而主诉许多躯体症状，对此应给予足够的警惕。在交谈中，医生不要过于性急，要尽可能让患者自己主动诉说症状，不给予诱导，一般说来由患者主动诉说出相关的症状对诊断意义更大；要向患者表达对他的关心、同情、尊重，同时显示一定的职业与专业能力，以建立相互信任和良好的医患关系，使患者能够坦诚地和医师进行交谈。对患者的主要精神症状要注意确认，对一些含糊不清的回答，必须耐心反复询问，直至能够准确地了解。对一些通常认为难以回答或让人难堪的问题，如关于自杀、与性有关的问题等，医生不要回避，但询问时要注意方式，并尽量放在谈话的后期进行。在谈话结束时要注意让患者有提问的机会，并对一些主要问题做出解答，并对患者的担忧给予劝慰。

在与精神障碍患者的沟通中，应当坚决避免一些不良的接触沟通方式，如敌意性应答。注意恪守职业道德，尊重精神病患者的隐私权，不议论使患者羞于启齿的言行或遭遇，不可任意谈论病情或议论患者缺陷、家事和不良预后等，对患者谈话内容应注意保密，不得在公众场合讨论病情，未经患者许可不得泄露给与其医疗工作无关人员。

在交谈结束时，要注意进行综合总结，与患者一起分析总结交谈的主题，复述重点、解答问题，让患者明白医生已理解他所表达的意思，如果有误解，可及时澄清和纠正。

（五）特殊情况下的交谈

面对情绪不稳定而发生争吵的患者，要表现出有足够的耐心，努力劝说，不要过多指责患者。说话应态度和蔼，对其发生争吵要表示理解，并对由此产生的误解表示歉意。向患者讲清稳定情绪的重要性，争取获得患者及其家属的配合或帮助。

对表现出强烈焦虑、抑郁和愤怒等恶劣情绪或行为明显紊乱的患者，暂时不宜交谈。要尽可能收集患者的一般资料，是否有过暴力倾向或其他的违法行为。对其居住环境的安全程度进行评估，设法让患者亲友留在家中。如果医生感觉不安全或可能会受到攻击，不要单独与患者进行交谈，要约上同事共同进行，进屋后尽可能不要锁门，站在门口或离门口较近的位置，注意与患者保持安全距离。当患者出现生气的情况时，可问他"为什么这样生气？"这样能显示出你是聆听及关注他的感受，显示出你想帮助他解决困难，但不要做出任何不可能做到的承诺。注意要显示诚意，不要威胁，行动和说话要平和、表现有自信心。对有暴力倾向的患者，要保持警觉及留意已经出现的暴力迹象，要留意患者情绪失控的征兆，不要直接批评患者，要保持自我控制及避免直接对峙。如患者发生了吵闹或冲动事件，要保持镇定。如果情况许可，尝试巧妙地离开，并设法寻求别人协助，必要时报警。对兴奋躁动的患者，要语气平和，以安抚为主，等待药物起效后再沟通。对抑郁自责的患者要态度和蔼，耐心解释，以减压为主。对依赖型患者，要让他先作决定，用启发式谈话，并与其保持距离。对易激惹患者，要出言谨慎，连哄带夸。对有幻觉妄想患者，要相信其感受的真实性，只关心，不反驳。对有躯体化患者，要淡化他的不适感，多用正性暗示。对敏感多疑的患者，要不厌其烦地解释和保证。对有自杀观念的患者，要敢于讨论自杀，加强看护。

精神病患者一般都不承认自己有精神病，所以不要过急地说他是精神病，特别是不能讲他发病时的失态情况。要尊重病人，尽可能地满足病人的合理要求。在病人理解程度低下时发表的言论，不要与其争辩，因为病人受幻觉或妄想的支配，出现的奇怪观点是很难扭转的，过多争辩有害无益。在与病人接触中，不要揭露病人的隐私，更不要与无关人员谈论患者的病情。

医患沟通本身就是一种治疗，通过沟通可以让精神病人更好地康复。所有医生必须学会交流和处理人际关系的技能，缺少共情应该看作与技术不够一样，是无能的表现。

第二节　精神检查的原则及基本内容

随着医学技术的飞速发展，大量实验室检查结果和神经影像学资料对医生做出准确的诊断和制订治疗方案提供了重要的依据，但是由于精神疾病缺乏明确客观的生物学诊断指标，精神疾病诊断主要依靠患者的精神症状和病史资料进行，精神检查是获取精神症状的唯一重要方法，因此，掌握精神检查的方法对于精神科医生来说是必要的内容。

精神检查是医生与患者面对面的访谈以及观察患者的言行和情绪变化，主要目的在于全面了解患者的病史和精神症状，并进行综合分析评估，明确诊断和制订合理的治疗计划。其次，医生通过精神检查与患者建立良好的医患关系，取得患者的信任，增加其依从性，有利于治疗计划的顺利实施。

一、精神检查的原则

精神检查应选择在安静、避免受到干扰的环境中进行，每次检查的时间不宜超过一个小时，除非患者要求或者特殊情况，家属或亲友不宜在场，以免影响患者症状的暴露。

（一）精神检查二任务

1. 建立关系　医生要通过精神检查与患者建立良好的医患关系，获取患者的信任，这样利于收集更多的精神症状信息和病史信息，利于作出诊断和制订恰当的治疗计划，并且提高患者的依从性，利于治疗计划的实施。

为了建立良好的医患关系,医生应遵循尊重、支持、同情、确认的方式来与患者交谈。为了表示对患者的尊重,医生在开始交谈时,要首先向患者介绍自己,明确此次交谈的目的,询问患者对此次交谈的期望。在谈话时,要使用与患者文化背景相适应的语句,避免使用医学术语。支持就是表达医生对病人的关心,同情就是表达医生对病人问题的个人理解,特别是这种理解是站在患者的文化背景下的理解而不是站在医生本人的文化背景角度下的理解。确认就是对患者的情感反应表示认可、信任和重视。

2. 获取信息　获取患者的精神症状及病史资料的信息,包括获得患者躯体、心理和社会方面的信息以及病人的精神病史和精神症状。在获取信息时,需要注意三个问题,一是通过开放式的问题,既不诱导也不限制病人的回答,以便尽可能多地获取信息;另一方面,注意与患者保持适当的视线接触而不要只顾作记录。通过观察患者的情感反应和动作来关注患者非言语交谈表达出来的问题。最后,要注意评估信息的可靠性,避免患者受精神症状的影响或为了迎合医生的询问而随意回答。

(二) 精神检查三阶段

1. 开始　医生首先应对患者表示欢迎,介绍自己的身份和名字并表明交谈的目的。

2. 深入　精神检查的方法包括自由交谈法和询问法两种。自由交谈法的好处在于气氛比较自然,患者可自由表达自己的状态,医生能获得更多的资料。对文化水平较高和合作的患者可采用此种方式。但此法的缺点在于有的病人会叙述一些与病情无关的内容。对有被害妄想、感知觉障碍、认知缺损的患者,可以采用询问法,最好多提开放性问题,如"最近一周您的情绪如何?",避免诱导式或有暗示性的提问,如"您的情绪很低落,是吗?"。另外,不要让患者感到类似于审问或命令的感觉。对不肯暴露想法的患者,更应循循善诱,注意访谈的方式。

当问及精神症状时,不仅要明确症状的种类,还要问清楚症状的具体内容、性质、何时开始、如何结束、以及患者如何应对。要求病人描述其体验的具体实例,症状的起病形式和病程特点,如果已接受过治疗,要询问治疗的措施、时间与效果。

精神检查既要根据心理过程,也要切换自然,循着线索问。还须注意的一点是,检查者从一开始就要考虑到可能的诊断,随着检查的进行,要不断询问问题以寻找支持或否定原诊断假设的依据,要考虑到与治疗及预后有关的材料。

在询问过程中,如果病人情绪激动、出现激越行为威胁到医生人身安全时,必须迅速调整策略,比如调整座位,打开房门,允许病人站立,邀请经验丰富的同事参与或家属参与以继续进行检查或终止访谈,无论何时,病人和医生的安全始终是第一位的。

3. 结束　结束检查前,可以询问患者"还有什么我刚才没有问到而你想让我了解的事吗?"等一般性的问题,以及询问患者的需求等。

精神检查是一项技术性较强的工作,与检查者的医学知识、心理学知识、社会学知识及临床实践经验相关。可通过观摩其他医生的精神检查以及上级医生的督导来增加经验。

二、精神检查的基本内容

精神检查是了解患者内心活动,明确精神症状的重要手段。精神检查除与患者详细交谈外,还应包括如情感、行为表现的观察。精神检查和观察需不断地进行,并结合护士、家属、知情人和病友所提供的病史资料进行全面的综合分析,以明确诊断。精神检查的主要内容包括:

(一) 一般表现

1. 意识状态是否清晰,时间、地点、人物定向力是否完整。

2. 接触情况　患者接触情况以及对检查是否合作。

3. 外表、步态、衣着、相关姿势、面部表情。患者的外表与实际年龄是否相符。

4. 行为情况　交谈中有无发怒、攻击、防卫、敌意、淡漠、无所谓等表现,有无蜡样屈曲或古怪、失控行为,有无痉挛、震颤、做作等,以及与检查者的眼神接触情况等。

5. 日常生活 包括仪表、饮食、大小便及睡眠,与其他病友的接触,参加病房集体活动及工娱治疗情况等。

（二）认识活动过程

1. 感知觉障碍 包括错觉,幻觉和感知综合障碍。注意收集感知觉障碍的种类、出现时间及频度,以及与其他精神症状的关系,对患者工作、学习、生活的影响。对精神疾病诊断价值较大的症状如评论性幻听等要特别注意检查。

2. 思维障碍：

(1)思维形式障碍:重点了解患者思维联想过程和逻辑结构,有无思维松弛、思维破裂、病理性象征性思维、逻辑倒错或词语新作,有无病理性赘述、持续性言语等,是否存在强迫观念及与其相关的强迫行为。

(2)思维内容障碍:有无妄想体验,并描述妄想的种类、内容、性质、出现时间,是原发性妄想还是继发性妄想,涉及范围,有无泛化,是否成系统,内容是荒谬还是接近现实等。

(3)记忆力:评估瞬时记忆力、近记忆力和远记忆力的完好程度,是否存在遗忘、错构、虚构等症状。

(4)注意力:评定是否存在注意减退或注意涣散、随境转移、注意增强方面的问题。

(5)智能:根据患者的文化教育水平提问。包括一般常识、专业知识、计算力、理解力、分析综合能力及抽象概括能力。怀疑有智能减退或精神发育迟滞时可进行智力量表测查。

(6)自知力:自知力是指患者对自身精神状况和所患疾病的认识和判断能力。自知力是检验患者疾病严重程度和恢复的重要标志之一。自知力一般分为自知力缺乏,自知力部分完整或自知力完整。

（三）情感活动过程

1. 主导情感状况 患者持续的情绪状态(心境),包括抑郁、躁狂、焦虑、恐惧、淡漠等。

2. 情感的稳定性 患者是否存在情绪不稳定、激越或易激惹,情感脆弱。

3. 情感的协调性 患者的情感反应与其思维和行为、外界环境的协调性。

（四）意志与行为活动过程

患者对今后工作、生活有无打算,有无在精神症状如妄想影响下的病理性意志活动增强,本能活动(如食欲和性欲)有无减退或增强,有无兴奋躁动、冲动伤人毁物、木僵及怪异动作、自伤自杀行为,意志活动与其他精神活动的相互关系等。

（五）不合作患者的精神检查

对不合作患者的精神检查主要通过观察来进行。

患者由于兴奋躁动、缄默、木僵状态或敌意冲动而不配合医生的精神检查,医生要通过观察患者的意识状态(观察对言语指令和刺激的反应)、定向力、姿势(有无怪异动作等)及生活自理能力(饮食穿衣、大小便自理情况)等以便获得正确的诊断。注意观察患者的面部表情,如茫然、警觉性高、敌意、恐惧、焦虑、欣快、呆板等,对外界刺激有无情感反应。记录患者交流的表达方式,如手势、点头示意或缄默不语等。动作行为方面主要观察有无无目的走动、本能活动亢进、违拗、冲动攻击、伤人毁物、自残自杀以及不服从管理等情况。

第三节 精神障碍的相关检查

一、体格检查

体格检查是精神科医师重要的基本技能,检查获得的体征可以为疾病的诊断和鉴别诊断提供重要的临床依据。精神症状可能是躯体疾病的继发表现之一,同样精神障碍患者也会伴发躯体疾病。

因此,病史采集完成后,应对患者进行全身体格检查。其中,对于所有住院患者均应按体格检查的要求全面而系统地实施,对门诊患者则应根据病史重点地进行体检,对于需要服用精神药物的咨询者也需要有重点地对主要系统进行体格检查。只重视精神检查而忽视体格检查既不符合现代医学理念的要求,也容易导致医疗事故与差错,是极不负责的表现,应绝对避免。

（一）一般检查

一般检查是对被检查者全身健康状况的概括性观察,是体格检查过程中的第一步。包括体温、呼吸、脉搏、血压、发育状况、营养状况、意识状态、表情、体位、姿势、步态等。同时也要注意患者服饰仪容、个人卫生、呼吸或身体的气味、被检查者精神状态和对周围环境中人和物的反应以及全身状况、器官功能的综合评估。一般状况检查以视诊为主,当视诊不能满足检查目的时,应配合使用触、叩、听诊。检查者第一次接触被检查者时就开始了一般状况检查,在交谈及全身体检过程中完成这一检查。

（二）生命体征

1. 体温　正常人的体温平均37℃（口测法:36.3℃~37.2℃）,正常人24小时内体温波动一般相差不超过1℃。高热提示感染性或炎症性疾病（如脑炎、脑膜炎等）、甲状腺功能亢进、中暑或中枢性高热（脑干或下丘脑病变）;体温过低提示休克、甲状腺功能低下、肾上腺功能减退、慢性消耗性疾病、严重营养不良（如厌食症患者）、低血糖、冻伤或镇静安眠药（如巴比妥类）过量。

2. 脉搏　正常60~100次/分。检查时要注意脉率、节律、紧张度、强弱、大小、及与呼吸的关系等。脉搏缓慢有力提示急性颅内压增高;脉搏过缓（40次/分以下）可能为房室传导阻滞或心肌梗死;脉搏细速或不规则提示休克、心力衰竭、高热或甲亢危象;脉搏不齐提示心脏传导相关疾病;脉搏微弱无力可能为休克或颅内出血等。在精神科兴奋躁动状态的患者以及焦虑症发作的患者脉率往往较快,但因人而异。另外还要注意不少精神科药物能导致窦性心动过速或过缓的不良反应,在体检时也应注意询问目前治疗情况,以便鉴别及观察随访。

3. 呼吸　观察患者的呼吸方式、节律和频率等。深而快的规律性呼吸常见于糖尿病酸中毒、尿毒症、败血症等,称为Kussmaul呼吸;浅而快速的规律性呼吸见于休克、心肺疾病或安眠药中毒引起的呼吸衰竭。吗啡、巴比妥类药物中毒时呼吸缓慢;中枢神经系统病变导致呼吸中枢抑制时,可有呼吸节律的改变。

4. 血压　通常指动脉血压或体循环血压。根据1999年10月中国高血压联盟参照WHO/ISH指南（1999）公布的中国高血压防治指南的新标准,18岁以上成人正常血压,收缩压小于130mmHg,舒张压小于85mmHg;正常高值:收缩压130~139mmHg,舒张压85~89mmHg;收缩压大于140mmHg,舒张压大于90mmHg为高血压;血压小于90/60mmHg为低血压。血压过高见于颅内压增高、脑出血、高血压脑病、脑梗死、尿毒症等,血压过低可能为脱水、休克、心肌梗死、甲状腺功能减退、糖尿病性昏迷、肾上腺皮质功能减退以及镇静安眠药中毒等。但也有患者自述一贯血压偏低且无躯体不适症状。

（三）体味或呼吸气味

患者呼吸或口腔中某些特殊气味具有特殊的诊断意义。酒味提示急性酒精中毒;肝臭味提示肝性脑病;烂苹果味提示糖尿病酮症酸中毒;大蒜味提示有机磷农药中毒;氨味或尿味可能为尿毒症。

（四）面容表情

正常人表情自然、神态安逸。当某些疾病发展到一定程度时,可出现某些特征性面部表情,如表情呆板见于精神发育迟滞,表情痛苦见于抑郁症等。

（五）头部

头部检查包括头颅和头部器官检查,主要靠视诊,必要时配合触、叩、听诊。

1. 头发和头皮　脱发可由疾病引起,如伤寒、甲状腺功能低下、斑秃等,也可能是放疗、化疗等理化因素引起,检查时要注意脱发发生的部位、形状与头发改变的特点。头皮检查需分开头发观察头皮颜色、头皮屑、有无头癣、疖、痈、外伤、血肿及瘢痕等。

2. 头颅　①视诊:观察头颅大小、外型、有无畸形与异常运动等。头部的异常运动,如头部活动受限,见于颈椎疾患;头部不随意运动见于震颤麻痹以及服用抗精神病药物所致的药源性帕金森病等。②触诊:头部有无压痛、触痛、隆起、凹陷等。③叩诊:头部有无叩击痛,叩击脑积水的患儿颅骨可有空瓮音。④听诊:颅内血管瘤、血管畸形、大动脉部分阻塞时,在病灶上方可闻及血管杂音。

3. 面部及五官　观察有无面部畸形、面肌抽动或萎缩、色素脱失或沉着,面部血管瘤见于脑-面血管瘤病患者,面部皮脂腺瘤见于结节性硬化。检查眼、耳、鼻、口和腮腺。

（六）颈部

1. 颈部血管检查　注意颈静脉有无显露、充盈或怒张,观察颈动脉有无搏动,并在颈部大血管区听诊有无杂音。

2. 甲状腺检查　①视诊:观察甲状腺的大小和对称性。②触诊:触诊时注意甲状腺的大小、形状、质地,有无结节、压痛及震颤。当触及肿大或结节时,嘱被检者做吞咽动作,甲状腺可随吞咽上下移动,可借此与颈前其他肿块相鉴别。③听诊:发现甲状腺肿大时,应以钟形听诊器轻置于甲状腺上进行听诊,甲状腺功能亢进时,由于甲状腺动脉血流加速,可听到连续性或收缩期血管杂音。

3. 气管检查　注意气管是否居中,大量胸腔积液、积气、纵隔肿瘤以及单侧甲状腺肿大可将气管推向健侧,而肺不张、肺硬化、胸膜粘连可将气管拉向患侧。

（七）心、肺

1. 视诊　心前区有无隆起与凹陷;心前区是否有异常搏动,如弥散性搏动,上腹部是否有异常搏动;心尖搏动情况等,特别注意心尖搏动的位置、强度及范围的变化。

2. 触诊　心尖搏动及心前区搏动、震颤和心包摩擦感。

3. 叩诊　叩诊可确定心界,判定心脏和大血管的大小、形状及其在胸廓内的位置。

4. 听诊　包括心率、心律、心音、心脏杂音及心包摩擦音等。

（八）腹部

腹部脏器繁多,与很多其他系统均有关联。腹部检查顺序为视、听、触、叩,以触诊为主,触诊中又以脏器触诊最为重要。

1. 视诊　腹部外形、呼吸运动、腹壁静脉,有无肠型、蠕动波,腹壁皮肤、肚脐情况,腹股沟有无病变,腹围测量。

2. 听诊　肠鸣音:正常人为 4~5 次/分;超过 10 次/分为肠鸣音活跃,同时伴响亮、高亢、金属音为肠鸣音亢进;肠鸣音少于正常为肠鸣音减弱;持续听诊 3~5 分钟未听到肠鸣音,且刺激腹部仍无肠鸣音,为肠鸣音消失;故要求听诊至少 3~5 分钟。听诊时还需注意有无血管杂音、摩擦音、搔弹音等。

3. 触诊　内容包括以下几个方面:腹壁紧张度、压痛及反跳痛,并分别对肝、胆囊、脾、肾、膀胱、胰腺进行触诊。

4. 叩诊　腹部叩诊的主要作用在于叩知某些脏器的大小和叩痛,胃肠道充气情况,腹腔内有无积气、积液和包块等。包括:肝叩诊、胃泡鼓音区叩诊、脾叩诊、肾叩诊、膀胱叩诊和移动性浊音叩诊。

（九）脊柱与四肢

1. 脊柱　脊柱的病变主要表现为疼痛、姿势或形态异常以及活动度受限等,检查时应注意其弯曲度、有无畸形、活动是否受限、有无压痛及叩击痛。

2. 四肢　四肢及关节的检查常运用视诊与触诊,两者相互配合,观察四肢及其关节的形态、肢体位置、活动度及运动情况等,如四肢有无畸形、杵状指(趾)、匙状指、手指震颤、下肢静脉曲张、坏疽,关节有无运动障碍、畸形、肿胀、发红、压痛、动感、咔嚓声等。

二、神经系统检查

（一）意识检查

意识是大脑功能活动的综合表现,不仅反映觉醒状态,还可反映机体的思维、情感、记忆、定向力以及行为等多项神经、精神功能。对于意识障碍的患者,需重点询问意识障碍发生的缓急,昏迷前是否有其他症状,是否有外伤史、中毒史、药物过量以及癫痫、高血压、冠心病、糖尿病、抑郁症或自杀史等。检查时需尽快确定有无意识障碍,并进行临床分级。检查流程如下:首先,通过视诊观察患者的自发昏倒和姿势;其次,通过问诊和查体评估意识障碍程度,明确意识障碍的觉醒水平,如判断嗜睡、昏睡、浅昏迷或昏迷,以及是否有意识内容的改变,如意识混浊、谵妄、梦样状态和朦胧状态。意识障碍的神经系统查体主要包括:眼征、对疼痛刺激的反应、瘫痪体征、脑干反射、锥体束征和脑膜刺激征等。

(二)颅神经

颅神经检查对神经系统疾病定位诊断有重要意义。

1. 嗅神经(Ⅰ)　先询问患者有无嗅幻觉等主观嗅觉障碍。然后让患者闭目,闭塞其一侧鼻孔,用松节油、杏仁等挥发性物质或香皂、牙膏和香烟等置于患者受检鼻孔,令其说出是何气味或做出比较。一侧或两侧嗅觉丧失多由于鼻腔局部(嗅神经和鼻本身)病变所致;嗅中枢病变不引起嗅觉丧失,但可引起幻嗅发作,嗅沟病变压迫嗅球、嗅束可引起嗅觉丧失。

2. 视神经(Ⅱ)　主要检查视力、视野和眼底。眼底检查时无需散瞳,否则影响瞳孔对光反射。检查应记录视盘形状大小(有否先天性发育异常)、色泽(有否视神经萎缩)、边缘(有否视盘水肿),以及视网膜血管(有否动脉硬化、狭窄、充血、出血)、视网膜(有否出血、渗出、色素沉着和剥离)等。

3. 动眼、滑车和展神经(Ⅲ、Ⅳ、Ⅵ)　此3对脑神经共同支配眼肌运动,合称眼球运动神经,可同时检查。

(1)外观:观察睑裂是否对称,有否上睑下垂、眼球前突或内陷、斜视、同向偏斜。

(2)眼球运动:观察有否眼球运动受限及受限方向和程度,有无复视和眼球震颤。

(3)瞳孔及反射:检查时注意以下几方面:

1)瞳孔的形状和大小:在一般光线下,正常瞳孔直径为3~4mm,小于2mm为缩小,大于5mm为瞳孔散大。两侧等大正圆。青光眼或眼内肿瘤时可呈椭圆形;虹膜粘连时形状可不规则。引起瞳孔大小改变的因素很多,病理情况下,瞳孔缩小见于虹膜炎症、有机磷类农药中毒、药物反应(吗啡、氯丙嗪等);瞳孔扩大见于外伤、颈交感神经刺激、青光眼绝对期、视神经萎缩、药物影响(阿托品、可卡因)等。瞳孔大小不等常提示有颅内病变,如脑外伤、脑肿瘤、中枢神经梅毒、脑疝等。双侧瞳孔不等,且变化不定,可能是中枢神经和虹膜的神经支配障碍;如瞳孔不等伴有对光反射减弱或消失及神志不清,往往是中脑功能损害的表现。

2)瞳孔对光反射:包括直接对光反射和间接对光反射,瞳孔对光反射迟钝或消失见于昏迷患者。

3)调节与集合反射(又称会聚或辐辏反射):动眼神经功能损害时,睫状肌和双眼内直肌麻痹,调节与集合反射均消失。

4. 三叉神经(Ⅴ)　是混合神经,主要支配面部感觉和咀嚼肌运动。

(1)面部感觉:注意区分周围性与核性感觉障碍,前者(眼支、上颌支、下颌支)病变区各种感觉缺失,后者呈葱皮样分离性感觉障碍。

(2)咀嚼肌运动:首先观察有否颞肌、咬肌萎缩,再用双手压紧双侧颞肌、咬肌,让患者做咀嚼动作,感知肌张力和肌力,两侧是否对称等。再嘱患者张口,以上下门齿中缝为标准,判定下颌有无偏斜,如下颌偏斜提示该侧翼肌瘫痪。

(3)反射:

1)角膜反射(corneal reflex):检查者用细棉絮轻触角膜外缘,正常表现双眼瞬目动作。其中,受试侧瞬目称为直接角膜反射,对侧瞬目为间接角膜反射;如受试侧三叉神经麻痹,则双侧角膜反射消失。

2）下颌反射：患者略张口，轻叩击置于其下额中央的检查者拇指，引起下颌上提，正常人不易引出，脑干上运动神经元病变时反射增强。

5. 面神经（Ⅶ）　面神经是混合神经，支配面部表情肌运动，同时支配舌前 2/3 味觉纤维。

（1）面肌运动：先观察额纹、睑裂、鼻唇沟等是否对称，然后让患者做皱眉、瞬目、示齿、鼓腮等动作，观察有无瘫痪及是否对称。周围性面瘫导致睑裂上、下的面部表情肌均瘫痪，中枢性面瘫只造成睑裂以下的面肌瘫痪。

（2）味觉：先试可疑侧，再试另一侧，每试一种溶液需用温水漱口。面神经损害可使舌前 2/3 味觉丧失。

6. 位听神经（Ⅷ）　包括 2 种功能不同的感觉神经：蜗神经和前庭神经。

（1）蜗神经：传导听觉，损害时出现耳聋和耳鸣。应用音叉测验可鉴别传导性聋和神经性聋。

（2）前庭神经：受损时出现眩晕、呕吐、眼球震颤和平衡障碍等。

7. 舌咽神经、迷走神经（Ⅸ、Ⅹ）　二者在解剖与功能上关系密切，常同时受累，故同时检查。检查患者有无声音嘶哑、鼻音或完全失音，有无吞咽困难；嘱患者发"啊"音，观察悬雍垂是否居中，软腭上升时是否对称；检查咽反射是否正常。

8. 副神经（Ⅺ）　检查时让患者对抗阻力向两侧转颈和耸肩，检查胸锁乳突肌和斜方肌上部功能，比较收缩时双侧的肌力和坚实度。副神经损害时向对侧转颈及同侧耸肩无力或不能，同侧胸锁乳突肌及斜方肌萎缩、垂肩和斜颈。

9. 舌下神经（Ⅻ）　其支配同侧所有舌肌。检查时观察舌在口腔内位置及形态，然后观察有无伸舌偏斜、舌肌萎缩和肌束颤动。一侧核下性病变伸舌偏向病侧，伴该侧舌肌萎缩；双侧舌下神经麻痹时两侧均有舌肌萎缩和肌束颤动，舌肌不能运动，言语、构音、吞咽均受影响。

（三）运动系统

运动系统（motor system）检查包括肌肉形态、营养、肌张力、肌力、不自主运动、共济运动、姿势及步态等。

1. 肌肉形态和营养　观察和比较双侧对称部位肌肉外形及体积，有无肌萎缩、假性肥大及其分布范围。下运动神经元损害和肌肉疾病可见肌萎缩，进行性肌营养不良可见肌肉假性肥大，表现为外观肥大、触之坚硬，但肌力弱，常见于腓肠肌和三角肌。

2. 肌张力（muscular tension）　肌张力减低：表现为触诊时肌肉弛缓柔软，被动运动时肌张力减低，可见关节过伸。见于下运动神经元病变（如多发性神经病、脊髓前角灰质炎），小脑病变和肌源性病变等。肌张力增高：表现为肌肉较硬，被动运动阻力增加，关节活动范围缩小。见于锥体系和锥体外系病变，前者表现为痉挛性肌张力增高，如折刀样肌张力增高；后者表现为强直性肌张力增高，如铅管样（不伴震颤）或齿轮样肌张力增高（伴震颤）。

3. 肌力（muscle force）　是指肌肉的收缩力，一般以关节为中心检查肌群的伸、屈、外展、内收、旋前和旋后等功能，适用于上运动神经元病变及周围神经损害引起的瘫痪。但对单神经损害（如尺神经、正中神经、桡神经、腓总神经）和局限性脊髓前角病变（如脊髓前角灰质炎），需要对相应的单块肌肉分别进行检查。

4. 不自主运动　是随意肌不自主收缩，是指患者意识清楚而不能自行控制的骨骼肌动作。其原因少数属生理性或精神性，大部分为锥体外系损害的表现。检查时观察患者有无舞蹈样动作、手足徐动、肌束颤动、颤搐、肌阵挛以及（静止性、动作性和姿势性）震颤等，及其出现的部位、范围、程度、规律和与情绪、动作、寒冷、饮酒等的关系，并注意结合患者家族史。

5. 共济运动　为小脑病变最主要的症状。检查时首先观察患者日常活动是否协调，有无运动性震颤和语言顿挫等，进一步可检查指鼻试验、误指试验、跟-膝-胫试验、闭目难立征及快速轮替动作等。

（四）感觉系统

患者应意识清晰,检查前充分取得患者合作。当患者意识状态欠佳或不合作但又必须检查时,要注意观察患者对检查刺激引起的反应,如呻吟、面部出现痛苦表情或回缩受刺激的肢体,以估计患者感觉功能状态。检查时注意左右、近远端对比,自感觉缺失部位查向正常部位,自肢体远端查向近端,必要时重复检查,避免暗示性提问。

1. 浅感觉　包括皮肤及黏膜的触觉、痛觉、温度觉。温度觉障碍见于脊髓丘脑侧束损伤,触觉障碍见于后索病损。

2. 深感觉　是测试深部组织的感觉,包括关节觉、震动觉和深部触觉。关节觉障碍见于后索病损,震动觉障碍见于脊髓后索损害。

3. 复合感觉　是大脑综合、分析、判断的结果,故也称皮质感觉,包括皮肤定位感觉、两点辨别觉、实体辨别觉、体表图形觉。

三、实验室检查

（一）目的与意义

及时发现精神疾病伴发的各种躯体疾病以及药物不良反应,以便积极治疗。各种病理变化可导致人体内环境发生改变,从而导致精神状态甚至行为改变。而人体是一个有机结合体,躯体和精神情况无时无刻不在相互作用、相互影响。血液、尿液、分泌物等均是内环境的重要组成部分。实验室检查是以离体的血液、体液、分泌物、排泄物和脱落物等为标本,通过试剂、设备、仪器、技术等进行检测,得到可靠检测结果或数据。通过这些结果或数据,或者通过动态观察这些数据的变化,结合临床相关资料和其他辅助检查,进行逻辑分析和科学思维,对疾病的诊断、鉴别诊断、疗效观察、病情演变和预后判断具有重要的指导意义。现代医学实验室检查技术的发展,给精神障碍,特别是器质性精神障碍的诊断和治疗提供了越来越丰富的参考资料。因此,实验室检查对于精神科而言有着重要意义,包括:①为某些症状性精神病或器质性精神病的诊断提供依据;②明确患者的躯体情况有助于制订合理的治疗方案,尽可能地减少或避免药物不良反应;③有助于及时发现精神疾病伴发的躯体疾病,以便积极治疗;④用于某些抗精神病药物和心境稳定剂血药浓度的监测,可提高用药的安全性。

（二）常规检查

无论是精神科门诊或住院患者,一些常规的实验室检查都有必要进行,如血、尿、粪三大常规,血液生化指标如肝功能、肾功能、电解质、血糖测定等,胸片、心电图和脑电图等功能检查也应列为常规检查,除此之外还应根据病史、查体情况,进行针对性的检查,如脑脊液检查、甲状腺功能测定、梅毒血清试验、血药浓度检测、头颅 CT、MRI 等。

（三）常用检查

1. 神经内分泌检查

（1）地塞米松抑制试验（DST）:正常人口服地塞米松可以抑制可的松的分泌。不少研究发现抑郁症患者口服地塞米松后可的松的分泌未被抑制,即地塞米松抑制试验阳性。抑郁症患者中 DST 试验阳性率在 40% ~ 70% 不等。目前对 DST 的评价是作为一种状态指标,有助于判断抑郁症的严重程度,有助于估计预后,症状好转而 DST 试验持续阳性者复发风险较高。

（2）促甲状腺释放激素激发试验（TRH-ST）:正常情况下甲状腺素分泌有一定的昼夜节律,而TRH 对 TSH 分泌具有激动作用。一些抑郁症患者及神经性厌食、酒精中毒患者会出现甲状腺素分泌昼夜节律的消失或平坦,TSH 和 T_3 血清浓度也可下降,TRH 对 TSH 分泌的激动作用也会减弱甚至消失。

2. 脑脊液检查　主要用于中枢神经系统疾病诊断及鉴别诊断,如各种脑膜炎和脑炎、蛛网膜下腔出血等。正常脑脊液为无色透明,侧卧位的正常压力一般成人为 80 ~ 180mmH$_2$O,压力增高见于颅内占位性病变、脑外伤、颅内感染、蛛网膜下腔出血,静脉窦血栓形成等,颅内压降低见于低颅压、脱水、休克等。脑脊液为红色主要见于脑及蛛网膜下腔出血,黄色则为陈旧性出血,乳白色见于化脓性脑膜炎,脑脊液呈云雾状见于细菌感染,脑脊液放置后有纤维蛋白膜形成见于结核性脑膜炎。脑脊液蛋白含量增高见于颅内感染、颅内和蛛网膜下腔出血、颅内占位性病变等。脑脊液葡萄糖含量降低见于神经系统感染性疾病、颅内肿瘤等,葡萄糖含量高见于糖尿病。脑脊液氯化物明显降低见于化脓性脑膜炎、结核性脑膜炎等。

3. 神经电生理检查

(1)脑电图(electroencephalogram,EEG):脑电图是在安静无外界刺激时,将引导电极置于头皮上进行描记得到的大脑持续性节律性电位变化。目前通过各种诱发方法如声、光、过度换气、药物等可发现一般情况下不能发现的异常脑电活动变化。

一般来说,在脑器质性病变时可能出现 3 种类型 EEG 的改变:

1)持续性慢波,弥漫性损害及意识障碍时呈现弥漫性慢波(如散在性脑炎)、局灶性脑损害呈现持续性局限性慢波。

2)持续性快波,可见于某些药物中毒。

3)阵发性高幅慢波、高波或尖波,提示痉挛性疾病,如癫痫。

(2)多导睡眠脑电图(polysomnography,PSG):PSG 的观察指标主要包括以下 3 个方面:

1)睡眠进程:包括睡眠潜伏期、睡眠总时间、醒转次数、觉醒比等。

2)睡眠结构:分快动眼睡眠相(rapid eye-movement,REM)与非快动眼睡眠相(non rapid eye-movement,NREM),可通过分析 NREMS1、S2、S3、S4 四期百分比、REM 百分比等指标了解睡眠结构。

3)REM 期观察:指标为 REM 睡眠周期数、潜伏期、强度、密度、时间等。正常人每夜睡眠中 NREM 与 REM 睡眠交替出现 4~6 次。整夜 8 小时睡眠各期比例为 S1 占 5%~10%,S2 占 50%,S3 与 S4 占 20%,REM 则占 20%~25%。

(3)脑磁图(magnetoencephalography,MEG):是使用超导量子干涉装置多通道传感探测系统,探测神经元兴奋性突触后电位产生的电流形成的生物电磁场。MEG 可进行脑功能区定位和癫痫放电病灶的定位,有助于难治性癫痫的外科治疗。同时,脑磁图结合 MRI 和 CT 等解剖学影像信息技术,时间分辨率可达到毫秒级,空间分辨率可达到毫米级,对于精神疾病的生物学基础研究,尤其是认知功能研究具有较大应用价值,是目前精神科研究热点及重要发展方向之一。

(4)脑诱发电位:指周围感觉器官与感觉神经系统的有关结构受刺激时,在中枢所测到的脑电变化。诱发电位的观察指标为:①基本波形;②潜伏期;③波幅(mV)。临床常用的脑诱发电位有视觉诱发电位(VEP)、听觉诱发电位(AEP)及躯体感觉诱发电位(SEP)。近年来对事件相关电位的 P300 和 N400 已有较多研究,热点更指向感觉门控的 P50。有研究认为,使用事件相关电位(event-related potentials,ERPs)可通过捕捉到毫秒级的信息,来探讨精神障碍患者的高级神经认知功能。

4. 神经影像学

(1)计算机体层摄影(computer tomography,CT):能根据不同层次各种组织的衰减系数差异,显示人体有关组织器官的解剖学横断面图像,属于结构性影像技术。目前 CT 常规用于颅内血肿、脑外伤、脑出血、蛛网膜下腔出血、脑梗死、脑肿瘤、脑积水、脑萎缩、脑炎症性疾病及脑寄生虫病(如脑囊虫)等的诊断。

(2)磁共振成像(magnetic resonance imaging,MRI):属结构性影像技术,能清晰地显示不同的脑灰质和脑白质图像。通过 MRI 显示的冠状位、矢状位和横位三维图像,可清晰地观察病变的形态、位置、大小及与周围组织结构的关系。MRI 对神经系统疾病的诊断主要用于脑梗死、脑肿瘤、脑萎缩、颅脑先天发育畸形、颅脑外伤和脑炎,脱髓鞘疾病、脑变性疾病及脑白质病变的诊断。

MRI 或有助于预测电抽搐疗效

电抽搐治疗(ECT)是目前针对严重精神障碍,特别是抑郁障碍的有效治疗手段之一。然而,并非所有患者均能获益于 ECT,因此,临床上需要一种能准确预测个体对 ECT 治疗效应的生物标记物。近年来,神经影像学取得了飞速的发展,为精神疾病的诊断和疗效评估提供了新的手段。Redlich 等使用 MRI 对抑郁症患者改良电抽搐治疗疗效的预测进行了研究。研究发现基于治疗前的灰质体积,机器学习手段对 ECT 治疗效果情况的定性预测准确率高达78.3%,敏感度为100%。文章指出治疗前膝下扣带回结构损害较轻的抑郁症患者对 ECT 治疗的效果更为理想。

参考文献:Redlich R,Opel n,Grotegerd D,et al. Prediction of Individual Response to Electro-convulsive Therapy via Machine Learning on Structural Magnetic Resonance Imaging Data. JAMA Psychiatry,2016,73(6):557-564.

(3)单光子发射计算机体层扫描(single photon emission computed tomography,SPECT):主要用于定量或定性地检测脑血流及其变化。此外,还可通过检测受体的放射性配体以了解神经受体的占有率及其功能状况,如多巴胺 D_1 及 D_2 受体、多巴胺转运体、5- HT_2 受体、谷氨酸受体、GABA 受体及 M 型胆碱受体等。该技术在临床及科研中已广泛应用,但由于 SPECT 图像取决于化合物发射的单个光子,空间分辨率相对较差。

(4)功能性磁共振成像(functional magnetic resonance imaging,fMRI):狭义 fMRI 就是指血氧水平依赖性测量(blood oxygenation level dependent,BOLD)成像;广义 fMRI 包括 BOLD 成像、磁共振弥散加权成像(diffusion- weighted MRI,DWI)、弥散张量成像(diffusion tensor imaging,DTI)、磁灌注成像(perfusion MRI),磁共振波谱分析(magnetic resonance spectroscopy,MRS)等。具有较高的时间分辨率及空间分辨率且可重复,试验中可实时监测被试者的反应等优点,对于精神疾病的生物学基础研究,尤其是认知功能研究具有较大应用价值,是目前精神科研究热点及重要发展方向之一。

(5)正电子发射型计算机断层显像(positron emission computed tomography,PET):PET 常用于检查精神障碍患者的受体功能以及精神药物的受体结合率,目前在精神科主要还是应用于科研,但该项技术的深入使用或许会对精神医学的诊断手段与治疗方法带来新的变化。

5. 药物浓度监测　治疗期间应密切监测血药浓度并定期及时复诊观察,既可以防止药物剂量不足而导致的病情控制不良或复发;同时也可以通过监测来防止血药浓度增高带来的不良反应。有一些药物同时使用时可能出现互相抑制或诱导导致血药浓度增高或降低,尤其在药物是已知酶的重度诱导或抑制剂时该情况较为明显,会出现疗效降低或不良反应加重的情况,因此,药物浓度检测对临床治疗具有指导意义。

(1)血锂浓度:由于血锂治疗量与中毒量较接近,故锂盐治疗时应监测血锂浓度。血锂治疗浓度为:0.8~1.2mmol/L,维持浓度为:0.4~0.8mmol/L。1.4mmol/L 应视为有效浓度上限,超过此值容易中毒。早期中毒表现为不良反应的加重,如频繁地呕吐和腹泻,无力,淡漠,肢体震颤由细小变得粗大,反射亢进,表现有意识模糊、共济失调、吐字不清、癫痫发作乃至昏迷、休克、肾功能损害。血锂浓度3.0mmol/L 以上可危及生命。一旦发现中重度的锂中毒征象,应立即停药,注意水电解质平衡,用氨茶碱碱化尿液,以甘露醇渗透性利尿排锂,不宜使用排钠利尿剂。

(2)氯氮平血药浓度:有效血药浓度为300~600ng/ml,代谢产物为 N- 去甲基/N- 氧化氯氮平,活性较低。

(3)氯丙嗪血药浓度:有效血药浓度为500~700ng/ml,与食物和碱性药同时服用吸收减少,可减少血药浓度。

（4）丙戊酸盐血药浓度:有效浓度为 50~100μg/ml,饮酒可加重镇静作用,全麻药或中枢神经抑制药与丙戊酸合用,会增加前者的临床效应。

（5）喹硫平血药浓度:有效浓度 50~300μg/ml,与 CYP3A4 的强抑制剂酮康唑、氟康唑、红霉素、氯氮平等药物合用,会增加本品的血药浓度。与苯妥英、卡马西平、巴比妥类、利福平等肝药酶诱导剂合用,可降低本品的血药浓度。与锂盐合用,可导致肌无力、锥体外系反应和脑损伤。

（6）利培酮血药浓度:利培酮与利托那韦同时使用可能增加利培酮的血药浓度,导致利培酮中毒。与肝酶抑制剂如三环类抗抑郁药、β-受体阻断剂合用,可增加利培酮的血药浓度。而与肝酶诱导剂合用,利培酮的血药浓度会下降。

四、心理评估和测查

心理评估(psychological assessment):是指在生物-心理-社会医学模式的共同指导下,综合运用谈话、观察、测验的方法,对个体或团体的心理现象进行全面、系统和深入客观描述的过程。心理测查是心理评估的一种具体方法和手段,它是结合行为科学和数学方法,在标准情景下,对某一特定个体行为样本进行客观分析和描述的一类方法。心理测查按测验的功能主要分为智力测验、人格测验、神经心理测验和评定量表。本节重点介绍智力测验、人格测验和神经心理测验。

（一）智力测验

1. 韦氏智力测验(Wechsler Adult Intelligence Scale,WAIS)　是由美国医学心理学家大卫·韦克斯勒(David Wechsler)于 1949 年开始主持编制的系列智力测验量表,是目前世界上应用最广泛的智力测验量表。其先后经过三次修订,最新的版本为 1997 年修订后的 WAIS-Ⅲ,相较于老版本除修订条目,改变计分方式和重新制定标准外,还增加了一些新的分测验,以测量工作记忆和加工速度,结果部分除提供三个智商外,还提供了 4 个因子商数。中国修订韦氏智力量表是以 WAIS 为蓝本,于 1981年由湖南医科大学龚耀先教授等主持修订,分为韦氏成人智力量表(WAIS-RC)和韦氏儿童智力量表(WISC-CR),并制订了这两个量表的全国常模。

（1）适用范围:韦氏成人智力量表适用于 16 岁以上的成人,韦氏儿童智力量表适用于 6~16 岁的儿童。

（2）信效度检验:WAIS 言语量表、操作量表和全量表的智商对于整个年龄都有高信度,它们三者的平均信度系数分别为 0.94,0.90 和 0.96。各项测验的信度也是相当令人满意的,言语测验各个分测验的平均信度系数是 0.77~0.86,操作测验各个分测验的平均信度系数是 0.70~0.85。

（3）评定内容:WAIS-RC 分为言语测验和操作测验两部分组成,其中言语测验包括 6 个分测验:知识、领悟、算术、相似性、数字广度、词汇,操作测验包括 5 个分测验:数字符号、图画填充、木块图、图片排列、图形拼凑。测验实施时,言语分测验和操作分测验交替进行,以维持被试的兴趣,避免疲劳和厌倦,完成整个测验约需 50~70 分钟。

（4）结果统计:把每一份测验的原始分数换算为相应的百分等级,然后根据不同年龄组的转换表,得出相应的言语智商(VIQ)、操作智商(PIQ),VIQ 和 PIQ 之和为全量表智商(IQ)。

表 8-1

IQ(全量表)	智力等级	人群百分比
130 以上	最优(极优秀)	2.2%
120~129	优(优秀)	6.7%
110~119	中上(正常上智)	16.1%
90~109	中(正常)	50.0%
80~89	中下(正常下智)	16.1%
70~79	劣(临界下智)	6.7%
69 以下	最劣(低能)	2.2%

2. 瑞文标准推理测验（Raven's Standard Progressive Matrices，SPM）　　由英国心理学家瑞文（J. C. Raven）于1938年创制，用以测验一个人的观察力及清晰思维的能力。它是一种纯粹的非文字智力测验，所以广泛应用于无国界的智力/推理能力测试，属于渐近性矩阵图，整个测验由5个单元构成，每个单元包括12个测题，共60道题。

（1）适用范围：6~70岁以内的幼儿、儿童、成人及老年人，可个别施测，也可团体施测，特别适用于大规模智力筛选或对智力进行初步分析等；可用作有言语障碍者的智力测量；可用于不同民族、不同语种间的跨文化研究。

（2）测验内容：SPM按逐步增加难度的顺序分成A、B、C、D、E五组，每组都有一定的主题，题目的类型略有不同。从直观上看，A组主要测知觉辨别力，图形比较，图形想象力等；B组主要测类同比较，图形组合等；C组主要测比较推理和图形组合；D组主要测系列关系、图形套合、比拟等；E组主要测互换、交错等抽象推理能力。每一组中包含有12道题目，每个题目由一幅缺少一小部分的大图案和作为选项的6~8张小图片组成。测验中要求被测者根据大图案内图形间的某种关系，在小图片中选择一张，使其填入（在头脑中想象）大图案中缺少的部分最合适。测验一般没有时间限制，一般在40分钟左右完成，答对的总分转化为百分等级。在个别测验时，如果记录下测试所用时间，并分析其错误的特性，还可以有助于了解被试者的气质、性格和情绪等方面的特点。

（3）结果解释：被试者智力水平用百分比等级表示：一级，测验标准分等于或超过同年龄常模组的95%，为高水平智力；二级，测验标准分在75%与95%之间，智力水平良好；三级，测验标准分在25%与75%之间，智力水平中等；四级，测验标准分在5%与25%之间，智力水平中下；五级，测验标准分低于5%，为智力缺陷。另外有A、B、C、D、E五个项目分别反映被试者知觉辨别能力、类同比较能力、比较推理能力、系列关系能力及抽象推理能力，通过五个方面得分的结构，一定程度上有助于了解被测者的智力结构。对分数作解释时需要注意，由于SPM强调推理方面的能力，并非完全的智力，目前仅用于智力方面的筛选。

（二）人格测验

1. 明尼苏达多相个性测查表（Minnesota Multiphasic Personality Inventory，MMPI/MMPI-2）　　是目前世界上使用范围最广和频率最高的人格和临床心理学测验之一，由美国明尼苏达大学教授哈撒韦（Hathaway）与麦金利（McKinley）于20世纪40年代初期编制。新修订的明尼苏达多相个性测查表（MMPI-2）于1989年由美国明尼苏达大学出版社正式出版。

（1）适用范围：MMPI能够用于正常人和有心理问题的人群，要注意有的适用于成人，有的适用于青少年。被试者必须有适当的阅读和理解能力。

（2）信效度检验：研究结果表明，MMPI的中文版有良好的信度和结构效度，平均重测信度系数r=0.76。

（3）MMPI的基本结构：MMPI共有566个自我报告形式的条目，其中16个为重复条目。所有条目分布在14个量表内，其中临床量表10个，包括疑病（Hs）、抑郁（D）、癔症（Hy）、病态人格（Pd）、男性化和女性化（Mf）、偏执（Pa）、精神衰弱（Pt）、精神分裂（Sc）、躁狂症（Ma）、社会内向（Si）。4个效度量表，用于鉴定不同的应试态度和反应倾向，包括说谎分数（L）、诈病分数（F）、校正分数（K）、疑问分数（Q）。

MMPI-2是MMPI的修订版，共有567个条目，其中与MMPI有394个条目（占83.6%）完全相同，新增加了107个条目。MMPI-2包括的量表可分为三类：基本量表、内容量表和附加量表。

（4）量表的解释：①对MMPI临床量表的解释，一般来说，最基本的方法是看解剖图上成对的高点或多个高点所形成的编码型。但是，对某些量表上的低点则应当特别注意，而不管编码型或解剖图的高度如何。对低点要特别注意的是量表3（Hy）、4（Pd）、5（Mf）、6（Pa）和9（Ma）几个量表。②临床医师通常强调对量表高点编码型的解释，但是，还必须同时应用其他有关量表来修饰和补充解释。③尽管有些学者认为MMPI解剖图中某些量表出现低点与被试者的行为存在相关性，但是，对于临床量表的一个特殊低点是否能够成为一种标准性解释的问题，很少有系统的研究。

2. 艾森克人格问卷(Eysenck Personality Questionnaire,EPQ)　是英国伦敦大学心理系精神病学研究所的艾森克教授(H. J. Eysenck)及其夫人(B. G. Eysenck)于1952年编制的一个专用于人格测量的心理测量工具。

(1)适用范围:EPQ有成人问卷(16岁以上)和青少年问卷(7~15岁)两种格式,分英国和美国两个版本。1983年,陈仲庚等完成了艾森克人格成人问卷中文版的修订,适用于16周岁以上,具有小学以上文化水平,无影响测验结果的严重生理缺陷群体。

(2)信效度检验:许多研究表明EPQ具有良好的结构效度,其中内外向维度和神经质维度最为确定。EPQ各量表的信度系数较为满意,各分量表间隔1个月重测,其相关系数达0.83~0.90,内部一致性系数为0.68~0.81。

(3)评定内容:EPQ人格分析建立在艾森克提出的外倾性(extraversion,E)、神经质(neuroticism,N)、精神质(psychoticism,P)三种人格维度理论的基础上。N维度反映情绪稳定性,最不稳定者为神经质。E维度反映内向和外向性,P维度反映精神质倾向,测谎(lie,L)量表作为效度量表使用。

(4)结果解释:E、N、P、L 4个表分别计分。各量表高低分人格特征如下:

1)E分特高(典型外向):爱交际,喜参加联欢会,朋友多,需要有人同他说话,不爱一个人阅读和做研究,渴望兴奋的事,喜冒险,向外发展,行动受一时冲动影响。喜实际的工作,回答问题迅速,漫不经心,随和,乐观,喜欢谈笑,宁愿动而不愿静,倾向进攻。总的说来是情绪失控制的人,不是一个很踏实的人。

2)E分特低(典型内向):安静、离群、内省、喜爱读书而不喜欢接触人。保守,与人保持一定距离(除挚友外),倾向于事前有计划,做事观前观后,不凭一时冲动。不喜欢兴奋的事,日常生活有规律,严谨。很少有进攻行为,多少有些悲观。踏实可靠。价值观念以伦理为标准。

3)N分特高(典型情绪不稳定):焦虑、紧张、易怒,往往有抑郁、睡眠不好,患有各种心身障碍。对各种刺激的反应都过于强烈,情绪激发后很难平复下来。由于强烈的情绪反应,这种人容易发火,以致激动,进攻。概括地说,是一个紧张的人,好抱偏见,以致错误。

4)N分特低(典型情绪稳定):倾向于情绪反应慢、弱,即使激起了情绪也会很快平复下来。通常是平静的,即使是生气也是有节制的,并且不紧张。

5)P分高的成人:独处、不关心人,常有麻烦,在哪里都不合适。可能是残忍的,不人道的,缺乏同情心,感觉迟钝,对人抱敌意,即使是亲友也如此。

6)P分高的儿童:古怪,孤僻,麻烦的儿童。对同伴和动物缺乏感情。进攻,仇视,即使是很接近的人和亲人。这样的儿童缺乏是非感,不考虑安危。对他们来说,从来没有社会化概念,根本无所谓同情心和罪恶感,对人缺乏关心。

7)L分:反映被试者掩饰、假托或自身隐蔽等情况,或者测定其社会性朴实幼稚的水平。

(三) 神经心理测验

神经心理测验(neuropsychological test)是在现代心理测验基础上发展起来的用于脑功能评估的一类心理测验方法,是神经心理学研究脑与行为关系的一种重要方法,心理测验评估心理或行为的范围很广,包括感觉、知觉、运动、言语、注意、记忆和思维,涉及脑功能的各个方面。

1. 神经心理测验选用的原则　通过收集病史、神经病学检查以及心理学知识,选择恰当的测验方法探讨大脑认知功能,为疾病诊断提供辅助信息,特别是通过测验最大限度地暴露大脑损伤后的脑机能缺陷,帮助定位脑损伤部位。

神经心理测验在神经心理学的实际应用中,有2种不同的方式。一种是根据患者所表现出的行为缺陷,因人而异地选择相应的分测验,较为直接地验证脑损伤的程度及功能部位。此类的典型代表是鲁利亚所编制的神经心理测验。这种方式是对患者的行为、心理等障碍进行了充分的分析后,有的放矢,特殊性好。同时,去掉了那些无关的测验项目,节省了时间。但这种测验方式也有不足之处。首先,这样做势必有所遗漏。此外,该选择哪些分测验受实施者所掌握的知识范围和已有的经验所限制。在结果解释时也容易出现先入为主的偏见。还有,这类测验未经标准化,没有常模,缺少统一的标准。

另外一种方式是不管患者的行为缺陷表现如何,一律用相同的一套测验。这种方法的典型代表是 HR 成套神经心理测验。很显然,这样做能够对脑损伤患者的行为、心理能力进行全面了解。能够发现那些表现很轻微,甚至外表觉察不出的行为缺陷,有利于对患者的行为进行全面的分析。这类测验是标准化的,故其结果的可比性较高,减小了实施者个人的知识、经验对测验结果的不利影响。这种方式最大的缺点是费时较长,很多脑器质性患者难以忍耐,很难一次性完成。在测验过程中患者易出现疲劳,影响测验结果。

特定的测验对于特定的患者来说可能具有局限性,故有些实施者在应用成套测验时不一定只用该套测验,也可根据自己的观点加进某些测验,称之为神经心理测验联用技术。如在 HR 成套测验神经心理测验中,除了标准的整套测验外,还可加入能力测验、学业成绩测验等,有些实施者还加用明尼苏达多项人格问卷,以了解患者的人格及情绪障碍。

1)一般性检查:检测患者大脑的一般功能状态,可供选择的测验有:①智力测验:韦氏成人智力量表(WAIS-RC)、韦氏儿童智力量表(WISC-CR);②记忆测验:韦氏记忆量表(WMS)、临床记忆量表;③人格测验:明尼苏达多项人格调查表(MMPI)。

2)判别有无大脑损伤的筛选性测验:如 WAIS-RC 中的数字符号分测验、符号-数字模式测验、连线测验。

3)提供定侧定位信息的测验:根据已有的研究资料,左侧大脑半球的机能是参与言语活动和抽象思维,而右半球则主要参与时间与空间的定向和知觉、非言语材料,如形象、图画、颜色和音乐旋律的感知、记忆和思维等。因此我们可以根据测验的性质和两半球的主要心理功能选出合适的测验项目。

测定左半球功能的测验:包括各种类型的言语测验和语文作业;测量抽象思维的方法,如失语症和言语测验;韦氏智力量表中的言语测验;各项言语记忆测验;抽象思维的测验,如算术运算和一些有关思维的测验。

测定右半球功能的测验:可选用那些与空间知觉、空间定位、具体思维有关的测验,如本顿视觉保持测验、触摸操作测验、迷津测验、人面认知测验。

测定额叶功能测验:①测定抽象能力和概念转移能力的测验有:颜色开关分类测验和范畴测验;②测定行为的计划性和调整能力的测验:如数字运算的测验;③言语行动的测验:如言语的表达能力测验、言语的流畅性测验。

测定颞叶功能测验:①视觉记忆的测验:本顿视觉保持记忆测验、人面再认测验;②记忆的测验:非言语和言语的记忆测验;③听知觉的测验:HR 中的音乐节律测验、语音知觉测验。

测定顶叶功能测验:结构性运用功能的测验:本顿视觉保持测验、韦氏智力量表中的积木测验、HR 中的触摸操作测验,小木棒测验,逻辑-语法的准空间测验。

测定枕叶功能测验:言语测验中的颜色命名测验、人面认知测验、重叠图片认知测验、视觉记忆。

2. 影响神经心理学测验结果的因素　神经心理学测验的对象是大脑损伤病人的心理活动,很多因素会影响心理活动。

很多神经心理测验作业有赖于生理、心理多种功能的整合才能完成,如完成威斯康星卡片分类测验需记住任务的目标,对反馈信息的注意,对分类卡片及关键卡片持续的视觉注意,良好的运动能力,学习能力,抽象能力,对各种认知功能的协调控制等。该测验成绩差,包括多种可能性,精神症状也会干扰对反馈信息的处理等。所以不能根据某测验成绩差,就断定存在某特定功能的障碍。观察某测验的表现有助于得出某区域功能缺陷的假设,但还需通过涉及该区域功能的其他测验进一步证实,并要考虑精神疾病对某些变量的影响。

另外,由于脑功能的可塑性,某些心理测验作业,常可采用不同策略,通过多种渠道来完成。因此我们选用测试题时一方面要目的明确,了解测验评测的心理功能,采用标准规范的指导语,另一方面要对被试者的作业成绩作出正确评价,不能忽视了对完成测试所采取策略和方法的分析。

最后要提醒的是,测验结果受到许多因素影响,特别是受试者的年龄、文化和职业影响,此外,受试者与主试者的关系,合作态度,对测验的态度,努力情况等也会影响测验成绩,这些是结果分析时应予注意的。

威斯康星卡片分类测验

该测验所测查的是根据以往的经验进行分类、概括、工作记忆和认知转移的能力。该测验首先由 Berg 于 1948 年用于检测正常人的抽象思维能力,后来发现它是为数不多的能够较敏感地检测有无额叶局部脑损害的神经心理测验之一,经过 Heaton(1981)等加以扩充和发展后,成为目前广泛使用的一种检测额叶执行功能的测验。

WCST 由 4 张模板(分别为 1 个红三角形,2 个绿五角星,3 个黄十字和 4 个蓝圆)和 128 张根据不同的形状(三角形、五角星、十字形、圆形)不同的颜色(红、黄、绿、蓝)和不同的数量(1、2、3、4)的卡片构成。要求受试者根据 4 张模板对总共 128 张卡片进行分类,测试时不告诉受试者分类的原则,只说出每一次测试是正确还是错误。开始后如受试者按颜色进行分类,告诉他或她是正确的,连续正确 10 次后,在不作任何暗示下将分类原则改为形状,同样地根据形状分类连续正确 10 次后,分类原则改为数量。根据数量分类连续正确 10 次后,分类原则又改为颜色,然后依次又是形状、数量。受试者完成了 6 次分类或将 128 张卡片分类完毕,整个测验就算结束。WCST 没有时间限制,但太慢则可能由于注意力分散或忘记了以前的分类经验而影响测验成绩。

WCST 的主要功能是区分是否有脑损害以及是额叶还是非额叶的脑损害。评定指标有:总反应数、正确反应数、持续反应、错误反应数、持续错误反应数和分类数。持续反应数是指明根据某一属性来分类是错误的,但还是继续用这一属性来分类,它是 WCST 所有指标中提示有无脑损害及是否有额叶局灶性损害的一项最好的指标。

参考文献:江开达.精神病学基础.北京:人民卫生出版社,2009.

---

3. 综合性神经心理学测验　介绍单一的测验或多个不同单一测验的组合虽然可以提供最适合每一个个案的最佳组合,但是几乎完全依赖于实施者的经验、专业知识、判断,容易遗漏,且各个独立测验结果无法与常模进行比较。因此心理学家组合了为数不少的标准化测验来测量所有重要的神经心理功能。这种测验有多种功能:可探测脑伤,辨认及界定脑伤的区域,区分脑伤有关的症状群,有助于制定康复训练计划。最有名的两个测验是 H-R 神经心理成套测验(Halstead-Reitan Neuropsychological Battery,HRB)和 Luria-Nebraska 神经心理成套测验(Luria-Nebraska Neuropsychological Battery,LNNB)。

(1)H-R 成套神经心理测验(Halstead-Reitan neuropsychological battery,HRB):此测验系由 Halstead 编制,Reitan 加以发展而成,并在中国修订(龚耀先等,1986,1988,1991),用于测查多方面的心理功能或能力状况,包括感知觉、运动、注意力、记忆力、抽象思维能力和言语功能等。此测验有成人、儿童和幼儿三式。在此介绍有代表性的成人式。

成人 HR 神经心理测验由下列 10 个分测验组成:

1)范畴测验(the category test):要求受试者通过尝试错误发现一系列图片(156 张)中隐含的数字规律,并在反应仪上做出应答,测查受试者分析、概括和推理等能力。测验成绩用错误数多少表示,一般正常人错误数不超过 70 个。此测验有助于反映额叶功能。

2)触摸操作测验(the tactual performance test):要求受试者在蒙着双眼的情况下,凭感知觉将不同形状的形块放入相应的木槽中。分利手、非利手和双手 3 次操作,最后要他回忆这些形块的形状和位置。测查受试者触知觉、运动觉、记忆和手的协同与灵活性能力。测验结果用完成任务的时间和回忆形块数多少表示。一般情况下,正常人完成任务总时间在 20 分钟左右,第一次(利手)与第二次(非利手)时间之比为 1:4 左右,记忆块数在 3~4 个以上。此测验左右侧操作成绩比较有助于反映左右半球功能差异。

3)节律测验(the rhythm test):要求受试者听 30 对音乐节律录音,辨别每对节律是否相同,测查注意力、瞬间记忆力和节律辨别能力。测验结果用正确辨别数表示。一般人群正确数在 15 个以上。此测验有助于了解右半球功能。

4)手指敲击测验(the finger tapping test):要求受试者分别左右手示指快速敲击计算器的按键,测查精细运动能力。结果用每 10 秒的平均敲击次数表示。正常人 10 秒平均敲击 40 次左右,右手比左手快 1.1 倍左右。比较左右手敲击快慢的差异有助于反映左右半球精细运动控制功能状况。

5)Halstead-Wepman 失语甄别测验(Halstead-Wepman aphasia screening test):要求受试者回答问题,复述问题,临摹图形和执行简单命令,测查言语接受和表达功能以及有无失语。结果根据有无错误、错误多少和错误类型判断。正常人错误通常在 5% 以下。

6)语声知觉测验(the speech-sounds perception test):要求受试者在听到一个单词或一对单词的发音(录音)后,从 4 个备选词中找出相应的词,共有 30 个(对)词,测查受试者注意力和语音知觉能力。结果用正确选择数表示,一般人正确数在 20 个以上。

7)侧性优势检查(the test of lateral dominance):通过对受试者写字、投球、拿东西等动作的询问和观察,判断其利手或利侧,进一步判断言语优势半球。

8)握力测验:要求受试者分别用左右手紧握握力计,尽其最大力量,测查运动功能。结果用公斤数表示。此测验因个体差异较大,临床应用不只看绝对握力大小,还比较利手和非利手的差异,一般人群利手比非利手握力大 1.1 倍左右。左右握力比较有利于反映左右手半球功能和运动功能差异。

9)连线测验(trail making test):此测验分甲乙两式,甲式要求受试者将一张 16 开大小纸上散在的 25 个阿拉伯数字顺序连接;乙式除数字系列外,还有英文字母系列,要求受试者按顺序交替连接阿伯数字和英文字母。测查空间知觉、眼手协调、思维灵活性等能力。测验结果用完成任务时间和连接错误表示。正常人完成甲式时间为 1 分钟左右,错误 1 个以内;完成乙式时间为 3 分钟左右,错误 2 个以内。

10)感知觉障碍检查(test of sensory perceptual disturbances):此测验包括听觉检查、视野检测、脸手触觉辨认、手指符号辨认和形块辨认等 5 个方面,测查有无周边视野缺损、听觉障碍、触觉和知觉障碍。此测验的特点在于检查受试者的感觉时双侧同时给予刺激,刺激部位和次数相对固定。测验结果用错误数表示,大部分正常人在各部位感知错误少于 2 次。比较左右两侧错误数的差异有助于了解大脑两半球功能的差别。

成人 HR 神经心理测验采用了划界分(即区分正常与异常的分数线)来判断各单项测验结果正常与否,并根据划入异常的测验数计算出损伤指数,再根据损伤指数判断有无脑损伤。损伤指数为异常的测验数与测验总数之比。例如某人做了 7 项分测验,其中 3 项划为异常,则其损伤指数为 3/7,得 0.43。对损伤指数的解释可有:

0.00~0.14　提示正常;

0.15~0.29　为边缘状态;

0.30~0.43　提示轻度脑损伤;

0.44~0.57　提示中度脑损伤;

0.58 以上提示重度脑损伤。

临床研究表明,脑损伤患者、精神病患者和正常人 H-R 成套测验的成绩差异显著,用此测验诊断脑损伤符合率在 80% 左右。此测验中各分测验的成绩差异也有助于了解不同部位脑功能的状况,反映左右、前后等不同部位的脑损伤。有必要指出的是,研究时选用的病例大多较典型,因而容易反映出脑损伤者与正常人的差异。测验结果分析者的水平等也会对应用效果产生较大影响。此外,损伤指数虽然简单方便,但有研究结果表明,单纯依靠损伤指数判断有无脑损伤时误差较大。

在临床上常将 H-R 测验与韦氏智力量表、明尼苏达多项人格问卷、韦氏记忆量表结合应用,评估更全面、更准确。

（2）Luria-Nebraska 神经心理成套测验（Luria-Nebraska neuropsychological battery, LNNB）：由 Golden 及其同事根据前苏联神经心理学家 Luria 的神经心理测查方法编制而成，通过测查感知、运动技能、言语能力和认知等能力综合反映大脑功能状况，为临床有无脑损伤和损伤的定位提供帮助。此测验有成人版（LNNB）和儿童版（LNNB-CR），并在中国修订（龚耀先，徐云，1987）。在此介绍有代表性的成人版。

成人版测验共有 269 个项目，组成下列 11 个分测验：

1）运动测验：测查运动速度、运动控制和运动协调等能力。

2）节律测验：测查近似声音、节律和音调的听辨能力。

3）触觉测验：测查触觉、肌肉和关节感觉及实体觉。

4）视觉测验：测查视觉辨认、空间定向和空间关系等能力。

5）感知言语测验：测查音素辨别和言语理解等能力。

6）表达性言语测验：测查发音、语句表述和命名等能力。

7）书写测验：测查临摹和口授下写词及短句的能力。

8）阅读测验：测查词的分解与组合，诵读字母、词、短句和短文等能力。

9）算术测验：测查数字辨认、数字大小比较、计数和计算等能力。

10）记忆测验：测查短时的言语和非言语记忆，有或无干扰时的记忆能力。

11）智力测验：测查词汇、理解、概念形成、物体分类和推理等能力。

在以上 11 个分测验的基础上还派生出 3 个附加量表，即左半球测量表、右半球测量表和病理征量表。

此测验的项目用 0、1、2 三级评分，然后组成各分测验量表分，量表分进一步转换为 T 分，有利于同一被试不同测试时间间同一分测验比较和不同分测验之间差异的定量比较。还有人对此量表进行了因素分析得到进一步的因子分，利用因子分进行深入分析。除利用 T 分和因子分进行定量比较之外，还可以对受试者在各项目的反应特征、错误特点等进行定性分析。临床研究表明，此测验用于区别正常对照组和脑损伤患者时，正常对照组符合率达 76% ~96%，患者组达到 58% ~95%。

第四节　精神障碍的诊断学基础

在完成上述工作的基础上，医生综合上述资料结果作出初步诊断，并结合量表评估的结果对疾病的严重程度作出评估。在诊断时，应把患者的资料放在生物、心理、社会的背景中去考虑，制订治疗计划时，也应该掌握以生物、心理、社会、治疗目的相结合的原则。

一、精神障碍的诊断学原则

精神障碍的诊断依据多轴诊断的原则。多轴诊断的依据是美国精神病学会的《精神障碍诊断与统计手册（第四版）》（DSM-Ⅳ），精神障碍诊断可以使用五轴诊断与评估，轴Ⅰ为临床症候群，例如精神分裂症、双相情感障碍等；轴Ⅱ为人格障碍及精神发育迟滞；轴Ⅲ为身体疾患或者某种状态；轴Ⅳ为社会心理及环境问题，如生活中所遭受的应激，如离婚、外伤、亲人死亡等；轴Ⅴ为整体功能的评定（global assessment of functioning, GAF）。轴Ⅰ与轴Ⅱ可以同时诊断，一般以患者就诊的主要原因作出诊断。GAF 的评定可了解患者的心理、社会功能水平，对维持治疗和预后的评估有重要的指导意义。按照 DSM-Ⅳ五轴诊断方法，有助于全面掌握患者的精神状态，从而制定个体化的治疗方案。

二、精神障碍的诊断学思路

精神疾病诊断思维方法遵循症状—综合征—诊断（SSD）的模式，具体如下：首先确定精神症状

(symptom,S),再根据症状群确定综合征(syndrome,S),然后对精神症状或综合征的动态发展趋势,结合病史等相关资料进行综合分析,提出各种可能的诊断假设,并根据可能性从小到大的次序逐一予以排除,最后做出结论性诊断(diagnosis,D)。诊断包括状态性诊断和疾病诊断两种。还须注意的是,临床诊断确定以后,应继续观察和随访,通过实践检验诊断的正确性。

（一）发病基础

包括患者一般资料、既往躯体疾病情况、家族史、个人史等。这些因素常常影响疾病的临床表现、病程发展,或是疾病发生的病因或诱因。如某些精神障碍发生前的躯体症状,如发热、上呼吸道感染症状可能是散发性脑炎的前驱症状。人格体征与精神疾病的发生常有一定联系,如内向性格易患精神分裂症;强迫人格易患强迫症。家族史阳性及具体患病情况均可作为精神障碍诊断的参考指标。

（二）起病及病程

不同精神障碍的起病形式各有特点。按照美国研究用的诊断标准(RDC)所描述的:发病时间在2周以内者为急性起病;2周以上到3个月为亚急性起病;3个月至2年为亚慢性发病;而慢性起病则为2年以上者。一般说来,急性发病多见于器质性精神障碍(如感染、中毒所致精神障碍等)或急性应激障碍、癔症等,精神分裂症多缓慢起病。病程分为连续性病程和阵发性病程,阵发性或循环发作的病程常见于癫痫、癔症及心境障碍等,精神分裂症一般为连续性病程。

（三）临床表现

根据SSD思维方法,首先要确定精神症状,然后根据症状群确定综合征,明确症状的特点及与发病的原因、环境之间的相互关系。通过综合分析和判断推理,使其成为诊断依据。意识障碍、痴呆或幻视(包括相应综合征)常提示脑器质性精神障碍或躯体疾病所致精神障碍;言语性幻听一般是精神分裂症的特征性症状。需特别注意的是,同一种症状或综合征可见于多种精神障碍,例如言语性幻听也可见于抑郁症或器质性精神障碍患者;脑衰弱综合征既可能是精神分裂症的早期症状,也可能为脑动脉硬化的前期表现,或慢性躯体疾病的表现。因此,应从临床实践出发,认真分析症状的主次关系,再根据不同疾病的其他特征表现综合分析,加以鉴别。

（四）病因与诱因

一般而言,精神障碍的致病因素大致分为生物学因素、心理因素和社会因素。由生物学因素引起的精神障碍,一般伴有相关阳性症状与体征,通过体格检查或实验室检查可获得相应的异常发现。心理或社会因素引起的精神障碍,起病前往往有明显的精神创伤或应激事件。但有些精神障碍如精神分裂症或心境障碍等病因未明,一般认为是个体素质因素与环境因素共同作用所致。

（任艳萍　姚志剑）

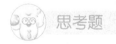 思考题

1. 精神检查的原则与基本内容是什么?
2. 韦氏智力测验的分界值分别是多少?
3. 简述精神障碍的诊断原则与思路。

参考文献

1. 陈文彬. 诊断学. 第8版. 北京:人民卫生出版社,2013.
2. 国家药典委员会. 中华人民共和国药典. 北京:中国医药科技出版社,2010.
3. Aiken,R.L.. 心理测量与评估. 张厚粲,黎坚. 北京:北京师范大学出版社,2006.
4. 江开达. 精神病学基础. 北京:人民卫生出版社,2009.
5. 姚树桥,杨彦春. 医学心理学. 第6版. 北京:人民卫生出版社,2013.

第九章

精神障碍的诊断分类系统

分类学是各门科学发展的基础。按照一定的分类学原则,将全部精神疾病,分门别类地纳入到一个分类系统之中,使得每一种精神疾病都有一个位置,既无交叉也无缺位。精神疾病的分类有利于临床医生交流疾病的症状、诊断,讨论治疗措施,也有利于科学研究中的可比性和可靠性。目前精神疾病的分类原则仍以症状学分类为主。应用较为广泛的精神障碍诊断分类系统主要是国际疾病分类(ICD 系统)和美国精神障碍诊断与统计手册(DSM 系统)。DSM-5 于 2013 年出版,ICD-11 预计将于明年面世。

第一节 概 述

一、精神障碍分类的目的

精神病学是临床医学的一个分支,它所涵盖的精神障碍的临床表现与临床过程复杂多变。为分辨出一些具有共同临床特征的患者群体,非常有必要将全部精神疾病都按一定的分类原则,纳入到一个系统中进行分门别类,使每个精神疾病都有一个唯一的位置,既无交叉也无缺位。精神疾病的分类基于以下目的:便于临床医生交流疾病的症状、诊断、讨论治疗措施、预测其可能的结局;通过患者的症状、治疗和预后,以及病因学等,去理解这些诊断的含义;将临床研究的结果与日常实践中的患者联系起来;有利于收集可靠的统计学资料进行流行病学的研究;以及保证医学研究工作的可比性、可靠性等。

如果没有分类提供规范,精神病学就不能以合理的或循证的方法进行实践。精神障碍的分类,作为精神病学基础构件之一,与其在其他医学中的地位无异。尽管如此,精神病学的分类也引起了广泛的挑战和争论,这在很大程度上是因为很多精神障碍的病因学缺乏客观指标,并不明确。精神障碍的分类存在两方面的困难,一方面是观念上涉及精神疾病的性质以及应该就什么进行分类,另一方面是事实上怎样将各种类别定义并组织成一个分类方案。

分类中存在两种观点,一种观点是用纯生物医学的观点来定义精神疾病,另一种观点是从社会构成或价值判断来考虑。对于这两种观点的争论仍在进行,一部分取决于人们对于病因学的意见,但是现在普遍认为价值判断也参与到所有的诊断中,即使这些障碍本身是从生物医学角度来考虑的。

二、精神障碍分类的意义

精神疾病分类学是对精神疾病的临床表现和过程进行观察、分析、鉴别、概括和归纳的产物。克雷丕林根据功能性精神疾病的临床表现和病程,分出了早发痴呆(即精神分裂症)、躁狂抑郁症(即情感性精神病)和偏执性精神病,成为了现代精神病学的奠基人。精神疾病的科学分类必须以精神疾病的科学诊断为前提,而精神疾病的科学诊断,制定国际通用的诊断标准,进行诊断标准信度与效度的检验便成为了研究的首要任务。在精神疾病中,诊断标准与分类学原则的制定,对这个学科的发展,具有划时代的意义,对今后精神病学发展的促进作用不言而喻。

精神病学中对疾病结局进行描述和分类是很有用的。这种方法与疾病涉及的功能障碍的观念有关,因此也被 ICD-10 和 DSM-5 采纳用来定义精神障碍。由于缺乏医学意义上明确的疾病类别,精神病学里使用"障碍"这个一般的术语。在 ICD-10 中这样定义障碍:"一系列临床可识别的,引起大多数患者痛苦或妨碍个人功能的症状或行为。单独的社会偏离或冲突,而没有个人功能障碍,不应该包括在这里所定义的精神障碍之中。"DSM 系统也有相似的定义。这两个定义尽管相似,但还是有一个重要的容易忽视的差别。在 ICD-10 中,"妨碍个人功能"仅指妨碍个人生活自理能力或其接触的环境之类的情况,并不包括妨碍工作或其他社会角色。在 DSM 系统中,"一个或多个重要功能领域的损害"则涉及所有功能。两种定义都表明,大多数精神障碍都不是基于理论概念或病因学的推测,而是基于可识别的症状或行为。

三、精神障碍分类的原则

精神障碍的分类中有一个重要的问题值得考虑,即精神障碍的构件原则问题。精神障碍的分类主要遵循两大原则,即病因学分类原则和症状学分类原则。

（一）病因学分类原则

病因学分类原则即按照病因进行分类,是医学各科遵循的理想原则。在精神疾病中,散发性病毒性脑炎所致精神障碍、多发性梗塞性痴呆、苯丙酮尿症、应激反应性心理障碍、适应性障碍等都是按照病因学原则分类的。但是,像这些病因明确或比较明确的精神疾病在临床中所占比例很低。

（二）症状学分类原则

大多数功能性精神障碍尽管可能存在遗传因素或多巴胺、五羟色胺等神经递质代谢障碍,但是具体的病因目前仍不十分明确。对这些精神障碍,只能按照临床表现的某些特征进行分类。如精神分裂症、躁狂症、抑郁症、焦虑症、强迫症、儿童孤独症、多动症等,都是以临床表现的主要症状或症候群进行命名和分类的。按照这一分类原则,同一疾病可以由不同的病因导致。如抑郁症,其病因既可以是生物性的,也可以是心因性的,或者是药源性的,还可以是器质性的等。需要指出的是,按照这一原则,随着主要症状的变化,疾病的诊断也会随之改变;临床表现符合两种或多种疾病诊断标准时,还可以同时做出多个精神病学诊断。

另外,类别的分类,传统上将精神障碍划分为不同的诊断类别,分别代表不同的临床单元。这种分类有利于在临床工作中做出治疗和处理的决定,但存在分类效度不确定,以及相当比例的患者并不与任何障碍的描述完全吻合,或符合两个或多个类别的标准,即共病的问题。维度的分类,不采用独立的类别,而是借用两个或多个维度的评分来表示对象的特征。维度的概念近些年来又因为流行病学调查而再度受到重视。多轴的方法,多轴一词适用于有两套或两套以上独立信息编码的分类方案。多轴的分类现在已经整合到 DSM-Ⅳ,并在 ICD-10 中使用。尽管如此,多轴虽然具有多方面的吸引力,但它比较费时,不适合日常使用,尤其是每个轴的临床用途还没得到证实。

第二节　常用的精神障碍诊断分类系统

目前,应用较为广泛的精神障碍诊断分类系统主要是国际疾病分类（ICD 系统,International Classification of Diseases）和美国精神障碍诊断与统计手册（DSM 系统,Diagnostic and Statistical Manual of Mental Disorder）。中国的精神疾病诊断分类（中国精神障碍分类与诊断标准,CCMD-2-R）则主要是参照 ICD 系统的诊断分类编制的,它排除了 ICD-10 和 DSM-Ⅲ中几乎所有的躯体形式障碍,但保留了神经衰弱这一类别,此类别曾经是中国精神病学界最常诊断的类别之一。后来发展为 CCMD-3。由于国家卫计委病案首页规定采用 ICD-10 系统,CCMD 系统目前在全国已基本不被采用,加之疾病分类与诊断国际化的发展趋势,CCMD 系统的修订似乎已无必要,因此本章不再介绍 CCMD 系统。

一、国际疾病分类

(一) 历史回顾

1. 中医　《内经》记载了癫、狂等症名,但概念是混淆不清的;《伤寒论》提出伤寒发狂等;隋唐时代,《诸病源候论》对精神病的分类进行了全面的总结,但分类方式过于繁琐;明代《证治准绳》将精神病分为癫狂痫、烦躁、惊悸恐三大类。

2. 西医　希波克拉底是第一个将精神病归纳于医学的人,描述了伴有发热的急性精神障碍、不伴发热的急性精神障碍、不伴发热的慢性精神障碍、癔症。皮内尔列出了四种基本临床类型:躁狂症(mania)、忧郁症(melancholia),呆症(dementia)和白痴(idiotism)。莫雷尔第一次把疾病的病程作为分类的依据。克雷佩林根据疾病的不同症状、病程和转归划分了早发痴呆、躁郁症、妄想狂。布鲁勒归纳了精神分裂症诊断的 4A 症状:联想障碍(association disorder)、情感障碍(apathy)、矛盾意向(ambivalence)、孤独(autism)。弗洛伊德将神经官能症分为:焦虑性、癔症性、恐怖性和强迫性。1889 年,国际分类法将精神疾病分为 11 类:狂症、郁症、进行性系统性精神病、痴呆、器质性与老年性痴呆、麻痹性痴呆、神经症、中毒性精神病、道德与冲动性精神病、白痴。

在国际疾病分类中,直到 1948 年由 WHO(世界卫生组织)出版的 ICD-6 才首次将精神障碍纳入其中。但最初这一分类方案备受争议。ICD-6 包含了 26 种精神疾病,其中精神病 10 种,神经症 9 种,人格、行为与智能障碍 7 种。1968 年出版的 ICD-8 在解决了早期版本存在的问题方面取得了进展,其中一个主要的进步是编写了术语汇编。但是,ICD-8 仍存在分类条目太多,某些综合征存在不同的编码等问题,不能令人满意。

ICD-9 与 ICD-8 相比变化不大,许多方面极其相似。ICD-9 共包含 30 种精神疾病,其中精神病 10 类、其他非精神病性精神障碍 17 类、精神发育迟滞 3 类。而在 ICD-10 中,精神障碍的诊断分类有了重要的变化。其分类具有鲜明的特点:适合有关患病率与死亡率统计结果的国际交流;作为各个国家制定分类系统的参照;适合在临床与研究中使用;有益于教育。根据"不同版本用于不同目的"的策略,ICD-10 形成了几个不同的版本。ICD-10 借鉴了 DSM-Ⅲ 的分类方法,将 ICD-9 的 30 种精神疾病扩展为 10 大类 100 小类疾病。ICD-10 分类系统主要根据对象的描述进行分类,同时在某些类别中又包括了它们的病因学,该版本是症状学与病因学相结合的产物。

在 ICD-10 中,精神障碍分成 10 组列在 F 章中,每一组又采用数字进一步进行区分。所有类别冠以字母 F(所在章节)+数字的方式进行编码,第一位数字表明其所属的主要综合征(如 F2 精神分裂症),第二位数字表示其属于该组疾病中的类别(如 F25 分裂情感性障碍)。必要时还可进一步分亚型(如 F25.1 分裂情感性障碍,抑郁型)。

WHO 曾组织了国际协作的现场测试,以评估临床描述与诊断指南以及研究诊断标准是否适用于不同文化背景下的诊断实践、是否易被使用,以及精神科医生经过短期培训后能否达成一致的诊断,结果显示 ICD-10 的诊断可靠性与 DSM 相当。

(二) ICD 分类原则

疾病分类的原则有多种,如病因、解剖、症状等,临床医学趋向于病因学分类,其次是病理学分类。但精神障碍病因及发病机制不明,故目前主要依据症状学表现进行分类。ICD 系统采用的就是症状学分类原则,这样有助于对症治疗,但也保留了一些病因学分类的名称,例如精神活性物质所致精神障碍、器质性精神障碍等。

(三) ICD 的演变

ICD 是由 WHO 编写的《疾病及有关保健问题的国际分类》的缩写,简称国际分类。WHO 于 1948 年颁布了《国际疾病分类第 6 版(ICD-6)》,在全书的第五章首次包含了精神障碍分类,但内容简单,缺乏实用价值。ICD-8 正式应用于临床。经过多年发展,WHO 于 1992 年出版了更为成熟且反映更新发展变化的 ICD-10,并编制了与之配套的复合性国际诊断用交谈检查表、神经精神病学临床评定表(Schedules for Clinical Assessment in Neuropsychiatry,简称 SCAN)和精神病学词汇。我国在上世纪八十年代引进并出版了 ICD-9 的中译本,1992 年则出版了 ICD-10 第五章的单译本《ICD-10 精神与行为障碍分类》。ICD-10 是当今国际使用最普遍的诊断系统。2013 年 5 月 1 日正式颁布的《中华人民共和国精神卫生法》要求使用 ICD-10 作为我国精神障碍的诊断标准。

ICD-10 主要分类类别如下:

F00 ~ F09　器质性(包括症状性)精神障碍

F10 ~ F19　使用精神活性物质所致精神障碍及行为

F20 ~ F29　精神分裂症、分裂型障碍和妄想性障碍

F30 ~ F39　心境(情感性)障碍

F40 ~ F49　神经症、应激相关的及躯体形式障碍

F50 ~ F59　伴有生理紊乱及躯体因素的行为综合征

F60 ~ F69　成人人格与行为障碍

F70 ~ F79　精神发育迟滞

F80 ~ F89　心理发育障碍

F90 ~ F98　通常起病于童年与少年期的行为与情绪障碍

F99　未特定的精神障碍

根据不同的应用需要,ICD-10 出版了 3 个版本:

1. 临床描述与诊断要点　对各种疾病都做了简要的描述,提出诊断指南,适合精神科医生使用。

2. 研究用诊断标准　较详细地列出了每种精神障碍的诊断标准,供精神科临床研究使用。中译本 1994 年出版。

3. 基层社区简易分类手册　列出了症状及综合征,并非按疾病分类描述,共 24 项症状/综合征:痴呆、谵妄、饮酒引起的障碍、药物滥用、吸烟、慢性精神病性障碍、急性精神病性痴呆、双相障碍、抑郁障碍、恐惧障碍、惊恐障碍、广泛性焦虑、混合性焦虑抑郁障碍、适应障碍、分离障碍、不明原因的体诉、神经衰弱、进食障碍、睡眠问题、性障碍、精神发育迟滞、多动障碍、品行障碍和遗尿症,每种综合征都包括了症状、诊断、治疗等内容,供全科医生使用。中译本 1999 年出版。

(四) ICD 特点

精神疾病国际分类法系统 ICD 与美国分类法系统 DSM 有许多相似之处,又有一些显著的区别。它们都对国际精神病学界产生了重要的影响。ICD-9 于 1975 年出版,将全部精神疾病划分为四大类,共 30 种精神疾病,仍然采用单轴精神疾病诊断。第一类为器质性精神病,第二类为其他精神病,第三类为神经症、人格障碍与其他非精神病性精神障碍,第四类为精神发育迟滞。与 ICD-8 相比,扩充了童年和少年期精神疾病的范围和内容;新增了药物性精神病和一过性器质性精神病状态;将精神分裂症、情感性精神病划分为其他精神病,将反应性及心因性精神病归于其他非器质性精神病等。在 ICD-10 编制过程中,DSM 对其产生了显著的影响。1992 年 ICD-10 出版,较上一版本,其主要变化如下:

1. 采用了字母及数字混合编码制,在 F00 ~ F09 器质性(包括症状性)精神障碍中,主要以综合征(例如痴呆)为分类依据,并使用了包括范围更广的"血管性痴呆"的名称。

2. 在 F10 ~ F19 精神活性物质所致的精神及行为障碍中,列出了一般不予重视的"使用烟草所致的精神及行为障碍"。

3. 在 F20 ~ F29 精神分裂症、分裂型及妄想性障碍中,仍保留精神分裂症的传统分型(包括单纯型精神分裂症)。

4. 在 F30 ~ F39 心境(情感性)障碍中,仍保留单纯的"躁狂发作"。将抑郁症分为轻、中、重度。

5. 在 F40 ~ F49 神经症性、应激性及躯体形式障碍中,取消了 ICD-9 中的"神经症"的名称,仅采用"神经症性"这一形容词。认为癔症(hysteria)一词有贬义,取消了癔症这一诊断名称,将分离性障

碍和转化性障碍合并为一个诊断。多重人格被纳入解离障碍之中。ICD-10 并未把"与文化有关的综合征"作为独立病种列出来,认为它们大多可纳入"其他神经症性障碍 F48.8"之中。

6. 在 F50～F59 伴有生理障碍及躯体因素的行为综合征中,主要包括饮食、睡眠和性功能障碍,把平时不太重视的"非成瘾物质滥用"也归入此类。

7. 在 F60～F69 成人的人格与行为障碍中,特别加上了"成人"一词,对儿童一般仅称为品行障碍,而不称为人格障碍。性心理障碍(以前称性变态)归入此类。

8. 在 ICD-10 中,F70～F79 精神发育迟滞和 F80～F89 心理发育障碍分为两大类别编码,其实都是发育障碍,可归为一类。而童年期精神障碍在 F90～F99 中又包括了从 F70～F88 中未包括的项目。

ICD-10 与 DSM 不同的地方在于,仍然沿用了单轴诊断,诊断标准不包含疾病的严重程度或社会功能损害,保留了神经衰弱的诊断名称等。

(五) ICD 的最新进展和展望

目前 WHO 正在进行对 ICD 的修订工作,WHO 精神卫生和物质滥用部门对 ICD-11 的精神与行为障碍分类这一部分内容提供技术支持与指导,预计 2017 年 5 月将会正式出版。与精神病学相关的章节至少有两个版本,一个是临床描述和诊断指南(Clinical Descriptions and Diagnostic Guidelines, CD-DG),另一个版本则是用于基层医疗。而用于临床研究的版本最终是否会出版则还在讨论中。

目前已知的有关 ICD-11 较之前版本的重要新进展是,睡眠觉醒障碍(sleep-wake disorders)、性相关状况和功能障碍(sexuality-related conditions and dysfunctions)在新分类系统中被划分在独立章节。在 ICD-10 中,非器质性睡眠障碍属于精神与行为障碍,而器质性睡眠障碍归于神经系统疾病。同样,非器质性性功能障碍属于精神与行为障碍,而器质性性功能障碍归于泌尿系统疾病。新的 ICD-11 对于这两个疾病新的划分将更适合现今的临床实践,因为这两类疾病同时存在心理和生物学方面的发病基础。

ICD-11 的编制由国际专家顾问组提供专业指导,有 11 个工作组,各自分别修订不同的疾病种类,包括:基层医疗、儿童青少年精神障碍、智力发育障碍、人格障碍、精神分裂症和其他原发的精神病性障碍、躯体不适和分离性障碍、应激相关障碍、物质相关和成瘾性障碍、情绪和焦虑障碍、强迫症及其相关障碍、喂养与进食障碍。此外,还有针对老年精神障碍的工作组。神经认知障碍和睡眠障碍的修订同时由精神与行为障碍和神经系统疾病两个专家组指导,而性欲倒错障碍分类的修订则同时由精神与行为障碍和生殖健康专家组指导。

ICD-11 分类系统强调的是临床实用性和诊断原型(diagnostic prototypes),而非 DSM 系统中的操作性诊断标准和诊断的效度。ICD-11 特别将关注焦点放在低收入和中等收入国家基层医疗非专科医生/全科医生使用该分类的临床实用性上。目前已知的与上一版本的不同之处在于:

1. 在精神分裂症及其他原发的精神病性障碍部分,ICD-11 和 DSM-5 一样,不再强调精神分裂症的一级症状,精神分裂症的亚型也予以忽略。相比 DSM-5,ICD-11 希望保留精神分裂症一个月的病程诊断标准,但不将社会功能损害这一强制性要求纳入诊断标准,这与以前的 ICD 版本是一致的。

2. 在情感障碍部分,ICD-11 与 DSM-5 一样,将活动过度/精力旺盛作为躁狂的典型症状列入;抗抑郁药治疗能够引起躁狂/轻躁狂的症状,而这些症状超越了治疗带来的生理效应而持续存在,因此,也符合躁狂/轻躁狂发作的诊断。另外,ICD-11 增加了双相 II 型的诊断,而在 ICD-10 中,它只作为"其他双相情感障碍"被提及。ICD-11 和 DSM-5 有分歧的地方在于混合发作和分裂情感障碍。另外,ICD-11 将抑郁发作诊断排除在外,这与 ICD-10 是一致的。

3. 在 ICD-11 中,急性应激反应定义为正常反应,因此,归于"影响健康状态和需要卫生服务的因素"的部分,但在 DSM-5 中,急性应激障碍仍然属于创伤-应激相关障碍。此外,ICD-11 引进了一个新的诊断种类,叫做 PTSD 复合体,定义为在 PTSD 的核心症状外还存在情感、自我概念和相关功能的紊乱。

4. 在进食障碍章节,神经性厌食范畴在 ICD-11 中扩大了,丢弃了闭经的要求,体重标准扩大为任何明显的体重不足,认知标准扩展到包含发育和文化相关的表现。另外,严重程度"伴随危险的低体重"则被用于辨别有着最危险预后的重症神经性厌食病例,这与DSM-5一致。

5. 智力发育障碍(取代"精神发育迟滞",同DSM-5)定义为"一组以显著认知功能损害为特征的,与局限性的学习、适应行为和技能相关的发育情况"。目前基于临床严重度的亚分类仍然保存,但是问题行为被描述为相关特征。

目前,与ICD-11修订有关的两项针对专业人员对精神障碍分类观点的全球性调查已经完成。其中一项调查与WPA合作,涉及了44个国家近5000名精神科医师。另一项调查与IUPS合作,涉及了23个国家的2155名心理学家。目前的调查结果显示,全球精神科医生认为诊断分类最重要的目的是促进临床医生之间的交流,因此,倾向于使用更简单的分类系统。

虽然ICD和DSM都对精神疾病的生物学机制研究提供了诊断依据,但一些研究发现,疾病的神经生物学和临床现象之间仍存在显著的分歧,例如,抑郁症涉及很多生物系统,而类似涉及神经环路和神经生化的失眠或动力不足的症状也见于其他精神障碍。目前的神经科学及其他基础学科对精神障碍的研究发现尚未有重大的突破,仅有的科学依据,如遗传学、神经科学的研究等虽然对临床实践有一定的帮助,但仍不足以支持将精神疾病按照病因学/病理机制进行分类。ICD分类系统和DSM分类系统就其临床实用性来讲,在某些障碍的归类等方面一直存在争议。随着科学技术的发展,探索精神疾病的病因将是未来研究的重点,对疾病进行病因学分类则是未来研究的远景目标。

二、美国精神障碍诊断与统计手册

(一) 历史回顾和演变

DSM分类系统是美国精神病学会(American Psychiatric Association,APA)推出的精神障碍国家标准,是在美国与其他国家最常用于诊断精神疾病的指导手册。其第一个分类标准产生于1918年,由美国精神病学协会的前身美国医学心理学协会与国家精神卫生委员会共同制定,列出22个障碍在全国精神卫生机构统一收集统计数据,形成了DSM。1952年,针对ICD-6(1948年完成)存在的不足,APA又制定了一个DSM的修订版,即为DSM-Ⅰ。1968年,对DSM-Ⅰ的少数诊断术语进行了修改,形成了DSM-Ⅱ,并作为ICD-8的美国国家术语集出版。DSM-Ⅰ和DSM-Ⅱ的共同特点是都明显受到精神生物学观点的影响。尽管DSM被心理学家和精神病学家广泛接受,但是当中的精神疾病列表却备受争议。其中最有名的就是DSM-Ⅱ中将同性恋列为精神疾病的一种;这个条目在1973年由APA投票通过予以移除。

ICD-9出版后,为与ICD新版本协调,APA于1980年出版了DSM-Ⅲ。这一版本不仅在分类方法和制定诊断标准方面取得了很大的进展,而且也显示出美国精神病学界对分类学态度有了重大的转变。制定了诊断标准,包括症状学标准、病程标准、严重程度标准及排除标准。为全面反映患者的心身状况,建立了五轴诊断,包括①主要精神疾病诊断;②病前人格与智力发育水平;③躯体疾病;④病前心理社会应激因素;⑤病前社会适应能力。DSM-Ⅲ又回归到诊断的描述性系统,其诊断标准有明确的可操作性,淡化了病因学诊断分类。

1987年又出版了DSM-Ⅲ修订版DSM-Ⅲ-R,作为DSM-Ⅳ出版前的过渡,并对某些缺陷进行了修订。为保持与ICD系统编码与专业技术方面的一致性,经过反复讨论和评估,1994年出版了DSM-Ⅳ,2000年又推出了文本修订版DSM-Ⅳ-TR,对原有的文本解释做了修订,而分类及诊断标准并未做修改。所有DSM-Ⅳ所使用的类别都能在ICD-10中找到,但并非ICD-10中所有类别都能见于DSM-Ⅳ。

(二) 分类和诊断原则

DSM的发展,一开始是为了提供更多客观的词汇用于精神病学研究。在DSM之前,精神病学家之间的沟通,尤其是在不同的国家间并不统一。由于精神障碍的病因不明,基于现象学原则,DSM系统采用描述性分类。建立特定标准使得临床医生诊断以及研究精神疾病变得容易。而DSM多轴诊断系统的建立,不仅仅是提供了简单的诊断,而是提供了认识和理解患者更为完整的映像。

DSM 在第四次修订版中将精神病学的诊断系统化为五轴诊断:第一轴:临床疾患,可能为临床关注焦点的其他情况,用来报告除人格障碍和智力发育不足之外的其他疾患;第二轴:人格疾患及智力不足;第三轴:记录一般医学状况,与精神疾患有多种形式的相关性;第四轴:用于记录可能影响精神疾患之诊断、治疗及预后的心理、社会及环境问题;第五轴:对功能的整体评估,使用的工具为 GAF(Global Assessment of Functioning Scaling)。

（三）最新进展和展望

1. DSM-5 发展和修订原则　2013 年,经过上千名精神病学专家历时 12 年的努力出版了 DSM-5,是对 DSM-Ⅳ的一次全面更新。许多卫生和教育工作者参与了 DSM-5 的发展和测试,包括医生、心理学家、咨询师、护士、社工、流行病学家、统计学家、神经科学家和神经心理学家。最后,患者、患者家属、律师及相关组织和团体对文本中精神障碍的描述和解释进行反馈,这都有利于对精神疾病的理解、减少社会偏见、改进治疗及疾病的治愈。

在修订中遵循了以下四个原则:①DSM-5 主要是供临床工作者使用的手册,修订必须适用于日常临床实践;②修订的建议必须由研究证据来指导;③尽量与先前的 DSM 版本保持连续性;④不能预设与 DSM-Ⅳ之间的改变程度。

2. DSM-5 的分类和分型　该版本采用阿拉伯数字"5"代替了罗马数字"Ⅴ";DSM-5 沿用了之前版本的描述性诊断分类的特点,并对精神障碍的定义进行了修订;DSM-5 取消了五轴诊断系统,把原来的第Ⅰ、Ⅱ、Ⅲ轴归为一个轴,并与原第Ⅳ和第Ⅴ轴结合起来进行诊断;DSM-5 将疾病分类由 DSM-Ⅳ的 17 类增为 22 类,但病种由 172 个变为 157 个,其中新增 15 个,删除 2 个,合并 28 个。

22 类分别为:神经发育障碍、精神分裂症谱系障碍与其他精神病性障碍、双相障碍与其他相关障碍、抑郁障碍、强迫障碍与其他相关障碍、创伤和应激相关障碍、分离性障碍、躯体症状障碍及相关障碍、喂养和进食障碍、排泄障碍、睡眠-觉醒障碍、性功能障碍、性别焦虑、破坏性、冲动-控制和品行障碍、物质相关障碍与成瘾障碍、认知神经障碍、人格障碍、性欲倒错障碍、其他精神障碍、药物所致的运动障碍及其他药物的不良反应;另外包括其他可能成为临床关注焦点的问题。

3. 在分类与分型中与临床关系比较密切且较为重要的变化:

（1）双相障碍与抑郁障碍:DSM-5 简化了双相障碍和抑郁障碍的分类,使二者均上升为"一级"诊断类。将 DSM-Ⅳ-TR 中"心境障碍"拆分为"双相障碍与其他相关障碍"和"抑郁障碍"两个独立章节。对"抑郁障碍"进行了扩充,增加了破坏性情绪失调障碍、经前期心境恶劣、持续性抑郁障碍(包括慢性抑郁障碍和心境恶劣)等新的抑郁障碍类型。

（2）精神分裂症:取消了 DSM-Ⅳ-TR 关于精神分裂症亚型的划分。

（3）焦虑障碍、强迫障碍与创伤和应激相关障碍:DSM-5 将 DSM-Ⅳ-TR 的"焦虑障碍"拆分、重组为"焦虑障碍""强迫障碍与其他相关障碍"和"创伤和应激相关障碍"。强迫症及相关障碍、创伤和应激相关障碍分别单列,不再放在焦虑障碍类别之中。DSM-5 的"焦虑障碍"一章除包括社交焦虑障碍、惊恐障碍、广泛性焦虑障碍、广场恐惧等障碍外,还纳入了分离性焦虑障碍和选择性缄默症等新的类型。由于相当一部分广场恐惧的患者并未伴有惊恐症状,因此将惊恐障碍伴广场恐惧、惊恐障碍不伴广场恐惧、广场恐惧不伴惊恐障碍史等诊断,更改为独立的惊恐障碍和广场恐惧两个类别,两种类别可以共病。

"强迫障碍与其他相关障碍"一章中除了包括 DSM-Ⅳ-TR 中的强迫障碍,也包括躯体变形障碍、囤积障碍、抠皮症等,拔毛癖也从 DSM-Ⅳ-TR 的"未列入其他分类的冲动控制障碍"一章中移入"强迫障碍和其他相关障碍"一类中。

"创伤和应激相关障碍"一章除包括 DSM-Ⅳ-TR 中"焦虑障碍"一章中的急性应激障碍和创伤后应激障碍以及 DSM-Ⅳ-TR 的"适应障碍"一章中的适应障碍,还增入了新的诊断——反应性依恋障碍和去抑制型社交障碍等。

(4) DSM-5 的"躯体症状障碍及相关障碍"：由"躯体形式障碍"更名而来，减少了分类以避免重叠，分类中不再包括躯体化障碍、疑病症、躯体形式疼痛障碍、未分化的躯体形式障碍等，保留了转换性障碍，新增了疾病焦虑障碍，纳入做作性障碍（DSM-Ⅳ-TR 中作为独立的一个章节）。强迫障碍、躯体变形障碍亚型中包括了具有精神病性症状或不具有自知力的情况，不再将它们归为精神病性障碍。

(5) 喂养和进食障碍中增加及明确了暴食症。

(6) 性功能障碍中增加了性别相关的性功能障碍，对于女性，性欲望障碍和性兴奋障碍被合并为一种障碍，称为女性性兴趣/兴奋障碍，亚型仅为终身型和后天型、广泛型和情境型，取消了心理因素引起的和复合因素引起的。

(7) DSM-5 采用临床综合征和谱系障碍进行疾病诊断分类，将躯体疾病、物质/药物所致的某一精神障碍或综合征放于各类障碍之中，尤其方便了非精神科医师的使用，如把自闭症、阿斯伯格症及广泛性发育障碍综合为自闭症系谱障碍，旨在提高诊断的敏感性和特异性，继而便于为特定的损害制定有针对性的治疗目标。

(8) 考虑到儿童与成人精神障碍的连续性，DSM-5 取消了通常婴儿、儿童、青少年期首次诊断的障碍这一类别，将许多疾病的诊断放于成人精神障碍之中。

(9) 重组了药物滥用和药物依赖，代之以一个总的物质使用障碍的新类别，同时澄清了"依赖"与"成瘾"概念的混淆。

(10) DSM-5 强调了在脑器质性疾病特定类型诊断中生物标记的重要性，整合了遗传学和神经影像学的最新研究发现，强化了生物病因学观点。

(11) DSM-5 改变了某些精神疾病诊断率过高和药物过度使用的现状，如将失眠障碍的病程标准由 1 个月调高至 3 个月，增高了诊断门槛，相应地在一定程度上减少了治疗人群，这也是出于 DSM-5 纠偏过度诊断和过度医疗现状的初衷之一。

(12) DSM-5 在适用的地方将年龄、性别及文化因素加入到标准本身。

(13) 为了提高诊断的特异性，DSM-5 取代了先前的"NOS（未特定）"，代之以"其他特定的障碍"和"未特定的障碍"，而两者的区别基于临床工作者的判断而决定，即当临床工作者确定有证据能够特定临床表现的性质时，则给予"其他特定的障碍"的诊断。当不能进一步特定和描述临床表现时，则应给予"未特定的障碍"的诊断，从而为诊断提供了最大弹性。

(14) DSM-5 新增加的第三部分，突出了需要进一步研究的障碍，尽管还不足以作为正式的精神障碍分类，但可供常规临床使用。DSM-5 还拥有在线补充信息，可在网上获取其他有关交叉性及严重程度的诊断测量，这些信息可以链接到相关的障碍。

(15) 特征说明：DSM 系统有一个值得注意的细节就是特征说明（specifier），目的是标识某些需要注意的临床特征。特征说明不同于亚型，它们之间彼此并不互相排斥，相加也不一定完全等同于原诊断。特征说明包括：具有焦虑性痛苦、具有混合特征、具有忧郁特征、不典型、具有与心境一致的精神病性症状特征、具有与心境不一致的精神病性症状特征、具有紧张性特征、围产期起病、具有季节性特征等。

DSM-5 为了体现与 DSM-Ⅳ-TR 的连续性，不仅在分类及诊断方面做出了调整，相关障碍的特征说明中也发生了变化。如"具有混合发作的特征"这一新的特性说明显示，双相障碍和抑郁症中可以存在混合症状，有躁狂特征的个体也有可能被诊断为单相抑郁。

DSM-5 中强迫障碍和其他相关障碍提到了"自知力不良"的特征说明，用来区分自知力完好的个体、自知力不良的个体和自知力缺乏/伴妄想观念的个体。在躯体形式障碍和囤积障碍中也有自知力的特征说明，强调了不同障碍的患者，可能对障碍相关概念的认识不同（包括自知力缺乏/妄想性症状）。这些变化说明，自知力缺乏/妄想性症状也可能被诊断为强迫障碍和其他相关障碍，而不仅仅是精神分裂症或其他精神病性障碍。

(16) 名词的变化：为了避免混淆，更贴近实际，消除贬义色彩，DSM-5 在措辞方面也发生了一些变化,如:一般躯体情况改为其他躯体情况,精神发育迟滞改为智能残疾,口吃改为童年期起病的流畅性障碍,失眠症改为失眠障碍,躯体形式障碍改为躯体症状障碍及相关障碍等。

总之,DSM-5作为现有精神疾病分类和诊断标准DSM-4的升级版,进一步改了进精神疾病的诊断、治疗和科研,使所有临床工作者产生一种共同语言,对所有精神疾病进行了重新定义和分类,并制定了精确的和具体的诊断标准,具有深远的科学参考价值。它对未来世界精神病学的临床、科研以及即将发布的ICD-11都将产生巨大影响。

(贾福军)

 思考题

1. 精神障碍分类的意义
2. ICD系统与DSM系统的异同
3. DSM-5的变化要点

参 考 文 献

1. 杨德森. 基础精神医学. 长沙:湖南科学技术出版社,1994.
2. Tyrer P. Time to choose-DSM-5,ICD-11 or both? Archives of Psychiatry & Psychotherapy,2014,16(3):5-8.
3. Volpe U. The development of the ICD-11 chapter on mental disorders:an update for WPA membership. Psychiatria Danubina,2014,26(3):294-297.
4. Stein D J,Lund C,Nesse R M. Classification systems in psychiatry:diagnosis and global mental health in the era of DSM-5 and ICD-11. Current Opinion in Psychiatry,2013,26(5):493-497.
5. First M B,Reed G M,Hyman S E,et al. The development of the ICD-11 Clinical Descriptions and Diagnostic Guidelines for Mental and Behavioural Disorders. World Psychiatry Official Journal of the World Psychiatric Association,2015,14(1):82-90.
6. 沈渔邨. 精神病学. 北京:人民卫生出版社,1980.
7. American Psychiatric Association. 精神障碍诊断与统计手册. 第5版. 张道龙,等译. 北京:北京大学出版社,2015.
8. Michaael G,Paul H,Philip C. 牛津精神病学教科书. 第5版. 刘协和、李涛,主译. 成都:四川大学出版社,2010.
9. 曹瑞想,张宁. 美国精神障碍诊断与统计学手册第5版的变化要点. 临床精神医学杂志,2013,23(4):C1-C2.

第十章
精神障碍的治疗学

第一节 概 述

精神障碍的治疗手段和方法与其他躯体疾病相比发展较缓慢,其发展速度与水平受各个历史阶段的学科水平、意识形态、哲学观点的影响和制约。

一、精神障碍治疗的发展史

在有史学资料记载的古代,疯癫的人被认为是恶魔侵入头脑所致,治疗方法是用特殊的钻锥在病人头颅上钻洞将恶魔引诱出来。考古发现从欧洲到中美洲的广大地区都存在类似野蛮残忍的"治疗",接受了"治疗"的病人短期内兴奋攻击的症状可能会减轻,但大多数病人会由于继发的感染和失血而死亡。希波克拉底(Hippocrates)首先认识到精神病是体内某些物质失衡所致。精神异常是一种病,是可以治疗的。从此人类开始探索一些方法如改变生活环境、进食一些物质来调整身体内的物质失衡。然而,进入中世纪,医学受宗教和神学垄断的影响,处在黑暗时期,特别是对精神病的认识大大后退,精神病患者被视为魔鬼附体,以拷打、烙烧、祷告、符咒及驱鬼等惨无人道的手段对待,无数精神病患者受到残酷的迫害与摧残。精神病的治疗出现停滞甚至倒退。

14~16世纪,随着资本主义的萌芽,人本思想逐渐取代神本思想的统治,精神病人也逐渐不再被认为是罪人,不再面临被处死的危险,他们被当做病人来看待。由于几乎没有任何有效的治疗手段,当他们的兴奋行为无法控制时,只能靠约束进行管理,如被强制固定在约束椅上或时常戴着铁锁生活。欧洲各地建立了许多疯人院,社会强制精神病人住在这些机构里,主要是为了避免他们对公众造成危害,基本谈不上治疗。

18世纪法国大革命的胜利对精神病学的发展及精神病的治疗带来深远影响,随着工业革命高潮的到来,科学快速进步,精神病学的发展发生了质的飞跃,精神病真正被看作是一种需要治疗的疾病,精神病患者被看作是社会的成员。此时期最具代表性的是法国精神病学家比奈尔(Pinel),他是法国第一位被任命的"疯人院"院长,他对精神病院进行了历史性的改革,将"疯人院"变为真正意义的医院,解除了患者的铁链和枷锁,将患者从终身囚禁中解放出来,使医师对患者精神症状的研究成为可能。

19世纪中叶至20世纪40年代,医学科学的发展推动了精神病学的进步,许多精神病学家,对精神疾病的命名、分类、病因、发病机制进行过心理学、生理学、遗传学、大脑解剖学等多学科的研究与探索,对精神病学的发展做出了卓越的、不可磨灭的贡献。但是,治疗方法仍没有本质的进展。一直以物理治疗为主,如,冷水疗法、发热疗法、腹泻疗法等。

20世纪50年代氯丙嗪的问世,使精神疾病的治疗迈入了现代科学发展的道路,奠定了精神病药物治疗的基础,开创了精神疾病药物治疗的先河,使精神药理学成长为一个学科分支。随后抗抑郁药物及抗焦虑药物也接踵登场。80年代,新一代非典型抗精神病药物被开发和推出,众多新的精神药物经大量的临床实践充分证明能够有效地缓解精神症状,预防疾病复发,改变了慢性精神疾病患者长期甚至终生住院的局面,改善了患者的社会功能,提高了患者的生活质量,使精神疾病的治疗迈上了新台阶。同时,随着人们对精神疾病的病因、发病机制和疾病转归有了科学的了解,多种有针对性的治疗,如心理治疗、电抽搐治疗、经颅磁刺激等,都得到突飞猛进的发展。

二、精神障碍治疗的主要方法

(一) 药物治疗

1. 抗精神病药

(1) 第一代抗精神病药又称神经阻滞剂(neuroleptics)、传统抗精神病药、典型抗精神病药。其主要药理作用是阻断大脑多巴胺 D_2 受体。通过对中脑边缘系统过高的多巴胺传递产生抑制作用而治疗精神病性症状,特别是幻觉、妄想等,但同时会抑制黑质-纹状体通路中多巴胺的传递而导致锥体外系反应(EPS),抑制下丘脑漏斗结节部位的多巴胺传递导致催乳素水平升高。还可能通过抑制额叶皮层多巴胺功能而产生或加重精神分裂症患者的阴性症状。

根据传统抗精神病药物的作用特点,可进一步分为两大类:①低效价抗精神病药物。对 D_2 受体选择性较低,临床治疗剂量大,镇静作用强,对心血管系统影响大,抗胆碱能作用强,锥体外系副作用相对较轻。主要有氯丙嗪、硫利达嗪、氯普噻吨等。②高效价抗精神病药物。对 D_2 受体选择性高,临床治疗剂量小,对幻觉、妄想等精神病性症状的治疗作用强而镇静作用弱,对心血管系统影响较小,锥体外系副作用较强。主要有氟哌啶醇、奋乃静、氟奋乃静、氟哌噻吨等。

(2) 第二代抗精神病药物又称非典型抗精神病药、新型抗精神病药物等。其主要药理作用不同于第一代抗精神病药物,除氨磺必利和阿立哌唑外,对多巴胺 D_2 受体产生较弱的亲和力,并且更明显地与 $5\text{-}HT_{1A}$、$5\text{-}HT_{2A}$、$5\text{-}HT_{2C}$、$5\text{-}HT_3$、$5\text{-}HT_6$、$NE_{\alpha1}$、$NE_{\alpha2}$ 受体产生较强的亲和力,部分还具有调节谷氨酸能受体的作用。目前对第二代抗精神病药物较为一致的观点认为,对 $5\text{-}HT_{2A}$ 和 D_2 受体阻断之比的高比率特性是其重要特征;其次还包括药物对不同脑区神经核的相对特异性,如更明显地影响大脑边缘叶和额叶皮质区的神经化学活动,而对纹状体作用较弱也是第二代抗精神病药物的特征之一,EPS 较少;引起体重增加及糖脂代谢紊乱较明显,增加肥胖、高脂血症和糖尿病的风险。

根据其药理作用特点,可分为下述四类:①5-羟色胺和多巴胺受体拮抗剂(serotonin-dopamine antagonists,SDAs)类抗精神病药,以利培酮、齐拉西酮、鲁拉西酮等为代表,与第一代抗精神病药相比,SDAs 药物不仅能阻断 D_2 受体,对 $5\text{-}HT_2$ 受体的阻断作用更强,除了能改善精神病的阳性症状和情感症状,还能在特定脑区引起 DA 释放,减少药物对 D_2 受体在不同多巴胺通路的阻断作用,改善认知症状和情感症状。②多受体阻断作用的药物,以氯氮平、奥氮平、喹硫平等为代表,这类药物对中枢神经系统多种神经递质受体有阻断作用,因其主要阻断 $5\text{-}HT_2$ 和 D_2 受体,故具有较强的治疗精神分裂症多维症状的疗效,但对多种可能与疗效无关的受体的阻断作用如 H_1、M、α_1 等,可能导致多种副作用,如过度镇静、体重增加、糖脂代谢紊乱等。③选择性多巴胺 D_2/D_3 受体拮抗剂,主要代表药物为氨磺必利,其药理作用是能选择性的与边缘系统 D_2/D_3 受体结合,不与 $5\text{-}HT$ 能受体和其他受体结合。高剂量的氨磺必利主要阻断边缘系统多巴胺能神经元,能缓解精神分裂症的阳性症状,且 EPS 的发生率较低;低剂量的氨磺必利主要阻断突触前 D_2/D_3 多巴胺能受体,从而缓解阴性症状。④DA 部分激动剂或 DA 稳定剂类抗精神病药物,代表药物有阿立哌唑等。这类药物通过独特的作用机制,对额叶皮质 DA 活动减低的通路产生对 DA 功能的激活作用,同时对中脑边缘系统 DA 功能过高的通路产生对 DA 活动的抑制作用,从而达到治疗精神分裂症阳性和阴性症状的疗效,且不易产生 EPS 和升高催乳素。

2. 抗抑郁药

(1) 与传统的三环类药物(TCA)以及单胺氧化酶抑制剂(MAOI)相比,SSRI、SNRI 和其他一些新型抗抑郁剂凭借在安全性和耐受性方面的优势成为一线推荐药物,大量的循证证据支持这些药物可以有效地治疗抑郁症,并且不同药物的总体有效率和总体不良反应发生率之间不存在显著性差异。

1)选择性5-羟色胺再摄取抑制剂(SSRI):目前用于临床的有氟西汀、舍曲林、帕罗西汀、氟伏沙明、西酞普兰和艾司西酞普兰。急性期治疗中,众多随机对照研究支持SSRI治疗抑郁症的疗效优于安慰剂,有10余篇系统综述和Meta分析显示SSRI对抑郁症的疗效与TCAs相当。不同SSRI药物间的整体疗效无显著性差异。2009年Lancet发表了一篇Meta分析,比较了12种新型抗抑郁药的急性期疗效,结果显示米氮平、艾司西酞普兰、文拉法辛和舍曲林的疗效优于度洛西汀、氟西汀、氟伏沙明和帕罗西汀;而艾司西酞普兰、舍曲林、安非他酮和西酞普兰的可接受性(中断治疗率)优于其他新型药物。艾司西酞普兰和舍曲林的疗效和耐受性最为平衡。在巩固期预防复燃方面,与安慰剂相比,使用SSRI可有效预防抑郁症复燃,不同的SSRI类药物其预防抑郁复燃的疗效相似。关于维持期预防复发的研究较少,病例对照研究结果表明,与安慰剂相比,SSRI在预防抑郁症复发方面具有明显优势,可显著减低抑郁复发风险。有效治疗剂量分别为氟西汀20~60mg/d、帕罗西汀20~60mg/d、舍曲林50~200mg/d、氟伏沙明50~300mg/d、西酞普兰20~60mg/d、艾司西酞普兰10~20mg/d,均不能与MAOI类药物合用。

2)选择性5-羟色胺和去甲肾上腺素再摄取抑制剂(SNRI):代表药物为文拉法辛和度洛西汀,具有5-HT和NE双重摄取抑制作用,高剂量时对DA摄取也有抑制作用,对M_1、H_1、α_1受体作用轻微,不良反应相对较少。此药物的特点是疗效与剂量有关,低剂量时作用谱和不良反应与SSRI类似,剂量增高后作用谱加宽,不良反应也相应增加。度洛西汀和其他双重作用机制的SNRI在治疗共病糖尿病性慢性疼痛性躯体症状的抑郁患者比SSRI更有优势,另外度洛西汀也能有效治疗纤维肌痛。文拉法辛的常用剂量为75~225mg/d,普通制剂分2~3次服用,缓释剂日服1次;度洛西汀常用剂量为60mg/d。

3)去甲肾上腺素和特异性5-羟色胺能抗抑郁剂(NaSSA):米氮平为此类药物代表,此类药物主要通过阻断中枢突触前NE能神经元α_2自身受体及异质受体,增强NE、5-HT从突触前膜的释放,增强NE、5-HT传递及特异阻断5-HT_2、5-HT_3受体,此外对H_1受体也有一定的亲和力,同时对外周NE能神经元突触α_2受体也有中等程度的拮抗作用。米氮平对抑郁障碍患者的食欲下降和睡眠紊乱症状改善明显,较少引起性功能障碍。常用治疗剂量为15~45mg/d,分1~2次服用。

4)去甲肾上腺素和多巴胺再摄取抑制剂(NDRI):代表药物为安非他酮。Meta分析显示安非他酮治疗抑郁症的疗效优于安慰剂,与SSRI相当。对于伴有焦虑症状的抑郁障碍患者,SSRI的疗效优于安非他酮,但安非他酮对疲乏、困倦症状的改善要优于某些SSRI。安非他酮引起体重增加的发生率较低,甚至可减轻体重,这一点可能适用于超重或肥胖的患者,并且是转躁率最低的抗抑郁药物之一。与安慰剂相比,安非他酮可有效预防抑郁症的复燃和复发。此外,安非他酮还应用于戒烟治疗。常用药物剂量为75~450mg/d,需分次服用。

5)褪黑素MT_1/MT_2受体激动剂和5-HT_{2C}受体拮抗剂:代表药物为阿戈美拉汀,多项临床研究证实阿戈美拉汀具有明显的抗抑郁作用,此外,对于季节性情感障碍(seasonal affective disorder)也有效。由于作用于褪黑素受体,阿戈美拉汀具有与褪黑素类似的调节睡眠作用,这种对睡眠的改善作用往往在用药第1周就会显现。用药剂量范围为25~50mg/d,每日1次,睡前服用。使用该药物前需进行基线肝功能检查,血清氨基转移酶超过正常上限3倍者不应使用该药治疗,治疗期间应定期监测肝功能。

(2)TCA和四环类药物:由于其耐受性和安全性问题,作为二线药物加以推荐,目前国内使用的有阿米替林、氯米帕明、丙米嗪、多塞平、马普替林和米安色林。大量研究证明TCA和四环类药物对抑郁症疗效确切,其中阿米替林的疗效略优于其他TCA。对于住院患者而言,阿米替林的疗效优于SSRI,对于门诊患者两者间疗效无显著性差异,但SSRI耐受性更好。小剂量的多塞平(3~6mg/d)常用于失眠障碍的治疗,氯米帕明的抗强迫疗效较为肯定。

（3）MAOI类药物：由于其安全性和耐受性问题，以及药物对饮食的限制问题，作为三线推荐药物。MAOI可以有效治疗抑郁障碍，常用于其他抗抑郁剂治疗无效的抑郁障碍患者。国内仅有吗氯贝胺作为可逆性单胺氧化酶再摄取抑制剂（RMAOI），与TCA疗效相当。

（4）其他抗抑郁药物：氟哌噻吨美利曲辛是抗抑郁剂和抗精神病药物的复方制剂，在国内常用于对症治疗某些抑郁、焦虑症状。但由于其疗效不持久，撤药反应大，有可能引起严重的不良反应（如迟发型运动障碍），缺乏严谨的循证证据，不推荐作为治疗抑郁障碍的常规药物。

（5）中草药：目前在我国获得国家食品药品监督管理局正式批准治疗抑郁症的药物还包括中草药，主要治疗轻中度抑郁症。主要包括：①圣约翰草提取物片，是从草药（圣约翰草）中提取的一种天然药物，其主要药理成分为贯叶金丝桃素和贯叶连翘。适应于治疗轻、中度抑郁症。②舒肝解郁胶囊，是由贯叶金丝桃、刺五加复方制成的中成药胶囊制剂。治疗轻中度单相抑郁症属肝郁脾虚证者。治疗轻中度抑郁症的疗效与盐酸氟西汀相当，优于安慰剂。③巴戟天寡糖胶囊，治疗轻中度抑郁症，中医辨证属于肾阳虚证者。

（6）氯胺酮：是一种N-甲基-天冬氨酸（NMDA）谷氨酸受体拮抗剂，不断有证据表明氯胺酮具有快速抗抑郁效应，部分学者认为"氯胺酮在难治性患者中的快速抗抑郁作用是半个世纪以来抑郁障碍研究的最大突破"，但因其成瘾性和潜在的拟精神病性，目前能否用于临床治疗还需进一步研究。

3. 心境稳定剂　心境稳定剂（mood stabilizers）又称抗躁狂药物（anti-manic drugs），是治疗躁狂以及预防双相情感障碍的躁狂或抑郁发作，且不会诱发躁狂或抑郁发作的一类药物。主要包括锂盐（碳酸锂）和某些抗癫痫药如卡马西平、丙戊酸盐等。新一代抗精神病药奥氮平、利培酮、喹硫平、齐拉西酮和阿立哌唑等，也可以用于双相障碍的急性期和维持期治疗。此外，抗精神病药如氯丙嗪、氟哌啶醇等以及苯二氮䓬类药物如氯硝西泮、劳拉西泮等，对躁狂发作也有一定疗效。

（1）碳酸锂：是最经典、疗效最可靠的心境稳定剂。主要有普通片剂和缓释片两种。锂盐是一种肌醇单磷酸酶的非竞争性抑制剂，并能抑制糖原合成酶激酶，使游离的肌醇耗竭，降低蛋白激酶C的活动，影响与肌醇循环相关联的神经递质和第二信使系统功能水平，并使Mnt蛋白信号通路激活。使脑内神经递质如谷氨酸减少、γ-氨基丁酸水平恢复正常，提高中枢的去甲肾上腺素和5-HT功能，特别是锂还具有拮抗$5-HT_{1A}$、$5-HT_{1B}$自身受体的作用，从而增强5-HT在突触间隙中的可利用度。在临床上，$5-HT_{1A}$受体可能与缓解抑郁有关，$5-HT_{1B}$受体可能对睡眠节律、感觉运动的一致起调整作用。适应证：对急性躁狂发作以及双相障碍抑郁发作都有治疗和预防作用；对分裂情感性精神障碍及精神分裂症的激越和兴奋躁动都有增效作用；对抗抑郁治疗疗效欠佳的单相抑郁患者也具有增效作用。禁忌证：急、慢性肾炎，肾功能不全，严重心血管疾病，重症肌无力，低钠低盐饮食者禁用。

（2）丙戊酸盐：临床上常用的有丙戊酸钠、丙戊酸镁及双丙戊酸缓释剂。丙戊酸盐对躁狂发作的疗效与锂盐相似。其稳定心境的机制尚不完全清楚，可能与阻断电压敏感的钠通道，并能增加γ-氨基丁酸的浓度有关。对伴有混合特征的双相障碍、快速循环型的双相障碍的疗效较好。严重肝脏和胰腺疾病者慎用，妊娠妇女禁用。丙戊酸钠缓释剂初始剂量500~750mg/d，分2次服用，缓慢加量，4天后增加到1000~1500mg/d。有效剂量为800~1800mg/d，有效血药浓度50~120mg/ml。

4. 抗焦虑药　抗焦虑药（anxiolytics）的应用范围广泛，种类较多，具有中枢或外周神经系统抑制作用的药物都曾列入此类，并用于临床。目前，应用最广的为苯二氮䓬类（benzodiazepines），其他还有$5-HT_{1A}$受体部分激动剂丁螺环酮和坦度螺酮、β肾上腺素受体阻滞剂如普萘洛尔。多数抗抑郁药以及部分抗精神病药（小剂量使用）均有抗焦虑作用，临床常用的抗焦虑药物黛力新就是小剂量抗抑郁药美利曲辛和抗精神病药氟哌噻吨的复方制剂。

（1）苯二氮䓬类药物：具有明确的抗焦虑作用，且安全性高，是广泛使用的抗焦虑药。其作用机制主要是通过γ-氨基丁酸（GABA）的功能发挥作用，GABA是一种抑制性神经递质，广泛分布于脑中。苯二氮䓬类药物在GABA受体上有特殊结合位点，它增加了GABA受体与GABA的亲和力，导致氯离子通道的不断激活，使大量氯离子进入细胞内形成超极化，从而减少了神经兴奋作用。苯二氮䓬类药物能够产生依赖性,半衰期越短者起效越快,作用时间越短,越容易产生依赖性,半衰期越长者产生依赖性相对较弱。目前有 2000 多种衍生物,国内常用的只有十余种,代表药物有:地西泮(diazepam)、氯硝西泮(clonazepam)、阿普唑仑(alprazolam)、艾司唑仑(estazolam)、劳拉西泮(lorazepam)、奥沙西泮(oxazepam)、咪达唑仑(midazolam)等。苯二氮䓬类除了抗焦虑作用外,常作为镇静催眠药物使用,因此被滥用现象较严重,如何合理应用是值得注意的问题。

(2)5-HT_{1A}受体部分激动剂:其作用机制是与 5-HT_{1A}受体结合,对突触后有部分激动作用,从而减少 5-HT 的神经传递,发挥抗焦虑作用;对突触前 5-HT 自身受体的部分激动作用促进 5-HT 从突触前释放,发挥抗抑郁作用。这类药物以丁螺环酮(buspirone)和坦度螺酮(tandospirone)为代表。临床上较苯二氮䓬类安全,通常剂量下没有明显的镇静、催眠、肌肉松弛作用,依赖性和滥用的可能性很低。主要适用于各种神经症所致的焦虑状态以及躯体疾病伴发的焦虑状态,还可用于抑郁症的增效治疗。对惊恐发作疗效不如三环类抗抑郁药。

5. 认知改善药　认知改善药包括两类,一类为改善注意力的药物,主要是精神激活药;另一类为改善记忆药,主要为胆碱酯酶抑制剂。

(1)精神激活药:即中枢神经系统兴奋剂,能够提高中枢神经系统功能,主要用于改善注意力。注意力的保持和集中与前额叶去甲肾上腺素通路、中脑多巴胺通路有关,通常认为注意力不集中是由于这两种神经递质功能不足所致。主要通过加强多巴胺系统的功能起作用。药物滥用会导致精神障碍,如幻觉、妄想、欣快感,长期应用会引起药物依赖和成瘾。临床上主要用于治疗儿童注意缺陷多动障碍、发作性睡病等,常用药物包括:苯丙胺、哌甲酯和托莫西汀。

1)苯丙胺:拟交感胺类物质之一,对中枢神经系统有强烈的兴奋作用。该药的同类药物包括右苯丙胺及甲基苯丙胺。作用机制主要是通过影响多巴胺神经元促进多巴胺释放,同时对去甲肾上腺素能系统也有微弱的作用。

2)哌甲酯:主要有哌甲酯速释片、哌甲酯控释片、右旋哌甲酯缓释片等剂型。FDA 批准的适应证为注意缺陷多动障碍、发作性睡病及难治性抑郁。作用机制:通过阻断去甲肾上腺素和多巴胺的重吸收以及促进释放来增加其作用。

3)托莫西汀:非中枢兴奋药物,它是一种高度选择性去甲肾上腺素再摄取抑制剂,作用机制主要是选择性阻断突触前膜胺泵对去甲肾上腺素的再摄取作用,从而增加突触间隙去甲肾上腺素的数量、增加突触后神经元去甲肾上腺素的传递,同时提高前额叶皮质的多巴胺水平,它不会增加伏隔核部位的多巴胺活动,因此滥用或成瘾现象较少。FDA 批准用于 6 岁以上儿童、青少年及成人注意缺陷与多动障碍。

(2)记忆改善药:主要是指治疗痴呆患者认知症状的药物,用来改善或促进痴呆患者的认知功能或延缓认知功能的衰退,适用于各种类型的痴呆类疾病,尤其是老年期痴呆。主要作用机制有增强酶的活性、改善脑组织代谢、加强神经递质的合成、恢复大脑代谢功能及信息传递,或改善脑血流供应及脑细胞对氧、葡萄糖等的利用,从而减少致病因子对大脑的损害,使受损脑组织的功能得以恢复或保持。主要药物包括:盐酸多奈哌齐、重酒石酸卡巴拉汀和美金刚等。

1)盐酸多奈哌齐:是一种胆碱酯酶抑制剂,主要作用机制是可逆性地抑制乙酰胆碱酯酶对乙酰胆碱的水解从而增加受体部位乙酰胆碱的含量。其他作用机制可能还有对神经肽的代谢、神经递质受体或钙离子通道的直接作用,是世界范围内批准治疗阿尔茨海默病的一线用药。口服给药,5mg/d,1个月后可根据病情增加至 10mg/d。

2)重酒石酸卡巴拉汀:是一种氨基甲酸类药物,在脑内选择性地抑制乙酰胆碱酯酶,通过延缓功能完整的胆碱能神经元对已释放的乙酰胆碱的降解,从而促进胆碱能神经传导。适用于轻、中度阿尔茨海默病的治疗,起始剂量为 3mg/d,分次使用,最高推荐剂量为 12mg/d。

3)美金刚:是谷氨酸受体拮抗剂,它是低至中度亲和力的非竞争性 NMDA 受体阻断剂,能够阻断与阿尔茨海默病相关的谷氨酸受体长期兴奋,减少谷氨酸神经毒性作用,并可以改善记忆过程所必需的谷氨酸传递。FDA 批准用于治疗中度至重度阿尔茨海默病。常用剂量范围:10~20mg/d,分 2 次服用。

(二) 心理治疗

1. 精神分析治疗 经典精神分析是由奥地利的弗洛伊德创立的,它在心理治疗的发展史上具有非常重要的意义。其特点是通过分析来了解患者潜在意识的欲望与动机,认识对挫折、冲突或应激的反应方式,体会症状的心理意义,并经指点与解释,让患者获得对问题之领悟;经过长期的治疗,善用患者与治疗者所产生的移情关系,来改善患者的人际关系,调整心理结构,处理阻抗作用,化解内心之情感症结,以促进人格之成熟及提高社会适应能力。

传统精神分析治疗是患者躺在睡椅或沙发上,分析师坐在他后面,尽可能地处于患者视野之外,尽可能不打扰患者的思考过程,以便患者自由联想,将潜意识的意念表达出来。同时也建议患者讲述自己的梦,弗洛伊德将梦的解析作为重要手段。治疗者根据精神分析的基础理论及个人经验,对联想、行为态度、失误及梦的内容进行分析和解释,并向患者讲述其结果,以这种方式使患者了解自己无意识的、隐蔽的愿望或冲突。出现在分析过程中的阻抗意味着自我防御。对阻抗进行分析,解除阻抗,是治疗的中心任务之一。会见通常每周 4 次或更多,每次平均 45~50 分钟。精神分析注重个人的内在精神活动,是长久性的治疗,因耗时太多,经典的精神分析不再被普遍采用。近年来,以精神分析理论为基础的各种短程治疗应用较为普遍。

2. 行为治疗 行为治疗的理论来源于华生的学习理论、巴甫洛夫的经典条件反射、桑代克的强化作用和斯金纳的操作性条件反射。把治疗的着眼点放在可观察到的外在行为或可具体描述的心理状态,充分运用从实验与研究所获得的有关"学习"的原则,按照具体的治疗步骤,来改善非功能性或非适应性的心理与行为。行为治疗的基本态度是认为人的行为,无论是功能性的或非功能性的、正常的或病态的,都是经过学习而获得,而且也能经过学习而更改、增加或消除。在临床问题的行为治疗中,重点放在显著的、可观测到的刺激与反应的关系上,尤其是患者的行为,而不是推断心理状态和构造。行为治疗的常用技术有:

(1)系统脱敏法:基本思想是一个可以引起微弱焦虑的刺激,由于在处于全身松弛状态下的患者面前暴露,因而逐渐失去了引起焦虑的作用。运用对抗条件的原理,治疗师通过深入地肌肉放松以促使患者形成一个对抗焦虑反应的心理状态。患者和治疗师共同收集与患者恐惧相关的引发焦虑的情景,并将这些情景等级化。最后,熟练的放松状态和引起焦虑的情景在治疗中系统地配对应用。就是说,系统脱敏作用包括三步:放松训练、层次构建和二步配对应用。

(2)冲击疗法:又称满灌疗法。其基本原则与系统脱敏法相反。治疗恐惧症,不是让患者按轻重程序逐渐面对所惧怕的情况,而是让他一下子面对大量的惧怕情况,甚至过分的与惧怕情况接触。由于惧怕刺激的"泛滥性"来临,个体面对过分的惧怕刺激,恐怖反应逐渐减轻,甚至消失。

3. 人本主义心理治疗 人本主义心理学是 20 世纪 60 年代在美国兴起的一个心理学流派,创始人是马斯洛(A. Maslow)、罗杰斯(Carl Rogers)和奥尔波特(G. W. Allport)等。他们认为机体有一种发展自身潜能的内在倾向,人除了一般的生物潜能外,还有人所特有的心理潜能,如需要或动机。它有 5 个层次,自我实现或创造潜能的发挥是最高层次的需要,能给人"高峰体验"的喜悦,人能达到这一层次就是最有价值。建筑在这一理论基础上的心理疗法,就是要实现对人的价值和尊严的关心,反对贬低人性的生物还原论和机械决定论。因此它与弗洛伊德心理分析和行为主义相反,被西方称为现代心理学的"第三种势力"。

在人本主义理论基础上发展的心理疗法有很多种,最著名的是罗杰斯的以咨客为中心疗法(client-centered therapy),其他如存在主义疗法和完形疗法也属于此范畴。治疗者要了解患者在现实生活中怎样理解和体验存在,强调此时此地可以做些什么来解决目前的痛苦,帮助患者认识自己的潜能,驱使他去改善自身的情况和人际关系,并建立自己的生活目标。完形疗法就是从整体上认识自己的各个方面,要患者说出现在的(此时此地)认知和体验。当患者的情感从压抑和情绪紊乱中解放出来后,会积极地意识到自己的情感和行为,强调这一切都应由他自己(患者)负责。本治疗的目标是要让患者成为一个完整的人,一个自我信任的、有自我意识的人,他本人能指导和调节自己的生活。

4. 认知治疗　认知治疗强调认知过程是心理行为的决定因素这一根本观点,认为情绪和行为的产生依赖于个体对环境情况所作的评价,而此评价又受个人的信念、假设观念等认知因素的作用和影响。认知疗法就是通过改变人的认知过程和由这一过程中产生的观念来纠正本人适应不良的情绪或行为。贝克(Aaron Beck),认知治疗的创始人,发展了综合的结构化的抑郁症理论。他认为抑郁症有负性认知三联征:①对自身的负性评价;②对以往经历的负性评价;③对前途的负性评价,由此呈现动机行为的病态表现。

认知治疗是主动的、结构化的治疗,并且时间是有限的。需要患者和治疗师为达到治疗目标积极地配合。它是以当前问题和问题的解决为定位。当患者认识到他们所处的困境并以较现实的态度来思考和行动时,他们的症状和行为便开始改善。一般说来,患者的主要问题跟非功能性的认知有关,是基于病态的看法或态度而形成的,均适用于认知治疗。

5. 集体心理治疗　集体治疗是指针对一组经过选择的心理障碍患者,在一个或两个经过训练的治疗师的引导下,采用多种心理治疗理论和技术,互相影响以达到缓解不良情绪,改善适应不良行为及促进人格成长为目的的治疗。在集体治疗中,不仅是治疗者与患者的相互作用,更重要的是患者之间的相互作用,治疗者的作用已不是那么直接和主要,他只是起一种辅助作用,通过营造一种集体的气氛,使集体成员由最初的戒备,封闭,敏感多疑,互不关心,逐渐转变为信任,亲密,开放,相互接纳,相互支持的一种新型的人际关系。集体治疗的治疗性因素包括希望的获得,凝聚力,共有感,利他感,信息的传递,社会化技能的发展,人际的学习,原始家庭关系纠正性的重演和疏泄等。

6. 家庭治疗　尽管家庭治疗的各种模式不同,但唯一相同的是对家庭的定位。家庭中所有成员是相互联系的,家庭的每一部分,都不能被隔离出来。一个家庭的结构和组织被视为一个单位,且是决定个别家庭成员行为的重要因素。家庭治疗是将家庭作为一个整体进行心理治疗的方法,通过治疗者对某一家庭中的成员定期进行接触和座谈,促进家庭中所有成员做出某些适应性改变,同时使家庭中患病成员症状消失或减轻。就家庭治疗而言,不是一个专门的技术,而是一个思考方式,它不能严格地说适应或禁忌。它已被成功应用于各种类型的心理问题。

（三）物理治疗

物理治疗,也被称为"非药物性躯体治疗"或"大脑刺激技术",与精神药理学及心理治疗相互补充,已成为精神科治疗学的第三大领域。

1. 电抽搐治疗　早在 70 多年前,就已经发现电抽搐治疗(electric convulsive therapy,ECT)对抑郁症、躁狂症和精神分裂症的治疗具有肯定的疗效。由于抗精神病药的疗效存在一定的局限性,自 20 世纪 70 年代后,人们重新重视对 ECT 的研究,主要涉及 ECT 的临床作用特点,包括优化治疗技术、减少心脏和认知功能方面不良反应的方法及治疗的作用机制。ECT 是给予中枢神经系统适量的电流刺激,引发大脑皮层的电活动同步化,引起患者短暂意识丧失和全身抽搐发作,对精神症状有治疗作用的一种方法。电刺激前给予静脉麻醉并注射适量肌肉松弛剂,可使抽搐发作不明显,称为改良电抽搐治疗(modified electric convulsive therapy,MECT),是目前使用的主要形式。MECT 可改善患者的精神症状,但其机制尚不清楚,可能的机制包括增加血-脑屏障通透性、改变乙酰胆碱能和 GABA 能神经元的功能状态、增强 5-HT 受体的敏感性以及增加催乳素释放和血浆中内啡肽及前列腺素 E_2 浓度等。

ECT 适应证包括:

(1)重性抑郁障碍:美国精神疾病治疗协会下属的电抽搐治疗工作小组和其他研究小组已证实 ECT 对难治性单相抑郁和双相重性抑郁发作的有效率超过 80%。因起效较快,对重症患者、既往使用 ECT 有肯定疗效和患者本人或家属提出要求接受 ECT 治疗者,均可将 ECT 作为一线治疗选择。部分研究指出 ECT 的有效率要高于抗抑郁药,但大多数的研究中所使用的抗抑郁药存在治疗剂量过低,缺乏随机对照的方法等缺陷。ECT 的预测因子研究显示,年龄增加、伴有精神病性症状和紧张症状群等因素预示疗效会更好,而本次抑郁发作时间较长、伴有人格障碍者,ECT 的疗效较差。

(2)躁狂发作:既往研究显示 ECT 对治疗双相躁狂发作和极度兴奋的躁狂发作有效,近年来的研究进一步证实 ECT 能治疗难治性混合型心境障碍。前瞻性对照研究比较 ECT 和锂盐治疗躁狂发作的疗效,结果显示在治疗的前 8 周,接受 ECT 治疗的患者,疗效优于接受锂盐治疗者,在以后的 8 周治疗中,两者的疗效相似。ECT 还可以治疗妇女孕期的躁狂发作,而减少药物对胎儿的副作用。在 ECT 的使用中,采用双侧还是单侧式治疗躁狂发作仍存在争议,目前研究显示两种治疗方式的疗效差异不大。

(3)精神分裂症 虽然 ECT 对治疗急性精神病发作、紧张型精神分裂症、抗精神病药所致恶性综合征作用突出,但随着氯氮平和其他非典型抗精神病药的问世,ECT 已经作为二线选择。ECT 合并药物治疗要优于单独使用 ECT 或单用药物治疗。美国精神病学会电抽搐治疗小组提出,对处于症状急性发作期、紧张型和既往对 ECT 有效的精神分裂症患者,给予 ECT 的效果较好,如伴有情感症状(如分裂情感障碍)的患者也适合 ECT 治疗。

电抽搐治疗的禁忌证:①急性全身感染性疾病;②颅内高压,包括颅内占位病变、脑血管意外;③严重的肝脏疾病、营养不良或先天性的酶缺陷可能会造成假性血清胆碱酯酶水平下降或缺乏,从而导致琥珀酰胆碱作用的时间延长而发生迁延性呼吸停止;④严重心血管疾病包括冠心病、主动脉瘤、严重心律失常;⑤严重的肾脏疾病;⑥严重的呼吸系统疾病包括严重支气管炎、哮喘、活动性肺结核;⑦严重的青光眼和先兆性视网膜脱落;⑧新近或未愈的骨关节疾病;⑨其他严重躯体疾病;⑩对丙泊酚等过敏者。

电抽搐治疗期间合并用药问题:

患者在使用 ECT 前的晚上应禁食、禁水,在当日早晨应限制其他的药物摄入(因药物需用水吞服)。急性期为控制患者的激越和精神病性症状,可合并适量的非典型抗精神病药。ECT 前 48 小时建议停用锂盐,目的是为减少谵妄的发生和认知功能的损害。ECT 治疗时,使用苯二氮䓬类药物会干扰抽搐的发生和影响疗效,所以在临床治疗过程中应尽可能减少苯二氮䓬类药物的使用。部分患者因病情需要无法撤除苯二氮䓬类药物,可给予苯二氮䓬类药物的拮抗剂氟马西尼 0.4～0.5mg,不会影响抽搐发作。

电抽搐治疗的疗程:

电抽搐治疗的疗程在学术界有不同的看法。有学者认为,每个疗程应为 6～10 次,有的认为 10～20 次,还有少部分学者认为根据病情可以做 20 次以上。国内电抽搐治疗的疗程一般在 8～12 次。一般前 3～6 次,每周 3 次,以后每周 2 次至治疗完成。

2. 经颅磁刺激治疗 经颅磁刺激治疗(transcranial magnetic stimulation,TMS)技术基于电磁感应和电池转换的原理,用刺激线圈中强大瞬变的电流产生的磁场穿透颅骨,动态的磁场在颅内导体中转换为与刺激线圈电流方向相反的感应电流,由这种内生的感应电流刺激神经元产生一系列生理、生化反应。TMS 是一种大脑皮质神经的无创性刺激技术,其本质是一种颅内的感应电刺激,TMS 不用电极,不用直接接触人体,使用时比电刺激更简便、安全。

经颅磁刺激不仅是一种刺激技术,而且是一种大脑神经功能的调制技术。特别是重复经颅磁刺激(repetitive transcranial magnetic stimulation treatment,rTMS)不仅在刺激时对神经功能有在线调制作用,而且在刺激停止后也有明显的离线调制功能,TMS 刺激后,由刺激引起的变化,包括生化反应、组织结构和生理功能的改变可以保持一段时间。采取不同的刺激模式,刺激不同的大脑区域,调制刺激区域以及通过与之相连的神经网络调节远隔区域神经功能的兴奋性。可以根据病情和需要,利用 TMS 干预,直接改变突触连接强度,双向调节神经功能的长时程增强(long-term potentiation,LTP)或长时程抑制(long-term depression,LTD)。从分子水平、突触水平、细胞水平、神经网络水平甚至大脑控制的行为学水平发挥神经可塑性调节。以前认为 TMS 只能刺激浅层大脑皮质,刺激范围只有 $2cm^2$,深度只有 1.5～3cm,但皮质的柱状结构中的局部联系复杂,既有兴奋性神经又有抑制性神经,有传入、传出神经,又有各种反馈神经,组成局部和功能性神经网络,磁刺激不仅是刺激单个神经元,而且是刺激神经元群体和与之相连的神经网络。通过与 PET、MRI、EEG 的联合使用,发现 TMS 不仅有局部皮质的刺激作用,而且通过刺激区域的神经网络连接有远程作用,除了刺激运动皮质可以引发远端手足肌肉抽动以外,大脑皮质与深部核团有广泛的双向联系,刺激额叶、顶叶、颞叶不同的皮质区域还可以兴奋大脑深部的神经核团,引起神经递质、激素、脑源性神经营养因子、血流量和代谢及脑电波基础活动频率和共振频率的变化,从而达到调节大脑功能的目的。在脑功能成像的研究中,时间与空间分辨率很重要,TMS 与其他功能成像技术的结合,加深了对 TMS 作用机制的研究。同时由于大脑功能活动是一种分工与协同的整体网络活动,fMRI、PET 时间分辨率低,难以确定某一个大脑活动区与功能的因果关系。而 TMS 应用可逆性模拟损伤技术,用单个或连续的磁刺激,创造虚拟损伤(或虚拟兴奋)环境,干扰局部神经正在执行的精确有序的功能活动,延续或阻滞局部神经正常发挥的功能活动,虚拟开颅手术刺激或切除局部大脑皮质,证明其功能变化的因果关系。TMS 在大脑皮质功能区定位的研究中,有独特的"功能分辨率"和"因果关系分辨率"。

美国食品和药品监督管理局(Food and Drug Administration,FDA)于 2008 年 10 月批准 rTMS 治疗仪用于治疗成年单相抑郁症,抗抑郁剂疗效不佳者可以应用 rTMS 治疗仪进行治疗。在精神分裂症患者主要通过 rTMS 治疗幻听和阴性症状。近年来,国外已开展了一些初步的临床研究,探讨 rTMS 对失眠、创伤后应激障碍(PTSD)以及物质依赖等疾病的疗效,研究结果提示 rTMS 对上述疾病可能具有治疗作用,但尚需进一步的临床研究以明确其疗效。

(1)抑郁症:抑郁症患者行头颅 CT 或 MRI 检查,可见左颞叶皮质萎缩,检查 fMRI 可见患者左颞叶局部血流量降低,降低的程度与抑郁的严重程度呈正相关,也有研究发现左前扣带回脑血流量下降。由于高频刺激可提高神经兴奋性,增加局部血流量,用高频 rTMS 刺激左侧背外侧前额叶皮质(dorsolateral prefrontal cortex,DLPFC)比其他部位刺激更有效,而刺激右侧额叶可能使病情加重,低频 rTMS 刺激右侧 DLPFC 同样也有抗抑郁作用。rTMS 可以单独或者作为药物治疗的合并治疗。但是对于病情严重,伴有自杀观念的抑郁症患者不建议单独使用 rTMS。Meta 分析表明 rTMS 具有中度抗抑郁效果。

(2)精神分裂症:精神分裂症是一组病因不明的精神障碍,多缓慢起病,具有思维、情感、行为等多方面障碍及精神活动不协调。有些研究根据精神分裂症的医学影像学研究结果选定治疗部位及治疗频率。如左颞顶叶皮质(听觉中枢)给予低频 1Hz 的 rTMS 可用于治疗精神分裂症的幻听,左侧 DLPFC 使用高频 rTMS 可能改善精神分裂症的阴性症状和认知功能,或者用圆形线圈高频刺激额叶中间部位,刺激双侧前额叶皮质(prefrontal cortex,PFC)也有疗效。

(3)失眠:失眠是一种常见的睡眠障碍,多为生理和心理的过度警觉与外部刺激或应激综合作用所致。TMS 的刺激可以诱导皮质大范围产生共振频率。低频 rTMS 刺激后 1cm 处可以诱发与自然慢波相似的高幅睡眠慢波,与刺激强度和刺激位置显著相关,只有刺激感觉皮质,才可以引出高幅慢波,慢波可沿着大脑皮质扩散展开。TMS 诱导的慢波可以加深深睡眠和增强 EEG 慢波活动,另外,低频 rTMS 还能增强 GABA 能网络效率,理论上可以治疗失眠。一般可用低频刺激右侧 DLPFC,高频刺激左侧 DLPFC。

(4)创伤后应激障碍:神经影像学研究发现,PTSD 患者存在杏仁核异常活跃和前额叶皮质、海马等区域功能减退的现象。尤其是右侧 DLPFC 存在着明显的功能异常。鉴于 rTMS 作用的机制之一是低频率刺激能够抑制刺激区域的兴奋性,对 PTSD 患者的右侧半脑皮质层进行低频率 rTMS 刺激,可以抑制 PTSD 症状相关脑区的活动异常,从而改善相应的脑功能。此外,rTMS 对于神经发生也具有调节作用,而且长时程 rTMS 刺激对 BDNF 的分泌具有促进作用,rTMS 的这些效应可以在一定程度上逆转在 PTSD 患者身上出现的病理及分子异常变化,如海马区域神经发生的减少以及 BDNF 水平的下降,因此,rTMS 可能成为 PTSD 的有效治疗手段之一。

(5)物质依赖:rTMS 治疗能调节皮质兴奋性和改变与药物渴求相关环路的神经活性,刺激部位主要是左侧 DLPFC,能够暂时减少毒品使用和渴求。目前提出几个机制来解释这一现象。首先,刺激 DLPFC 可诱发尾状核内多巴胺的释放。重复刺激可能会诱导多巴胺能系统的神经适应性改变。此外,戒断期多巴胺能的活性下降,在此期间如果给予药物会导致多巴胺水平的急剧增加。多巴胺活性的下降与渴求的增加以及复吸相关。因此,通过脑刺激短暂地增加多巴胺的释放,可能有助于降低戒断期渴求水平。其次,脑刺激影响的脑区不仅仅局限于直接受刺激的脑区,它可以延伸到与刺激脑区神经网络相关的较远脑区,这些刺激能够改变奖赏脑区的神经适应性和突触可塑性。

3. 迷走神经刺激　迷走神经刺激(vagus nerve stimulation,VNS)通过植入颈部迷走神经周围的电极对迷走神经给予反复电刺激脉冲。与心脏起搏器类似,VNS 是一项新的侵入性持续神经电刺激技术,需外科手术永久性植入脉冲发射器和刺激器。脉冲发射器埋在胸部皮下,刺激电极则附着在颈部迷走神经。VNS 技术过去主要应用于癫痫的治疗,在治疗癫痫患者时,发现患者伴发的情绪障碍也得到缓解,这种作用独立于抗癫痫作用。

目前 VNS 主要集中在抑郁症治疗的研究,其机制可能包括:①调节与抑郁症密切相关区域的脑功能。功能影像学研究发现 VNS 能够增加前额叶代谢水平(特别是前额叶眶部、扣带回),降低边缘系统代谢水平。②具有稳定情绪作用。已有大量证据表明,很多抗癫痫药(如丙戊酸盐、拉莫三嗪等)具有稳定情绪作用,或对双相障碍的抑郁具有抗抑郁作用,因此有理由推测像 VNS 这样有效的抗癫痫治疗方法也有可能具有抗抑郁作用或稳定情绪作用。③VNS 调节 5-羟色胺、去甲肾上腺素以及谷氨酸能神经递质的释放,这些递质与抑郁症关系密切。④调节下丘脑-垂体-肾上腺轴(HPA)的功能。2006 年美国 FDA 批准 VNS 可以作为辅助治疗应用于抗抑郁剂疗效不佳的慢性或复发性成年抑郁症患者。

4. 深部脑刺激　深部脑刺激(deep brain stimulation,DBS)指通过深部脑刺激仪对深部脑组织的特定部位提供高频电刺激连续脉冲,这种高频电刺激可以引起与脑实质损毁术类似的效应。这种手术方法,损伤性较小,并且可逆可控。其机制可能是:①去极化阻断,即刺激改变了电压门控通道的活性而阻滞了刺激电极周围的神经信号输出;②突触抑制,刺激通过作用于与刺激电极周围神经元有突触联系的轴突终末,间接调节神经信号的输出;③突触阻抑,高频刺激使得神经递质耗竭,阻碍突触信息传递,从而影响了电极周围神经信号的输出;④刺激改变了病理性神经网络功能。目前深部脑刺激的临床研究主要集中于强迫症和难治性抑郁症。

5. 经颅直流电刺激　经颅直流电刺激(transcranial direct current stimulation,tDCS)是一种无创性、利用微弱电流(1~2mA)调节大脑皮质神经活动的技术。动物和人体研究均已经证实它可以显著地影响皮质兴奋性。基于神经调控效应,它被尝试用来治疗抑郁症已经有数十年的历史。

6. 磁痉挛治疗　磁痉挛治疗(magnetic seizure therapy,MST)作为一种较新颖的治疗,有一定的研究价值。它的原理是通过高剂量的经颅磁刺激诱发癫痫发作,从而达到治疗目的。磁痉挛治疗同样需要麻醉,但与电痉挛治疗相比,它能更好地控制刺激位置与脑内电流强度。磁痉挛治疗还可以将刺激目标定位在特殊脑区,如定位在抑郁相关的脑区,从而减少电流向其他脑区的扩散。由于限制刺激扩散,不到达边缘系统,所以 MST 可能比电休克治疗的认知损害不良反应轻微。部分研究已经显示,MST 对人类和其他灵长类的认知损害较 ECT 轻微。

三、精神障碍治疗的常见不良反应

(一)抗精神病药常见的不良反应

1. 锥体外系反应(EPS)　传统抗精神病药最常见的神经系统副作用,部分非典型抗精神病药物也可出现,特别是在较大剂量治疗的情况下容易出现。主要包括以下 4 种表现:

(1)急性肌张力障碍(acute dystonia):出现最早。由于局部肌群的持续性强直性收缩,呈现不由自主的、各式各样的、奇特的表现,包括眼上翻、斜颈、颈后倾、面部怪相和扭曲、吐舌、口吃、角弓反张和脊柱侧弯等。处理:肌注东莨菪碱 0.3mg 或异丙嗪 25~50mg,可即时缓解。有时需减少药物剂量或加服抗胆碱能药苯海索(即安坦)长期配合治疗,或换服引起锥体外系副反应可能性低的药物。

(2)静坐不能(akathisia):在治疗1~2周后出现。患者主观感到必须来回走动,情绪焦虑或不愉快,表现为无法控制的激越不安、不能静坐、反复走动或原地踏步。处理:苯二氮䓬类药和β受体阻滞剂如普萘洛尔(心得安)等有效,而抗胆碱能药通常无效。有时需减少抗精神病药剂量来改善。抗精神病药的使用应缓慢加药或选用引起锥体外系副反应可能性低的药物。

(3)类帕金森反应(parkinsonism):治疗的最初1~2个月出现,最为常见。表现可归纳为:运动不能、肌张力高、震颤和自主神经功能紊乱。处理:服用抗胆碱能药物苯海索,剂量范围2~12mg/d,使用几个月后逐渐停用。应缓慢减药或使用最低有效量。抗胆碱能药物减轻震颤比减轻运动不能更有效。

(4)迟发性运动障碍(tardive dyskinesia,TD):多见于传统抗精神病药持续应用几年后。TD以不自主的、有节律的刻板式运动为特征。严重程度波动不定,睡眠时消失、情绪激动时加重。处理:尚无有效治疗药物,关键在于预防、使用最低有效量或换用引起锥体外系副反应可能性低的药物。部分病例应用异丙嗪可以改善TD。抗胆碱能药物会促进和加重TD,应避免使用。早期发现、早期处理有可能逆转TD。

2. 恶性综合征(malignant syndrome) 是一种少见的、严重的不良反应。临床特征是:意识波动、肌肉强直、高热和自主神经功能不稳定。最常见于氟哌啶醇、氯丙嗪和氟奋乃静等药物治疗时。药物加量过快易发生。可以发现肌磷酸激酶(CPK)浓度升高,但不是确诊的指征。处理:停用抗精神病药,给予支持性治疗。可以使用肌肉松弛剂丹曲林和促进中枢多巴胺功能的溴隐亭治疗。

3. 内分泌和代谢副作用 抗精神病药增加催乳素分泌是由于结节漏斗多巴胺能的阻滞。催乳素分泌增加多见于舒必利、利培酮以及其他高效价药物。妇女中常见溢乳、闭经和性乐受损。男性较常见性欲丧失、勃起困难和射精抑制。氯丙嗪、氯氮平和奥氮平等可以抑制胰岛素分泌,导致血糖升高和尿糖阳性。体重增加多见,与食欲增加和活动减少有关。患者应节制饮食。第一代抗精神病药引起体重增加的可能性略低于第二代抗精神病药。

4. 其他不良反应 抗精神病药还有许多副作用,但多不常见。抗精神病药对肝脏的影响常见的为谷丙转氨酶(ALT)升高,多为一过性、可自行恢复,一般无自觉症状。轻者不必停药,合并护肝治疗;重者或出现黄疸者应立即停药,加强护肝治疗。

某些抗精神病药尤其是硫利达嗪、齐拉西酮等易产生心电图异常,常与剂量相关。这可能是通过改变心肌层中钾通道的结果。尤其在老年人中,药物引起的心律失常或QT间期延长会危及生命。

粒细胞缺乏罕见,氯氮平发生率较高,氯丙嗪和硫利达嗪有偶发的病例。哌嗪类吩噻嗪、硫杂蒽和丁酰苯未见报道。如果白细胞计数低,应避免使用氯氮平、氯丙嗪、硫利达嗪等,并且这些药物应用时应常规定期检测血常规。

其他罕见的变态反应包括药疹、伴发热的哮喘、水肿、关节炎、胆汁阻塞性黄疸和淋巴结病。严重的药疹可发生剥脱性皮炎,应积极处理。

(二)抗抑郁药物的不良反应

1. 常见不良反应及处理 药物不良反应会影响治疗的耐受性和依从性,需要在临床使用中注意观察并及时处理。不同抗抑郁剂其常见不良反应也有所不同,大部分新型抗抑郁剂的总体耐受性要优于TCA,治疗中断率更低,安全性更好。

SSRI最常见的不良反应是胃肠道反应(恶心、呕吐和腹泻),激越/坐立不安(加重坐立不安、激越和睡眠障碍),性功能障碍(勃起或射精困难,性欲丧失和性冷淡)和神经系统副反应(偏头痛和紧张性头疼),SSRI还会增加跌倒的风险,某些患者长期服用SSRI可能会导致体重增加。SNRI的常见不良反应与SSRI类似,例如恶心、呕吐、性功能障碍和激越症状。SNRI还有一些与去甲肾上腺素活动相关的不良反应,如血压升高、心率加快、口干、多汗和便秘。米氮平治疗中断率和SSRI相当,其常见不良反应包括口干、镇静和体重增加,因此较适合伴有失眠和体重下降的患者,但有可能升高某些患者的血脂水平。安非他酮由于没有直接的 5- 羟色胺能系统作用,因此很少发生性功能障碍,神经系统的不良反应有头疼、震颤和惊厥,应避免使用过高的剂量以防止诱发癫痫发作,一般不用于伴有精神病性症状的抑郁患者,其他常见的不良反应还有激越、失眠、胃肠不适。阿戈美拉汀常见的不良反应有头晕、视物模糊、感觉异常,整体耐受性与 SSRI、SNRI 相当,因为有潜在肝损害的风险,因此开始治疗和增加剂量时需要常规监测肝功能。曲唑酮最常见的不良反应是镇静,比其他新型抗抑郁剂更明显。心血管系统不良反应和性功能障碍也较常见。TCA 最常见的不良反应涉及抗胆碱能(口干、便秘、视物模糊和排尿困难),心血管系统(直立性低血压、缓慢性心律失常和心动过速),抗组胺能(镇静、体重增加)和神经系统(肌阵挛、癫痫和谵妄)。对于患有较严重心血管疾病、闭角型青光眼、前列腺肥大、认知损害、癫痫和谵妄的患者不应使用 TCA。

2.5- 羟色胺综合征(serotonin syndrome,SS) 临床表现有恶心、呕吐、腹痛、颜面潮红、多汗、心动过速、激越、震颤、腱反射亢进、肌张力增高等,病情进展可出现高热、呼吸困难、抽搐、酸中毒性横纹肌溶解,继发球蛋白尿、肾衰竭、休克和死亡。它是一种严重的不良反应,应及时确诊、停药并进行内科紧急处理。

3. 撤药综合征(withdrawal syndrome) 抗抑郁药的撤药综合征通常出现在大约 20% 的患者中,在服用一段时间的抗抑郁药后停药或减药时发生。几乎所有种类的抗抑郁药都有可能发生撤药综合征。撤药综合征的发生与使用药物时间较长、药物半衰期较短有关。通常表现为流感样症状、精神症状及神经系统症状等,撤药综合征的症状有可能被误诊为病情复燃或复发。

证据表明,在 SSRI 中,氟西汀的撤药反应最少(主要代谢产物去甲氟西汀的半衰期较长),帕罗西汀的急性撤药反应最常见,高于舍曲林、西酞普兰或艾司西酞普兰。SNRI 中,文拉法辛(去甲文拉法辛)的撤药反应比度洛西汀更为常见。

4. 自杀 2004 年美国 FDA 要求抗抑郁剂厂商在药物说明书中就儿童和青少年服用抗抑郁剂可能引发自杀的问题予以黑框警示。此后,有多篇关于抗抑郁剂引起自杀问题的相关文献发表。归纳上述研究,目前尚无法明确表明在年轻人或老年人中使用抗抑郁剂与自杀有关。在儿童和青少年中使用新型抗抑郁剂和自杀的关系也尚不明确。但是,在用药最初的 2~4 周需要评估自杀风险,此时药物的不良反应与症状的叠加作用可能导致自杀风险增高,对自杀的评估应该贯穿于整个治疗过程中。

(三)碳酸锂的不良反应

1. 碳酸锂早期的副作用 无力、疲乏、思睡、手指震颤、厌食、上腹不适、恶心、呕吐、稀便、腹泻、多尿、口干等。后期的副作用:由于锂盐的持续摄入,患者持续多尿、烦渴、体重增加、甲状腺肿大、黏液性水肿、手指细震颤。粗大震颤提示血药浓度已接近中毒水平。锂盐干扰甲状腺素的合成,女性患者可引起甲状腺功能减退。类似低钾血症的心电图改变亦可发生,但为可逆的,可能与锂盐取代心肌钾有关。

2. 锂中毒先兆 表现为呕吐和腹泻加重或再次出现、粗大震颤、抽动、呆滞、困倦、眩晕、构音不清和意识障碍等。应即刻检测血锂浓度,如血锂超过 1.4mmol/L 时应减量。如临床症状严重立即停止锂盐治疗。血锂浓度越高,脑电图改变越明显,因而监测脑电图有一定价值。

3. 锂中毒及其处理 引起锂中毒的原因很多,肾锂清除率下降、肾脏疾病的影响、钠摄入减少、患者自服过量、年老体弱以及血锂浓度控制不当等。中毒症状包括:共济失调、肢体运动协调障碍、肌肉抽动、言语不清和意识模糊,重者昏迷、死亡。一旦出现毒性反应需立即停用锂盐,大量给予生理盐水或高渗钠盐加速锂的排泄,或进行人工血液透析。停药 1~2 天,血锂下降约为原水平的一半。但脑中浓度下降较慢,中毒症状仍可存在,约在停药 1~3 周后锂中毒症状才可完全消失。一般无后遗症。

(四)物理治疗的常见不良反应

1. 电抽搐治疗

(1)心血管系统不良反应:老年患者不管既往伴有或不伴有心血管疾病,ECT 都可能会增加老年患者心血管并发症的风险。研究已发现,心血管并发症和年龄有关,在 ECT 治疗过程中,常常会出现短暂的血压升高和心律不齐。既往有高血压、冠心病和心律不齐的老年患者,心血管并发症的发生率增加。大多数专家建议,伴有心血管疾病的老年患者在 ECT 期间可预防性地给予心脏药物以减少心血管的不良反应。

(2)认知功能改变:在电抽搐治疗中,最应关注的是 ECT 对大脑皮质和认知功能的影响。认知功能不良反应的发生率和严重程度与 ECT 的治疗技术如电极的放置、电波的类型、电刺激的强度及 ECT 的频率有关。另外,还与既往是否有脑结构的改变或疾病、年龄增长以及合并抗精神病药物有关。美国精神病学会电抽搐治疗小组认为,ECT 引起的记忆障碍主要是典型的顺行性遗忘和逆行性遗忘。大多数患者的顺行性遗忘在治疗后即刻发生。而逆行性遗忘可能是长期性的。遗忘的发生与电极位置有关,双侧式治疗的发生率高于单侧。虽然单侧治疗引起的记忆问题较少,但当单侧刺激电量是抽搐阈值的 8～12 倍,也会影响患者的认知功能。

(3)头痛、恶心和呕吐:一般患者在 ECT 后会出现恶心、头痛的症状,一般不必特殊处理。症状的出现并不一定与电极的位置、刺激强度有关。估计有 1/4 的患者主诉恶心,通常处理较简单,可在治疗前给予丙氯拉嗪、甲氧氯普胺和昂丹司琼加以预防。估计有 45% 的患者在 ECT 后,存在头痛症状,可以给予解热镇痛药对症处理。

(4)其他并发症:ECT 治疗还有其他并发症,但在临床上较为少见,主要有:喉痉挛、窦性心动过速、误吸引起的吸入性肺炎或化学性肺炎和术后谵妄等。

2. 重复经颅磁刺激

(1)头痛:rTMS 所致头痛性质类似于紧张性头痛,由于头皮肌肉反复受刺激收缩所致,发生率为 10%～30%。持续时间较短暂,多可自行缓解,若持续时间较长或难以忍受时,可服用阿司匹林等解热镇痛药对症治疗。

(2)癫痫发作:应用 rTMS 治疗最严重的不良事件是诱发意外的抽搐。早年报道其发生率为 1‰,小于使用抗抑郁药(如安非他酮、三环类抗抑郁药等)和抗精神病药时抽搐的发生率。在过去 10 年中,几乎没有发生。

3. 迷走神经刺激(VNS)　主要的副作用为声音改变和嘶哑、咳嗽及颈部疼痛和呼吸困难。在治疗初期发生率较高,例如早期发生率较高的嘶哑,会随着治疗结束而逐渐缓解。此外,VNS 的并发症还包括感染、出血、神经或血管损伤等。

4. 深部脑刺激(DBS)　由于 DBS 需要外科手术植入装置,手术过程、装置、刺激本身等都可能造成不良反应。手术植入可能导致组织、血管损伤,也可能导致癫痫、出血、感染等后果。根据 DBS 应用于运动性疾病的经验,国外报道不良反应的发生率:癫痫(1%～3%)、出血(1%～5%)、感染(2%～10%)。与 DBS 仪器相关的不良反应:植入电极松动、移位。最常见的不良反应是与刺激本身有关,包括肌肉抽搐、构音困难、复视等。这些不良反应大部分是短暂而可逆的。

第二节　精神障碍治疗的主要原则

一、精神药物的治疗原则

(一)用药原则

1. 对症治疗　精神障碍的药物治疗通常可以根据下列分类针对常见的 6 大症状群(药物治疗的靶症状)进行治疗。

(1)精神病性症状:见于精神分裂症或其他精神病,采用抗精神病药治疗。

(2)情感症状:主要见于心境障碍,采用抗抑郁药(改善抑郁)或心境稳定剂(改善躁狂或双相抑郁)治疗,抗精神病药也常用于改善躁狂。

（3）焦虑谱系症状：主要见于神经症和强迫症，多采用抗焦虑药和抗抑郁药治疗。

（4）注意缺陷和多动症状：主要见于注意缺陷多动障碍，多采用中枢兴奋剂治疗。

（5）认知缺损及器质性症状：见于脑器质性、躯体疾病所致或物质所致精神障碍，表现为急性谵妄或慢性痴呆，主要采用健脑或改善认知药治疗。

（6）人格偏离及冲动控制障碍：缺乏对应的药物治疗，如伴有其他精神症状可用相应药物治疗，通常药物剂量宜小，时间相对要长些。

2. 优化治疗　治疗始终应坚持患者为中心和优化治疗，以患者获得最佳利益为原则。近年来有学者提出了"治疗效益（effectiveness）"概念与疗效（efficacy）之间的差别，治疗效益是一个考评治疗效果与结局的综合指标，它包括了疗效、安全性/耐受性、依从性/维持治疗三者之间的最佳平衡。因此，要提高治疗效益就要充分了解药物的作用机制、适应证、副作用和禁忌证、药物相互作用特点。合理选择和科学使用精神药物。

3. 个体化治疗　合理用药的核心是个体化用药。每个患者的生理情况、心理素质及其所处的社会环境各不相同，即使诊断相同，也要因人而异，为每一位患者制订出具体的治疗方案，并根据治疗中病情的变化及时调整治疗方案。如考虑药物疗效或不良反应的性别差异选择药物种类；考虑不同年龄患者的代谢差异调整药物剂量；对于有自杀观念的患者避免一次处方大量药物，以防意外；考虑患者既往用药史，优先选择过去药物疗效满意的种类。尽管根据药物基因组学来实施个体化用药是研究人员和医师所追求的目标，但是目前仍主要以临床经验和循证证据为依据进行个体化治疗。

4. 全病程治疗　精神疾病多系慢性疾病，其治疗与康复需要相当长的时间，因此应有长期治疗计划。即使是急性或亚急性精神障碍，症状缓解后，为巩固疗效和预防复发，仍需要持续的医疗帮助。

急性期治疗（6~12周）：控制症状，尽量达到临床治愈，促进功能恢复到病前水平，提高患者生活质量。急性期的疗效决定了患者疾病的结局和预后，需要合理治疗以提高长期预后和促进社会功能恢复。

巩固期治疗（6~9个月）：在此期间患者病情不稳定，复燃风险较大，原则上应继续使用急性期治疗有效的药物，并强调治疗方案、药物剂量、使用方法保持不变。

维持期治疗：维持期治疗时间的研究尚不充分，一般倾向于至少2~3年，多次复发（3次或以上）以及有明显残留症状者主张长期维持治疗。持续、规范的治疗可以有效地降低疾病的复燃/复发率。维持期治疗结束后，病情稳定可缓慢减药直至终止治疗，一旦发现有复发的早期征象，应迅速恢复原治疗。

5. 综合治疗　精神障碍患者具有生物学、心理学和社会学的特征，精神疾病的发生和发展又与具体的生物、心理、社会因素密切相关，因此在治疗上也要综合考虑，给予生物学治疗措施（如药物治疗或抽搐治疗）、心理学治疗措施（如精神治疗或行为治疗）、社会学治疗措施（如家庭治疗和环境治疗）才符合现代的生物-心理-社会医学模式。

6. 联盟治疗　由于目前对抑郁障碍诊断的客观指标相对不足，临床诊断的确立在很大程度上依赖完整真实的病史和全面有效的精神检查，而彼此信任、支持性的医患联盟关系有助于患者进入并保持在治疗过程中配合。同时应与患者家属建立密切的合作关系，最大程度调动患者的社会支持系统，形成广泛的治疗联盟，提高患者的治疗依从性。

7. 换药原则　对于依从性好的患者，如果药物的剂量达到个体能够耐受的最大有效剂量或足量（药物剂量上限）至少4周仍无明显疗效，即可确定药物无效并考虑换药。换药并不局限于在不同种类之间，也可以在相同种类间进行；但是如果已经使用2种同类的药物无效，建议换用不同种类的药物治疗。目前临床上常用的换药方式有：①骤停换药：立即停用原药，同时立即使用新药的临床有效剂量；②交叉换药：原药每4~5个半衰期减量25%~50%，同时滴定新药，当新药达到临床有效剂量时，逐渐减停原药；③平台换药：维持原药完整的治疗剂量，同时滴定新药，当新药达到临床有效剂量时，逐渐减停原药。

8. 停药原则　对再次发作风险很低的患者,维持期治疗结束后在数周内逐渐停药,如果存在残留症状,最好不停药。应强调患者在停药前需征求医生的意见。在停止治疗后 2 个月内复发危险最高,应在停药期坚持随访,仔细观察停药反应或复发迹象,必要时可快速恢复原有药物的有效治疗剂量维持治疗。

(二) 影响药物疗效的因素

1. 药效学和与药物代谢个体差异有关的基因组学特征　对精神药物治疗的反应存在很大的个体差异,这往往与个体在某些药物作用位点上存在基因多态性有关,与药效学有关的基因常常涉及神经递质的受体、转运体、参与信号转导系统的分子的基因多态性。影响药物降解酶表达的基因多态性使个体对某些药物的降解速度不同,分成快代谢型和慢代谢型。这种差异导致个体血药浓度的不同和所需治疗药物剂量的差别。

2. 药物作用谱和靶症状　在同类药物中,各自的作用谱仍然存在很大差异,根据患者的靶症状选择针对性强的治疗药物可获得较好疗效。

3. 其他影响药物起效的因素　精神药物起效时间往往受多种因素的影响,其中半衰期越长的药物达到稳态血药浓度越慢,起效速度也越慢;需要剂量滴定的药物在未达到治疗量前往往无效,因此起效较慢,而起始量即为治疗量的药物相对起效较快。

(三) 影响药物安全性的因素

1. 药物基因组学与药物不良反应的个体差异　影响药物降解的酶系统,特别是肝脏细胞色素 P450 酶表达的基因存在多态性,存在酶表达低下的个体在长期使用某些精神药物时往往容易产生体内蓄积,发生较严重的不良反应。

2. 与药物对神经递质受体作用相关的不良反应　许多精神药物作用于中枢神经系统的多种受体,并非所有作用都是发挥疗效所需要的,对非疗效作用靶点的受体如肾上腺素能 α 受体,胆碱能 M_1 受体、组胺 H_1 受体等均会产生多种不良反应。

3. 药效学相关的不良反应　抑制单胺氧化代谢的单胺氧化酶抑制剂与其他具有突触前神经递质再摄取抑制作用的药物联用常导致严重的不良反应,如 5- 羟色胺综合征,应当避免。

4. 蛋白结合率相关的安全性问题　在精神药物与其他药物长期联合使用时,蛋白结合率高的药物通常会竞争性地结合血浆中的游离蛋白,造成蛋白结合率低的药物失去蛋白,处于血浆游离状态而影响后者的疗效。

5. 与药代动力学相关的药物相互作用和联合用药的安全性问题　长期使用精神药物,通过对肝脏 P450 酶的诱导或抑制作用影响药物的代谢,导致自身或同时使用的药物浓度升高或降低,造成药物毒副作用增加或药效降低。

6. 过量服用的毒副反应　误服过量精神药物在精神科临床中发生较多见,传统抗精神病药物、新型抗精神病药物中的氯氮平以及三环类抗抑郁药物过量服用可引起严重心律失常并致死,其他新型抗精神病药物和新型抗抑郁药物过量服用多不具有致死性。

二、心理治疗原则

不同的心理治疗理论有着不同的理念和技术,很难将其分门别类地详细介绍,在这里只是将一些较为重要而又相对共同的部分做一些简单的介绍。

(一) 倾听

倾听是心理治疗的基本功之一,即使对非精神科医师来讲,学会倾听也是重要的,倾听并不是简单地听听别人说话,它亦是一种互动关系,好的倾听会使患者内心的情感得到宣泄,并在此过程中得到领悟、得到成长。有效的倾听应该是:

1. 充分性　有效的倾听需要比较充足的时间。心理治疗的倾听不是在时间很短的门诊时间里能够完成的,充足的时间才有可能营造一个好的倾听氛围,不断被打搅、诊室外众多患者候诊的压力都会使倾听很难正常进行。

2. 专注性 倾听并非仅仅是用耳朵,更重要的是要用心去听,倾听应该是专注的。要让患者感觉到治疗者是在全身心地听其诉说,身体的稍微前倾、眼神的关注是重要的,并且一般情况下也不要一边听一边作记录,倾听中不能心有他属,不时地打电话、倒水、开关空调、搬弄桌椅等,任何不专注的表现都会使患者诉说的兴趣下降。而且倾听时不仅要注意患者的一言一行,注意他们表述的问题,还要注意他们的语气、音调的变化以及叙述时的各种表情、姿势、动作等,以便对患者的言语做出更全面的判断。

3. 理解性 倾听时应保持好奇心和理解性反应。让患者感觉治疗者对其所谈内容有兴趣,而且治疗者不能站在自己的立场上对患者冷眼旁观,应该设身处地地去体会和感受,全面、深刻、切实地理解关心患者的状况及困难,不断探询的眼神、好奇而关心的问话会鼓励、引导患者的倾诉。

4. 互动性 倾听不仅仅是患者说、治疗者听,它不是一个信息单方面从患者到治疗者的流动过程,而是一个交流的、有来有往的互动过程。虽然倾听中以患者的倾诉为主,但治疗者也要有所参与,要不断地做出适当的反应。反应既可以是非言语性的,如眼神的变化、身体姿态的变化、不时地点头,也可以是言语性的,如探询鼓励性的简短问话("嗯?""是吗?""继续"等),这些反应可以向患者传达治疗者的倾听态度,鼓励患者叙述,同时也可以澄清问题,促进治疗者对患者的理解和患者对自己的理解。只有互动式的倾听才是充满活力的、有效的。

(二)积极的取向

积极的取向是心理治疗中一个很重要的理念,尤其是在人本主义的治疗中,强调在治疗中要关注患者正性的、积极的一面,因为患者通常过于关注自己、他人、社会以及整个世界的不足与弊端,所以他们的生活中痛苦常常大于快乐。而在治疗中治疗者用积极的、向上的态度来与患者互动会使患者对生活有一个全新的视角。

好奇往往是积极的动力,是一种在治疗中很有效的治疗态度,治疗者带着患者一起对患者的症状、症状背后的原因、患者现实的压力、被压抑的情欲等保持强烈的好奇心,从而使得患者不断地认识自己、领悟内在的情欲、更好地面对、处理内心的冲动和外在的压力。

(三)接纳的取向

接纳的理念在心理治疗中不仅仅是对患者,更重要的是对治疗者,并要体现在整个治疗过程的互动当中。接纳的态度对于良好治疗关系的建立是十分重要的。尊重、接纳患者,其意义在于可以给患者创造一个安全、温暖的氛围,这样的氛围可以使其最大限度地表达自己,获得一种自我价值感。只有治疗者使患者感到安全,患者才能说出他们真实的故事,而不担心被判决、批评或抛弃。

特别是对那些急需获得尊重、接纳、信任的患者来说,尊重和接纳具有明显的助人效果,是治疗成功的基础。因此,治疗者要有一个对患者、对自己、对社会、对世界悦纳的心态,并用这种心态在互动中去影响患者,这种悦纳的人格魅力是很重要的治疗性因素。在治疗中,患者常常会有一些与治疗者相左的特点和言行,难免会引起治疗者的不快,但治疗者应尽可能调整自己,扩展自己能帮助的对象范围。

(四)情欲的取向

心理治疗的深入常常要指向患者内在的情感和欲望,尤其是那些被压抑的情欲,因此治疗中要逐渐将关注的焦点由表面的言语内容引向背后的情和欲。治疗中首先应对患者有良好的共情,即设身处地地将自己放入患者的位置去体验患者的体验,了解患者真正的情感和欲望,并将这种理解反馈给患者,促进患者对自身内在动力的理解。有时候,由于各种各样的原因,我们对自己的情绪情感并非能很好地意识到,而这种未被意识到的情感常常是最具有伤害性的,在治疗中将这种情感煽动起来,让患者清楚地认识自己的真实情感,这将会起到很好的治疗作用。

(五)心理支持

心理支持通常用于那些因为身体疾病或社会上的困难而处于危机中的患者,一些对其他治疗反应不良的严重人格障碍患者也可能在心理支持中得到很好的帮助。心理支持一般要在建立良好关系之后，通过耐心地倾听，理解和体会患者的处境，以"职业性"的立场关怀患者，给予一些权威性的建议、解释、忠告、保证等，让患者得到心理上的支持，如建议完全退缩在家的患者开始走向社会；耐心解释疾病的性质、预后，鼓励患者接受那些不可能改变的现实，学会乐观地对待生活；对患者的一些消极的观点尽可能从积极的一面予以鼓励等。需要注意的是，治疗者不能只一味地支持，给予过分的保护，而让患者依赖治疗者，失掉自行成长的机会。治疗者应该提供适当的帮助，运用患者自身的潜能，协助患者应付困难或挫折。因此，心理支持主要是给患者提供安全感，使其感到有希望解脱困境，能较有信心地发挥自身潜在力量去获得康复。

（六）不责怪原则

人本主义学派认为心理治疗关系不是一种外部指导或灌输关系，而是一种启发与促进内部成长的关系。相信每个人自身都有成长的巨大潜力，通过治疗激发潜力，不能对患者的行为简单地进行解释，明确告诉他应该怎么办，不应该怎么办。在治疗中对患者的抉择不责怪，不做指示是心理治疗的一个基本原则。它要求治疗者在治疗过程中对患者绝对尊重、接纳，竭力推动对方去独立思考，从而强化其自助能力，避免直接出谋划策。

患者的问题通常不是不知道做抉择，他们对各种抉择的利和弊通常都很清楚，他们的困难常常是不敢做抉择、不敢对抉择负责任，他们不允许自己有抉择失误的可能性。因此，治疗是促使患者做抉择，而不是替代患者作抉择，如果治疗者真的替患者作了抉择，一方面会纵容患者的依赖性，另外也会使自己陷入难堪的境地。

（七）中立性

弗洛伊德曾说，治疗者对患者心理之诸方面要保持"等距离立场"，也就是说，对患者心理冲突的各方保持中立，不偏向任何一个方面。在心理治疗中，一方面，共情可以使治疗者理解患者的信念和情感，以便提供更好的治疗。但另一方面，心理治疗者接触的是患者的私人世界，常常探求到他的心灵深处，牵涉到强烈的情感问题，一不小心，治疗者就会被影响，失去治疗者客观的职业性身份。有人将心理治疗形象地比喻为搭救落水者的过程：如果我们双脚踩在岸上，我们将够不到落水者；如果我们跳进水里，我们将成为又一个落水者，所以我们必须一只脚踩在岸上，一只脚踩进水里，才能成功地救助落水者。也就是说，治疗者在与患者工作的同时，还要坚持中立的原则，不把自己私人的情感、判断与利害参与进去。在整个治疗过程中，治疗师要始终保持自己的头脑冷静和心理上的独立性。只有这样，治疗者才能既保持对患者设身处地的理解，使其体会到一种尊重、体贴和善解人意的关注，又能保持对患者问题的辨别和区分，并与之进行讨论和交流。可见，中立态度有更为积极的作用，即逐渐深入到患者心理的深层冲突中去，帮助患者客观而深入地自我了解和自我探索。

（八）保密原则

保密也是治疗中的一个基本原则，它还是一条最重要的行规之一。保密原则是为了保护患者的权利。无论是在个别治疗还是在集体治疗中治疗者都有责任采取适当的措施为患者保守秘密。心理治疗常会涉及患者的隐私，患者信任地将自己的隐私告诉治疗者是为了治疗的需要，治疗者没有权利将它用于治疗以外的时候，尤其不能作为茶余饭后笑谈的资料，即使是作为学术论文也要隐去一些有可能暴露患者身份的信息，如果是作为教学用的音像资料也一定要征得患者的许可。但是当治疗者在工作中发现患者有危害自身或他人安全的情况时，必须采取必要的措施以防止意外事件的发生，且仍要将患者有关信息的暴露限制在合理的范围之内。

三、物理治疗的原则

临床实践中选择物理治疗技术，应主要考虑治疗的创伤性大小及给病患带来的获益。无创性的重复经颅磁刺激技术，完全可以在患者精神症状很轻时或病程早期，根据患者的偏好进行选择。而有创性很明显的迷走神经刺激术，应该是在其他治疗手段无效的前提下，才能作为考虑的选择，这也是美国 FDA 批准它用于治疗抑郁症时特别标明慢性复发性抑郁症的理由。有一定程度创伤性的无抽搐电休克治疗，是我们治疗急重症抑郁最有效的治疗方法，在病情比较危急时我们应该选用。另外，临床上并不提倡单独应用物理治疗技术，而是强调物理治疗与药物治疗或心理治疗联合运用。它们与药物治疗联合运用，可以避免药物与药物合用时的相互作用。除无抽搐电休克技术外，其他物理治疗技术在临床上应用的历史不长，相对未知的点比较多，临床医生应该对它们保持开放而又不激进的态度，在临床实践中注重经验积累和合理应用。

第三节　精神障碍治疗的展望

2010 年第一期 *Nature* 的编者指出，下个 10 年是"精神障碍的 10 年（Decade for Psychiatric Disorders）"。近期美国、欧洲以及中国"脑计划"的提出，进一步为精神病学的发展创造了广阔的平台。

随着精准有效的成像技术和分析方法的出现，科学家们拥有了示踪大脑和行为发育的工具。与此同时，我们理解这些复杂的精神疾病相关过程的能力也将越来越强。为了了解不同人群中精神疾病发生风险的影响因素，我们必须创建一个完整生命周期中大脑、认知和行为发育的典型和非典型的综合性图谱。描述整个生命周期中的行为发育以及相关分子、细胞和环路水平变化对于创建这个图谱非常必要。通过研究我们将从生物和行为角度分析引起精神疾病发生的过程；发现典型和非典型精神健康发育的敏感期；确定调控发育和疾病进程的因素，强调敏感期对于干预的重要性。

治疗精神疾病的最好时机是在症状出现之前，及早干预需要有可以指导医务人员发现患者或高危人群的生物标志物。为了实现这一目标，我们的研究必须能够发现有较高预测价值的生物标志物和行为指标，尽可能早地预测疾病的发生。最好能有一套简单的具有高灵敏度和特异性的生理和/或认知测试指导进行有效的个体化干预。我们将寻找早期生物学和环境的危险因素和保护性因素及进行其作为新兴治疗靶点的机制研究；开发可以预测不同人群中疾病发生、发展和干预效果的生物标志物和评估工具。

随着科学技术的发展、方法学的创新，特别是基因组学与神经科学的发展，生物精神病学将有重大进展。精神疾病复杂行为的分子、细胞、神经通路将会进一步明确，应用于临床的生物标志物和行为指标将可以预测疾病的发展和变化，在基因组学、神经科学和行为科学新发现的基础上将会发展出新的治疗方法。从分子生物学探索精神疾病的病因以及神经可塑性是我们未来研究工作的重点，上世纪提出的各种神经生化假说将会进一步得到论证或挑战；脑功能影像学将会是精神医学研究的新热点；在活体上对脑部受体和功能动态地研究将弥补既往在精神病患尸体脑组织研究上的不足，这减少了许多实验混杂因素，对于研究的准确性和特异性将是一个很大的进步。免疫学、神经内分泌学等多种学科与精神医学的有机结合势在必行，精神医学将出现多个互相联系但又互相独立的分支学科。疗效更好、副作用更少的新型精神药物的不断推出，一方面将会使精神障碍患者的预后和生活质量大为改观，另一方面也将深化对精神疾病病因学的认识。

精神卫生事业的关注点应放在更好的预防和治疗，尤其是个体化治疗。然而，精神疾病的现状及预防、治疗干预的目前情况是：精神疾病的致残率高，且有逐年增加的趋势，重性精神疾病缺少真正具有突破性疗效的药物，心理干预不能保证对所有患者有效。为了更好地治疗精神疾病，需要更精确的诊断，更明确的治疗方向以及更加个性化的治疗策略。目前，精神疾病防治处于不断变化的阶段。随着新的医疗立法、新的利益相关者，以及新的临床研究方式的出现，传统的干预途径正在发生改变。我们将研究力量集中在对公共健康具有极大影响的干预疗法的探索，希望患者可以尽早接受最为有效的治疗。治疗方法不应受到社会经济水平和社会群体（例如性别、年龄、种族、民族、文化）的影响，应该适用于疾病严重程度和治疗反应不同的个体。

以往的药物治疗主要集中在单胺类转运体和神经递质受体，心理治疗均基于传统的学习理论。而新的研究成果则提示各种新的干预靶点及其潜在多元性。我们需要尽快探索治疗机制，以纳入或排除治疗靶点。这就需要明确干预疗法的治疗靶点,并测试其疗效。致残率极高的精神疾病迫切需要新的干预措施,而新的干预措施则需要降低精神疾病的致残率。我们将探索、识别和验证与疾病机制相关的治疗方法的新靶点;开发和验证新的治疗靶标的度量方法,以用于临床试验;发展客观的替代措施,以评估治疗方法是否影响健康和生活质量。

精神疾病的临床试验通常集中在基于症状诊断的患病个体,而不是基于行为状态或生物因素而分层的个体群。因此,临床试验所用受试者具有很高的异质性,对于疾病亚组的治疗效果可能被掩盖。我们将发展新颖有效的生物标志物,对具有相同病因的患病人群进行亚组分类,不拘泥于传统的诊断策略;发展个体化干预措施和策略,整合现有的干预措施和新的干预方法;新的干预方法可以对疾病的某一特定阶段(例如前驱期,初发期,慢性疾病期)具有显著疗效,或者对不同发育时期(例如幼儿期、青春期、成年期、老年期)效果更佳,或者针对患者的个体特征开发和改进研究设计和分析方法,以对干预方法进行精准测试。

以患者为中心,强调功能恢复及全病程治疗的精神科治疗理念将会进一步得到强化,精神疾病的康复与社区服务也将得到充分的发展。以功能训练、全面康复、重返社会和提高生活质量为宗旨,逐步建立适合我国国情的社区康复模式,造就一批从事精神康复的专业工作者以及社区服务工作者,以促进精神病患者的心理社会康复。

精神卫生的服务对象、服务重点将会进一步转移,各种适应不良行为、轻型精神障碍、心身疾病、儿童及老年心理卫生问题将会受到重视。精神科将会进一步分工和专门化。与此同时,精神科硬件与软件环境建设更加优化,精神病院的现代化前景是实行院内园林化、室内家庭化、管理开放化、治疗多元化。随着各级政府的重视、精神卫生的立法、精神卫生知识的普及、治疗效果的提高,相信精神病疾病患者将会受到更人道的对待,社会歧视也会逐渐减少,更好地回归社会。

(陆 林 范滕滕)

 思考题

1. 精神障碍治疗的主要原则是什么?
2. 何为精神障碍的全病程治疗?
3. 抗精神病药物和抗抑郁药物的作用机制有何异同?
4. 选择性 5-羟色胺再摄取抑制剂(SSRI)临床应用的特点是什么?
5. 锂盐治疗的适应证和禁忌证是什么?锂盐治疗中为什么需要监测血锂浓度?
6. 苯二氮䓬类药物的合理应用需注意哪些问题?
7. 经颅磁刺激治疗精神障碍的注意事项是什么?
8. 精神障碍物理治疗的主要原则是什么?

参考文献

1. 杨德森,刘协和,许又新,等. 湘雅精神医学. 北京:科学出版社,2015.
2. Cowen P, Harrison P, Burns T. Eds: Shorter Oxford Textbook of Psychiatry. 6th ed. Oxford: Oxford University Press, 2012.
3. American Psychiatric Association. Diagnostic and statistical manual of mental disorders. 5th ed. Arlington, VA: American Psychiatric Publishing, 2013.
4. 李凌江,陆林. 精神病学. 第 3 版. 北京:人民卫生出版社,2015.
5. Baandrup L, Østrup Rasmussen J, Klokker L, et al. Treatment of adult patients with schizophrenia and complex mental health needs - A national clinical guideline. Nord J Psychiatry, 2016, 70(3):231-240.
6. 江开达,于欣,李凌江,等. 精神病学基础. 第 2 版. 北京:人民卫生出版社,2009.
7. 赵靖平,施慎逊,等. 中国精神分裂症防治指南. 第 2 版. 北京:中华医学电子音像出版社,2015.

8.　Nakamura,M,Clinical Introduction of Repetitive Transcranial Magnetic Stimulation for Major Depression in Japan. Seishin-ShinkeigakuZasshi,2015,117(2):94-102.

9.　Steeves T,McKinlay BD,Gorman D,et al. Canadian guidelines for the evidence-based treatment oftic disorders:behavioural therapy,deep brain stimulation,and transcranial magnetic stimulation. Can J Psychiatry,2012,57(3):144-151.

10.　Lam RW,Parikh SV,Michalak EE,et al. Canadian Network for Mood and Anxiety Treatments(CANMAT)consensus recommendations for functional outcomes in major depressive disorder. Ann Clin Psychiatry,2015,27(2):142-149.

11.　李凌江,马辛,等.中国抑郁障碍防治指南.第2版.北京:中华医学电子音像出版社,2015.

12.　胡建,陆林,等.中国物质使用障碍防治指南.北京:中华医学电子音像出版社,2015.

13.　Daniel R. Weinberger. A decade for psychiatric disorders. Nature,2010:463(7277):9.

14.　Hawrylycz M J,Lein ES,Guillozet-Bongaarts AL,et al. An anatomically comprehensive atlas of the adult human brain transcriptome. Nature,2012,489(7416):391-399.

15.　Miller JA,Ding SL,Sunkin SM,et al. Transcriptional landscape of the prenatal human brain. Nature,2014,508(7495):199-206.

第十一章

精神障碍的康复学

第一节 概　　述

一、精神障碍康复的基本概念

康复(Rehabilitation)意即恢复健康,是指综合、协调地应用医学、社会、教育和职业的措施,以减轻伤残者的身心和社会功能障碍,使其得到整体康复而重返社会的过程。康复不仅针对疾病,更着眼于整个人,从生理、心理,社会及经济能力进行全面康复。

精神障碍的康复学是研究精神障碍患者康复的一门学科。按康复实施的场所不同,精神障碍的康复分为院内康复和院外(社区)康复。我国的院外康复仍处于探索、发展和逐步完善阶段,而院内康复形式和内容日趋完善和系统化,这一工作在各级精神专科医院康复科的建设成果中得到体现。

院内康复是在充分尊重人性和平等协商的基础上,激发和引导患者的需要,再运用管理手段和康复训练的方法满足患者的需要,尽可能保存或者提高患者原有的功能水平。

在精神病专科医院提供的医疗卫生服务中,急性精神障碍患者在住院早期虽然更强调医学治疗,主要目标是消除精神症状,防止药物副反应等;而在所有精神障碍患者中,住院比例最高的是慢性精神分裂症患者。此外,精神分裂症为慢性迁延性疾病,在其急性症状缓解后面临着出院后的许多问题,如药物的自我管理、独立求医、回归社会、求职以及社会中独立生存的技能等。要想解决这些问题,就必须对患者进行全病程的康复治疗,以减轻功能衰退,最大限度地恢复社会生活能力。

二、精神康复的意义

目前,大多数重性精神障碍,如精神分裂症、双相障碍、抑郁症等,多数患者病程呈现迁延、反复发作倾向,导致其临床症状反复出现,日常工作、生活难以为继,社会功能严重受损,最终导致精神残疾。2001—2005 年,北京回龙观医院在山东、浙江、青海、甘肃四省(占全国人口的 12%),对 63 004 名 18 岁以上成年人进行有关精神障碍的患病率及致残率抽样调查的结果表明,若以大体功能量表(Global Assessment of Functioning,GAF)得分下降 40% 及以上定义中重度残疾标准,则精神病性障碍中,残疾率达 85.4%,情感障碍残疾率达 38.9%。而根据世界卫生组织(WHO)制定的"伤残调整生命年"作为疾病负担指标的调查发现,无论是 1998 年的调查结果,还是 2020 年疾病负担预测数据均表明,抑郁症、双相障碍、精神分裂症、强迫症四个精神科常见的疾病均进入疾病负担最重的前 20 名。据此可知,虽然精神障碍的致死率很低,似乎不会对人类的生命造成直接威胁,但因为其对人类认知、情感、行为等多种关键精神活动过程造成破坏,导致患者的日常生活能力、社会功能严重下降以致丧失而成为严重精神残疾,给患者本人、家庭及社会带来沉重负担。

如何减轻精神残疾,改善精神障碍患者的生存能力和生活质量,最终完全康复回归社会,已成为精神卫生专业人员、卫生行政主管部门、社会福利部门、公共卫生部门等的重要任务和努力方向。目前我国对精神障碍的治疗已逐渐从控制症状尤其是急性期临床症状(如:精神分裂症的阳性症状,情感障碍的情绪、情感症状,强迫症的强迫症状)过渡到缓解或康复期的维持治疗、复发和肇事肇祸的预防、功能和职业康复等综合、长程治疗及康复上。尤其是患者在急性期临床症状控制后的功能恢复和社会回归,已经成为精神卫生专业人员及相关机构进行临床实践和开展科学研究的重要方向。

目前,一些具有较好临床适用性和具有循证基础的康复技术已经逐步在精神卫生专业机构(主要是精神病专科医院)内推广应用,以个案管理及"686项目"为代表的"医院社区一体化"重性精神障碍社区管理、康复模式逐渐在全国推广应用。越来越多的临床研究表明,无论是基于多种技术综合应用的院内康复还是基于疾病管理的院外康复,均对重性精神障碍患者的社会功能恢复、复发预防、生活质量改善、职业能力提高具有明显效应。急性期治疗和恢复期康复技术的联合应用,院内治疗、康复和院外管理、康复的无缝衔接正在逐步成为我国精神障碍治疗、康复的基本模式。

三、精神康复的目标

精神康复的终极目标是心理、社会、个人生活和职业功能的全面康复,最终重返社会,成为健康人。

(一) 心理康复

这是精神康复的基本目标,主要通过心理治疗和其他心理康复措施,使患者的心理、情绪、行为问题得到矫治,回归正常状态。

(二) 功能康复

主要是指通过系统训练,使患者的心理活动、语言交流、日常生活、职业活动和社会活动等各个方面的能力得到提升。

(三) 全面康复

是指在躯体、心理及功能康复的基础上,逐步实现社会生活能力的康复,是整体的康复,因此又称为综合康复。

(四) 重返社会

是指患者经过长期、系统的综合康复之后,成为独立自主和有价值的人,能重新参加社会生活和履行社会职责,并对社会做出应有的贡献。

四、精神康复的程序和步骤

(一) 精神康复的评估

1. 临床症状评估　评估内容包括精神障碍的诊断和目前主要症状,及其对患者行为的影响。常用的症状评定量表有:简明精神病量表、阴性症状量表、阳性症状量表以及阳性和阴性症状量表等。

2. 社会功能评估　主要对患者的社会功能进行全面评估,以制订个体化的康复训练方案。评估工具包括:Hall和Baker的康复评估量表,主要用于住院患者的评估;独立生活技能调查表,主要用于评定患者的社会适应能力;康复状态量表,评定精神障碍的康复效果;社会功能量表,评定家庭干预效果。

3. 躯体障碍和人际关系评估　主要评估患者的躯体健康状况和人际环境,尤其是社会支持系统的状况,如患者的家庭成员情况及家庭关系,朋友和亲属关系,社区人际环境等。

(二) 制订康复计划

包括所要达到的目标及具体实施步骤。康复目标要明确,不能含糊不清,最终目标要与患者达成共识。

(三) 确定康复进程

1. 制订康复干预措施　措施不宜过多,四至五项为合适,要具有可行性。

2. 制订出具体康复步骤　制订出实现长期和短期康复目标的时间表。

3. 康复疗效评估　通过临床观察、量表复评和阶段性小结,确认康复目标、计划是否合理,是否需要进行修订或完善。

4. 确定新的康复目标。

（四）康复的对象

1. 精神分裂症谱系及其他精神病性障碍。

2. 双相障碍及相关障碍。

3. 器质性精神障碍(如老年痴呆、血管性痴呆、癫痫性精神障碍等)。

4. 精神活性物质或非成瘾物质所致的精神障碍(如酒精、药物所致)。

5. 中度以上精神发育迟滞。

6. 已导致患者精神活动和社会功能明显受损的其他精神障碍(如病情严重的强迫症等)。

7. 孤独症谱系障碍。

第二节　常用精神康复技术

通常,精神康复包含心理康复、认知康复、行为康复、社会功能康复等多个方面,每个方面都有多种临床康复技术可以应用。

一、心理康复技术

由于大多精神障碍患者具有敏感多疑、情绪抑郁、胆小、懒散等心理特征,心理咨询师针对不同的患者、不同的治疗阶段采取相应的心理康复。与患者之间建立良好的医患关系,在完全尊重患者的前提下,仔细倾听及耐心解答患者提出的各种心理问题,以缓解其焦虑、恐惧等不良情绪。目前临床常用的心理康复技术有:

（一）积极心理治疗

目的是正性强化患者的康复思维意识,帮助其正确认识、对待疾病,对有可能出现的问题不回避、不恐惧,主动配合训练。具体方法:在每天的康复训练开始时,领读或集体朗诵一遍有关积极心理学方面的内容,如"我来到这里,是因为心灵迷失了方向,失去了常人的快乐……但我在医院温馨,关爱、平等、洁净的环境中,有医生护士帮助我,病友们鼓励我,使我的大脑日渐清晰,心灵逐渐平和,我重新看清了我自己……"。

（二）认知行为治疗

通过调整精神障碍患者深层次的认知歪曲和改变不恰当行为,最终达到理解精神症状、改善情绪、提高自知力和服药依从性的目的。认知行为治疗每周1~2次,每次50分钟。基本方法包括:

1. 积极地与患者进行耐心细致的沟通,建立良好的关系,取得患者的信任,同时在交流过程中了解其具体病情,并结合理论依据对病情进行分析解释,鼓励患者积极配合,树立治愈的信念;

2. 交流过程中,及时发现患者错误的认知观念,并在潜移默化的情况下对其进行纠正,让其主动改变;

3. 指导患者每日一次进行放松训练,帮助其放松精神、减轻负担;

4. 尽量要求患者对其每日的日常生活及自己的思维情况进行书面记录,让其对自己的心理活动进行分析,从而主动纠正错误和不足,以加快疾病治疗的进程,促进早日康复。

（三）放松训练治疗

主要用于舒缓紧张、焦虑等不良情绪。当我们牵拉一根橡皮筋达到一定程度时,就会失去弹力不能再拉,若长期被拉紧,它就会崩断。人的神经或心理状态也是一样,如果长期处于高度紧张状态,人就会感到焦虑、恐惧、痛苦,甚至出现精神障碍。因此,要让患者学会放松,使其躯体和心理都能恢复到平衡状态。放松的方法主要有三种,即呼吸放松法、肌肉放松法、意象放松法。

1. 呼吸放松法　选择一个安静的地方。舒适地坐下,在开始练习时,用鼻子慢慢吸入空气,要把空气吸到腹部深处,感觉腹部慢慢胀大,而胸部肌肉尽量保持静止;然后,再慢慢地像吹气球一样将空气从口中呼出,同时体验腹部在自然缩小,而胸部肌肉同样静止不动。在进行呼吸练习时,要尽量做到慢,长,轻,患者可以在心里数"呼、一、二、停",然后再数"吸、一、二、停",每数一下约一秒,呼吸不要用力,要顺其自然,每天分三次练习,每次五分钟,通常约两周后,患者便能掌握这种方法。

2. 肌肉放松法　指导患者将身体分为以下 5 个部分,逐一进行收缩及放松(表 11-1)。基本要领包括:

(1)当收紧肌肉时,每次只可收紧约 5 秒,不能过长,但放松须 15~20 秒,让自己感觉收紧及放松时的肌肉。

(2)当收紧一个部位时,其他部位要尽量放松。每个部位要连续做 2 次之后,才能进行到下一个部位。

(3)整个练习约需 15~20 分钟,做的时候,切忌心急,要慢慢做。

(4)要有效地掌握此方法,必须每天练习 1~2 次,坚持约 2~3 个星期后,患者便能较好地掌握这种肌肉放松训练方法。

表 11-1　肌肉放松法

身体部位	收紧情况	放松情况
1. 双手及手臂	紧握拳头,抬起双臂,拳头举到平肩	手指及双臂放松
2. 面部肌肉	紧闭双眼,牙关紧咬	面部肌肉完全放松
3. 肩部、颈部及胸部肌肉	肩部尽量提起到耳下,颈及胸部肌肉用力收紧	肩部完全放下,颈及胸部肌肉完全放松
4. 腹部及腰部肌肉	吸一口气,然后闭气,收紧腹部及腰部肌肉	慢慢呼气,完全放松腰、腹肌肉
5. 双脚及臀部肌肉	双脚伸直抬起,脚尖指向自己,收紧大腿及臀部肌肉	双脚放松,放回地上

3. 意象放松法　患者在治疗师指导语的提示下,通过想象某种(些)令人愉悦的情景来渐进达到放松的方法。如让患者想象打开一道们,看到一幅美妙的大自然景观,让患者慢慢地走进去,并感受周围的宁静,和前面的沙滩,并想象踏在沙滩上清凉的感觉等。

4. 心-身整合训练　包括传统音乐治疗、书法治疗、八段锦导引疗法和瑜伽治疗等传统心身整合训练方法,目前这类方法有些已在临床应用,但其具体效果和机制需要进一步深入探讨。

(1)传统音乐治疗:主要根据宫、商、角、徵、羽五种民族调式音乐的特性及其表达的情绪与患者的情绪问题进行对应,选择合适的曲目让患者聆听或演奏,使康复期精神障碍患者从各种病理情绪中解脱出来。传统音乐治疗通常分为主动和被动两种治疗方式。主动式治疗的具体实施方式包括让患者直接参与演唱、演奏、即兴编曲等音乐活动以达到治疗目的;而被动式治疗以聆听、欣赏和启示乐曲内容启发患者产生联想等为主要方法。对音乐感受性差的患者,则选择一些团体音乐小游戏来调动其参与活动的积极性。

(2)书画治疗:作为一种用于精神障碍患者康复的治疗技术,书画练习对个性发展、心理健康、情绪调节等诸多方面均具有积极的影响。治疗形式包括:书画讲座;书画训练;书画欣赏;书画临摹。在书画治疗中,通过专注于毛笔在纸面上的一提一顿,起笔落笔,可使患者感受到愉快、轻松和清静,从而缓解紧张情绪,平和心境。有研究提示,人在进行书画活动时,会产生许多生理反应,如心率和呼吸变慢、血压降低、出现身体松弛现象;同时,书画训练还可促进患者相关脑区的功能活动。

(3)八段锦导引疗法:八段锦导引锻炼疗法历史悠久,具有丰富的内涵与文化底蕴,它包括简单易行的八个主要动作套路。诸多研究提示八段锦导引锻炼对血糖、血脂、体重等产生影响,如有研究显示,八段锦锻炼能有效地调节和控制血糖水平,降低糖化血红蛋白及血脂,提高高密度脂蛋白水平,减轻体重,改善胰岛素抵抗;通过八段锦锻炼,可减轻抗精神病药导致的代谢综合征等药物副反应,促进患者康复。

(4)瑜伽治疗:通过简单的呼吸控制和肢体动作练习,提高患者的自我觉察,唤起内在的身心恢复潜能。目前瑜伽练习在部分精神病专科医院的康复科开展,对改善心境,提高身体协调性,缓解心理压力及塑形具有一定作用,受到部分患者尤其是女性患者的青睐。

(5)健康宣教:由于精神障碍患者心理状态的特殊性,医护人员应在绝对尊重患者的基础上积极做好患者的各种健康教育。在宣教过程中,要采取积极良好的沟通方式,同时一定要注意保护患者隐私,尊重人格,获取患者信任。

二、认知康复技术

认知功能损害是精神分裂症的核心症状之一,包括注意力/警觉性、信息加工速度、工作记忆、词汇学习及视觉学习、推理、问题解决、社会认知等方面的损害。社会认知损害指个体对于自己或他人的行为或心理的感知和判断的高级认知过程受损,包含面孔识别及表情识别障碍等。认知损害严重影响患者的心理社会功能,包括日常生活技能、人际和职业能力、工作学习和健康状况、自我照料等方面,使患者不能融入社会生活、没有能力掌握对疾病的自我管理等,是造成迁延性病程和残疾的重要原因。因此,恢复患者的认知功能对促进其康复具有重要意义,有助于患者早日回归社会。目前常用的认知康复训练方法有:

(一)认知矫正治疗

认知矫正治疗(cognitive remediation therapy,CRT)是一种旨在通过训练,以持续、广泛改善认知加工过程(注意、记忆、执行功能、社会认知或元认知)的行为干预方法。CRT是一种神经心理治疗方法,其核心目标是提高精神分裂症患者,及其他伴有认知功能损害的精神障碍患者的认知功能。认知矫正治疗通常包含两种治疗形式:①手册式认知矫正治疗,即在治疗师的指导下,以认知矫正治疗手册和纸、笔等基本治疗工具进行的系统认知训练;②计算机认知矫正治疗,是在CRT基础上将认知训练内容,根据认知神经科学原理改进、开发而成的计算机化的认知训练程序,简称计算机认知矫正治疗(computerized cognitive remediation therapy,CCRT)。CRT和CCRT均基于认知神经科学和精神病学理论,采用阶梯式无错化强化学习的方式,通过科学、系统、有针对性的认知矫治任务,结合认知加工策略,实现对精神分裂症患者认知缺陷的综合矫治。

认知矫正治疗是目前最具循证基础的改善精神分裂症认知缺陷的非药物治疗方法。目前大量随机对照研究及荟萃分析结果表明,无论是CRT还是CCRT,均能显著改善精神分裂症患者的注意、记忆、执行功能及社会认知等多方面认知功能,并能提高患者的社会功能及自尊水平,且疗效能持续九个月以上。同时,神经影像学研究表明,认知矫正治疗在改善精神分裂症患者认知功能的同时,对背外侧前额叶、海马、杏仁核等区域的功能和结构均有显著效应。虽然总体疗效相当,但由于CCRT在治疗的标准化、个体化、可扩展性以及工作记忆疗效等方面明显优于CRT,因此,目前临床应用中主要以CCRT治疗为主。

CRT治疗手册包括三个模块:①认知转换模块:主要训练认知灵活性,包括注意转换、注意保持、认知转换等多种认知加工过程;②工作记忆模块:主要训练工作记忆能力,在训练中尤其强调同时保持多个信息,并进行动态加工的能力;③计划模块:这一模块只有在完成认知灵活性和工作记忆训练后才开始进行,其核心目标是训练患者解决复杂问题的能力,在治疗中让患者学会把复杂问题分解成若干个小任务,并按照各个任务实施的难度、先后顺序做好计划,然后再逐个执行。

CCRT在涵盖上述三个模块训练内容的基础上,增加了社会认知训练模块,其核心目标是通过对面部表情识别、情景情绪识别和情绪管理等有关社会认知能力的训练,提高患者,尤其是精神分裂症患者的情绪识别和情绪管理能力,从而综合提高患者的社会认知能力。

认知矫正治疗需要一定的治疗强度,通常每周至少需要治疗3次,每次45分钟左右,持续40次以上。无论是CRT还是CCRT,都采用循序渐进、个体化的训练方法。患者在进行某项训练时,只有将当前难度完成,且正确率达到较高水平后,才能进入下一个难度的训练,否则患者只能在当前难度反复训练,直至正确率达到既定标准才能进入下一个难度。在认知矫正治疗的临床实践中,为增进人际交互,通常会鼓励患者之间就认知训练中存在的困难、获益和训练技巧进行交流,同时鼓励认知功能相对较好的患者辅导认知功能相对较差的患者,以通过自助的方式培养他/她们的言语表达和人际交往能力,在训练认知功能的同时,也促进人际交往能力和社会功能的提升。

（二）综合心理治疗

综合心理治疗(integrated psychological therapy,IPT)是将认知矫正治疗和社会技能训练相结合的综合干预方法,其目标是提高精神分裂症患者的认知功能和社会功能。Brenner(1992)首先提出IPT概念,其理论假设为:基础的神经认知功能缺陷对高级行为构建,如社会技能和社会适应具有广泛影响,故IPT从基础神经认知功能开始,依次进行认知区分、社会知觉、言语交流、社会技能、人际交往五个等级的训练,其中神经认知方面的训练目标是改善注意(选择性注意和维持注意)、记忆、概念形成(如抽象概念、概念识别、分类)和认知灵活性。IPT须由一名经过训练的精神科医师和一名社工或护士按照治疗手册以团体为单位逐级完成,每次约45分钟,每周2次,持续24周。不同于依赖计算机进行的反复练习,IPT强调通过团体中的互动练习来学习各种策略,以提高患者适应社会生活的能力,达到更好的治疗效果和较长期的功能改善。实施IPT治疗所需的条件较简单,人员经过培训后能很快掌握这种技能,IPT对症状稳定以及对急性期之后的精神分裂症患者是一种有效的康复手段,其治疗手册目前已被翻译为10多种语言,在不同的文化背景中应用。

（三）认知增强治疗

认知增强治疗(cognitive enhancement therapy,CET):一种结合神经认知训练和社会认知团体治疗的综合认知干预方法。神经认知训练通过计算机软件完成,要求患者两两配对进行练习,在练习中相互帮助和鼓励,一般从最基础的注意力练习(3次)开始,依次进行记忆任务训练(7次)和问题解决训练(7次),通常每周1次,每次1小时,共75个小时。神经认知训练进行约4~6个月后,每周增加一次由6名患者组成的小组式社会认知治疗。团体治疗是CET最具特色的部分,注重个体化、体验式学习策略,一般每次1.5小时,共约56次;内容包括心理教育、认知练习及作业反馈,要求患者在练习中多角度分析问题,通过团体间分工互助,综合多种认知能力,以解决练习中模拟的现实生活问题,进而提高患者适应家庭及社区生活的能力。CET作为一种有效的认知康复干预方法,除了能够改善患者的认知功能外,可能对患者的阴性症状亦有益,特别是在社会退缩、情感冷淡、运动迟滞方面。不足的是,CET治疗通常需要较长时间,有时甚至需要连续训练2年左右,是一项耗时耗力的干预项目,这在一定程度上阻碍了其在临床的推广应用。

上述几类常用的认知康复训练方法原理大致相同,但各有特色。CRT侧重对神经认知方面的矫正,IPT的主要目标是社会功能的改善,CET则强调社会认知方式的改变。目前,不同干预方法对患者认知功能疗效的研究越来越多,认知训练改善精神分裂症患者认知功能的疗效逐渐得以确认,且已逐渐应用于临床。但一些疗效的影响因素(如治疗师的水平、患者的参与动机、训练方法的类型及强度、患者的基础认知功能等)对认知训练效应的影响尚不明确。此外,哪些认知功能的改善对患者生活和工作能力的提高最有帮助?如何做到训练的个体化?能否与其他治疗措施配合以提高整体治疗效应?上述问题均需通过深入研究以明确。

三、行为康复技术

（一）生活行为的技能训练

1. 纠正随地吐痰等不良卫生习惯　督促患者养成饭前、便后洗手的习惯,规定患者晨起漱口、刷牙的制度,并训练患者自己剪指甲、换洗内衣等,养成良好的卫生习惯。

2. 培养良好的就餐习惯 按姓名、座位就餐,饭后自己清洗碗筷,并放在指定地点。良好习惯的养成必须持之以恒,坚持每日强化训练,同时辅以适度奖惩措施,以增强和巩固疗效。

3. 改变环境的行为训练 如果环境不清洁,要求患者清扫房间、整理床铺,并按时起床。要用恰当的环境影响患者,保持或建立社会所接受的行为,这样才能使患者的社会功能不会衰退。

4. 改变观念 训练患者自理生活,医务人员要鼓励患者自己的事情自己做。让患者打扫卫生、刷洗碗筷、自己洗衣、自己整理床铺等。也可以组织休养员委员会,讨论住院期间应做些什么,如何帮助别人,怎样认识自己的疾病,如何争取早日出院,以及如何训练生活能力等。

(二)药物处置及症状监控技能训练

这项训练的目的是培养患者药物的自我管理及疾病监控技能。

1. 药物治疗的自我管理训练

(1)人际交往基本技能训练,由于药物治疗的自我处理需要人际交往技能,因而需要进行此项训练。

(2)介绍药物治疗自我管理的方法,了解患者对服药的看法。

(3)传播有关抗精神障碍药物的知识,让患者掌握抗精神障碍药物的一般常识,使其了解症状被控制后还需要用维持剂量进行治疗,使患者对抗精神障碍药物有大概的了解。

(4)讲述正确的自我用药方法,使患者学会正确用药程序、学会识别药物不良反应,并教给患者应对药物不良反应的基本方法。

(5)教授患者向医师求助的技能,如当出现不良反应或其他问题时,应如何应付和怎样向医师求助。

2. 症状自我监控的程式化训练

(1)教授患者识别病情复发先兆的相关知识和技能。

(2)教授监控先兆症状的技能,使患者掌握先兆症状并及早控制的技能。

(3)处置持续症状的技能。

(4)日常生活中如何拒绝饮酒的技能。

以上知识的传授和技能的培训可采用上大课或小组讨论等集体形式,可穿插进行各种类型的教育活动,也可举办有针对性、少数人参加的小型短期培训班。

3. 职业技能训练

(1)职业基本技能训练,是指所有工作岗位都需要的技能,包括以下内容:

①准时上下班;②个人卫生及仪容整洁,并与环境身份相协调;③正确利用工作休息时间;④接受与工作有关的表扬或批评;⑤听从具体指令;⑥具备帮助同事及求助同事的能力;⑦遵守工作规则和纪律;⑧对交谈有正确的反应,并具有主动与同事交谈的能力。

此项技能的训练可在医院的康复科完成,患者可参加多人组成的集体手工治疗作坊,如手工折纸班、手工丝网花制作班、刺绣班、编织班等,还可以参加厨艺班的厨艺展示和泥塑班的泥塑制作、雕刻等。

(2)特殊职业技能训练:是指为适应某一职业、工种所必须具备的特殊技能,在训练之前要了解患者就业情况。

4. 工娱治疗 根据患者的疾病特点、严重程度及兴趣爱好,选定一定数量的患者组成治疗小组,开展一些工娱活动,如智力游戏,打扑克、下象棋、看电影、集体外出观光等。通过工娱治疗,可以改善患者情绪和人际交往能力,提高参与康复的积极性。

5. 手工操作 鼓励患者进行折纸、拼图、串珠以及编制手工艺品等各种手工操作,以减轻手抖、精细运动困难等药物不良反应,增强康复信心。

6. 体育治疗 通过科学的、个体化的体育活动,改善患者的身体健康状况,减轻药物副反应对患者带来的不适体验,提高患者参与集体活动的积极性。

四、社会功能康复技术

目的是让患者学会社会交往技巧,增加人与人的了解,体会人与人之间的关系;增强集体意识,感受合作的愉快,学会接纳和自我开放,防止或延缓社会功能衰退。

(一)社交技能训练

在社会康复的训练中,社会交往技能训练是最基础、最重要的内容之一。社交技能训练多采用行为治疗方法,通常包括以下四个步骤:①由训练者指导患者学会使用某一种人际交往技能;②患者在假定情景中进行角色扮演;③训练者对患者的表演给予反馈,指导患者改进;④训练结束后完成一定的课后作业,通过这种反复强化的训练方式,使患者掌握某种社交技能。

目前有关社交技能训练的方法以 Liberman 的独立生活技能训练和 Bellack 的社交技能训练教程应用最广。其中,独立生活技能训练包括基本交谈技巧、娱乐休闲、药物自我管理、症状自我管理 4 个模块。每一模块都设计了训练者手册、患者练习簿和示范录像带,让患者通过反复观看录像的方式学会某种社交技能。如在药物自我管理模块中,主要教授患者如何礼貌地向医生询问自己所服药物的种类、剂量、治疗效果及副反应等。社交技能训练教程则将社交中可能运用到的复杂技能分解成若干相对简单的单元,再分别进行训练。这些单元包括 4 种基本社交技能(发起谈话、维持谈话、表达积极感受和表达消极感受)以及会谈技能、决断技能、冲突处理技能、集体生活技能、交友约会技能等各种常用社交和生活技能。待患者掌握每一单元内容之后,再将这些技能进行整合练习,以提高其真实的人际交往技能。

除上述两种广泛应用的社交技能训练方法外,其他一些人际交往技巧训练、言语表达能力训练以及角色扮演等也在社会康复中应用。

(二)其他人际交往技巧训练

1. 背对背画图　两个人配合,一方按照所持图画进行口头指挥,另一方则根据指示进行绘画,整个绘画过程中不许提问、不许转头。画完后将所画图画与原图对照,然后再以不同的图画交换进行,画完后谈感受。第二次两人可以面对面自由交谈,重复以上练习。通过这种训练,可以让患者理解人际交往需要配合和面对面沟通。

2. 姓名解释　两人一组,充分发挥各自的想象力对对方的姓名进行解释,之后由对方对解释的内容进行评价,是否满意,然后再说出自己对自己姓名的解释。通过这种训练可以提高患者的想象力和言语表达能力。

3. 目光对视　小组成员分成两人一组,面对面坐好,用眼光直视对方,对视期间不能移开视线,也不能说话和活动身体,持续 1~2 分钟后再换人继续练习,直到将整个小组成员换完为止。通过目光对视的训练可培养患者在人际交往中养成注视对方的习惯。

(三)言语表达能力训练

1. 小组成员轮流用"我是……"造句　要求在一分钟内尽量用多种不同的词汇造句,以增进彼此的了解,促进患者对自我的了解和角色认同。

2. 拟定一个主题,如我的理想、爱情是什么等等,诱导、启发患者进行讨论或自由交谈　10~15人一组,每次开始前推荐一位主持人,然后每位患者把自己的演讲稿在会上宣读,也可即兴演讲,然后主持人对每位患者演讲的内容、语声语调、讲话姿势、神态等进行口头或书面评价,鼓励患者扬长避短,提高演讲表达和组织能力。

3. 学会表达肯定与否定

(1)表达肯定的感受:正视某人;确切地说他做了哪些使你乐意的事情;告诉他,你有什么感受。例如:帮你铺床、陪你聊天、帮你买食品等。

(2)表达否定的感受:正视某人,坚定地说话;确切地说出别人做了哪些使你烦恼的事;告诉他人你的感受;建议今后避免发生类似的情况。

4. 角色扮演　对患者所学到的各种技能进行综合训练,扮演各种社会角色,是患者走向社会的重要技能训练。在实际康复训练中,可编写与生活有关的短剧,规定特定的人物,地点,情景和故事情节。如求职训练:治疗师扮演招聘人员,4~5名患者扮演应聘人员,应聘人员分别阐述自己的优势条件,应聘职位,待遇要求等。在应聘过程中治疗师要制造一些障碍或故意"刁难"应聘者,以训练患者随机应变的能力。训练结束后,治疗师和患者要一起就刚才的表现进行分析、评价,并予以指导和建议,通过这种模拟实际生活情景的角色扮演,将对患者综合应用各种人际交往技能具有很好的巩固和提升作用。

第三节　精神康复的实施及模式

一、精神康复实施的基本要素

（一）院内康复

1. 院内康复的主要目标　院内康复的主要目标是减少、缓解患者住院期间的心理、行为问题,提高对疾病的认知和治疗依从性,学会识别药物副反应并掌握基本的应对方法,恢复各种功能,如人际交往能力和情绪管理能力,掌握独立生活技能和某些基本职业技能,为患者出院后的继续治疗、康复及预防复发做准备。

2. 院内康复实施的要素　院内康复的实施通常由专门的康复科负责,在我国二级以上的精神科专科医院,大部分都设有康复科,负责全院病人的康复工作。通常康复科为医院的独立科室,有专门场地、设施及人员。康复科大都有艺术行为治疗中心,内设音乐治疗、舞蹈治疗、陶艺、手工、书画、体疗等各种工娱治疗室,有专门的工娱治疗师带领患者进行各种工娱活动,此外,一些医院的康复科还开展社会技能训练和个人生活能力训练等各种功能训练。近年来,部分大型专科医院的康复科还设有职业康复部门,为住院患者提供各种全日制和灵活简单的就业培训,使患者在住院期间接受系统治疗的同时,还能在一定程度上提高职业技能,为出院后的院外康复、独立生活和就业打下基础。

3. 院内康复的主要内容

（1）行为矫正:其主要目标是通过对患者不良行为的矫正和训练,让其具有良好的生活习惯。如指导患者做好个人卫生,如刷牙、洗脸、洗澡、叠被子、按要求整理柜内物品等。

（2）工娱治疗:工娱治疗常根据患者的疾病特点、严重程度及兴趣爱好选定一定数量的患者组成治疗小组,开展一些工娱活动,如团队智力竞赛,打扑克、下象棋、看电影、集体外出观光等。通过工娱治疗,以改善患者情绪和人际交往能力,提高参与康复的积极性。

（3）音乐治疗:音乐治疗是目前国内外精神康复中应用较广、具有良好循证基础的康复手段。通常包括聆听、欣赏等被动体验式的音乐治疗和音乐创作、演奏等主动式的操作性音乐治疗。音乐治疗能明显改善患者的焦虑、抑郁等不良情绪,提高认知功能,增强治疗动机,减轻临床症状。

（4）书画治疗:鼓励精神障碍患者进行书法和绘画练习,是目前精神康复中常用的手段,具有良好的循证基础和可操作性。患者通过书画临摹和（或）创作,能将自己的不良情绪或心理困惑通过书画作品得到表达,以缓解不良情绪,稳定心境,延缓功能衰退。

（5）认知矫正:精神分裂症、双相障碍、抑郁症等重性精神障碍患者大都伴有注意、记忆、执行功能等多个方面的认知损害,严重影响患者的社会功能和康复。强化的、循序渐进的手工或计算机化的认知作业训练,又称认知矫正治疗（cognitive remediation therapy,CRT）,是目前最具循证基础的认知康复方法,已逐步应用于精神障碍患者的院内及社区康复。

（6）手工操作:精神障碍患者,尤其是精神分裂症患者,因服用抗精神病药物,有时会出现手抖、精细动作困难等副反应。对此,院内精神康复中常动员患者进行折纸、拼图、串珠、以及编制手工艺品等各种手工操作,以减轻患者的药物副反应,改善手指灵活度。

（7）心理康复：精神障碍患者大都伴有各种心理问题，尤其是情绪问题，如焦虑、恐惧、敏感多疑、自卑、胆怯等。因此在药物及其他临床治疗之后，需要对患者进行心理康复，以改善患者的心理健康状况。通常心理康复的实施由康复技师、护士、心理咨询师等专业人员完成。

（8）体育治疗：主要目标是通过科学的、个体化的体育活动，改善患者的身体健康状况，减轻药物副反应对患者带来的不适体验，提高患者参与集体活动的积极性，缓解紧张、焦虑等不良情绪，体育治疗应根据患者的实际健康状况和既往体育活动特点进行安排，做到个体化。

（9）职业康复：职业康复又称职业疗法（occupational therapy，OT），主要指在院内设立模拟工作或真实工作环境，并提供一定岗位让康复期患者实际参与某些具体工作，如售卖、配送日用品，缝制衣服，清洗车辆，种植蔬菜等各种职业活动，以培养、提高患者的职业技能，为出院后的就业打下基础。

（二）社区康复

1. 社区康复的主要目标　社区康复的主要目标是让精神障碍患者通过在社区接受各种专业服务和康复、就业指导，恢复患者因疾病导致的心理功能障碍，包括认知功能、社会功能和职业功能，最终回归社会，成为具有良好社会适应能力，独立生活能力和基本工作能力的健康个体。

2. 社区康复实施的要素　由于精神障碍患者，尤其是重性精神障碍患者的院外管理由社区、民政、基层精神卫生机构、教育、劳动、公安等多部门联合协调，同时需要患者家属、邻居、工作单位等进行密切配合。在具体实施过程中，街道（社区）、民政部门（残联）和家庭的密切配合决定了社区康复能否有效开展，是否可持续并让患者获益的关键因素之一，加强街道及相关工作人员，尤其是社区精防医生（通常来源于社区医院）、患者家属、康复实施者的教育、培训，对社区康复的开展起着至关重要的作用。

社区康复的实施通常需要一个相对固定的场所，根据康复阶段及目标不同，社区康复的场所通常包含如下几类：

（1）社区康复中心：通常建在患者居住的社区，有专门的空间用于居住在该社区的精神障碍患者，尤其是精神残疾患者的康复、休闲和人际交往。在经济发达国家或地区，通常都有由政府、福利组织或爱心人士投资建造、专供精神残疾患者使用的社区康复中心，在该中心内，一般都配有阅览室，手工室、心理咨询室、娱乐室、体疗室、会议室等供患者读书看报、休闲娱乐、健康咨询、手工制作、书写、娱乐、社交等。这类中心的主要功能是通过类似于院内康复的各种康复措施的实施，以维系患者的治疗依从性，减少、避免疾病复发，恢复人际交往等基本的社会功能。

（2）中途宿舍：通常由政府、社会福利组织建设。患者通过申请或医生推荐，经过严格评估后可以入住。此类宿舍通常由精神卫生专科护士或其他专业人员负责管理，患者入住此类宿舍的主要目标是独立生活技能和人际交往能力的培养。在该宿舍内，有专门人员负责患者服药，个人卫生，基本家务等各种生活技能的督导、检测和培训，在此居住的患者通常有一定的时间限制，到期后患者需要选择回家或其他居住地点。

（3）庇护工场：这类场所有时和中途宿舍合作，甚至合为一体，有时独立存在。其主要由社会福利机构或政府资助建立。在此工场内，设有一般精神残疾患者，如精神分裂症患者可进行生产活动的简单劳动场所，如手工艺品加工车间，服装加工车间，洗车车间等，患者在此工场内的工作均有报酬，工场会根据患者的劳动表现予以一定程度的工资或绩效奖励。这类场所的主要目标是培训患者的基本劳动技能，适应工作环境，调整工作状态，为最终进入正常工作环境提供培训和缓冲的机会。

3. 社区康复的主要内容　通常社区康复是院内康复的延伸，在有条件的社区康复中心，也会开展音乐治疗、书画治疗、认知矫正、体育治疗、手工操作等院内康复措施。此外，社区康复还将从社区患者康复的具体目标出发，从如下方面进行康复训练：

（1）维持和提高治疗依从性，减少和避免疾病复发：这是社区康复的前提，只有在患者病情基本稳定后，才能进行下一步的康复措施。社区患者的治疗依从性不仅仅指服药依从性，还包括参与康复活动及辅助就业的依从性。服药依从性是确保患者病情维持稳定的基础条件，而参与康复活动及辅助就业的依从性是患者能否在社区康复中获益的关键因素之一,因此,在进行社区康复中,如何提高患者的依从性,是康复成败与否的关键。为提高患者参与社区康复的积极性,应从患者的病情特点、成长经历、兴趣爱好、人格特征、家庭状况等实际情况出发,制定个体化、人性化的康复方案和督导、激励机制。

(2)心理康复:提高心理应激及情绪管理能力,减少、避免因人际关系和社会环境事件导致强烈心理应激而出现症状波动以致疾病复发的风险。应用心理剧、情景模拟,认知行为矫治等心理训练方法,采取个体与小组相结合的方式,通过分析患者在各种生活事件下的认知、情绪和行为特征,使患者认知自己在日常生活中处理各种事件的心理应对和思维偏差,采用有意识的训练,提高患者抗击各种心理应激的能力和情绪调节能力,增强战胜疾病的信心,为最终康复奠定心理储备。

(3)基本生活技能训练,提高其独立生活能力:这部分康复内容通常针对存在严重精神残疾,尤其是慢性精神分裂症患者。由于疾病本身的病理因素及反复住院导致的社会隔绝,使这些患者认知功能、日常生活技能,包括个人卫生、家务、财务、交通等基本生活能力严重下降。生活技能的训练需要在真实环境下进行,住院环境下这些技能通常很难得到锻炼,因此,只能在社区环境下通过各种康复训练措施,如居家指导等进行训练。

(4)社会交往技能,提高患者人际交往和社会适应的能力:重性精神障碍尤其是精神分裂症等疾病本身导致的社会认知损害,以及反复住院和病耻感导致的社会隔离,使相当一部分重性精神障碍患者的人际交往能力较差,很难与他人进行正常的人际交流。因此,通过对倾听、情绪表达、角色扮演、语言表达等基础社交技能以及心理理论,社会归因等高级社会交往技能的强化训练,以提高患者日常生活中的人际交往技能,这对患者回归社会具有至关重要的作用。

(5)职业技能,提高患者的基本职业能力和学习能力:对于临床症状稳定,社会功能改善的患者,恢复职业能力和学习能力对患者回归社会具有重要的现实意义,是他/她们实现独立生活,自食其力的关键环节。通过职业康复师及专业社工的辅导,患者可以通过职业技能训练,庇护工场的非竞争性就业和有专业人员指导的辅助就业等分步骤地实现患者劳动技能的提升和职业能力的恢复。

二、精神康复实施的模式

临床实践及研究表明,长程住院不利于患者全面康复及日后回归社会,社区化管理模式更利于患者的康复。因此,欧美国家建设了大量服务于精神障碍患者的社区康复机构,英国关闭了大多数精神科专科医院,把大部分病人转到社区进行治疗、康复。邻国日本近年来也开始尝试将长期住院的精神分裂症患者转移至社区,临床实践及研究表明,社区环境下患者的精神病性症状和社会功能较出院前有明显改善,提示在东方文化背景下,也是社区模式更利于患者的疾病康复和功能恢复。此外,基于社区的康复还可以减少精神分裂症患者犯罪的发生率。

社区康复模式下患者的医疗支出要明显低于住院。在德国开展的一项调查显示,在社区接受康复治疗的花费仅为住院治疗的43%。精神分裂症带来的经济损失主要来源于独立生活技能和社会功能减退导致的劳动力丧失,而药物的费用只占此病全部花费的5%。在英国,每年花在治疗该病的费用约为4亿英镑,但由于劳动力丧失导致的损失则高达17亿英镑。因此,对患者进行康复训练,提高其独立生活能力和社会技能将从整体上降低患者因劳动力丧失导致的社会损失。

近年来,我国政府加大了社区卫生服务的投入,有关精神分裂症及其他精神残疾的社区康复研究逐渐展开。研究表明,患者经综合性社区康复措施干预后,精神症状明显缓解,社会功能缺陷程度明显减轻,康复效果明显。卫生经济学研究结果显示,社区康复能减少相关医疗费用支出。因此,摆脱长期住院模式,走向社区是精神分裂症患者尤其是慢性患者恢复健康,回归社会的必由之路。目前国内外精神康复的主要趋势是由医院转向社区,但由于经济发展阶段不同,医学发展水平差异,各个国家和地区的精神康复模式也存在一定差异。

(一)欧美社区精神卫生中心模式

自19世纪中叶,欧美等西方国家出现了大量封闭式、具有现代医院特征的精神病院。但随着精神病院的大量建立,封闭式管理在治疗效应和社会隔离上的不足越来越明显,出现大量长期住院的精神障碍患者,其生活技能逐渐丧失,社会隔绝导致的退缩症状等负面效应越来越明显。因此,自 20 世纪 50 年代起,在很多西方发达国家出现了"去住院化"或"去机构化"运动(deinstitutionalization),即精神卫生服务打破传统精神病院的封闭监管模式,让大量患者走出精神病院,回到社区。"去住院化"运动结束了大量精神障碍患者长期住院的历史,也直接导致了精神病院数量及精神科床位数锐减。如美国的精神病院住院人数由 1955 年的 56 万人减少到 1995 年的 7.7 万人;英格兰和威尔士的精神病床位由 1954 年每千人 3.2 张减至 90 年代的每千人 0.4 张;意大利也在 1968 至 1978 年的 10 年间,精神病院的住院患者由 10 万人减至 5 万人。去机构化运动的另一个直接结果就是大量的精神障碍患者回到社区,促使社区开展了大量针对精神障碍管理和功能康复的精神卫生服务,也是从这个时期开始,康复治疗、工疗站、日间看护、庇护工场等社区康复机构开始大量在社区出现,患者到这些设立在社区的康复机构接受治疗后康复训练,以提高他/她们的日常生活和工作技能,培养他/她们的人际交往能力,为最终融入社会做准备。

去机构化运动之后,集中的、大型精神病院被分散到社区,成立社区精神卫生中心(Community Mental Health Centers,CMHC),负责居住在该社区的居民中精神障碍患者的治疗、预防及康复。不同于住院环境,患者在社区中心不仅能接受传统大型精神病专科医院的大部分治疗,也能获得在精神病院不能提供的社区康复及就业指导、日常生活技能训练等与患者康复密切相关的服务。这种集一般治疗、康复、预防为一体社区精神卫生中心模式有利于整合各种社会资源用于精神卫生服务,其将非精神科专业人员,尤其是基层卫生保健和社会福利机构、社工,慈善机构等多领域人员整合在一个平台工作,这对促进公众对精神卫生的理解和支持,协同处理患者的各种应激事件,预防精神障碍复发,减少精神残疾具有重要的意义。

在社区精神卫生中心的模式中,个案管理和主动式社区治疗是目前欧美国家社区康复中广泛使用的社区服务模式。个案管理的概念最早出现于 20 世纪 60 年代的美国,其主要目标是多学科、多部门人员,包括精神科医生、护士、社工、职业康复师、心理治疗师等协同工作,成立个案工作组,对每位精神障碍患者提供全面的跟踪服务。个案管理的具体内容通常包括:

1. 综合评估　内容包括精神障碍的临床症状,躯体健康状况,心理状态,治疗依从性,家庭关系,居住情况,经济状况,独立生活能力,社会交往,休闲娱乐,职业及学业状况等。

2. 个性化康复方案的制订　通常个案工作小组对患者进行系统评估后,会根据每个患者的实际情况,制订个体化的综合康复方案,内容通常包括疾病症状的自我监控和管理,药物处置技能,社交技能训练,生活自理能力训练,心理应激处置,危机干预,职业能力和学习能力康复等多个方面。

3. 随访　康复方案制订后,除患者及家属配合,自主根据康复方案执行外,个案小组的定期随访服务对患者的治疗及康复也十分重要,通过随访,可以发现患者在执行康复方案中存在的问题,并及时调整方案,也可以发现患者可能存在的疾病复发风险,及早预防。

4. 医疗服务　除评估、随访外,提供适当的医疗服务也是个案管理中非常重要的内容。其具体内容因个案管理模式的不同而略有差异,如以医生或护士为主导的个案管理团队,其对患者的医疗服务支持可能涵盖药物治疗,精神护理等多种直接医疗服务,而以社工为主导的个案管理则更多的是通过医疗建议,转诊等方式间接为患者提供医疗服务。

5. 社工服务　对患者可能存在的住房、就业、经济、家庭关系等各种困难,个案小组中的社会工作者会根据患者的情况,辅助患者与相关政府部门或民间组织沟通,协调,帮助患者解决各种非医疗的实际困难,避免患者因现实困难而出现症状波动和疾病复发,对康复造成不利影响。

近年来,在个案管理的基础上,在美国、英国、澳大利亚等国还发展了主动式社区治疗(assertive community treatment,ACT),其核心是通过多学科服务团队向患者提供包括个案管理及主动式康复治疗和干预的综合性社区精神卫生服务。从其服务形式和内容看,ACT 可以看作是服务内容适度拓展的个案管理。其主要特点是:一组多学科工作人员组成个案小组,共同负责一定数量的患者,工作人员与患者比例较低,可以较好的兼顾每个患者的情况,服务环境主要是患者日常生活的场景,如家庭和社区,服务的内容与个案管理相似,因此,ACT 又被称为强化的个案管理(intensive case management)。

(二) 我国医院社区一体化的"686"模式

我国社区精神卫生工作于 1958 年全国第一次精神卫生会议后起步,最初主要开展了疾病普查和"群防群治"工作;70 年代建立了由卫生、民政、公安联合的精神障碍防治领导小组,建立精神障碍三级防治网络;90 年代,随着《中华人民共和国残疾人保障法》的实施,精神障碍的社区防治康复工作纳入国家发展计划,之后才逐步在全国开展精神障碍的社区防治及康复。但由于当时我国经济发展水平有限,且人口基数大,精神障碍患者及精神残疾者众多,各地经济发展不平衡,因此,很难建立一个国家层面的统一的社区康复计划。

2004 年 12 月,在我国启动了以"医院社区一体化"为核心的"中央补助地方重性精神障碍管理治疗项目",因第一年获得中央财政专款项目经费 686 万元而被简称为"686 项目"。该项目由国家卫计委(时称卫生部)疾控局主管,北京大学精神卫生研究所/中国疾病预防与控制中心精神卫生中心承担具体管理工作。

据 2011 年发表于《中国心理卫生杂志》的文献报道,项目实施 7 年来,至 2010 年底,"686 项目"已在全国 31 个省、直辖市、自治区和新疆建设兵团中的 160 个市(州)的 680 个区县开展,覆盖人口 3.3 亿,共登记建档 28 万重性精神障碍患者,随访 20 万例次,提供免费药物治疗累计 9.4 万例次,免费收治患者 1.24 万人次。2006 年 1 月至 2011 年 4 月,5 年随访统计结果显示,"医院社区一体化"的重性精神障碍管理模式在提高服药依从性,降低复发率和肇事肇祸方面具有非常显著的作用。患者病情维持稳定的比例在 5 年随访期内从基线时的 67.0% 上升至 90.7%,肇事率和肇祸率亦有显著下降。此外,"医院社区一体化"的服务模式还将精神卫生服务半径从医院外展至平均 74 公里。2004—2011 年的七年间,有约 7 万人参与了 686 项目,其中精神专业人员与其他非精神科人员之比为 1∶7,间接扩大了我国精神卫生服务,尤其是社区精神卫生服务队伍,在一定程度上缓解了我国目前社区精神卫生人员严重短缺的压力。

从 686 项目的立项目标及实施效果看,其对重性精神障碍的社区化管理,尤其是提高治疗比例和治疗依从性、减少复发率、减低肇事肇祸率方面具有非常显著的效应。但由于资金、人员、目标限制,项目并未太多涉及病情稳定患者的社区康复。虽然目前北京、上海、广东等经济发达地区在试点建立类似社区精神残疾康复中心,在社区为患者提供随访、康复活动、药物干预、健康教育等基本社区服务,但大多处于探索、试点阶段,缺乏统一的规范,广泛应用的涵盖健康管理、康复服务、就业指导、社区支持等全方位的康复服务模式,需要更具顶层设计思路和多部门协同的综合社区康复模式。此外,非政府组织和社会福利企业的缺乏也制约了我国社区康复事业的发展。

(三) 我国香港的综合康复模式

虽然源自欧美的个案管理理念,香港的社区康复则更具中国文化特色,更符合东方文化和当地的经济发展状况。患者出院回到社区后,精神健康服务主要包括两个大的方面:一是精神科专科医院提供的连续服务,包括针对不同风险患者采取的分级康复护理:精神科社康护理、个案管理计划和社区专案组。这部分服务由患者所在医联网的精神科专业人员,包括精神科医生,护士、临床心理师、职业治疗师等提供。主要从专业角度为患者的治疗、康复提供医学支持,以帮助患者应对各种生活事件,提高治疗依从性,减少和避免病情复发以及再入院。二是由非政府组织提供的各种生活支持和就业服务,包括各种居家服务,如中途宿舍,私人宿舍,护理院等,以及提供各种辅助就业的庇护工场。

1. 精神科专业人员提供的社区康复服务 这部分工作主要由患者所在社区对应的医联体中的精神科专科医院提供服务。每位患者都有一个由精神科医生、护士、临床心理师、职业治疗师和医务社工组成的医疗服务小组为其在社区的医疗和康复提供全程服务。其中针对 18~64 岁,诊断为精神分裂症谱系疾病、以及严重情感障碍,包括躁狂、双相障碍、和抑郁症患者采取的个案经理服务(personalized care program)最具特色。此服务会根据风险行为出现的概率及严重程度制定不同等级的个案管

理方案,包括如下几种:

(1)社区专案组:即针对高风险患者进行的个案管理方案,主要针对存在明显暴力倾向或自杀意图,有实施危险行为计划,且缺乏支持,治疗配合度差及拒绝接受治疗的患者。其主要采取高强度的护理方案:紧密跟进,维持每星期接触,有需要时安排提早复诊或住院。每个专案组的负责人,称为个案经理,通常每名个案经理会密切跟踪 25 个左右的患者(即 1:25 的比例)。对于这类患者的社区随访,通常采用两人一组的方式进行。

(2)个案复康支持计划:即针对中度风险患者进行的个案管理方案,服务对象为有暴力及自杀前科,风险因素较高,有暴力或自残行为出现,但破坏力较低且大致合作,愿意接受治疗计划及有家人支持者。采用增加随访频率,紧密跟进,有需要时安排提早复诊或住院的方案。负责个案复康支持计划的个案经理,通常采用 1:50 的比例。

(3)精神科社康护理:即针对低风险患者进行的个案管理方案,服务对象为没有暴力及自杀前科,风险因素少,合作,愿意配合治疗计划及有家人支持者。采用标准护理方案,予以持续支持和监督,维持每月一次的随访。负责此个案计划的个案经理,通常采用 1:80 的比例。

每个患者在社区的个案管理计划并不是一成不变的,而是随着患者病情及康复情况动态调整,如个案复康计划的患者,如果病情稳定,没有风险因素,且家属配合,在经过个案组讨论后,可调整至精神科社康护理组。调整方案的患者虽然个案经理变了,但其主诊医师及医疗小组仍维持不变,这样可保证患者治疗的连续性和完整性。

在进行个案经理服务前,需要评估患者的暴力及自杀风险,服药依从性、社会支持情况及家庭情况,尤其是有无需要看护的未成年孩子。患者在接受个案经理服务过程中,每隔一段时间,就需要对其进行风险评估、服务需求评估、临床症状评估、职业能力评估并制订个体护理计划。

个案经理通常由精神科护士或职业治疗师组成,其职责包括:

1)为患者、照顾者、家庭及社区建立一个具支持性、合作性的长期支持网络;

2)患者与医疗及社会福利机构的沟通渠道;

3)拟订个体化康复计划;

4)进行临床症状、康复需求及心理危机事件评估;

5)提供及协调"复原为本"的康复介入模式;

6)记录患者的康复进度及汇报康复进程。

7)个案经理的服务内容包括:社区探访,每个患者每年至少探访六次,根据病情变化及时调整探访频率,如患者病情波动或遇到急性应激事件,则可能需要每周探访一次,直至患者病情平稳后再适当延长探访间隔。对于疾病原因或家属原因(不想让人知道患者患病)等各种原因拒绝接受社区探访的患者,需联系医务社工,通过访谈患者邻居及知情人以知晓患者的实际情况,如果处于疾病波动期并存在非自愿住院情况,则需根据精神卫生条例联系警察、急诊等各种资源对患者进行强制住院治疗。除社区探访外,个案经理的服务还包括门诊面谈及电话访问;与其他医疗团队成员合作制订个人护理计划并做定期核查;指导患者对病症进行处理;药物管理;进行心理健康教育等。通过个案经理服务,减少了患者的入院次数、住院时间、急诊次数,并降低了照顾者负担,改善了患者的症状,提高了患者的社会交往能力。

2. 非政府组织提供的社区康复服务　非政府组织也提供众多有针对性的康复服务,如职业训练、人际关系训练、理财训练、辅助就业、过渡性就业、公共福利金申请、居住申请等。这些服务向有需求的精神残疾患者广泛开放,提供包括快速疾病状态评估、康复训练转介、外展与家访、精神健康条例宣讲等服务,并协助患者接受治疗与康复,以提高他们的生活质量,促进精神障碍患者回归社会。

新生康复会就是这样一个为精神障碍患者提供各种康复服务的非政府组织,其原称新生互助会,由一群离院精神病康复者于 1959 年创办,并于 1961 年正式注册。新生互助会于 1965 年改组后,易名为新生精神康复会。该会致力通过专业服务、社会企业、推动互助及家属支援,为精神康复者争取平等机会,协助他们改善生活质量,以促使其全面融入社会。该会属下设有 35 个服务单位及 20 项社会企业,每年服务人数超 12 000 人。

位于香港深水埗南昌街的新生精神康复会庇护工场就有近 400 名精神残疾人在此就业,包括 330 红白蓝包装生产车间,手工艺生产车间等 4 个车间。每个在此就业的精神残疾患者会根据其工作量和工作的技术含量获得 1500～3000 元/月不等的劳动报酬。其中一部分(约 25%)经过庇护工场培训的患者在社会企业找到了与正常人一样的工作岗位。除庇护工场外,该新生康复会康复中心还提供了一个可容纳 40 人的中途宿舍,为在此工作或附近社区的精神残疾人提供回归社会前的过渡居住。精神康复者要入住这样的康复服务机构首先要向隶属于香港社会福利署的中央档案管理中心提出申请,并有精神科医生、社工的评估与推介,方可入住中途宿舍。中途宿舍配有主任、护士、社工、舍监、厨师等 10 余人,协助照顾精神病患者的生活及服药,患者在中途宿舍的食宿主要由机构承担,但入住者要缴纳每月 1000 余元的费用,住在这里的患者通常每月要回到医院复诊一次,以取回他服用一个月所需的药品。

总体来看,香港社区康复有许多特色,尤其表现在如下三个方面:

(1)全程服务:患者从发病到住院、院内康复、出院和社区康复,均有专一的健康服务团队为其提供医疗支持,尤其是全程由同一主诊医生和医疗团队的服务模式,最大限度地为患者的医疗、护理及康复提供高效、持续的服务;

(2)综合服务:每位患者都有精神科医师、精神科护士、临床心理师、职业治疗师、医疗社工组成的跨学科的综合团队,为其提供从医疗、护理、康复到就业、居家的一系列健康及生活服务,为患者的治疗、康复和回归社会提供了最大可能的支持。

(3)高效管理,全社会参与:政府、社会福利机构及非政府组织全程、无缝隙地参与精神障碍的治疗、康复和就业,为精神残疾患者的康复从社会硬件和软件环境建设方面提供了最大支持。其中医管局主要提供门诊、住院、精神科专科医院,社区精神科服务,联络会诊服务;社会福利机构则主要提供医管局医院内的医疗社工、基于社区的综合家庭社工服务;非政府机构主要提供中途宿舍及庇护工厂,并提供培训和活动中心、支持性就业、社区精神卫生网络或社交会所等。三方面服务体系的有效链接,为精神障碍患者的治疗和康复提供了全方位的支持。

(谭云龙)

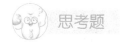 思考题

1. 精神障碍院内康复的主要内容。
2. 精神障碍社区康复的目标。
3. 简述香港精神障碍社区康复的特色。

参考文献

1. 翁永振. 精神分裂症的康复操作手册. 北京:人民卫生出版社,2009.
2. 沈渔邨. 精神病学. 第 5 版. 北京:人民卫生出版社,2008.
3. 费立鹏. 中国的精神卫生问题--21 世纪的挑战和选择. 中国神经精神障碍杂志,2004,30(1):1-10.
4. Phillips MR, Zhang J, Shi Q, et al. Prevalence, treatment, and associated disability of mental disorders in four provinces in China during 2001-05:an epidemiological survey. Lancet,2009,373(9680):2041-2053.
5. 马弘,刘津,何燕玲,等. 中国精神卫生服务模式改革的重要方向:686 模式. 中国心理卫生杂志,2011,25(10):725-728.

第十二章

精神科风险评估与危机干预

第一节 自杀风险评估与处理

一、自杀的流行病学

自杀是人类特有而复杂的社会生物现象。自古以来,不同阶段的人类文明、不同民族的社会文化中都出现过多种形式的自杀相关问题。从哲学家、文学家到社会学家、统治者从未放弃过对自杀这个社会现象进行探索与思考。人类社会发展至今,物质条件和科技水平不断进步,医疗技术飞速发展,生活质量极大改善,社会文明逐步提高,但是至今自杀仍无法得到有效预防和控制,仍然是人类社会的一个难题。自杀问题涉及到许多学科,如社会学、医学(精神病学、神经生物学、急诊医学及法医学等)、心理学、哲学、人类学、伦理学等,是多种因素综合作用下产生的复杂结果,因此,研究范围需涉及到各种关联因素,包括生理、心理、环境、社会等。自杀既是重要的公共卫生问题,更是世界精神卫生研究的重要课题。

(一) 国内外自杀率

自杀率以每年每10万人口中自杀死亡人数进行统计。发达国家每年由生命统计机构(如英、美)或安全部门(如日本)负责完成。联合国认为世界各国普遍存在官方公布数据低于实际自杀率的现象,但发达国家通过建立伤害死亡个案的验尸官制度,这在一定程度上缩小了数据与实际间误差。自杀相关的流行病学调查数据因其设计方案科学严谨,相对更加可靠真实,可为国家和公共卫生管理部门制定自杀预防策略提供参考。WHO 的《世界卫生统计年报》会定期公布一些国家的自杀率及其与相关因素的关系。

根据 WHO 公布的数据,可分为高自杀率国家(年自杀率 >20 人/10 万人口)、低自杀率国家(年自杀率 <20 人/10 万人口)和中等自杀率国家(介于两者之间)。WHO 最新统计数据显示,每年全球约有 100 万人死于自杀,每 40 秒钟就有一个人自杀死亡,居于人类第 5 位死亡原因,仅次于心脑血管疾病、恶性肿瘤、呼吸系统疾病和意外死亡。数据显示,自杀死亡者大多为青壮年,分布在 15 ~ 45 岁,因而造成的社会经济损失巨大;而造成的直接、间接损失难以精确估量,通常使用伤残调整生命年(disability adjusted life years, DALYs)来评估自杀行为造成的疾病负担。WHO 资料显示,自杀及相关自伤行为造成的疾病负担占全世界疾病总负担的 1.8%,其中,高收入国家为 2.3%,低收入国家为 1.7%。此外,每发生 1 例自杀死亡或自杀未遂,至少有 5 个和他关系密切的家人、朋友、同事或其他照料者将因此遭受严重的心理创伤,这种心理创伤可能持续多年,影响巨大。

我国自 1987 年开始发布有关自杀的统计数据并提供给 WHO。我国自杀率的官方数据由国家卫生部(现更名为国家卫生计划委员会)发布。尽管可以获得官方数字,但与各文献报道的中国自杀率差异较大。其中主要原因与许多发展中国家一样,没有完整的生命登记系统。我国自杀相关数据的统计来自于两个抽样系统,一个是卫生部主管的死亡登记系统,覆盖人口约占总人口的 10%(样本人口超过 1 亿);另一个为中国疾病控制预防中心疾病监测点(DSP)的抽样网络,覆盖人口约 1000 万。卫生部死因登记系统覆盖地区不均衡,有 50% 人口来自东部地区,40% 在中部,西部只有 10%。不仅如此,两个系统均存在漏报问题,这与社会对自杀问题持有一定程度上的偏见等因素有关;也有死因错报的现象,如喝农药自杀身亡可能会以中毒为死因上报。1999 年在北京召开的 WHO 与卫生部合作会议上,卫生部首次正式公布 1993 年中国的自杀率为 22.2 人/10 万,据此推算,每年至少有 25 万人死于自杀。此外,每年约有 200 万自杀未遂者接受医学治疗。自杀是我国社会人群第五位、15~34 岁人群的第一位死因。以上数据在多种场合被广泛引用。2007 年的《中国卫生统计年鉴》中,卫生部公布的自杀率为 7.44 人/10 万人。

在 1995 年以前,我国几乎没有开展系统的自杀研究。我国首次大规模自杀调查是在 2002 年,由北京市回龙观医院在中国疾病预防控制中心支持下,在全国 23 个有代表性的监测点展开的伤害死亡原因调查。该研究对 1995—2000 年期间死亡医学证明书上记录的原始上报死因与详细入户调查后重新判断的死因进行了比较,并经错报漏报调整,将粗自杀率从 13.65/10 万人调整至 22.99/10 万人(约 23/10 万人),这意味着中国每年有 28.7 万人自杀死亡。该研究结果在国内外被学界和媒体普遍引用,为提高公众对自杀预防工作的重视起到很大作用。

不同的机构根据不同方法和渠道统计出的中国死亡率数据不尽相同,但一个明显的趋势是,中国自杀率正在呈现逐年下降趋势,尤其在近 10 年内的下降趋势明显。2010 年我国卫生部公布的数据显示,全国自杀率为 6.86/10 万。费立鹏于 2010 年世界自杀预防日曾公开其最新统计数据,他认为我国自杀率从 1987—1988 年的 34% 下降到 2005—2006 年的 20%。清华大学社会学系教授景军 2010 年在其论文中提到,尽管全球自杀率在过去 45 年上升了 60 个百分点,但中国的自杀趋势却与之相反呈明显下降趋势。2009 年全国自杀率为 7.95/10 万人(数据经过漏报率调整),这已经明显低于全球平均水平(14/10 万);并分析与农村自杀率下降及农村女性自杀率下降有关。香港大学自杀预防研究中心于 2014 年发表的一项研究认为,我国自杀率从 2002 至 2011 年期间显著下降,与中国城市化发展进程有密切关系,中国社会结构的大规模人口迁移,即我国境内大批农民离乡土到城市打工,包括大量农村女性在内,导致农村自杀率尤其是农村女性自杀率明显下降。

(二) 地区分布

在任何一个社会中,自杀绝不仅仅是极端的个人行为,它还存在更加复杂的外界因素,因此自杀在地理区域分布上存在明显的差异,这可能与各个国家、各民族的社会文化、宗教信仰、地缘环境、风俗习惯甚至伦理道德等因素有关。总体来说,发达国家的自杀率高于发展中国家,欧洲国家高于美洲、大洋洲国家,非洲国家较低,而亚洲几个具有代表性的国家在自杀率方面存在差异。男性自杀率最高的国家主要分布在欧洲(年自杀率大于 60/10 万人);女性自杀率最高的国家其年自杀率大于 14/10 万人);部分非洲和拉丁美洲国家自杀率非常低,年自杀率小于 1/10 万人。据最新的美国国家生命统计系统数据显示,在 1999 年至 2014 年期间,全国自杀率上升 24%,从 10.5/10 万人上升到 13.0/10 万人。

我国自杀死亡的数据统计信息常规来源于地方各级疾病预防与控制中心。在 20 世纪,我国各主要省市开展了一些独立的地区性自杀数据调查,我国的自杀分布也存在地域差异,基本上符合城市自杀率低于农村的规律。比如:上海市(1990 年)自杀率的流行病学调查结果为 12.3/10 万,北京市(1988)为 8.22/10 万,南京城区(1986—1988)年平均自杀率为 12.43/10 万;农村地区,江苏省大丰县(1976—1985)年平均自杀率为 26.03/10 万,山东滕州市农村为 48.56/10 万。卫生部于 2010 年公布的全国自杀率是目前我国最新最全面的数据:农村自杀率 10.01/10 万,中小城市是 8.37/10 万,大城市的自杀率是 6.41/10 万,较以前有明显的下降,但是农村自杀率仍高于城市。

（三）性别差异

自杀率的性别分布及自杀方式也因经济水平和地区不同而呈现差异。在高收入国家,男性自杀率高于女性 3~4 倍,尤其在年轻和老年人群体差异最大,这可能与男性比女性采取更激烈、致死率更高的自杀手段有关,如枪击、跳楼、自缢等。但是,在亚洲国家(如印度),自杀死亡率的男女比例为1.5：1。由于女性倾向于采取较温和的自杀手段,如服药、割腕等,因此在自杀未遂方面,女性高于男性,约是男性的 3 倍。我国不同性别之间的自杀死亡率在近二十年内发生了显著的变化。在上世纪,来自我国各方面的调查数据均显示,女性自杀死亡率远远高于男性。在农村地区,20~24 岁的女性自杀率高达 40/1000 人。据推测,这可能与女性决定自杀前的冲动性较高、农村有机磷农药容易获得、农村急救条件有限等因素有关。但是,近十年来,随着从国家层面(农业部)对高毒农药的生产销售渠道进行严格限制和管理、农村人口大量迁移、城乡经济差距发生改变等,女性自杀率有明显的下降,趋向于与男性的比例接近 1：1。

我国自杀未遂率的性别特征为女性显著高于男性。根据一项在农村地区多家医院急诊室收治自杀未遂者的较大样本数据统计显示,女性自杀未遂者比男性接受正规教育年限短,酒精依赖较少,但是在自杀方式、自杀意图强度、既往自杀未遂次数、负性生活事件、精神障碍患病情况等方面无显著差异。因此,仍需要进一步开展设计严谨、样本代表性强的调查去探讨不同性别自杀未遂者可能存在的原因。

二、自杀前的心理特点

求生是人类的本能。自杀者在最终决心采取行动终结自己的生命之前,往往经受了极度复杂的心路历程。一般而言,自杀者在自杀前具有一些共同的心理特征,表现为:

（一）矛盾心态

大多数自杀者的心理活动呈矛盾状态,既想要以死来了结痛苦却又渴望获得帮助,处于想尽快摆脱生活的痛苦与求生欲望的矛盾之中。"是活下去还是选择死亡",个体往往为此痛苦纠结。处于此阶段者往往有意或无意提及有关死亡或自杀的话题,甚至隐晦地流露出去远方旅行再也不回来的意愿。其中一部分人其实并不真正地想结束生命,而是希望摆脱痛苦。

（二）冲动性高

自杀行为其实是一种冲动行为,跟其他冲动行为一样。当个体被日常的负性生活事件所触发,情绪处于急性困扰状态下,就会缺乏冷静的分析和理智的思考,往往仅在数分钟或数小时内即做出冲动自弃的决定和行动,这点在青少年、女性、个性敏感、心理耐受力低的群体中表现更为明显。

（三）认知偏差

自杀者在自杀时的思维、情感及行动明显处于僵化之中,也就是人们常说的"钻进牛角尖里出不来"的状态。他们常常带着悲观、绝望的情绪看待一切,表现为"绝对化"或"概括化"的歪曲认知,比如"我是人生的失败者,做什么事都不行""我期末没考好,爸妈一定不会原谅我,永远不会再爱我",令自己陷入负性先占观念之中,拒绝及无法用其他方式考虑解决问题的方法,从而自暴自弃,走上人生的末路。

三、自杀风险的评估

自杀行为包括自杀意念、自杀未遂和自杀死亡。在个体决定并采取结束自己生命的行动之前,存在很多复杂的因素影响着个体的决定或行为。自杀危险因素的研究一直是自杀预防领域的重点议题。人们通常采用流行病学研究回顾性调查方法去探索自杀意念和自杀未遂的高危因素,采用心理解剖方法(psychological autopsy study)来研究自杀死亡的危险因素。

心理解剖(psychological autopsy,PA):是一种特殊的回顾性研究方法,主要是通过对自杀身亡者知情人的访谈来获取死者生前的重要信息,从中筛选出自杀死亡的高危因素。这种方法调查出来的信息,其可靠性和准确性完全基于知情人掌握和了解自杀死亡者信息的完整和可靠程度。不可避免会出现回忆偏倚和报告偏倚。因此,心理解剖研究一般会选择至少两个知情人。根据对信息掌握的等级,自杀死亡者的配偶或直系亲属如父母、兄弟姐妹作为第一知情人;与自杀者经常来往的朋友、同学、邻居可顺次作为第二知情人。这两方面的信息互相印证、互相补充,来提高信息的可靠性和准确性,是目前自杀流行病学研究的主要方法之一。但也有学者提出质疑,认为心理解剖研究可能存在方法学上的缺陷。

参考文献:

1. Cavanagh JTO, Carson AJ, Sharpe M, et al. Psychological autopsy studies of suicide:a systematic review. Psychological Medicine,2003,33(6):395-405.

2. Hjeimeland H, Dieserud G, Dyregrov K, et al. Psychological autopsy studies as diagnostic tools:are they methodologically flawed? Death Studies,2012,36(7):605-626.

(一) 精神疾病和其他躯体疾病

在所有自杀的危险因素中,最重要是患有精神障碍或内外科疾病。综合国外多项流行病学研究显示,自杀死亡者中患有符合至少一种精神疾病诊断的比例超过90%,并且约50%的自杀者死前曾看过精神科医生。在所患的精神疾病中,最主要的是抑郁症(30%～70%),其次是酒精滥用和依赖(15%～27%)、精神分裂症(2%～12%)。此外,人格障碍也被视作自杀的一个独立危险因素。

但是国内一项心理解剖研究(费立鹏等,1999)的结果却显示,自杀者生前患精神疾病的现患率为52%～63%,远远低于国外相关结果。这种差异可能与我国独特的农村自杀率高于城市的特征有关。在中国农村,农药的可及性高、致死性强,相当一部分自杀死亡者其实并非患有某种精神疾病,而是与冲动性有关。当然,国内外的差异可能还与心理解剖研究使用的诊断标准和操作方法、社会经济文化背景等因素有关。

众所周知,抑郁症状与自杀行为之间关系密切。抑郁症患者中,约15%的患者最终自杀死亡,25%自杀未遂。抑郁症状越严重,其自杀风险越高。但费立鹏等研究(2002)发现,相当一部分自杀死亡者生前并未患任何精神障碍或达不到抑郁症的诊断标准,因此,死前的抑郁情绪或心境体验对个体来说可能更为重要。这提示绝望感、负性认知、消极应对等心理因素在今后开展的自杀研究中需加以重视,并与精神障碍相鉴别。

除了以上提到的几种重性精神疾病外,焦虑障碍也是自杀的高危因素之一,当抑郁症共病焦虑障碍时,其自杀风险显著高于不伴有焦虑的抑郁症患者。

临床上其他共病的情况,如抑郁症合并酒精依赖或其他精神活性物质滥用、人格障碍,都将增加个体的自杀风险。

(二) 躯体健康状况

既往研究已证实,长期患某种躯体疾病或反复发作、病情不稳定的内外科状况,可能导致个体心理承受能力下降,较正常人群更容易产生抑郁、焦虑甚至否定自我、悲观绝望的负面情绪,这些负性体验引起自杀风险升高;也有些躯体疾病,不仅影响患者的心理水平,而且在生物学层面与抑郁症可能发生联系,如甲状腺功能减退症、帕金森病、糖尿病等。已有一些初步研究提示,其病理生理机制可能与抑郁症的发病机制有关,从而间接提高了自杀风险。

（三）社会心理应激

诸多研究显示,绝大多数自杀死亡或自杀未遂者在采取自杀行动之前往往经历负性生活事件,包括急性和慢性的社会心理应激事件,比如婚恋、学业或职业、经济状况问题和躯体疾病等。这些负性事件可能引起个体情绪产生痛苦、恐惧、焦虑、悲伤等负性体验;躯体产生疼痛、灼热、蚁爬感、恶心等不适反应;学习或工作效率下降,难以维持稳定、良好的人际关系。从而社会功能受到影响,增加了个体的自杀风险。

负性应激因素可能在个体采取自杀行动的过程中起到"扳机"效应,尤其对于精神疾病患者。在这个过程中,个体既有的应对机制和所能接触到的社会支持是两个非常重要的影响因素。如,乐观评估、寻求帮助、积极行动等应对技巧;良好的家庭和社会支持系统(包括物质、经济、精神等方面的支持)对于自杀而言是强有力的保护因素,而消极应对方式、不良的社会支持系统则是自杀的危险因素。

（四）人格特征

自杀者大多性格内向、孤僻、敏感、自我中心,难以与他人建立正常的人际关系。当个体遭遇到各种负性生活事件,比如失恋、高考失利等,来自家庭的爱护和支持缺乏,或者缺乏朋友师长的支持与鼓励时,常常感到无助、孤独,进入自我封闭的小圈子,缺乏自我价值感,最终选择走上不归路。

（五）生物学因素

人们发现自杀行为具有家族聚集性,自杀行为不仅是社会现象或不良心理事件,更有可能存在生物学基础。从遗传学角度来看,大多数同卵双生子研究、寄养子研究均表明,自杀行为具有一定的遗传性。神经生物学研究结果提示,自杀者脑内单胺类递质及其受体、代谢产物水平与非自杀死亡者不同;分子遗传学研究显示,5-羟色胺相关基因的单核苷酸多态性(single nucleotide polymorphism,SNP)可能与自杀行为、冲动性有一定的关系;基于环境与遗传相互作用理论的表观遗传学研究也提示,自杀死亡者涉及单胺类递质系统、神经营养因子系统的多条通路都存在异常的表观遗传修饰机制。有研究提示,自杀身亡者大脑 BA8/9 部位存在酪氨酸激酶受体 B(tyrosine Kinase Receptor B,TrkB)3' UTR 区甲基化现象。也有研究显示,γ-氨基丁酸(γ-aminobutyric acid,GABA)受体启动子区高甲基化、糖皮质激素受体基因 h3e27 组蛋白过度修饰、甚至外周血多种 miRNA 差异表达等有可能与自杀存在关联。但是,因为各种研究的样本选取存在很大差异,研究方法各有不同,结果难以得到有效验证,且人类大脑具有极其复杂的生物学运转机制,脑科学研究仍在期待一个实质性的进展。所以,目前还没有客观可靠的、有效的能够预测自杀行为的生物学标记。

四、自杀的预防与处理

（一）不同层级的自杀预防策略

世界卫生组织特别强调,不是所有自杀都能预防,但是大多数自杀是可以预防的。2003 年世界预防自杀日提出的口号是:"自杀,一个都太多"。但是由于自杀相关的危险因素错综复杂,制定健全的自杀预防策略并非易事,多需从国家或政府层面着手。

传统意义上的三级预防模式包括:自杀预防的一级预防是指提高全体人群的精神卫生和心理健康水平,降低人群自杀发生率;二级预防是指针对自杀的高危人群,如精神疾病患者、空巢老人、留守儿童、青少年等,采取恰当的干预手段来降低其自杀风险;三级预防是指对已经存在自杀极高风险的个体,如对自杀未遂者进行干预,比如改善其支持系统,提供心理治疗,帮助其重新树立生存的希望,减少再次发生自杀或自伤的风险。

根据美国国家医学科学院提出新的疾病预防分类,即全面预防(universal prevention),选择性预防(selective prevention)和针对性预防策略(indicated prevention),也可以对自杀预防进行类似的策略规划。这种分类方法将所有的个体都涵盖在内,并且根据风险等级的不同,分别从群体和个体层面开展预防和干预措施。

众所周知,自杀预防工作单靠某个地区性的自杀预防机构或社会组织是远远不够的。人们越来越认识到,需要从国家层面着手,制定国家级的自杀预防策略。联合国于1996年制定了自杀的预防——国家策略和实施指南,来指导全世界所有国家根据各自国情制定适合本国社会经济文化水平的自杀预防策略,促使各国政府优先考虑综合性的社会政策,协调并整合来自社会各个方面的资源,凝聚各级力量,将国家与地方、部门与地区、政府与民间机构、公立与私立机构、集体与个人等的横向和纵向协作机制发挥出来。这个指南,不应被视作具体而固定的指南,让各国政府照搬照做。因为自杀是个极其复杂的问题,需要各国根据自己的社会、经济、文化、民族、地理等制定策略,调动卫生、教育、民政、公安、司法和社会服务等多方面的机构与资源,并根据自杀研究领域的最新知识和干预工作中的经验,定期加以修订与改进。

（二）自杀预防策略所采取的措施

1. 提高公众对自杀和自杀预防重要性的认识　具体包括:借助电视、广播、纸媒、互联网、市民讲座等平台全方位地开展自杀预防和干预知识宣传工作,让社会上更多的人能认识到自杀行为是可以预防的,消除偏见、减少误解,不再将自杀视作一种"愚蠢"、"懦弱"或"羞耻",那么,不管是个人,还是学校、工厂或其他团体或机构,就有可能在自杀预防工作中发挥作用,尽早有效识别身边某些个体的自杀风险,提供适当建议和帮助,使人群总自杀率降低。

2. 提高人群的心理健康水平　与自杀预防知识宣传一样,针对社会总体人群开展精神卫生和心理健康知识的科普宣教工作也非常重要。同时,还要加强中小学校及高校院校的心理卫生教育课程,提高学生对自己心理状态的了解,学习各种生活技能,提高应对挫折、表达情绪、分析和解决问题的能力。并设立专门的心理咨询室和配备接受过正规培训和学习的心理咨询人员,为有需要的学生提供心理疏导和咨询服务,识别可能出现的心理疾患,并及时转介至专业机构进行诊治。

3. 加强精神疾病的治疗和管理工作　上面已经提到,精神疾病患者是自杀高危人群。相比于其他社会人群而言,精神疾病患者群体的自杀预防工作的可操作性是比较好的。每个到精神专科医疗机构就诊的患者,精神科临床医师都会对其进行自杀风险的评估。根据《中华人民共和国精神卫生法》(2012年),经评估存在一定的自杀、自伤或伤害他人行为或风险的患者,既可安排其自愿住院,也可在其监护人或社会监管委托人的授权下安排非自愿住院治疗。

对于社区精神病患者,国家和政府已投资建立重性精神病社区管理网络工程,将患者的病情信息、治疗情况、自杀风险等都记入电子档案、联网管理,定期监测并随访评估患者的自杀风险,组织和提供适当的社会支持系统,为患者创造回归社会、提高社会功能康复的机会。

对于住院精神病患者,首先要深入了解病情,及时评估自杀风险和暴力攻击风险,尽量明确诊断,加强治疗力度,争取尽快有效的改善病情;此外,还需加强病房安全管理工作,严格探视、外出管理制度,加强患者以及家属的宣教工作,避免住院环境中有危险品的存放,建立连续的自杀风险评估和管理机制,建立各种应急预案。患者出院后也要做到定期随访,贯彻坚持治疗的原则,全病程均需要控制和预防自杀风险。

4. 限制致死性方法和工具的可获得性　不同国家和地区的自杀特征各有不同,但都有一个共同的预防目标,那就是限制致死性自伤方法和工具的获得。基于一部分自杀者,尤其在我国农村女性群体中,做出自杀的举动是出于冲动、欠缺思考和判断的瞬间行为,因此,限制自伤或自杀工具的获得可以有效降低这部分高危人群的冲动性自杀。如我国农业部颁布的《农药限制使用管理规定》,自2002年开始一直致力于对甲胺磷、甲基对硫磷、久效磷等高毒有机磷农药的禁限用管理工作;2007年全面禁止这些致死性强的农药在国内销售和使用,撤销该类所有产品的登记证和生产许可证。虽然目前没有证据支持中国自杀率的下降与高毒农药的禁限措施有直接关联。但是,该措施在客观上起到了保护了人民生命安全的作用,从政策层面上起到了降低自杀风险的效果。

5. 改善精神卫生服务的可及性　国家卫计委一项调查显示,全国现有1亿多各类精神障碍者,其中重性精神疾病患者超过1600万人;然而,全国注册精神科医师仅2.05万人,护士3万人,医患比高达1∶840。精神疾病已在全国疾病总负担中位居第一。

《精神卫生法》中指出,政府及有关部门、医疗机构、康复机构,应加强对精神卫生工作人员的职业保护,提高待遇水平,并按规定给予适当津贴,工伤待遇及抚恤按国家有关规定执行。目前厦门、青岛、宁波等地区,精神科医护人员的部分工资收入已由政府支付。因此,建议将精神疾病纳入到公共卫生服务体系,提高对精神卫生医疗机构的投入,吸引更多医疗服务人才,缓解民众对心理健康需求和可获得的服务之间矛盾,以增进精神健康水平、降低自杀风险。预计到2020年,注册的精神科医生数量将翻倍,达40 000人,他们将为更多人提供心理健康服务。然而,鉴于该计划没有明确的预算经费,那些振奋人心的目标能否实现仍是个未知数。重要的是,该计划明确了加强信息系统、收集证据、开展更多心理健康研究和创建用于衡量未来5年进展的评估系统的需求。

6. 降低民众对精神疾病、自杀等问题的耻辱感　自杀常常与精神疾病、酒精或其他物质滥用伴随在一起。所以,精神疾病患者或自杀者以及他们的亲友会因强烈的羞耻感而不愿就医或寻求帮助,甚至隐瞒病情,继而使自杀风险居高不下。此外,因社会、历史、卫生政策等各种原因,治疗躯体疾病和精神疾病是两套独立的医疗系统,这种局面既导致两套系统之间的才能冲突,服务效率下降,精神卫生服务和治疗的可及性远远低于其他躯体疾病;也增加了人们的病耻感。因此,致力于改变公众对精神疾病和自杀现象的偏见,消除精神疾病患者和自杀者的耻辱感,提高他们寻求治疗和帮助的动机,整合不同医疗体系的服务,为需要精神卫生服务的人们创造一个合理、科学、宽容的治疗环境,继而达到最终降低人群自杀率的目的。

7. 引导媒体对自杀事件的正确报道　国内外研究均显示,媒体如果不恰当报道自杀死亡或自杀未遂事件,甚至影视作品、文学描写等都可能在一定时间内影响公众的心理状态,造成自杀率升高,在青年群体中更为明显。这称之为"维特效应"。这可能与新闻媒体人员对自杀问题对公众心理造成不良影响的预估不足有关,也不排除一些媒体为了吸引眼球、增加发行量而刻意将与自杀有关的图片或标题放置于醒目的版面上,并大肆渲染甚至进行虚构。针对这些现象,为了避免因不恰当报道而造成自杀率增高,WHO编写了《自杀事件媒体报道指南》,规范新闻媒体、影视文艺作品等工作人员报道自杀事件的形式和内容,通过对自杀事件进行"合理""有节制""负责任"的报道,引导公众更多地关注如何进行自杀预防而不是自杀事件本身。

第二节　攻击行为风险评估与处理

一、攻击行为的概述与流行病学

（一）概述

攻击行为(aggressive behavior)又名侵犯行为,广义的攻击行为指有目的、有意图对人(包括自身)、动物或其他目标进行伤害或破坏的行为。狭义的攻击行为则指对自身以外目标的伤害或破坏。

攻击行为广泛存在于低等动物到人类的整个动物界。对个体生存、种族保存有重要意义。但攻击行为在很大程度上又威胁着人类自身的安全。人类的攻击行为形式多样,按性质不同可分为亲社会攻击、反社会攻击及被认可的攻击;从攻击动机上分为敌意性攻击与手段性攻击;主动性攻击与反应性攻击;从攻击方式上分为躯体攻击、言语攻击和关系攻击(指意图通过操纵、威胁或者损害关系来伤害他人的行为),其中关系攻击又称间接或心理攻击。攻击行为有较强的持续性和稳定性,幼年的攻击性与成年后的攻击行为有普遍联系。

（二）流行病学

由于攻击行为的定义和分类不同,关于攻击行为发生率的研究结果差异很大,从20%到70%不等。Craig(2009)曾对40个国家,202 056名青少年进行横断面研究,结果表明12.6%的青少年有欺负他人的行为,其中外显性攻击行为最多。2015年联合国计划开发署发布《2015年全球武装暴力报告》,指出 2007 年至 2012 年,全球每年有约 50.8 万人死于各种形式的暴力,相当于每 10 万人中有 7.4 人因暴力致死。其中有 7 万人死于武装冲突,37.7 万人死于谋杀,4.2 万人死于意外杀人。与 2011 年报告的数据相比,全球每年的暴力致死人数有所下降,但武装冲突导致的死亡人数则从每年 5.5 万人上升到目前的 7 万人。2012 年我国因各种伤害年龄标准化死亡率是 50.4/10 万人。

（三）攻击行为的生物学、心理、社会因素

1. 生物学因素

（1）遗传:攻击行为存在一定的家族聚集现象且符合多基因遗传特点。具有 HYY 型超雄结构的人可能更具有攻击性。

（2）神经递质:5-羟色胺等神经递质(5-HT)、去甲肾上腺素(NE)及多巴胺(DA)的水平与攻击行为的发生和抑制有关。

1）5-羟色胺:①脑脊液中的 5-HT 代谢物 5-HIAA 的含量:很多研究结果表明 5-HT 功能降低增加冲动性暴力攻击行为发生风险;②药物激发神经内分泌反应:d-FEN 药物激发试验是考察中枢 5-HT 神经元动力性功能状态的常用试验:d-FEN 能促进 5-HT 神经元释放 5-HT 并抑制突触后膜再摄取,使突触间隙 5-HT 浓度提高。d-FEN 促 5-HT 释放的机制可能是经 5-HT2A/2C 受体阻滞剂来阻滞泌乳素的分泌。人格障碍患者攻击行为的发生和泌乳素对 d-FEN 反应负相关;③外周血 5-HT 含量:虽然外围血 5-HT 与中枢 5-HT 在产生和功能上存在差异,但它们在代谢、降解、贮藏上具有相似性。多项研究表明外周血 5-HT 含量与攻击行为发生呈负相关。

2）去甲肾上腺素:研究发现,易发生攻击行为的人群去甲肾上腺素代谢产物的水平高于健康人群。精神药理学研究提示降低去甲肾上腺素的水平能降低攻击行为的发生。β 受体阻滞剂可以通过降低去甲肾上腺素的水平降低攻击行为的发生,三环类抗抑郁药能增加攻击行为的发生。

3）多巴胺:多巴胺和 5-HT 参与调控攻击性行为。普通人群服用苯异丙胺提高多巴胺功能会导致更多的攻击行为。抗精神病药物能降低多巴胺的功能,可能会减少攻击行为发生。

（3）内分泌系统:垂体后叶加压素、雄性激素、血糖、肾上腺皮质激素、促肾上腺皮质激素及总胆固醇的水平可能与攻击行为有关。

1）垂体后叶加压素:动物实验证实,垂体后叶加压素与促进攻击行为的发生有关。例如给予金仓鼠加压素受体阻滞剂能减少攻击的发生。氟西汀可通过降低中枢加压素的水平来降低攻击行为的发生。

2）雄性激素:雄激素对攻击行为的作用在动物研究中被证实。但雄激素对人类攻击行为的作用不明确。但男性的攻击行为与 5-羟色胺的功能异常的相关程度比女性高。这可能与性激素对 5-羟色胺调节有关。

3）糖代谢:研究发现成人暴力攻击罪犯在葡萄糖耐量试验中基础血糖水平低于健康对照组。有资料证实,在正常人群中较低的血糖水平增加挫折、敌意的产生。可能与低血糖损害中枢神经功能,使认知功能受损从而增加攻击行为的发生。

4）肾上腺皮质激素和促肾上腺皮质激素:较低的肾上腺皮质激素水平可能增加攻击行为的发生。可能的机制是下丘脑-垂体-肾上腺(HPA)轴的作用,促肾上腺皮质激素分泌激素和肾上腺皮质激素对 5-羟色胺和去甲肾上腺素调节的结果。

5）胆固醇:研究发现高脂血症经降脂治疗虽然能降低心血管疾病的死亡率,但总的死亡率并不降低,进一步分析认为高脂血症经降脂治疗后非疾病死亡率增加(事故、自杀和暴力死亡等),推测胆固醇与攻击行为有关。可能与胆固醇浓度降低影响脑内 5-羟色胺合成有关。

（4）脑结构与功能:左右大脑半球的均衡性发展与协调功能、额叶与颞叶功能、杏仁核与海马体积及脑电图慢波活动等均与攻击行为有关。

（5）精神疾病:精神疾病患者较一般人群更易发生攻击行为。

精神疾病对攻击行为发生的影响

大部分精神障碍患者并没有攻击行为,但精神障碍患者发生攻击行为的可能性比普通人群高 2 ~ 10 倍。Swanson & Swartz(1998)报道 36.6% 的精神障碍患者出现过攻击行为,1 年内发生过攻击行为的有 49.5%,其中 33.1% 是精神分裂症和心境障碍患者,而物质依赖者占的比例达到了 55.2%。(也有一些反向的研究结果认为不伴有物质依赖的精神障碍患者攻击行为的发生率甚至低于普通人群)。我国对住院精神分裂症患者的攻击行为的文献分析表明,发生率最高为 49.6%,平均 28%。

参考文献:

1. Swartz M, Swanson J. Violence and severe mental illness: the effects of substance abuse and nonadherence to medication. American Journal of Psychiatry, 1998, 155(2): 226-231.

2. 陈琼妮, 周建松. 我国住院精神分裂症患者攻击行为的文献分析. 中南大学学报, 2012, 37(7): 752-756.

攻击行为高发的精神障碍类型有:精神分裂症,反社会型人格障碍,药物及酒精依赖者。也见于其他精神病性障碍,如双相情感障碍,颅脑外伤,抑郁症,焦虑障碍,心境恶劣,情绪不稳型人格障碍(冲动型和边缘型)和精神发育迟滞等。被害妄想,被控制感,命令性幻听,绝望以及病理性嫉妒,激越状态等与攻击行为关系密切。其次,频繁入院、强制入院、近期长期住院的精神病患者攻击行为发生可能性显著增加。

2. 心理学因素

(1)攻击行为与体力、情绪稳定性及成长阶段有关。高发阶段是青春期,30 岁以后快速下降。

(2)男女发生攻击行为的比例为 9:1。研究发现,年轻、未婚、社会经济地位低下的男性攻击行为发生率最高。

(3)人格特征与供给行为有关。Shoham 等(1989)曾发现暴力犯罪者多具有多疑、偏执、情绪感知能力低下、社会责任感缺失、情绪不稳、追求刺激、缺乏自信心与自尊、适应性差与社交技巧缺乏等特点;

(4)严重和持续的应激事件可能成为攻击行为的促发因素;

(5)智力水平低下者易发生攻击行为。

3. 社会学因素

(1)低收入、社会底层、失业和职业不稳定群体攻击行为的发生率明显升高;

(2)早年不良的家庭环境,如父母离异或分居,遭遇父母虐待等与成年后的攻击行为关系密切;

(3)攻击行为的发生与受教育年限呈反比;

(4)不当的社会传媒和舆论常常具有诱导和"榜样"作用;

(5)婚姻稳定性差、缺少社会支持等易导致攻击行为发生。

4. 其他

(1)既往攻击行为增加未来发生攻击行为的可能性,许多攻击行为风险评估工具都将攻击行为史作为预测日后发生攻击行为的重要因子。

(2)药物和酒精摄入

药物和酒精滥用与攻击行为

Monica 等人总结自 2003 年以来数百项相关研究数据,指出酒精可以直接导致攻击行为。

大麻跟人格因素共同作用引起攻击行为。

阿片类药物、甲基苯丙胺、镇静剂和精神兴奋剂对攻击行为的影响与多种因素有关。

吗啡、可卡因、合成类固醇、氯胺酮、新型毒品与攻击行为发生无明确关系。

致幻剂减少攻击行为发生。

参考文献:Monica F,Tomlinson,Matthew B,et al. Recreational drug use and human aggressive behavior:A comprehensive review since 2003. Aggression and Violent Behavior,2016,27(1):9-29.

二、攻击行为的预防

(一)风险评估

攻击行为的预防建立在对攻击行为风险准确评估的基础上。攻击风险评估是分析评估对象对自己及他人存在伤害的可能性,包括发生伤害的广度、深度、迫切性、频率以及与伤害行为有关的环境等。风险评估的结果是精神病患者强制性入院、延长治疗时间、判断医护人员职业伤害风险并加以隔离和约束以及出院的依据之一。

评估方法　由于影响攻击行为发生的因素诸多,要准确预测攻击行为非常困难。按形成顺序,评估攻击行为的方法主要有三种:

(1)经验性评估(Clinical Approach):临床医护人员从专业角度出发,依靠自身知识和临床经验,通过观察,综合考虑患者的临床表现和各种环境因素,对患者可能发生攻击行为做出预测的过程。这是一种个体化非常强的评估方法,评估者完全根据自己的临床实践和认识来评估和判断患者攻击行为的发生风险。其显著优势是它的灵活性,评估者可以从具体情境出发综合考虑各种因素,及时评估患者攻击行为的发生风险。经验性评估自 20 世纪 70 年代就得以应用,在量化的风险评估工具发展之前,精神科医护人员就通过观察、访谈等访视对新入院的患者进行风险评估。但由于存在较大的评定者偏倚、主观性强等问题,使得经验性评估的准确度较低。

(2)统计性评估(Actuarial Approach):统计性评估是指评估者根据一系列已知的、明确的危险因素,通过归纳分析,将这些因素按影响程度的大小划分出等级或分值,使其系统化和机构化,以供评估者们在临床实践中加以应用。与经验性评估相比,统计性评估对攻击行为预测的准确率显著提高。但这种评估方法只纳入了已验证的、有限的危险因素,未考虑那些对患者攻击行为产生影响而尚未被验证的危险因素及潜在危险因素;其次,如年龄、性别、攻击行为史、诊断分型等静态因素,使被评估者仍处于被动地位。此评估方法对特定人群某段时间内攻击行为发生风险预测效果较好,但在不同情景中的结果预测仍有待探讨。

(3)结构化临床评估(Structured Clinical Judgment):综合考虑前两种评估方式的优势。主张一致性和个体化并重,强调使用工具进行系统化评估的同时兼顾灵活性,即在使用统一工具评估具体对象时应具体分析,进行个体化评估。这种方法对攻击行为的风险评估是动态的、连续的,需根据环境的改变而不断调整,同时强调对高危人员应及时进行有效干预,以降低攻击行为的发生风险。在评估的过程中,评估者根据工具中列出的影响因素进行具体分析,以确定各个因素是否会对评估对象的攻击行为产生影响、判定其影响大小,最后从专业角度出发对被评估者的攻击风险做出总体评价。

一个好的评估体系应具备以下特征:有公认的系统化评估工具;评定者一致性高;预测的是具体时间段内具体的攻击行为;预测的攻击行为可被观察和记录;完善的相关信息;有充足的信息支持时

可根据实际情况改变统计性预测结果。

（二）常用评估工具

统计性评估和结构化临床评估均强调使用评估工具协助评估者对评估对象进行风险评估。这些工具从评估的时间跨度、适用人群和评估适用范围上有不同划分。

1. 长期风险评估工具　对较长一段时期内攻击行为的风险评估，多用于精神病患者出院前、暴力犯罪假释前进行，通过系统评估预测评估对象较长时间内（如数年内）攻击行为的发生风险。

（1）既往临床风险行为管理量表（Historical Clinical Risk Management-20, HCR-20）：加拿大学者Webster 于 1995 年编制，1997 年修订。通过评估患者三个方面的情况来预测攻击行为的发生危险。该量表由三个分量表组成，历史因素（historical）、临床因素（clinical factor）和危险控制因素（risk management factor），共包含 20 个条目，每个条目分别记分，主要适用于司法精神病院及刑事犯罪人群。是目前应用最为广泛的攻击行为风险评估量表之一。预测的时间跨度从 6 个月到 5 年。此量表需要被评估者提供大量资料，如成长情况、治疗情况、犯罪史等，评估耗时长（数小时），需由接受过培训的专业人员使用。

（2）精神病理学症状清单-修订版量表（Psychopathy Checklist-Revised, PCL-R）：Hare 于 1991 年编制，2002 年修订。作为最早发展的评估工具之一，用于评定对象的精神病理状态。该量表包括 20 个条目，基于半结构访谈和相应观察信息，主要用于司法精神病院和男性犯罪人群。要求使用人员具备一定的精神病理学知识。

（3）暴力危险性评估指南（Violence Risk Appraisal Guide, VRAG）：Harris 于 1993 年编制。包含 12 个条目，各条目权重不等。VRAG 得分与精神病人因攻击行为导致再入院有显著相关。

（4）攻击风险等级量表（Classification of violence risk, COVR）：由 Mac Arthur 编制，通过迭代分级数法来评估研究中纳入攻击行为的 134 个危险因素，以预测社区精神疾病患者攻击行为的发生风险。此种评估需借助于计算机完成。

2. 短期风险评估工具　短期攻击风险评估工具用于预测较短时间内，如 24 小时内或数天内的攻击风险情况，为动态性、连续性的评估，通过评估结果可明确患者的攻击风险进而实施针对性的预防措施。

（1）BrØset 攻击行为量表（BrØset Violence Checklist, BVC）：1995 年 Linaker 提出，Almvik 发展而来。该量表包含 6 个条目：混乱（confusion）、易怒（irritability）、粗暴（boisterousness）、肢体威胁（physical threats）、语言威胁（verbal threats）、攻击物体（attacking objects）。各条目分别记分，得分相加计算总分，总分 2 分以上认为患者在未来 24 小时内攻击行为的发生风险高。因评估耗时短（数分钟）、评估状态明确，已作为评估住院精神病患者短期内攻击风险的主要工具。

（2）暴力危险量表（Violence Risk Scale, VRS）：1998 年由加拿大司法精神病院中使用的量表发展而来，现有 2 个版本。包含 6 个静态条目和 20 个动态条目。静态条目涉及暴力犯罪行为史，如首次犯罪年龄，青少年期犯罪次数等，动态条目包含生活方式、态度、人格特点和社会支持系统等与攻击行为有关但可以通过干预改变的方面。量表分为 A、B 两部分，分别用于干预前、干预后效果评价。使用范围限于有犯罪史且首次入住精神病院的人群。

3. 攻击风险筛查工具　多应用于精神病患者入院时评估住院期间的攻击风险，筛查识别高危患者。与短期风险评估相比，此种攻击风险评估预测的时间跨度更长。

（1）M55：Kling 总结、发展而成，是精神病医院危险预警系统的组成部分。M55 包含 2 个部分，可用于对所有入院患者的评估。使用时先用 M55 筛查，如结果阳性，用 M55a 进行再评估，再评估结果仍为高危的患者需进行标记，提示工作人员加强观察跟看护。

（2）攻击风险筛查量表（Violence Risk Screening-10, V-RISK-10）：2006 年 BjØkrly 等人将 BVC 与 HCR-20 相结合，编制成 33 个条目的量表。后经 2 次修订，形成 10 个条目的 V-RISK-10 量表，用于评估精神病患者住院期间和出院后攻击行为发生风险，多项研究表明该量表有较好的预测性。

（3）START 量表（Short Term Assessment of Risk and Treatability，SATRT）：评估内容包括患者自杀、自伤、伤人、外走、药物滥用等 7 个方面的风险，该工具强调多学科专业人员如精神科医生、心理治疗师、护士等的合作及共同评估。量表由 20 个条目组成，特点是把每个因素同时从危险和保护两个方面进行考虑分别评估，记分与 HCR-20 相同，评估的间隔时间可为 1～8 周。

除以上三种常用筛查量表还有暴力筛查量表，临床评估风险决策支持等，可用于住院精神病患者攻击风险的筛查。

减点-攻击反应测定（Point – Subtraction Aggression Paradigm，PSAP）

1992 年由美国得克萨斯州立大学 Cherek DR 设计，常用来测定攻击反应，被认为是一种直接的攻击行为实验室测定方法。多用于精神药物的生物行为学研究，如酒精对攻击行为的影响等。Coccaro 等（1996）在人类攻击行为的研究中发现，PSAP 和心理量表一起应用可增加攻击行为评估的准确性且 PSAP 的纵向评定稳定性好，对于潜在的攻击倾向测定明显优于心理量表。国内（2002）有研究提示，PSAP 对测定人格障碍患者和精神分裂症患者的攻击行为有较好的信度和效度。

参考文献：王小平，向小军，李凌江. 减点-攻击反应测验及其应用. 国外医学：精神病学分册，2002，20（2）：122-124.

三、攻击行为的处理

（一）攻击行为的处理原则

1. 求助　攻击行为发生时，可要求安全保卫人员到场，必要时可寻求警察或其他能制服攻击暴力患者的人员帮助。

2. 展示权威，控制局面，让攻击者知道应该如何做。

3. 与攻击者保持恰当的距离，保持门路畅通。

4. 解除凶器　处理或治疗前，要解除攻击者的凶器。如不合作，可强制解除。

5. 隔离　尽快带离公共场所，目的是减少攻击目标，避免外界刺激。

6. 约束　当语言不能制止攻击冲动时，可采取保护性约束。

7. 药物干预　明显兴奋激越或情绪焦虑时，可给予抗精神病药物或苯二氮䓬类药物肌注或口服。

（二）攻击行为的治疗

1. 住院治疗　精神分裂症、心境障碍、各种脑器质性精神障碍等重性精神病患者，当存在明显的攻击暴力倾向或行为将危及他人或自身时，应及时给予短期封闭式住院治疗。有研究表明，规律的生活和作息对减轻精神症状有效。住院治疗过程中，除遵循上述原则外，应以治疗原发疾病为主。

2. 门诊治疗　品行障碍、人格障碍、器质性人格改变、精神发育迟滞等精神障碍往往伴有明显的攻击倾向。对于这类患者由于原发病治疗效果不确切，可考虑门诊治疗，包括心理治疗和药物治疗。当这类患者涉案犯罪时，刑事惩罚等社会控制手段会有一定效果。

3. 药物及物理治疗　精神病患者在治疗原发疾病过程中，尽可能选择镇静作用强、抗攻击作用好的药物，如抗精神病药物中的氯氮平、奥氮平、氟哌啶醇等。必要时联合电休克治疗。对抑郁症患者，可在抗抑郁药基础上联用碳酸锂、经颅磁刺激（transcranial magnetic stimulation，TMS）治疗等。脑电图有改变者可使用抗癫痫药物。酒精和药物滥用者可采取有步骤的戒断。此外普萘洛尔等 β 受体阻滞剂对治疗脑器质性损伤导致额叶功能受损引起的攻击行为有效。苯二氮䓬类药物虽有镇静作用，但有时也发挥脱抑制作用，从而促发暴力行为，有研究表明苯二氮䓬类药品可致"反常愤怒反应"和易激惹症状。

（三）定期评估

对有攻击行为的精神疾病患者定期评估其攻击行为发生风险,有利于评估原发疾病治疗效果,预防攻击行为再发生。在判断出院时机、社会危害性,预测社会适应等方面起到重要作用。

（四）对家属等照顾者的宣教

家属等照料者的支持与配合是酒精、精神活性药物等物质滥用者进行戒断治疗和精神疾病社区康复的重要环节,对减少攻击行为发生有确切效果。可向家属或其他照顾者宣教精神疾病相关知识,告知攻击行为的普遍性及可预测、可治疗性,有条件的可组织特定人群进行攻击行为应对演练等。

第三节 精神科的危机干预

一、危机干预的概念

所谓危机是指个体面临突然或重大负性生活事件(如至亲死亡、婚姻破裂或自然灾害等)时,运用通常解决问题的方法或应对机制仍不能处理当前遭遇到外界或内部应激时所出现的心理失衡状态。一般来说,定义为危机需要满足以下三个标准:①事件往往突发,并对心理造成重大影响;②引起个体出现急性情绪困扰并在认知、行为甚至躯体反应等方面出现功能失调,但其表现不足以诊断为任何精神障碍;③个体运用平常解决问题的方法和技巧难以应付或应对失效,可能造成其社会功能下降或角色混乱。

危机不能简单的等同于危险或应激。危机通常表现为"危险"与"机会"共存,既可能带给当事人巨大的痛苦,也可能迫使当事人寻求帮助,解除危机状态后达到成长与自我实现的机遇。因此,危机其实是个"双刃剑",不是一成不变的,对于个体而言具有改变和动力的可能。从广义上来讲,危机无处不在,生活中总是充满了危机和挑战,几乎没有人可以避免。危机面前,有些人可能成功地战胜危机,有些则不能。在危机来临时人们通常或多或少都会经历一个感觉无助、恐惧、焦虑的状态,继而发觉自己缺乏能力或快速有效的解决方法。如果这种状态持续下去,就有可能造成当事人剧烈的心理痛苦,社会功能受到损害,严重时会精神崩溃或自杀。因此,正确处理危机、进行必要的危机干预显得极其重要。

危机干预,是指针对处于心理危机状态的个体及时给予适当的心理援助,帮助其尽快摆脱困境。危机干预的模式与心理治疗的模式基本类似,但又不完全等同。因为面对危机,时间很紧迫,也不可能慢慢罗列所有问题,而是必须在非常短的时间内确定最主要的问题,提出可替代的应付方法、制订计划并保证实施。危机干预其实来自于简单短程心理治疗,不可能进行几周甚至更长的心理干预,要在半小时到两小时内对经历困境、挫折或应激事件的个人或群体提供支持和帮助、采取某些措施来快速改善危机状态。

危机干预的历史渊源

危机干预概念的提出,最早源于一战期间。由于战争给士兵带来大量心理应激问题,但军队缺少足够的精神病学家去评估和处理新老士兵的情绪和稳定性,因此,心理学家如塞尔蒙等人开始着手测量并研究心理危机问题。二战期间,E.林德曼系统研究了1943年美国椰子园夜总会火灾的遇难者家属对亲人去世的反应,搭建了现代心理危机的理论基础。埃里克森(1963)提出人生分为八个阶段,每个阶段均存在危机,解决危机后才能过渡到下一个阶段。G.卡普兰在进行了近10年的研究后,于1964年发表危机干预理论。他建立了危机的概念框架,强调危机干预的全社会介入。

除此以外,荣格(1933)、弗洛姆(1941)、马斯洛(1970)等心理学家为危机干预建立了哲学基础。G. F. 雅各布松在精神病学领域的危机干预方面做了大量实践性的工作,创立了影响社会及威胁精神病人自身生命或安全的精神科急症处理原则。布彻和莫德尔(1976)综述各种文献后提出"危机干预策略"。

近年来,欧美发达国家相继建立各种类型的危机干预处理中心。我国除了在北京、上海、南京等大城市相继建立热线电话咨询工作外,也致力于在精神病学、心理学、社会学等领域培养危机干预专业人才,在巨大灾难或公共危机事件,如"5·12"汶川大地震等应急处理过程中第一时间赶赴现场,进行心理救援工作。

参考文献:

1. Cavanagh JTO, Carson AJ, Sharpe M, et al. Psychological autopsy studies of suicide: a systematic review. Psychological Medicine, 2003; 33: 395-405.

2. Hjeimeland H, Dieserud G, Dyregrov K, et al. Psychological autopsy studies as diagnostic tools: are they methodologically flawed? Death Studies, 2012; 36: 605-626.

二、危机干预的目的与方式

(一) 危机干预的目的

危机干预的目的是通过适当释放蓄积的情绪,帮助危机当事人减轻负性情绪体验,缓解压力,改变对危机性事件的认知态度,结合适当的内部应付方式、社会支持和环境资源,帮助当事人获得对生活的自主控制,度过危机,预防发生更严重及持久的心理创伤(次生灾难),恢复社会概念和心理平衡,重新掌握应变能力。

干预的最高目标是帮助当事人度过危机,恢复心理健康,并实现促进成长。但在具体制定干预目标时,应根据当事人的具体情况,制定切合实际的、可操作、可实现的目标。

干预目标应在对当事人全面评估的基础上,尽可能地发现资源,寻求解决这一问题的证据和方法,帮助当事人制定一个明确而切实可行的目标,及特别的行动和时间表,并在必要时提供一定的应对策略。

在短期目标达到,新的应付技能发展起来后,可以确定下一个目标,通过不断地督促和强化积极变化,当事人会在新的应付技能获得的同时,症状明显改善,成功解决危机。

经过积极有效的干预,大多数当事人都可以顺利地度过危机,恢复心理健康水平。在实施干预时要根据不断了解到的情况、当事人的反应及干预的进程对干预目标进行验证和必要的调整,并调整干预策略。

(二) 危机干预方式

1. 危机干预方式一般分为两类

(1)有关社会生活中的危机干预:包括离家出走、居丧反应、冲动行为、遭受暴力等,以及吸毒、酗酒等。

(2)涉及精神科临床的危机干预:包括必须紧急处置的精神科急症,如精神紊乱、意识障碍导致的各种危险行为,以及危及患者自身或社会安全的伤人或自伤、自杀未遂、急性中毒等。

2. 危及干预原则

(1)使面临危机者能及时、有效地接受帮助:一般说来,陷入心理危机的人常认为自己不能面对困难或处理问题是一种软弱无能的表现,他们经常把痛苦埋在心底,情绪不佳和心情不畅。作为危机干预者,必须能及时地引导他们接受帮助。一旦这些人能够合作,正视自己的痛苦,或在危机干预者的启发下,使自己的痛苦体验得到宣泄,便具备了摆脱危机的良好开端。

(2)帮助求助者有所作为地对待危机事件:面临心理危机者在应付危机的过程中,常常会表现出逃避矛盾和困难,或者应付措施不当。危机干预者要积极给予支持,给他们提供建设性的建议,明确在危机的当时应该做些什么,怎样采取合适的、行之有效的应付行为。

(3)向求助者提供必要的信息:陷入危机者通常都非常希望知道事实的真相,多数的危机面临者存在一种错觉,他们总把危机情境想象得比事实更糟。危机干预者的责任就是帮助他们发现事实真相,共同分析"事实的真相",合理地安排处置计划是最实际的危机干预方式。

(4)在危机干预的过程中,必须避免诱导求助者责备他人:因为一旦求助者被诱导把危机发生的原因归咎他人,那么只会妨碍他们承担责任,从而采取消极或逃避的方式,甚至会产生对他人的仇恨,这对危机的解除无益。

3. 危机干预方法有以下几种　热线电话、现场干预(主要是紧急事件应急晤谈)、咨询门诊、家庭和社会干预、信函及网络等。现主要介绍热线电话和紧急事件应急晤谈。

(1)热线电话:世界上最早的自杀求助热线是1960年在美国洛杉矶开通的生命热线。其主要功能是通过电话对那些企图自杀者在实施前进行情绪疏导,挽救生命。发达国家目前都设有"危机干预网络",由危机干预热线和警方、消防队、急救中心、精神病院、社区组织等组成。一旦遇到自杀事件,这些人将采取统一的行动,最大限度挽救生命。北京心理危机与干预中心拟定,自2003年3月1日起,开通由经过专门训练的专业人员提供的24小时"800"免费热线电话服务,且在网上进行有关自杀问题的义务咨询。在北京回龙观医院设有北京心理危机研究与干预中心,并开设了24小时心理援助热线,免费为大众提供热线心理危机干预服务。截至目前,中心已经接听的热线来电超过19万人次,其中自杀高危来电8000余人次。

(2)紧急事件应急晤谈(critical incidence stress debriefing,CISD):CISD是一种心理服务的方式,并不是正式的心理治疗,面对的大部分是健康人群。严重事件即创伤性事件,是任何使人体验异常强烈情绪反应的情境,可潜在影响人的正常心理功能。创伤性事件不是指一般的心理创伤,而是指可能危及生命或者导致残疾的恶性事件。严重事件造成应激是因为事故处理者的应对能力因该事件而受损。实践表明,CISD是一种非常有效的心理干预方式。

CISD的目标是在危机群体中公开讨论内心感受;给予支持和安慰;调动一切可能的资源;帮助当事人在心理上(包括认知上和感情上)消除创伤体验。

CISD进行的时机:经历创伤事件后24~48小时是理想的干预时间,6周后效果甚微。正规CISD通常由心理卫生专业人员指导,创伤事件发生后24~48小时实施,指导者必须广泛了解小组治疗和急性应激障碍。在灾难事件发生后24小时内不进行CISD。灾难事件中涉及的所有人员都必须参加CISD。

CISD实际操作流程分为以下几个步骤:

第一期:介绍期(introductory phase)

1)目的:建立基本规则,特别强调保密性;

2)方法:指导者进行自我介绍,介绍CISD的训练规则,仔细解释保密问题。

第二期:事实期(fact phase)

1)目的:经历创伤事件的个体叙述事件的事实;

2)方法:请参加者描述事件发生过程中他们自己及事件本身的一些实际情况;询问参加者在这些严重事件过程中的所在、所闻、所见、所嗅和所为;每一参加者都必须发言,然后参加者会感到整个事件由此而真相大白。

第三期:感受期(feeling phase)

1)目的:确定和证实经历过的急性应激反应;

2)方法:询问有关感受的问题:事件发生时您有何感受? 您目前有何感受? 以前您有过类似感

受吗?

第四期:症状期(symptom phase)

1)目的:确定急性应激障碍的症状;

2)方法:请参加者描述自己的急性应激障碍的症状,如失眠、食欲缺乏、脑子不停地闪现事件的影子、注意力不集中、记忆力下降、决策和解决问题的能力减退、易发脾气、易受惊吓等;询问事件过程中参加者有何不寻常的体验,目前有何不寻常体验? 事件发生后,生活有何改变? 请参加者讨论其体验对家庭、工作和生活造成什么影响和改变?

第五期:辅导期(teaching phase)

1)目的:有效的应激处置教育;

2)方法:介绍正常的反应;提供准确的信息,讲解事件、应激反应模式;应激反应的常态化;强调适应能力;讨论积极的适应与应付方式;提供有关进一步服务的信息;提醒可能并存的问题(如饮酒);给出减轻应激的策略;自我识别症状。

第六期:恢复期(re-entry phase)

1)目的:准备恢复正常的社会活动;

2)方法:澄清错误观念;总结晤谈过程;回答问题;提供保证;讨论行动计划;重申共同反应;强调小组成员的相互支持;可利用的资源;主持人总结。

整个过程需2~3小时(即:一个单元时间),严重事件后数周内进行随访。

CISD需要注意的几个方面:

1)对那些处于抑郁状态的人或以消极方式看待CISD的人,可能会给其他参加者添加负面影响;

2)鉴于CISD与特定的文化性建议相一致,有时某些民族文化仪式或宗教仪式可以替代CISD;

3)对于急性悲伤的人,如家中亲人去世者,并不适宜参加CISD。因为时机不好,可能会干扰其认知过程,引发精神障碍;如果参与CISD,受到高度创伤者可能给同一会谈中的其他人带来更具灾难性的创伤。

三、危机干预的步骤

面对复杂多变的各种应急事件,需要使用直接而有效的干预方法来处理危机。危机干预的基本步骤就是"六步法"。但在介绍这些贯穿于解决问题全过程的操作步骤之前,危机干预工作者首先要进行评估。可以说,没有评估就没有干预。接下来,将简单介绍有关评估的内容。

(一) 评估

1. 评估危机的严重程度　危机干预工作者在与求助者开始接触时就应该迅速展开评估危机严重程度的工作,因为的确没有时间去作全面检查或深入了解病史资料。评估求助者的精神状态与功能,有助于工作人员评估危机的严重程度,为判断如何解决危机打下基础。主要包括以下三个功能方面:

(1)认知状态:也就是对求助者思维模式的评估。可以通过询问以下问题来了解,比如:求助者对危机认识的真实性和一致性,危机范围如何,解释是否合理、是否夸大,危机持续存在的时间有多久,求助者想改变危机状态的想法有多少、动机有多强等等。通过询问和回答这些问题,帮助求助者改变负性的、不合理的想法,建立更加积极和现实的思维方式来应对危机。

(2)情绪状态:求助者情绪表现的形式和强度,情绪状态与环境是否协调一致,情绪表现的普遍性与特殊性,情绪与危机解决的关系。如过度的情绪失控、歇斯底里样表现或严重的退缩和孤僻等。

(3)意志行为:求助者的社会功能、社会接触面和频率、能动性水平、自我控制力、危险性行为、确定对自我及他人伤害的危险性。

(4)应对方法、资源和支持系统:什么行动和选择有助于当事人,当事人会采纳的行动是什么,其社会支持资源如何;评价创伤性事件的含义,创伤对当事人生活的影响,当事人在恢复过程中可能面临的问题;了解是否以前有过类似的经历,是如何进行控制的等。在了解了上述情况后,应回顾所有问题,判断什么是最重要的,什么是需要紧急处理的等,为下一步制定干预计划做准备。

（二）六个步骤:

1. 确定问题　从求助者的立场出发探索和定义问题。使用积极倾听技术、包括使用开放式问题。既注意求助者的语言信息,也注意其非语言信息。

行动:根据求助者需要和可以利用的环境支持,采取非指导性的、合作的或指导性的干预方式。包括检查替代解决方法、制订计划、获得承诺。

2. 保证求助者安全　评估对求助者躯体和心理安全的致死性、危险程度、失去能动性的情况或严重性。评估求助者的内部事件及围绕求助者的情景,如果必要的话,保证求助者知道代替冲动和自我毁灭行动的解决方法。

3. 提供支持　让求助者认识到危机干预工作是可靠的支持者。通过语言、声调和躯体语言向求助者表达,危机干预工作者是以关心的、积极的、接受的、不偏不倚的和个人的态度来处理危机事件。

4. 检查可变通的解决方法　帮助求助者探索他将采取的或可以供他利用的解决方法。促使求助者积极地搜索可以获得的环境支持、可利用的应付方式,发掘积极的思维方式。

5. 制订计划　帮助求助者做出现实的短期计划、包括发现另外的资源和提供应付方式,确定求助者理解的、自有的行动步骤。

6. 得到承诺　帮助求助者向自己承诺采取确定的、积极的行动步骤,这些行动步骤必须是求助者自己的、从实现的角度看是可以完成的或是可以接受的。在结束危机干预前,危机干预工作者应该从求助者那里得到诚实、直接和适当的承诺。

（姚志剑）

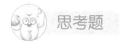 思考题

1. 自杀的危险因素有哪些? 评估原则是什么?
2. 影响攻击行为产生的因素有哪些?
3. 评估攻击风险的常用工具主要分为几大类?
4. 试述危机干预的实施方法与步骤。

参考文献

1. 季建林,赵静波. 自杀预防与危机干预. 上海:华东师范大学出版社,2006.
2. 翟书涛. 危机干预与自杀预防. 北京:人民卫生出版社,1997.
3. B E Gilliland,R K James. 危机干预策略. 肖水源. 北京:中国轻工业出版社,2000.
4. 杨德森,刘协和,许又新. 湘雅精神医学. 北京:人民卫生出版社,2015.
5. 翟书涛. 选择死亡——自杀现象及自杀心理透视. 北京:北京出版社,2001.
6. 北京回龙观医院临床流行病学研究室. 2000 年 3 月 22～24 日举办的"卫生部/WHO 预防自杀讲习班"的会议报告. 中国心理卫生杂志,2000,14(5):295-298.
7. 费立鹏. 中国的自杀现状及未来的工作方向. 中华流行病学杂志,2004,25(4):277-279
8. Danuta Wasserman. 自杀,一种不必要的死亡. 李鸣,等译. 北京:中国轻工业出版社,2003
9. 王黎君,费立鹏,黄正京,等. 中国人群自杀死亡报告准确性评估. 中华流行病学杂志,2003,24(10):889-892.
10. 王希林. 中国精神卫生工作的现状、问题及对策. 中国心理卫生杂志,2000,14(1):4-5.
11. 景军,吴学雅,张杰. 农村女性的迁移与中国自杀率的下降. 中国农业大学学报(社会科学版),2010,27(4):20-31.
12. 杨功焕,周灵妮,黄正京,等. 中国人群自杀水平的变化趋势和地理分布特点. 中华流行病学杂志,2004,25(4):280-284.
13. Phillips MR,Li X,Zhang Y. Suicide rates in China,1995-99. Lancet,2002,359(9309):835-840.

14. Phillips MR, Yang G, Zhang Y, et al. Risk factors for suicide in China: a national case-control psychological autopsy study. Lancet, 2002, 360(9347): 1728-1736.

15. Murray CJL, Lopez AD. Global health statistics: A compendium of incidence, prevalence, and mortality estimates for over 200 conditions. Cambridge: Harvard University Press, 1996.

16. Curtin SC, Warner M, Hedegaard H. Increase in suicide in the United States, 1999-2014. NCHS Data Brief, 2016, 241: 1-8.

17. Zhang J, Sun L, Liu Y, et al. The change in suicide rates between 2002 and 2011 in China. Suicide Life Threat Behav, 2014, 44(5): 560-568.

18. Phillips MR, Cheng HG. The changing global face of suicide. Lancet, 2012, 379(9834): 2318-2319.

19. Li XY, Phillips MR, Ji HY. Why is the suicide attempt rate higher in women? Chin Ment Health J, 2004, 18(3): 191-195.

20. WHO. Distribution of suicide rates (per 100 000) by gender and age, 2000. www. who. int/mental_health/prevention/suicide/suicide_rates_chart/[2012-6-6].

21. Yang GH, Phillips MR, Zhou MG, et al. Understanding the unique characteristics of suicide in China: national psychological autopsy study. Biomed Environ Sci, 2005, 18(6): 379-389.

22. Wang CW, Chan CL, Yip PS. Suicide rates in China from 2002 to 2011: an update. Soc Psychiatry Psychiatr Epidemiol, 2014, 49(6): 929-94.

23. Poutler M, Du L, Ian CG, et al. GABA$_A$ receptor promoter hypermethylation in suicide brain: implications for the involvement of epigenetic processes. Biol Psychiatry, 2008, 64(8): 645-652.

24. McGowan P, Sasaki A, D' Alessio A, et al. Epigenetic regulation of the glucocorticoid receptor in human brain associates with childhood abuse. Nat Neurosci, 2010, 12(3): 342-348.

25. Furczyk K, Schutová B, Michel T, et al. The neurobiology of suicide-A review of post-mortem studies. J Mol Psychiatry, 2013, 1(1): 1-22.

26. Maussion G, Jennie Y, Suderman M, et al. Functional DNA methylation in a transcript specific 3' UTR region of TrkB associates with suicide. Epigenetics, 2014, 9(8): 1061-1070.

第十三章
精神障碍相关的文化和伦理问题

第一节　精神障碍相关的文化问题

随着社会科学的发展,文化变量已经成为精神医学领域中的一个重要因素,这种因素在生物-心理-社会医学模式下显得更加重要,因为人不仅是生物的、心理的人,更是社会的和文化的人。人的精神健康与精神疾病的发生、发展及预后,无不受到社会文化因素的影响。不同文化背景下人们对精神健康与精神疾病的看法、治疗选择乃至服务体系也不尽相同,尤其在全球化加快的当下,国际间的往来及移民现象日益频繁,为来自不同文化背景下的人们提供适合相应文化的精神卫生服务,就显得十分必要。

精神医学的基础既是自然科学,又是社会人文科学。前者包括研究脑,后者包含探讨心灵与自我。脑研究对应的是"受损的机器",由基础科学构成,包括遗传学、生物化学、神经影像学和精神药理学等。心灵研究对应的是"受苦的人类",与社会科学密切相关,包括人类学、社会学、流行病学、心理学与心理治疗。故广义上讲,精神医学可分为生物精神医学和社会精神医学。文化精神医学原隶属于社会精神医学,近年来在国际上逐渐成为精神医学中一门独立的分支学科。

对于精神卫生工作者来说,要了解生物学因素,社会文化因素,心理冲突或行为学习对精神疾病的发生、发展、治疗及预后的影响,在理论上就必须从多元的、系统的、整体的角度来认识精神疾病,在临床方面必须重视人的社会属性,将躯体治疗、心理治疗、社会功能康复等有机地结合在一起,并在力所能及的范围内,帮助病人适应自己所处的社会文化环境。

一、精神障碍的社会文化因素

(一) 社会结构因素与精神障碍

在不同的社会结构群体(如不同的社会阶层、性别、种族、婚姻状况、文化程度等)中,精神疾病的分布是不同的。其中关于精神疾病与社会阶层和婚姻状况关系的研究结果最为一致。一般说来,处于社会劣势的群体(如低社会阶层)精神疾病患病率较高,而处于社会优势的群体(如高社会阶层)精神疾病患病率较低,尽管在个别精神疾病的分布方面存在相反状况。

对各社会群体之间精神疾病分布不同的原因,主要有以下几方面:①不同群体对应激的耐受性,或者说对应激致病的易感性存在差异。影响耐受性或易感性的因素主要有生活经历、躯体和心理素质、应对方式、经济状况和社会支持等方面,其中社会支持备受关注。②社会分层与社会流动的影响。例如,在较开放的社会中,个人素质较低的个体总是倾向于流向较低的社会阶层,而个人素质较高的个体则倾向于向高社会阶层流动,其结果必然是低阶层群体的精神疾病患病率较高。在婚姻状况方面,也有类似的解释,即个体素质较差者单身和离婚的机会可能比较大,结果在单身和离婚人群中,精神疾病患病率比较高。③不同社会结构群体对精神卫生服务的利用不同。一方面,处于劣势的群体由于对自己的精神健康状况缺乏必要的了解,另一方面,由于受到资源的限制,较少利用或难以利用精神卫生服务资源,导致失去疾病治疗的时机,使病程迁延,整个群体的精神疾病患病率较高。处于优势群体的情况则相反。

(二) 社会动荡与精神障碍

在社会学中,由于政治、经济和军事因素所造成的社会结构、组织和价值观念的急剧改变与社会发展同属社会变迁的范畴。相关研究一致表明,社会动荡对精神健康具有不良影响。导致社会动荡和社会动乱的主要原因包括社会经济萧条或经济状况激烈震荡、政治动荡、战争、种族迫害、重大自然灾害(如严重的地震、洪水、飓风、大规模的火灾等)。

社会动荡和动乱导致精神健康损害的机制主要有三个方面:

1. 原有社会、经济、文化和心理基础的破坏   如原有价值观念、信仰系统和行为准则的破坏,新的系统一时又难以建立起来,使人们产生一种价值失落感和精神沮丧;原有生活基础遭受破坏,失业导致经济安全感的缺乏,犯罪行为增加导致社会安全感的缺乏;原有社会支持系统遭到破坏,个人应付精神应激的能力下降;原有卫生保健系统遭到破坏,精神疾病病人不能及时得到有效的治疗。

2. 导致精神应激的增加   如遭遇动乱造成的财产、亲人和人际关系的损失、角色定位困难、人身自由失去保障、痛苦场面等强烈刺激都会导致应激水平的升高。

3. 被动移民和难民增加   一般情况下,较大规模的社会动乱总是伴随着被动移民和难民的流动,这些移民和难民在新的生活环境中,必须面对经济困难、价值观念冲突、语言不同等导致的社会隔离、不安全感和适应性焦虑。

(三) 社会发展与精神障碍

近200年来,全球发生了翻天覆地的变化,一些跨文化研究发现发展中国家的精神障碍患病率低于发达国家;违法犯罪以及物质滥用在许多国家和地区出现上升趋势;现代化进程中出现的环境污染、生活节奏加快、人际关系复杂、高强度脑力劳动等损害了人的精神健康,导致现代知识分子中焦虑症、抑郁症多发;同时现代社会提供丰富的物质生活,大量的业余时间以及多样的娱乐活动,对精神健康有保护作用。现代化与精神健康的关系需要进一步全面、客观地探讨。

医疗技术提高和人口结构的改变导致疾病谱发生变化,在我国精神障碍方面表现为梅毒引起的器质性精神障碍减少和消失,人工透析、器官移植所致器质性精神障碍增加。

(四) 文化信念与精神障碍

1. 文化信念与精神障碍的界定   所有的社会都对正常与异常、健康与疾病有一套内容广泛的社会规范,它是由人们所共同拥有的文化信念所决定的。在不同的文化背景中,这些社会规范并不统一,即使在同一文化背景中,在不同的场合、对不同的人群也不尽一致。因此,对同一行为表现,不同的文化可能会做出完全相反的判断。例如,美国在20世纪70年代以前的很长时间内,一直将同性恋列入精神疾病的诊断范围,但在此之后,由于受到同性恋团体的压力,逐渐把同性恋看作是一种正常人的不同生活方式。

2. 文化特异性综合征   由于对超自然力量和违反禁忌的恐惧,以及对自然现象的非科学解释,在一些有古老传统的社会中会出现文化特异性综合征,世界各地报道的共有数十种,随着信息时代的来临,越来越少见。简单介绍如下:

(1)恐缩症(koro):在我国南方及东南亚地区,人们相信在鬼神的作用下,男人的阴茎会缩小、变短,女人的阴部、乳头会内陷,患者极度恐慌,甚至有濒死体验,大声呼救,需要旁人帮助患者拉住阴茎或者乳房,同时用辣椒、姜、蒜涂擦阴部,并燃放鞭炮驱邪。某地曾流行该症达八个月之久,发病超过3000人,此症表现为急性焦虑发作,与惊恐发作时患者坚信自己心脏受损即将死去类似,常见于社会应激和迷信观念所致的焦虑人群中。

（2）伏都死（voodoo death）：在拉丁美洲、非洲、加勒比海地区和澳大利亚等地区,当一个人被巫师认定为要死的人时,当事人以及他的家人、朋友都坚信不疑,周围的人逐渐不愿意与其接触,一个活生生的人突然丧失了原来的一切,屈从于这种恐吓,当事人感到极度恐惧、无助,逐渐出现厌食、消瘦、衰竭、感染,最终死亡。

（3）着魔综合征（susto）：在拉丁美洲,人们相信人受到恐吓后灵魂会丢失,尤其是少年儿童,在恐吓后出现过度紧张,焦虑,睡眠时无法安静,清醒时抑郁退缩的状态。

（4）马来模仿症（latah）：主要发生在东南亚地区,常见于社会地位低的中年妇女被肋骨瘙痒或噪声等刺激后出现说话颠三倒四,叽叽咕咕说一些猥亵的话,焦虑不安,禁食,被动服从周围人的命令或者模仿周围人的言行。

（5）杀人狂症（amok）：典型的杀人狂症只见于马来西亚,但类似的行为在全世界都有发生,表现为某个青年男子在丧失亲人、遭到侮辱等情况下,沉默、抑郁一段时间后突然抓住刀枪等武器,在人群密集的地方,疯狂的,不加区分的杀人行为,事后精疲力竭,丧失对事情的记忆。

（五）社会文化与精神症状的表达

精神病人向社会其他成员和医师表达自己的内心体验,特别是抑郁情绪的方式,在很大程度上受社会文化因素的制约。有研究表明,在世界上许多文化中,特别是在远东和社会经济地位较低的西方人群中,精神病人常用躯体症状如头晕、头痛以及身体其他部位的性质不明确的疼痛,以及心悸、心慌、全身无力等来表达自己的抑郁情绪,这些症状通常是非特异性的,且容易改变,而抗抑郁治疗有一定的效果。病人常否认自己有抑郁情绪或其他的心理问题。对这种现象,有学者提出,并不是病人没有抑郁症状,也不是存在实质性的躯体疾病,而是病人把抑郁情绪"躯体化"了。与此相反,西方中上阶层则习惯于把抑郁症状"心理化",即把抑郁看作心理问题,用心理学术语来表达主观的心理状态。

"躯体化"是一种文化特异性的应付方式,其目的是"减少或者完全避免内省和直接的情绪表达"。如中国人在社会化的早期,就已经学会了不要公开个人的感情,尤其是强烈的和否定的意见,否则就会损害到亲密的人际关系。一个人一生的幸福是靠良好的人际关系来维持的,而个人的心理感觉在权衡之后是可以忽视的。因此个人的情绪挫折、心理沮丧等不便过于表露,以免影响人际关系。但是,情绪挫折如果转而以躯体症状的形式表现出来,则可以得到同情和照顾,更可以作为工作、考试、婚姻等等失败的借口。人们不善于分析、分辨和说出自己的内心体验。甚至很多表达情绪状态的词语,如闷、肝火大、心头痛等亦是以身体器官来表示的。

（六）社会文化与精神障碍的诊断

与躯体疾病的诊断不同,在大多数精神障碍的诊断过程中缺乏客观指标,通常很少有典型的生物学功能改变方面的证据。即使存在生物学方面的证据,通常也难确定它与某一特定症状的关系。许多精神障碍的诊断除了以"标准"的心理测验为基础以外,主要是基于医生对病人语言、外表、行为和社会功能等方面的主观评价。诊断的过程主要是将病人的症状或体征嵌入某一已知精神障碍的类别,判断的标准是看他们是否合乎教科书所描绘的"典型"情况。然而,精神科医生的个性、个人经验和风格、诊断检查的时间、所处的社会文化背景等对主观评价均有重要影响。

精神障碍诊断分类本身十分混乱多变,尽管近二十年来,精神病学界在精神障碍的标准化诊断和分类方面做出了许多努力,但精神障碍中有许多类别仍然相互重叠。随着病情的发展变化,病人可能在不同的时候符合不同的诊断。每一疾病种类或综合征主要由"典型"的临床特征组成,但临床表现（如焦虑和抑郁症状）对于不同的人和不同的时间在不同程度上呈梯度变化,而这些症状及其变化很少有病理的特异性。结果,精神科医师不得不随着病程的发展而改变诊断,或对同一精神病人做出多种诊断。这在精神科临床实践中,很具特殊性。

精神障碍实体的确定和精神障碍的分类系统本身与其产生的社会文化背景具有密切的关系,不同的社会文化不仅影响精神障碍的表现和表达,而且影响人们(包括精神科医师)对诊断标签的接受程度。精神障碍的定义、分类和诊断在某种程度上可以看作是一种社会文化现象。例如,Kleinman 在一项影响广泛的研究中,将中国某地区精神科医师诊断的 100 例神经衰弱中的 87 例诊断为抑郁症。表面上这种诊断的差异可以用诊断标准不同进行解释,但问题的实质在于抑郁症这一诊断标签在当时的中国文化背景中很难被医师、病人及病人家属所接受。尽管近二十年来,中国精神病学家所作的抑郁症诊断有所增加,但诊断比例仍然比美国精神病学家低得多。在不同文化中,每一个精神疾病的诊断标签都有其独特的社会文化意义,社会文化背景不同,对某些诊断标签的接受程度也不一样。正因为如此,许多国家都试图发展自己的精神疾病分类和诊断系统,以求尽量符合本国的社会文化背景。

(七) 社会问题医学化与医学问题社会化

近年来,有人提出把一些不属于医学问题的现象纳入现代医学的倾向称为社会问题医学化:比如把衰老、不幸福、孤独、社会隔离、月经、怀孕、生育、贫穷、失业、婚外恋、自杀等问题纳入现代医学的倾向。在精神医学领域表现为把一些社会问题当作精神障碍来研究,比如酗酒、吸毒当作精神活性物质所致精神障碍,性犯罪当作性心理障碍,青少年犯罪当作品行障碍等。

有人指出,精神障碍术语在美国广泛使用,"整个国家似乎开始变成一个巨大的精神病院"。客观地讲,把人类的痛苦贴上医学的标签(比如抑郁症、焦虑症、反社会人格)会淡化社会问题的意义,减少社会对解决此类问题的努力,单纯地依赖精神科医师来处理复杂的社会问题,往往让精神科医师在工作中力不从心,同时妨碍了问题全面、系统地解决。但是一个社会问题医学化也有其积极的一面。比如把酗酒从一个社会问题转换成一个医学问题可以促进对酗酒问题的有效干预,重要的是我们选择什么样的社会问题来医学化。把与健康和疾病完全没有关系的社会问题医学化,反而会影响问题的解决;对与健康和疾病有关的社会问题,部分医学化可能更有利于问题的全面解决,近几年社会与文化精神病学的研究表明,社会文化因素与精神障碍密切相关,尤其是功能性精神障碍既是医学问题,又是社会问题,在临床工作中对精神障碍做诊断、治疗和预防时,千万不要忘记它作为社会问题的重要性,加强与政府、残联、社会团体的合作是解决精神障碍问题的另一个重要途径。

在精神病学领域中也有另外一种极端的倾向,把一些精神障碍完全看作社会问题,比如 20 世纪 60 年代西方出现的反精神病学和社会标签论观点彻底否认精神障碍客观存在的事实,这种做法不利于对精神障碍的有效治疗,同时不利于社会问题的解决。

二、跨文化精神医学

文化/跨文化精神医学主要是指研究不同的社会、文化对精神障碍及其治疗的影响。此名称的演变经历了"比较精神医学""民族精神医学""人类学精神医学""跨文化精神医学"等,目前在精神医学界基本上使用"文化精神医学"这一术语作为该分支学科的命名,与"生物精神医学"、"社会精神医学"相对应。

(一) 世界跨文化精神医学的兴起

随着两次工业革命的到来,人们开始逐渐认识到现代西方文明不仅给社会带来了巨大的促进作用,同时也对人们精神障碍的出现产生了影响。人们开始系统地注意到精神障碍中的文化因素,基本沿着以下两条主要线索展开:一条是以克雷丕林(E. Kraepelin)等精神医学家为代表的对精神障碍的跨文化比较;另一条则以弗洛伊德、荣格等精神分析学家为首的对精神障碍中的文化因素进行解析,从而渐渐拉开了跨文化精神医学的序幕。

1903 年德国精神病学家克雷丕林在印度尼西亚爪哇访问期间发现当地的精神病理现象与西方所见有明显差异,于 1904 年提出比较精神病学的概念,自此许多西方精神病学家开始了比较不同社会中精神障碍的概念、症状、发病率差异的研究,并用跨文化精神病学来概括自己的研究。当克雷丕林等试图比较不同国家精神障碍跨文化研究的差异时,以弗洛伊德、荣格为首的精神分析学家也对精神障碍中的文化因素进行了解析。按照弗洛伊德的说法,心理症(类似于目前的神经症)的出现与"文明的"性道德对文明人性生活不适当的压抑不无关系,可以说是人类为了文化的发展而付出的巨大代价。荣格很早就指出了判断精神障碍的相对性。他举例说:当一个黑人以某种方式为人处世时,人们会说:"嘿,他真是一个黑人。"但如果一个白人也以相同的方式行事,人们则会说:"这个人发疯了。"因为白人不可能有那样的行为方式,人们认为如此的行为方式应该发生在黑人而不是白人身上,因此,荣格强调了判断精神障碍的社会属性。

虽然克雷丕林、弗洛伊德等人很早就探讨精神障碍病因中可能存在的文化因素,但是,跨文化精神医学分支学科却是由精神分析学家维特科沃(1899—1983)于 1955 年与弗雷德(1909)在加拿大蒙特利尔麦吉尔大学首先创立的。当时,文化精神医学被看作社会精神医学的一个分支,它涉及精神障碍病因学的文化层面、精神障碍的性质与频率以及在一个特定的文化单元中精神障碍患者的照管问题。维特科沃指出了跨文化精神医学的五大主要任务:①探讨不同文化中精神障碍临床表现的相似性与差异性;②识别精神障碍与精神卫生中与文化有关的因素;③评估已识别出的文化因素对精神障碍性质与频率的作用;④研究不同文化背景下的临床机构中实际上或已选择的治疗方式的不同;⑤比较不同文化中人们对待精神障碍的不同态度。

美国精神病学会与加拿大精神病学会分别于 1964 年、1967 年成立跨文化精神医学专业委员会。20 世纪 70 年代中期,跨文化精神医学学会相继在英国、法国、意大利及古巴成立。1971 年,世界精神病学协会成立了跨文化精神医学处,由墨菲担任主席,曾文星教授担任秘书。该处最初的使命是促进全世界文化精神医学的发展,特别是促进发展中国家或地区的文化精神医学的发展。后来的使命是:增强文化对精神卫生和精神疾病的影响的意识;鼓励制定公共卫生政策,进行临床实践和相关的研究。2001 年,曾文星教授出版了《文化精神医学大全》,把文化精神医学解释为"精神医学的一个分支学科,它主要涉及人类行为、精神卫生、精神病理学和治疗中的文化方面"。2005 年,世界文化精神医学协会(WACP)成立,首任主席由曾文星教授担任。WACP 是一个世界性的独立性学术组织,致力于研究文化对精神障碍及心理与行为的影响,促进有文化适应性的精神卫生事业的发展。

(二) 中国大陆跨文化精神医学的兴起

我国的跨文化精神病学开始于 20 世纪 70 年代,1978 年何慕陶、万文鹏等精神科学者对云南、新疆、四川等地少数民族进行现场调查以及流行病学研究,开始了民族心理学与精神病学的研究工作,由此,我国跨文化研究逐渐开展起来,1989 年民族文化精神病学组在中华医学会神经精神科学会成立。1994 年中华医学会精神病学分会在"民族与文化精神医学组"的基础上继续开展工作,逐步开始重视"心理学的本土化"问题,提升精神科医生的"文化胜任力",关注移民的精神卫生问题以及提供具有文化特色的精神卫生政策及其相应的服务,中国文化精神医学逐步走向世界。

(三) 文化精神医学中"文化"的含义

文化精神医学中的"文化"有三层含义。含义一:文化意味着培养、教养,它是一种文明演化过程。在这里,文化等同于文明。含义二:文化具有集体认同感,即一个群体基于世系血统、语言、宗教、性别或种族等因素在一定的区域范围内有别于另一个群体,它具有地方性和独特性。含义三:它是一种生活方式,是在一个复杂的体系中具有的价值观、习俗及信仰。

(四) 跨文化精神医学的主位与客位研究法

主位研究法是指研究者要尽可能从当地人的视角去理解文化、理解行为,通过听取当地提供情况的人(当地报道人)对事物的认识和观点进行整理和分析的研究方法。主位研究法将报道人放在更重要的位置,把他的描述和分析作为最终的判断。同时,主位研究法要求研究者对研究对象有深入的了解,熟悉他们的知识体系、分类系统,知晓他们的概念、话语及意义,通过深入地参与观察,尽量像本地人那样去思考和行动。客位研究法是指研究者从一个文化体系之外,以一个外来观察者的角度来理解当地的文化与行为,以研究者的标准对其行为的原因和结果进行解释,用比较的和历史的观点看待民族志提供的材料。客位研究法要求研究者具有较为系统的知识,并能够将研究对象与实际材料联系起来进行应用。无论是主位研究法还是客位研究法,它们都有各自的优缺点。主位方法位于研究的系统内,其主观性强,客观性弱,在不同的文化背景中难以比较不同的行为;客位方法位于研究的系统外,其客观性强,主观性弱,所观察到的行为缺乏文化上的意义。因此,我们在研究文化与精神卫生问题时要注意到这两种方法的平衡。

三、精神卫生工作者的人文素养

科学是根据事物的普遍性处理事物的特殊性,而艺术是根据事物的特殊性去处理事物的普遍性。人文的含义既有深刻的理性思考,又有深厚的情感魅力。人类的世界,不能没有科学,也不能没有艺术,更不能没有人文。我们知道科学分为两大类,一类叫自然科学,另一类叫社会科学,那么医学并不完全是自然科学,也不完全是社会科学,更不完全是人文科学。实际上,医学是一种自然科学、人文科学、社会科学相结合的综合性学科。那么作为一名医者,在疾病的诊断和治疗过程中,就要遵循两个原则,即科学原则和人文原则。遵循科学原则,就是要针对病情,根据疾病的病理、生理等技术路线来做判断、做决策,确定治疗方案;遵循人文原则,就是要明白患者的心理、意愿、生活质量、个人及家人的需求。这两个原则都考虑到了,才是一名好医生,才是正确理解了医学的真谛。所以人文精神和医疗技术是医疗服务的两个方面,如车之两轮,鸟之双翼,缺一不可。那么遵循人文原则就要求医务工作者不断提高人文素养。

医者的人文素养指的是在医学领域中的人文综合品质,医学人文素养包括坚持以人为本的精神,强调关注人的生命、倡导保护个人的权利,重视人的自身价值,强调生命价值优先的人道主义原则和人本主义原则。自古以来,医家都强调"医者仁心""医乃仁术",医学是以拯救生命为使命的职业,医学的研究对象和服务对象决定了医学具有浓厚的人文社会科学色彩,医生这一职业应是最富有人情味的职业,医学是最具人文精神的学科。世界卫生组织明确要求:21世纪的医生,应是优秀的卫生管理人才,患者的社区代言人,出色的交际家,有创见的思想家、信息家,掌握社会科学和行为科学知识的专业医师和努力终身学习的学者。在医疗服务过程中,良好的人文素养、适度的人文关怀是化解医患矛盾的良药。

医者提高人文素养需要不断积累,需要学点文学、艺术、哲学。科学求真、艺术求美、医疗求善,医学把真善美结合在了一起。科学家更多地诉诸理智,艺术家更多地倾注感情,而医生则把热烈的感情和冷静的理智集于一身。郎景和院士认为医生要做到以下几性:

仁性:仁心、仁术,爱人、爱业;

悟性:反省、思索,推论、演绎;

理性:冷静、沉稳,客观、循证;

灵性:随机、应变,技巧、创新。

精神医学是一门医学与人文科学密切结合的学科,是医学各个专科中最富有人文关怀的学科。生活事件、情绪波动、人格特征、人际关系、家庭背景等心理社会因素都对精神障碍的发生发展以及转归有重要影响,由于历史原因,精神障碍患者受到更多的社会歧视与偏见,因此精神障碍患者出现了更多的情绪问题、攻击行为、依从性差、沟通困难及深深的病耻感,故在精神科诊疗过程中,需要精神卫生工作者更多的耐心、解释、鼓励、同情与关爱。在精神医学的学习过程中,除了扎实和丰富的精神医学理论知识之外,更要树立对人的尊重和对生命关怀的理念,学习人际沟通和人文关怀,要加大人文阅读。所谓人文阅读就是通读部分心理学、哲学和精神医学方面的经典书籍。通过阅读体验、感悟,重新认识自我、接纳自我、提升自我。所以,一名合格的精神卫生工作者,除了专业知识,更要有广阔的人文知识背景、灵活的思维模式、深厚的文化底蕴、高尚的人格情操、较强的社交能力,不仅学会运用自然科学方法来解决医学问题,也要学会运用社会科学和人文科学方法来分析医学问题。通过人文阅读,学习人文社会科学知识,接受人文精神的熏陶,陶冶情操、健全人格,培养出高尚的医德。

希波克拉底曾经说过,医生的三件法宝是语言、药物和手术刀,对于精神卫生工作者尤为重要。整洁的衣着,温暖关心的言语,瞬间可以给患者信任感,增加患者的依从性。精神障碍大多情况下需要长期治疗,这会让患者产生不安全感甚至绝望,因病致贫以及病耻感会让患者及其家属对生命自暴自弃,甚至不愿意配合治疗。这时精神卫生工作者首先要关心和支持患者,对患者及其家属进行宣教,让其对精神障碍有较全面客观的了解,积极帮助患者和家属寻求社会的援助。其次还要通过交流,倾听患者内心的恐慌与不安,了解患者内心的挣扎,与患者及家属共同商议治疗方案,结合患者的家庭经济状况选择更合理、更经济的药物治疗方案,真正运用好医生的三大法宝之二——言语的安慰加有效的药物。

美国医生特鲁多的墓志铭上写道:有时治愈;常常缓解;总是安慰。对于精神卫生工作者更需要深刻理解这段话的人文精神。目前由于精神医学发展的局限性,只有少部分精神障碍可以达到"治愈",患者及其家属不能盲目追求"治愈",精神卫生工作者也要客观评估治疗效果;给患者帮助,缓解精神症状,提高生存质量,是目前精神医学最重要的任务,其社会意义远大于"治愈";在人格、尊严平等的基础上学会安慰精神障碍患者,饱含深情,坚持不懈的"安慰",更是一种人性的传递。

第二节　精神卫生工作的伦理学原则

在所有的医学分支学科中,伦理学都非常重要。在精神病学领域,精神疾病导致患者的认知、情感、行为等方面受损,精神疾病患者大多缺乏自知力和自制力,在治疗上有更多的特殊性,使精神医学比其他临床专业面临更多更特殊的伦理问题,如:患者的自主性、知情同意、隐私权的保护、非自愿的收治等。作为医学工作者,精神科医师除了应该意识到作为一名医师的伦理含义外,还应该意识到精神科专业的特殊伦理要求。作为社会中的一员,精神科医师应该倡导公正和平等地对待精神障碍患者。伦理精神贯穿于精神科医师的整个医疗活动中,尊重、不伤害、有利和公正原则是精神卫生工作中所应遵循的伦理学原则。

一、尊重原则

尊重原则(principle of respect)是指医务人员尊重患者的伦理原则。欧美一般称为自主原则。狭义上的尊重原则是指医务人员尊重患者及其家属的独立而平等的人格和尊严。广义的尊重原则,除尊重患者的人格外,还包括尊重患者的自主性、隐私等。医学伦理学中,任何患者都应被认为具有作为人类内在的、不可剥夺的价值,都应接受充满尊重、同情和人情味的治疗,这些均反映在医生的态度、行为,以及不带有歧视的临床实践中。精神障碍患者作为弱势群体,应得到尊重、理解和同情。我国《精神卫生法》规定,全社会应当尊重、理解、关爱精神障碍患者。

(一) 尊重患者的人格

患者享有人格权是尊重原则具有道德合理性并能够成立的前提和基础。人格权是一个人生下来即享有并应该得到肯定和保护的权利,尊重患者的人格就是对患者的生命权、健康权、身体权、荣誉权、人身自由权等人格权的尊重。尊重精神障碍患者的人格,还应该理解其异常行为,不得歧视、侮辱、虐待精神障碍患者,不得非法限制精神障碍患者的人身自由。

(二) 尊重患者的隐私权

隐私权是指使个人隐私得到保护、不受他人侵犯的权利,主要包括私密性的信息不被泄露和身体不被随意观察。医学中的隐私保密是个人隐私应受到医生保护的特殊权利。因为精神病学所收集的信息有关个人隐私甚至是特别敏感的资料,而且有些有效的心理治疗,需要患者在获得保密的前提下自由地暴露内心深处的个人信息才能顺利进行,所以在精神卫生工作中,保密显得非常重要。

通常,没有患者的同意,精神科医生不得披露患者信息。经过患者同意的情况下可以披露相关信息(如法庭程序等),此时,患者的知情同意必须基于对披露原因、内容和可能后果的全面理解,而且披露信息的数量应限制在针对特定情况的必要的最小信息量。

精神科医生应注重对患者信息的保护,尽最大可能保护患者的隐私,以免泄露信息给患者带来伤害。因学术交流等需要在书籍、期刊等出版物中公开患者病情资料时,应该隐去能够识别该患者身份的资料。当不能确定患者身份时,一般不会发生保密问题,如报道经过修改的临床案例。如果患者的身份无法被充分的掩饰,则必须得到该患者或其法定代理人的同意。各国精神卫生法律法规均规定,具有完整决策(或知情同意)能力的患者可以自行行使隐私权,能力不完整的患者由其监护人或法定代理人代替其行使隐私权。

然而,对患者隐私权的保护并不是没有限制的、绝对的。当继续保密有可能造成患者或他人严重的身体和精神伤害时,或者可能损害社会利益时,在未经患者同意下可以暂停其保密权限。如为了防止有自杀意念并有能力付诸行动的患者发生自杀行为,或者为了防止儿童虐待和威胁性暴力行为的发生,而打破患者的保密权限向第三方披露相关信息;如有可能,首先应当将要采取的行动告诉患者。此外,遵循医疗的保密原则不能与现行的法律相冲突,否则,它的应用就失去了伦理学的意义。

同时,精神科医生也有义务在为精神患者实施检查治疗时,保护患者的身体不被他人随意观察。

(三)尊重患者的自主权

患者自主权(right of autonomy patients)指具有行为能力的患者在接受诊疗的过程中,享有经过深思熟虑后对有关自己疾病和健康的问题做出合乎理性的决定,并据此采取负责的行动的权利。自主权是精神障碍患者的基本权利之一。联合国《保护精神疾病患者和改善精神保健的原则》中明确规定了精神疾病患者住院、治疗的自决权。世界精神病学协会《马德里宣言》强调,精神科医师和患者的关系必须以相互信任和尊重为基础,患者应该能够自由、知情地做决定,精神科医师有责任向患者提供相关信息,使患者能够按照自己的价值观和喜好做出合理的决定;不应施行任何违背患者意愿的治疗,除非不采取这种治疗会威胁到患者和(或)周围人生命。尊重患者的自主权就是对患者自主知情、自主同意、自主选择等权利的尊重和维护,具体伦理要求是:医务人员有义务主动提供疾病相关信息,并为患者充分行使自主权提供适宜的环境和必要条件,使患者能够自主选择医生或医疗小组和诊疗方案;治疗要经患者知情同意(狭义自主);保护患者的隐私、尊重患者的人格等(广义自主)。

1. 精神障碍患者自主权实现的必要条件　精神障碍患者自主权的实现需要有下列必要的前提条件作为保障:

首先,行为能力是患者行使自主权的前提,精神障碍患者是否具有一定的行为能力是构成能否做出自主决定的前提条件。患者常会在精神疾病的影响下削弱或丧失行为能力,但并不是所有精神障碍患者都没有行为能力。不同的精神疾病对患者的行为能力有不同的影响,同一种精神疾病对患者的行为能力的影响通常也因人而异,并且在疾病的不同阶段,患者的行为能力的程度也不尽相同。因此,对精神障碍患者的行为能力进行经常性地评估十分重要,尤其当患者同意或拒绝治疗的能力存在问题时。只有对患者的行为能力进行正确评估后,医生才能决定是否接受患者的决定,还是寻求患者监护人的代理同意。

其次,精神科医生应根据患者行为能力的不同,尽可能以患者易于理解的方式提供信息,尽力确保患者对所患疾病的性质、诊断、治疗措施、预后和可能的不良反应等疾病相关信息有清晰、全面的认识,并帮助患者澄清他们作出的决定的意义。

最后,患者的自主选择和决定不会与他人、社会利益发生严重的冲突。

2. 知情同意　知情同意(informed consent)是自主权的具体表现形式,指在医疗过程中,同意或拒绝的决定应当建立在充分知情的基础上,由具有决定能力的患者自愿作出。知情同意贯穿于整个医疗实践过程中,既是患者的重要权利,也是医生的基本道德义务,是处理医患关系的基本伦理准则之一。

知情同意由三个既有区别又相互联系的要素组成:告知、自愿和能力。告知指在患者做出知情同意之前,医生有义务和责任告知患者的病情、诊断、治疗的性质和目的、治疗的利弊和其他可以选择的治疗方法、接受或拒绝治疗的后果,临床实验研究及特殊治疗必须通过患者的知情同意或特殊的审查程序才可以实施;患者在未被充分告知情形下做出的知情同意,在法律上会被视为无效同意。自愿是指患者在做出知情同意的过程中不受外界的利诱或胁迫,患者的决定是自愿自主的。能力是指患者作为知情同意权利的法律主体应当具有法律所要求的民事行为能力,主要是指患者在面临对医学建议做出同意或拒绝时理解相关信息,经过权衡后作出决定的能力。精神疾病常会影响到这种能力,但是患有精神疾病并不意味着患者就自动丧失了做出决定的能力。同样值得关注的是,严重精神障碍患者在其他方面也许没有做出知情同意的能力,但却有能力决定某项特定的治疗。因此,对患者知情同意能力的判定应该因特定决定而异。

知情同意能力的评定是临床精神医学和司法精神医学重要的工作内容之一,精神科医师可能时刻都面临着要对精神障碍患者的知情同意能力进行评定的问题,在精神科临床中被普遍接受的知情同意能力的评定标准包括以下几个方面:①能否理解自身病情及医生所建议的治疗方案,通常受精神障碍患者的认知功能及社会文化因素影响;②能否正确评价自身的病情和选择的后果,通常与精神障碍患者的自知力水平、价值观和经验有关;③能否推断做出选择的利益和风险,是否具备比较权衡备选治疗的能力;④患者能否对所做选择进行表达或讲述。对拒绝治疗有充分理解、评价、推断和明确表达的患者有权选择拒绝治疗。非自愿治疗可以根据完整知情同意能力的缺乏而做出部分预测,因此对上述知情同意能力的谨慎评估,可以帮助判断某些特定的精神障碍患者是否需要非自愿治疗。医生可以借助一些量化的知情同意能力评定工具,结合患者的临床情况,对患者的知情同意能力进行有效评定。

对于知情同意能力缺乏、无行为能力的精神障碍患者,根据我国《精神卫生法》规定,其知情同意权由患者的监护人代为行使。代理同意的原则是代理人做出的决定应当是"缺乏行为能力的患者在有行为能力的情况下可能作出的决定",且符合患者的最佳利益。此外,美国等国家已尝试以"预先指令"的方式解决这一问题,预先指令是指患者在有决定能力并被充分告知相关信息的情况下,提前以书面的形式表达当自己丧失知情同意能力时的意愿,医生则根据患者的"预先指令"行事。预先指令对于慢性、严重性精神障碍患者来说是一种在丧失能力的情况下掌控自己治疗的方式,如反复发作的严重双相障碍患者可以用预先指令的方式,表达当自己疾病复发丧失决定能力时要求住院和非自愿药物治疗的意愿。

根据有关法律和伦理规定,任何治疗开始前都应该获得患者的知情同意,但也存在例外:①在紧急情况下,需要立即采取措施防止对患者或他人即将产生的伤害,或者患者病情危急需要立即处置和抢救,且此时不可能获取患者或其监护人的同意,法律通常假定此时作为正常人理应同意;②如果如实告知疾病相关信息会给患者造成沉重的精神压力,甚至可能出现拒绝治疗或轻生自杀,导致患者躯体或精神健康恶化,医生可以酌情不告知患者相应的内容,但必须能证明患者心理上无能力承受告知所带来的打击,而且应该对患者家属进行真实、详细的告知并获取同意;③患者在具有行为能力、清醒且自愿的前提下放弃知情同意权。

3. 正确处理患者做主和医务人员做主之间的关系　在实践中,尊重患者的自主权,绝不意味着放弃或减轻医务人员的道德责任。受精神疾病的影响,患者常不能自主地表达自己的真实意愿,容易发生损害自己、他人或者社会利益的行为。精神科医生要充分考虑患者利益或他人和社会的利益,积极承担医生应尽的责任。当精神障碍患者或其家属的自主权行使受到某些条件的限制,错误地行使自主权,所做的决定明显危害患者的健康、生命和他人安全时,或家属的代理决定明显违背患者的自主意愿和损害患者利益时,医生有权行使干涉权加以劝导、限制或干涉。

医生干涉权是指在医学伦理学原则的指导下,医生为了患者利益或他人和社会利益,对患者自主权进行干预和限制,并代替患者做出决定的医疗伦理行为。医生干涉权具有两个特点:一是行为的目的和动机是善的,一切为了患者的利益;二是有关决定由医生做出,而不是由患者做出。由于精神疾病的特殊性,精神科医务人员往往较多地行使干涉权,主要体现在非自愿住院、非自愿治疗和约束、隔离等保护性医疗措施的实施过程中,用以更好地对患者进行治疗和防止患者发生危害自身、他人或社会利益的行为,如对有自杀行为但拒绝住院的精神障碍患者进行非自愿治疗,对有暴力冲动行为的患者进行保护性约束等。因此,在特定的情况下,精神科医师行使干涉权对精神障碍患者的自主性进行限制是必需的,也是合理的,但是限制并不代表不尊重或者漠视患者的自主权。

二、不伤害原则

(一) 不伤害原则的概念

不伤害原则(principle of non-maleficence)是指医务人员在整个医疗行为中,无论动机,还是效果,均应避免对患者造成不应有的伤害,包括身体上的伤害,精神上的伤害和经济上的损失。不伤害原则是一系列具体原则中的底线原则,是对医务人员最基本的要求。不伤害原则,源自于古希腊著名的《希波克拉底誓言》中关于不伤害患者的伦理思想:"检束一切堕落及害人行为,我不得将危害药品给予他人,并不作该项之指导,虽有人请求亦必不与之。"后经调整、充实和提炼而成。联合国《保护精神疾病患者和改善精神保健的原则》中明确规定:"所有精神疾病患者或作为精神疾病患者接受治疗的人均应受到保护,不受经济剥削、性侵害、肉体伤害及其他方式的虐待,其人格不容侮辱。"

(二) 医疗伤害的类型

医疗伤害依据不同的标准,可以划分为多种类型。在临床医疗过程中,依据伤害与医务人员主观意志和其责任的关系,医疗伤害可分为:①有意伤害和无意伤害。有意伤害是指医务人员出于打击报复心理或不负责任,拒绝给患者以必要的诊治、抢救;或歧视、侮辱、虐待患者,泄露患者的隐私和非法剥夺患者的人身自由和权利;或出于增加收入等私利,为患者滥施不必要的诊治手段等所造成的故意伤害。不是出于医务人员故意,实施正常诊治所带来的间接伤害属于无意伤害。②可知伤害和意外伤害。可知伤害是指医务人员可以预先知晓也应该知晓的对患者的伤害。医务人员无法预先知晓的对患者的伤害是意外伤害(如无抽搐电休克治疗中的麻醉意外)。③可控伤害和不可控伤害。可控伤害是指医务人员通过努力可以也应该降低其伤害程度,甚至可以杜绝的伤害。超出控制能力以外的伤害则属于不可控伤害。④责任伤害和非责任伤害。责任伤害是指医务人员有意伤害以及虽然无意但属可知、可控而未进行认真预防与控制,任其发生的伤害。意外伤害以及虽可知但不可控的伤害属于非责任伤害。医疗伤害是医学实践的伴生物,有些伤害是难以避免的,带有一定的必然性,不伤害原则主要是针对责任伤害而提出的。

(三) 不伤害原则的伦理要求

精神卫生工作中,为了不使精神障碍患者受到不应有的伤害,要求医务人员应恪守职业道德,强化以患者为中心和对患者负责的动机和意识,杜绝有意伤害和责任伤害;提高专业素质,全力避免无意但却可知的伤害及意外伤害,尽量将不可避免但可控的伤害控制在最低限度。除以上要求外,还对医务人员提出了一些其他具体要求:

1. 精神科医师需建立并遵守恰当的职业界限　精神科医师与患者的关系应只局限于求医和提供医疗帮助的过程中,任何打破治疗界限的行为,都可能损害治疗关系,给患者带来伤害。在任何情况下,精神科医师都不应该与患者发生任何形式的性行为,不能使用自己的特权利用和剥削患者,不得强迫精神障碍患者从事劳动生产和剥削精神障碍患者的劳动。

2. 不抛弃患者　精神科医师应忠于治疗目标,当医患关系已经建立并持续发展,除因不能提供必需治疗且不处于紧急情况时的正常转介外,应避免抛弃患者而使患者受到伤害。

3. 正确处理审慎和胆识的关系　通过风险/治疗、伤害/受益的评价比较,选择受益最大,伤害最小的医学决策。药物疗法应以治疗和诊断为目的,使用安全、有效的药物,不应以惩罚或除诊断和治疗以外的其他目的使用药物。禁止对实施住院治疗的非自愿患者进行以治疗精神障碍为目的外科手术。对精神障碍患者实施导致人体器官丧失功能的外科手术和与治疗精神障碍有关的实验性临床医疗,应进行风险告知并遵循相关知情同意规定。

4. 预防和及时干预危险行为　精神科医师应该加强技能训练和职业责任感,提高对自杀、自伤、暴力行为、出走行为等各类危险行为的预测判断和干预处理能力。

5. 规范实施保护性医疗措施　医务人员在没有其他可替代措施的情况下,可以对发生或者将要发生伤害自身、危害他人安全、扰乱医疗秩序行为的精神障碍患者,实施约束、隔离等保护性医疗措施。实施保护性医疗措施应当遵循诊断标准和治疗规范,对患者进行密切地观察、记录,尽量避免对患者健康利益造成不必要的损害,并在实施后向患者监护人进行告知。禁止利用约束、隔离等保护性医疗措施对精神障碍患者进行惩罚。

6. 注重科研中对患者的保护　精神障碍患者是特别脆弱的研究对象,应当额外小心地对待,注重对科研中的伦理学要求进行详细地审查至关重要,以保证他们的自主性以及精神和躯体的完整性不受损害。禁止对精神障碍患者实施与治疗其精神障碍无关的实验性临床医疗。

三、有 利 原 则

(一) 有利原则的含义

有利原则(principle of beneficence)是指把有利于患者健康放在第一位并切实为患者谋利益的伦理学原则。这一原则在西方也被称为行善原则。有利原则包含"竭尽全力"的含义,指的是尽力而为地为患者创造最佳的结果,及最小的伤害。它的基本精神是为患者的最大利益行事,不为损害之事。因此,有利原则由两个层次构成,即低层次的不伤害患者原则和高层次的为患者谋利益原则。有利包含不伤害,不伤害是有利的基本要求和体现。

古希腊著名的《希波克拉底誓言》明确提出并阐明了"为病家谋利益"的行医信条。到了现代,有利于病人已经成为医学伦理学第一位的、最高的伦理原则。由1948年国际医学大会提出、1949年世界医学协会采纳的《日内瓦宣言》明确规定:"在我被吸收为医学事业中的一员时,我严肃地保证将我的一生奉献于为人类服务。""我的病人的健康将是我首先考虑的。"鉴于精神障碍患者作为弱势群体,其基本权利常常被漠视,因此1989年在埃及召开的庆祝世界心理卫生联合会成立40周年大会发布的《卢克尔索宣言》规定:"给精神病人实施的治疗应该是给病人而不是家庭、社区、专业人员或国家带来最大利益。"

(二) 有利原则的主要要求

精神卫生工作中,有利原则不仅要求努力预防和减少难以避免的伤害,还要求医务人员所采取的行动能够促进精神障碍患者的健康和福利,有利于患者、对患者确有助益。对医务人员的具体要求是:①培养为患者健康和利益着想的动机和意向,树立全面的利益观,最大限度地维护患者以生命和健康为核心的客观利益,如挽救生命、使精神障碍患者获得康复和促进其精神健康、节省医疗费用等;②提供最优服务,努力使患者受益,包括关心、爱护和尊重患者,让精神障碍患者得到及时救助、有效治疗和持续康复,帮助患者克服病耻感,使其以积极的心态回归社会;③应为精神障碍患者提供与公认的科学知识和伦理学原则相一致的最佳治疗,诊治手段应确属必需且经筛选确为最优,治疗必须始终符合患者的最佳利益;④坚持公益原则,将有利于精神障碍患者同有利于社会公益有机统一起来。在适应患者健康需要和保护他人人身安全的前提下,应为患者提供最少限制的治疗性干预。精神障碍的住院治疗实行自愿原则,符合法律和伦理要求的精神科医师干涉权(对患者实施非自愿住院治疗等)的行使,其出发点是医学人道主义、以病人为中心和为病人谋利益,维护和巩固患者利益以及他人和社会的利益,是有利原则在精神卫生工作中的具体体现。

四、公正原则

（一）公正原则的含义和价值

公正原则（principle of justice）是指在医学服务中公平、公正地对待每一位患者的伦理原则。公正的一般含义是公平正直，没有偏私。公正由形式层面的公正和内容层面的公正组成，形式层面的公正是指有关方面相同的情况相同对待，不同的情况不同对待；内容公正是指依据个人的地位、能力、贡献、需要等分配资源和分担责任。形式公正和内容公正既相互区别又相互联系，医学服务公正观是形式公正和内容公正的有机统一，即具有同样医疗需要以及同等社会贡献和条件的患者，应得到同样的医疗待遇，不同的患者则分别享受有差别的医疗待遇；在基本医疗保健需求上要做到绝对公正，即应保证人人同样享有，在特殊医疗保健需求上做到相对公正，即只有具备同等条件的患者，才会得到同样的满足。

目前，我国精神卫生服务资源十分短缺且分布不均。公众对焦虑症、抑郁症等常见精神障碍和心理问题的认知率低，社会偏见和歧视广泛存在，导致患者讳疾忌医多，科学就诊少，削弱了患者寻求治疗和康复的自主性；歧视的存在也给精神卫生工作人员带来了一定的职业压力，一定程度上影响了其在职业生涯中"行善"的能力。因此，歧视减少了人们获得治疗的机会，从患者寻求治疗和医疗服务提供两个方面削弱了医务人员践行公正原则的能力。总体上看，我国现有精神卫生服务能力和水平远不能满足人民群众的健康需求及国家经济建设和社会管理的需要。公正原则的价值主要在于合理解决日益增长且多层次的健康需求与有限的医疗卫生资源的矛盾，合理协调复杂的医患关系，公正原则是现代医学服务高度社会化的集中体现。

（二）公正原则的内容和伦理要求

在医学服务中，公正原则主要体现在医疗卫生资源分配公正和医学人际交往公正两个方面。

1. 医疗卫生资源分配公正　医疗卫生资源是指满足人们健康需要的、现可用的人力、物力和财力的总和。其分配包括宏观分配和微观分配。

宏观分配是各级立法和行政机构所进行的分配，用以实现现有医疗卫生资源的优化配置，以充分保证人人享有基本医疗保健，并在此基础上满足人们多层次的医疗保健需求。《全国精神卫生工作规划（2015—2020年）》强调，各地要认真贯彻实施《中华人民共和国精神卫生法》，将精神卫生工作纳入当地国民经济和社会发展总体规划，制订年度工作计划和实施方案；将精神卫生工作经费列入本级财政预算，根据精神卫生工作需要，加大财政投入力度，保障精神卫生工作所需经费；充分发挥基层综合服务管理平台作用，统筹规划，整合资源，切实加强本地区精神卫生服务体系建设；要将精神卫生有关工作作为深化医药卫生体制改革的重点内容，统筹考虑精神障碍患者救治救助、专业人才培养、专业机构运行保障等。目标是：健全完善与经济社会发展水平相适应的精神卫生预防、治疗、康复服务体系，基本满足人民群众的精神卫生服务需求；健全精神障碍患者救治救助保障制度，显著减少患者重大肇事肇祸案（事）件发生；积极营造理解、接纳、关爱精神障碍患者的社会氛围，提高全社会对精神卫生重要性的认识，促进公众心理健康，推动社会和谐发展。

微观分配是指由医务人员针对特定患者在临床诊治中进行的分配。目前，精神科床位资源不足、专业医务人员严重缺乏，是微观分配过程中可能面临的主要问题。临床上，针对微观医疗卫生资源分配，公正原则要求医务人员依次按医学标准、社会价值标准、家庭角色标准、科研价值标准、余年寿命标准等综合权衡、比较，以确定稀缺医疗卫生资源的优先享用者资格。其中，医学标准主要考虑患者病情需要及治疗价值，是必须优先保证的首要标准。

医疗卫生资源分配公正要求以公平优先、兼顾效率为基本原则，优化配置和合理利用医疗卫生资源。精神科医务人员既有医疗卫生资源宏观分配的建议权，又有参与微观分配的分配权，应知晓并关注卫生资源的公平分配，公正地运用自己的权利，尽力保证患者享有的基本医疗和护理等平等权利的实现。

2. 医学人际交往公正　医学人际交往公正对医务人员的要求是:与患者平等交往和对患者一视同仁而不带有偏见,即平等待患。联合国《保护精神疾病患者和改善精神保健的原则》中明确规定:"不得有任何针对精神疾病的歧视。歧视是指有损精神障碍患者平等权利的任何区分、排除或选择。"要做到平等待患,医务人员应该树立现代的平等观,认识到平等待患者首先取决于患者享有平等的权益:患者与医务人员在社会地位、人格尊严上是平等的;患者虽有千差万别,但人人享有平等的生命健康权和基本医疗保健权。精神科医务人员必须把患者摆在和自己平等的地位上,应对每一位患者的人格尊严、权利、正当的需求给予同样的普遍尊重和关心,公正地保障诊治质量和服务态度。

此外,医学人际交往公正还要求医务人员与同事、同行公正交往,即互助合作、合理竞争,公正地对待同事、同行的误诊误治和不端行为,公正地处理医患纠纷和医疗差错事故。

Box 12- 中国精神科医师道德伦理规范

1. 精神科医生应该尊重每一个患者的基本人权和尊严;

2. 精神科医生不能使用自己特权在医疗活动及医疗活动之外的交往中利用和剥削患者;

3. 精神科医生应该为患者的临床资料保守秘密;

4. 精神科医生在采取任何处置或治疗前,应该征得患者的知情同意;

5. 精神科医生不应滥用自己的专业知识和技能为医疗之外的活动提供服务;

6. 精神科医生应将患者作为一个整体,对其所有的医学问题负责;

7. 精神科医生如果从事研究工作,应该遵守公认的伦理学准则;

8. 精神科医生应该为患者提供可及范围内最好的服务;

9. 精神科医生应该不断地追求提高自己的专业水平,并与同行分享;

10. 精神科医生应该致力于改善精神卫生服务的质量、提高可及性,促进卫生资源的公平分配,促进社区对精神卫生和精神疾病的认识。

(中国医师协会精神科医师分会 2005 年 7 月)

（张丽芳　孙正海）

 思考题

1. 简述跨文化精神医学的概念。

2. 与精神障碍相关的社会文化因素有哪些?

3. 简述社会问题医学化。

4. 简述尊重原则的概念。

5. 简述精神障碍患者自主权实现必要的前提条件。

6. 不伤害原则对精神科医务人员有哪些具体的伦理要求?

7. 简述有利原则的含义。

8. 医学人际交往公正对精神科医务人员有哪些要求?

参考文献

1. 李洁. 文化与精神医学. 北京:华夏出版社,2011.

2. 沈渔邨. 精神病学. 第 5 版. 北京:人民卫生出版社,2010.

3. 杨德森. 基础精神医学. 长沙:湖南科学技术出版社,2000.

4. 王彩霞. 医患沟通. 北京:北京大学医学出版社,2013.

5. 江开达. 精神病学. 第 2 版. 北京:人民卫生出版社,2012.

6. 孙福川,王明旭. 医学伦理学. 第 4 版. 北京:人民卫生出版社,2013.

7. 王明旭. 医学伦理学. 北京:人民卫生出版社,2010.

8. 张金钟,王晓燕. 医学伦理学. 第 2 版. 北京:北京大学医学出版社,2012.

9. Gelder M,Harrison P,Cowen P. 牛津精神病学教科书. 第 5 版. 刘协和,李涛. 成都:四川大学出版社,2010.

10. Hales RE,Yudofsky SC,Gabbard GO. 精神病学科书. 第 5 版. 张明园,肖泽萍. 北京:人民卫生出版社,2010.

11. 郝伟,于欣. 精神病学. 第 7 版. 北京:人民卫生出版社,2013.

12. 王立伟. 精神科医生的道德准则:WPA 的马德里宣言及补充. 上海精神医学,2000,12(1):34-35.

13. 谢侃侃,罗小年. 精神科医师的道德准则—马德里宣言(一). 临床精神医学杂志,2013,23(1):69-70.

14. 谢侃侃,罗小年. 精神科医师的道德准则—马德里宣言(二). 临床精神医学杂志,2013,23(2):141-142.

15. 李亚琼,谢侃侃,李艳,等. 从《夏威夷宣言》到《马德里宣言》. 临床精神医学杂志,2011,21(5):356-357.

16. 李钰婷,古津贤. 对精神病患者自主权特殊性的伦理分析. 医学与哲学 a,2009,30(21):22-24.

17. 潘忠德,谢斌,郑瞻培. 精神障碍患者知情同意能力的评定. 上海精神医学,2003,15(6):376-378.

18. 潘忠德,谢斌,郑瞻培. 精神科临床工作中的知情同意问题. 临床精神医学杂志,2004,14(2):123-124.

19. 陈嵌,张金钟. 精神科医生行使干涉权的前提和伦理原则. 中国医学伦理学,2009,22(6):85-87.

20. 国务院办公厅.《全国精神卫生工作规划(2015—2020 年)》. 2015.

中英文名词对照索引